"十三五"国家重点图书出版规划项目

国家新闻出版改革发展项目

国家出版基金项目

全国中药资源普查项目

云南省基础研究专项重大项目

横断山三江并流区中药资源图志

第一卷

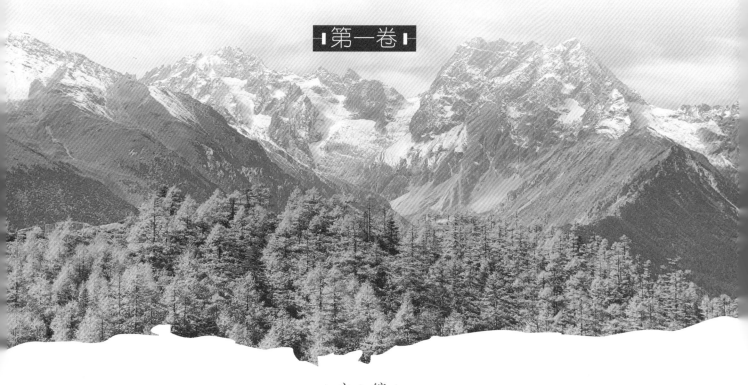

| 主 编 |

李国栋　钱子刚

海峡出版发行集团
THE STRAITS PUBLISHING & DISTRIBUTING GROUP

福建科学技术出版社
FUJIAN SCIENCE & TECHNOLOGY PUBLISHING HOUSE

图书在版编目（CIP）数据

横断山三江并流区中药资源图志 / 李国栋，钱子刚
主编.—福州：福建科学技术出版社，2022.3
（中国中药资源大典）
ISBN 978-7-5335-6645-6

Ⅰ.①横… Ⅱ.①李… ②钱… Ⅲ.①横断山脉–中药
资源–中药志 Ⅳ.①R281.47

中国版本图书馆CIP数据核字（2022）第032989号

书　　名	横断山三江并流区中药资源图志
	中国中药资源大典
主　　编	李国栋　钱子刚
出版发行	福建科学技术出版社
社　　址	福州市东水路76号（邮编350001）
网　　址	www.fjstp.com
经　　销	福建新华发行（集团）有限责任公司
印　　刷	福州德安彩色印刷有限公司
开　　本	889毫米×1194毫米　1/16
印　　张	130
插　　页	16
图　　文	2080码
版　　次	2022年3月第1版
印　　次	2022年3月第1次印刷
书　　号	ISBN 978-7-5335-6645-6
定　　价	1080.00元（全四卷）

书中如有印装质量问题，可直接向本社调换

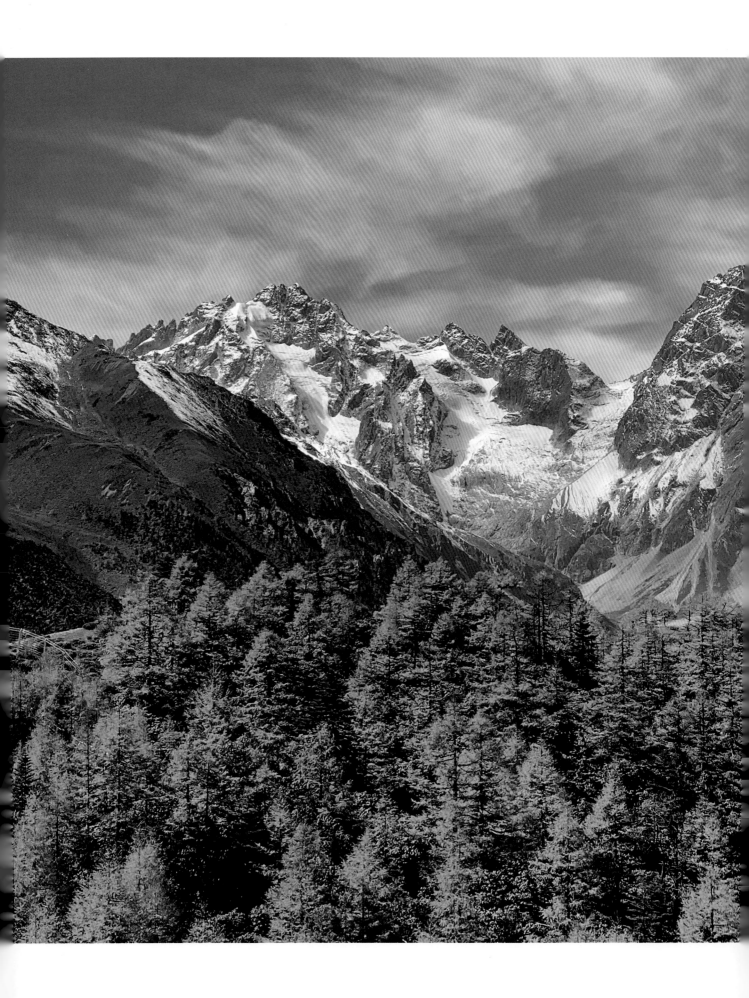

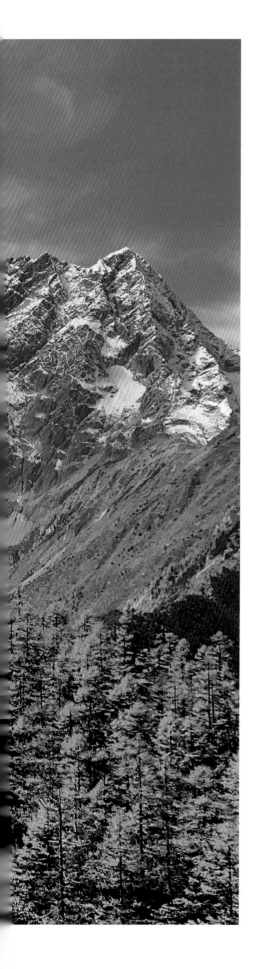

前 言

　　横断山脉位于青藏高原东南部，是中国最长、最宽和最典型的南北向山系，是唯一兼有太平洋和印度洋水系的地区。由于横断山脉是逐渐由近东西走向变为近南北走向的，因而这里的生物逐渐进化出非常特殊的适应性，横断山脉也成为动物学、植物学研究的热点地区。三江并流区是横断山脉的核心区域，也是生物多样性最丰富的地区之一，名列中国生物多样性保护17个"关键地区"的第一位，为中国三大生态物种中心之一。作为世界自然遗产地，三江并流区是北半球生物景观的缩影和世界级物种基因库，是世界上自新生代以来生物物种和生物群落的分化中心之一。

　　三江并流区位于东经98°00′~100°31′，北纬25°30′~29°00′，在云南省西北部，跨越丽江地区、迪庆藏族自治州与怒江傈僳族自治州等3个地级市，包括玉龙纳西族自治县、维西傈僳族自治县、香格里拉市、德钦县、贡山独龙族怒族自治县、福贡县、泸水市、兰坪白族普米族自治县等8个县（市）。其内自东向西分布有云岭、碧罗雪山、高黎贡山和担当力卡山等巨大山脉，金沙江、澜沧江与怒江3条河流从这些巨大山脉形成的峡谷中穿流而下，形成世界上罕见的"江水并流而不交汇"的奇特自然地理景观，因此得名"三江并流"。

　　三江并流区地处东亚、南亚和青藏高原三大地理区域的交汇处，是更新世时期的残遗种保护区，且位于生物地理的会聚区，其狭窄的地域分布范围里汇集了众多的高山湖泊、冰川雪山、峡谷高原、森林草甸，是典型的高山峡谷地貌，包含了从南亚热带到寒带的各种气候环境类型。特殊的地理位置、独特的地貌、复杂的气候条件、空间分布差异巨大的年降水量、巨大的海拔高差、极为显著的垂直地带性变化、空间上水分及温度的多样性分布及两者间的交叉变化等，都为三江并流区生物多样性的

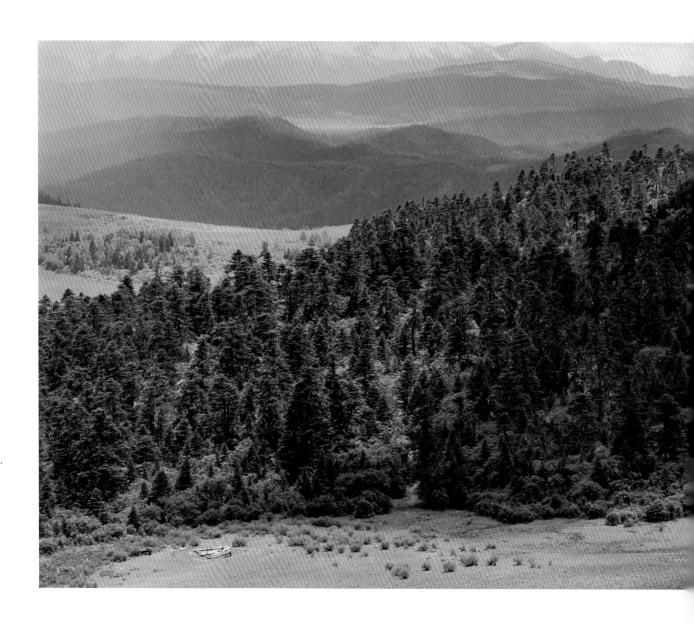

高度演变提供了良好的物理基础，并造就了三江并流区独特而典型的多元共存的垂直生物带谱，使其成为多种生物保存和繁衍的理想场所、欧亚大陆生物群落最富集的地区、中国珍稀濒危动植物的避难所。三江并流区占中国国土面积不到 0.4%，却拥有全国 20% 以上的高等植物和 25% 以上的动物种数。区内有高等植物 200 余科 1200 余属 6000 种以上，其中 40% 为中国特有种，10% 为三江并流区特有种，还有模式种约 1500 种，动物约 800 种；包括秃杉、桫椤、红豆杉等国家级重点保护野生植物和滇金丝猴、戴帽叶猴、雪豹、小熊猫、羚牛、赤斑羚等国家级重点保护野生动物。三江并流区还蕴藏着丰富的药用植物资源，盛产冬虫夏草、云黄连、胡黄连、红景天、雪莲花等名贵药材，这在中国乃至北半球或全世界都是唯一的。

　　此外，三江并流区还是藏族、纳西族、傈僳族、白族、彝族、普米族、怒族、独龙族等 16 个少数民族的聚居地，是世界上罕见的多民族、多语言、多种宗教信仰和风俗习惯并存的地区。特殊

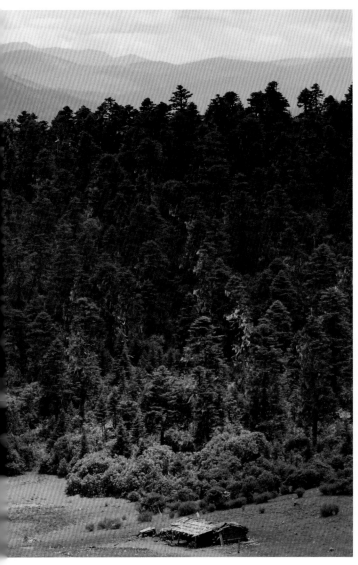

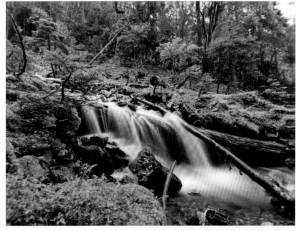

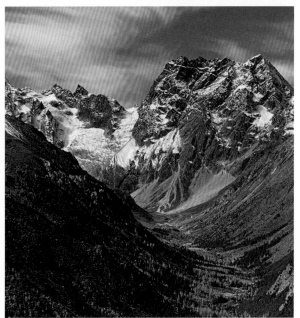

复杂的自然环境、独特的民族生活习俗、多元的地域文化沉淀了其丰富璀璨的民族民间医药文化。

在国家中医药管理局、中国中医科学院中药资源中心的领导、组织和指导下，截至 2020 年底，云南省 129 个区县（市）的中药资源普查野外工作历时近十年全部完成。其中，横断山三江并流区 8 个县（市）的中药资源普查工作亦全部完成并通过国家验收。通过此次普查，查明了三江并流区各县野生和栽培中药资源的种类、数量、分布和蕴藏量、市场流通等情况，查清了三江并流区特色民族民间验方，探明了三江并流区珍稀濒危药用物种的种类和现状。在此基础上，结合编者团队多年来对横断山三江并流区的野外科学考察成果，我们承担了《横断山三江并流区中药资源图志》（中国中药资源大典）的编写任务。

在云南省卫生健康委员会及三江并流区各县人民政府的关怀和支持下，我们组织了云南中医药大学、中国医学科学院药用植物研究所云南分所、云南省农业科学院药用植物研究所、云南大学、云南师范大学、西南林业大学、香格里拉市药用植物园、云南省农业科学院高山经济植物研究所等单位的专家和专业技术人员组成了编写组，这些专家和技术人员都曾参加过第四次全国中药资源普查三江并流区的相关野外科学考察工作。历时近 4 年，我们终于完成书稿的编写工作。

《横断山三江并流区中药资源图志》主要分总论、各论两部分。总论全面介绍横断山三江并流区的自然地理、中药资源普查的实施、道地药材资源、民族医药资源、珍稀濒危药用植物资源概况等；各论重点收载横断山三江并流区中药资源 2000 余种，其中不乏高原药用品种，每种记述其中文名、拉丁学名、别名、标本采集号、形态特征、适宜生境、资源状况、入药部位、功能主治等内容，配有 4500 余幅精美高清图片，图文并茂，突出生物资源的鉴别信息，展现民族用药经验。本书是第四次全国中药资源普查横断山三江并流区调查成果的总结，是一部全面展现世界自然遗产地三江并

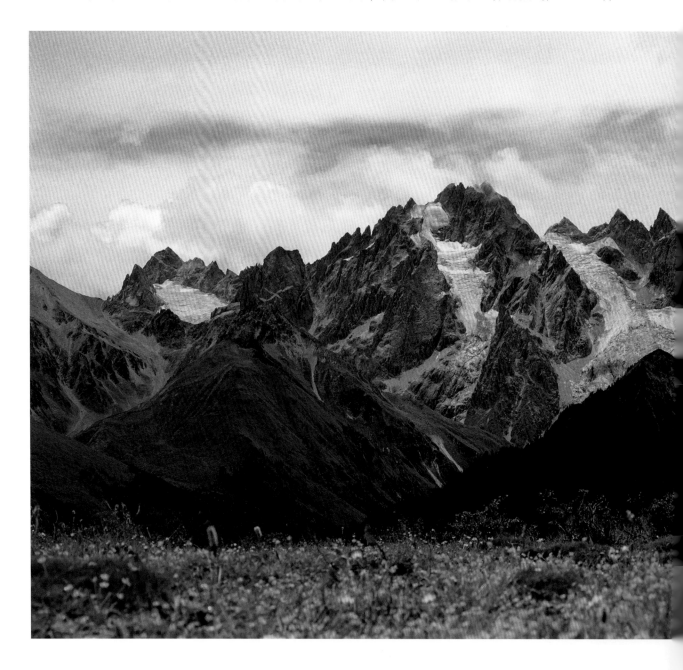

流区丰富的中药资源和极具特色的民族用药经验的学术著作。希冀本书的出版能为今后横断山三江并流区中药资源的调查与合理利用、生物物种多样性的保护等提供数据支撑，对当地民族医药的保护与可持续发展有所裨益。

本书在编写过程中得到国家中医药管理局、中国中医科学院中药资源中心、云南省卫生健康委员会、云南中医药大学，以及相关地方政府部门和各参编单位相关领导的大力支持，我们在此表示衷心感谢。同时，在此对各位编委在编写过程中尽心尽力、勇挑重担、无私奉献的崇高精神表示由衷的钦佩与谢意！

由于本书编写工作工程浩大，时间紧迫，编写者水平有限，本书在植物物种鉴定、文字表述等方面还存在着疏忽或不足之处，恳请广大读者及专业人士给予批评指正。

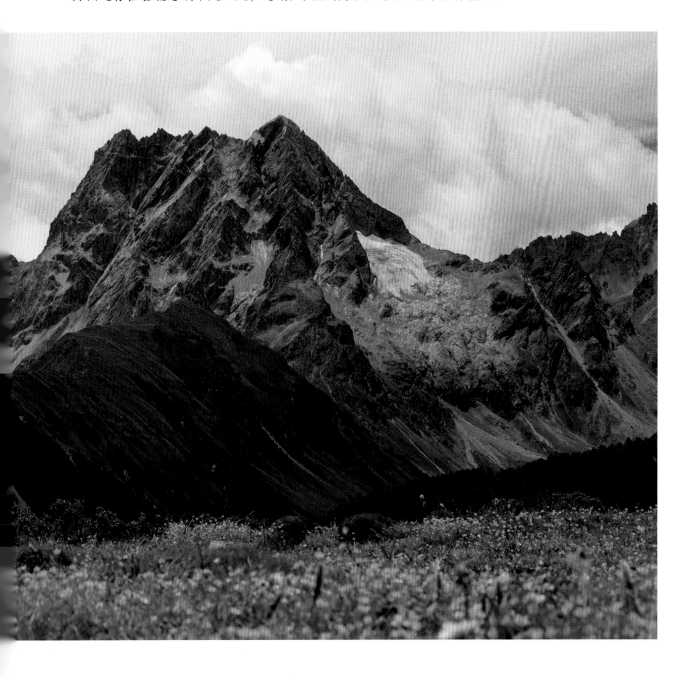

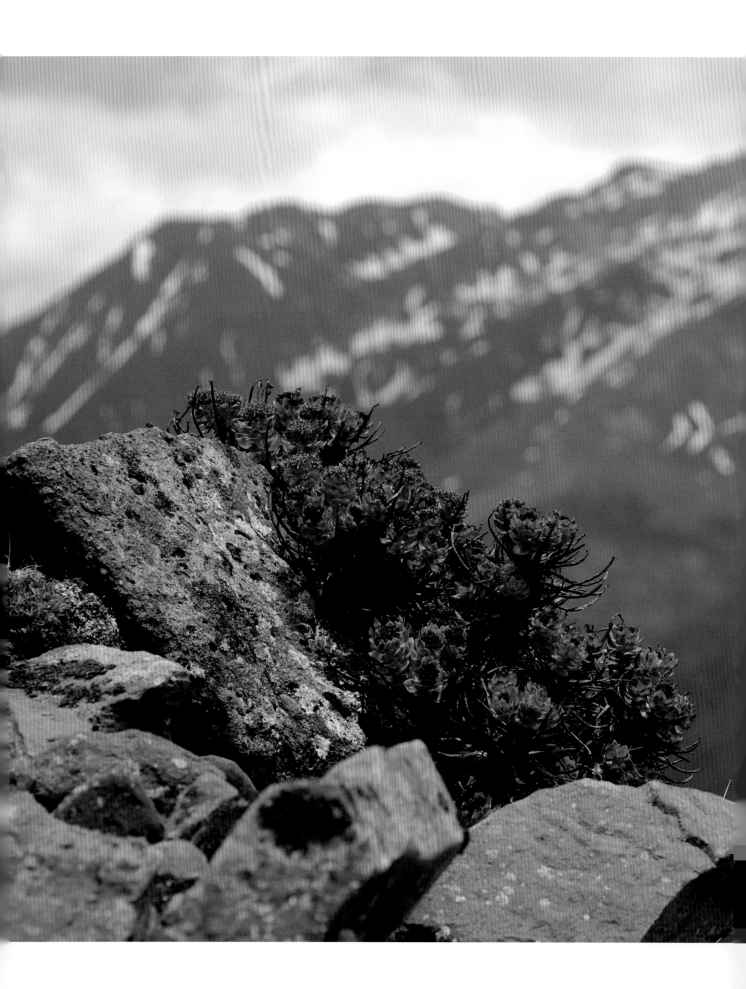

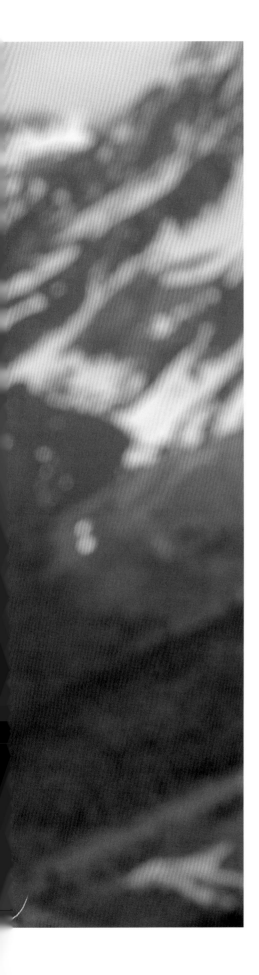

编写说明

1. 本书以第四次全国中药资源普查成果为基础，结合前期野外科考及文献调查结果，收录横断山三江并流区有分布、功效确切且图像资料齐全的中药资源2082种。

2. 本书中收载的药用植物资源按照低等到高等的顺序排列，包含药用菌类植物、药用地衣与苔藓植物、药用蕨类植物、药用裸子植物、药用被子植物。其中，药用蕨类植物、药用裸子植物、药用被子植物均与《中国植物志》所采用的分类系统一致。

3. 各论部分各种药用植物的记述内容说明于下。

（1）物种名：药用植物采用《中国植物志》记载的中文名、拉丁学名，同时兼顾《云南植物志》等地方典籍的记载信息。别名一般收录2~3个，为常用的俗名、地方名。

（2）标本采集号：记录第四次全国中药资源普查横断山三江并流区及项目组多年来在此地区科考所采集的药用植物资源的腊叶标本采集号，力求物种鉴定有实据可查。

（3）形态特征：记述中药资源的形态特征，主要参考《中国植物志》《云南植物志》等。其中，植物形态特征包括生活型、根、茎、叶、花、果实、种子，以及花期、果期等。

（4）适宜生境：主要综合实地考察结果及文献资料记载，介绍野生资源在横断山三江并流区的生长环境；栽培资源简要介绍栽培适宜条件及适宜种植区域。

（5）资源状况：①根据第四次全国中药资源普查（横断山三江并流区）中药资源的实际采集情况及项目组多年来的采集记录，描述该中药资源在横断山三江并流区的分布情况，精确到县（市）。②根据第四次全国中药资源普查横断山三江并流区中药资源普查情况，以"常见""少见""偶见""罕见"表示野生药用资源的蕴藏量特征。栽培种从略。

（6）入药部位：介绍入药部位，并在入药部位后括注相应的药材名,无药材名的则不括注。

(7)功能主治:介绍相应药材(中药、民族药等)的功能与主治,突出民族和民间药用药经验的梳理与总结,以促进中药与当地各民族药的交流和融合发展。

入药部位、功能主治在结合地方特色的基础上,主要参考《中华人民共和国药典》(2020年版)、《中华本草》、《全国中草药汇编》、《云南中药资源志要》等。文献未收载的项目从略。

(8)评述:介绍横断山三江并流区道地药材、特色民族药材等特色物种的拓展性内容,以突显本书的特色。

(9)图片:每种药用植物资源均配有多张高清彩照,主要包括生境、整体植株、根、花、果实、枝、叶、种子、药用部位等,以反映该物种的生境及形态特征。

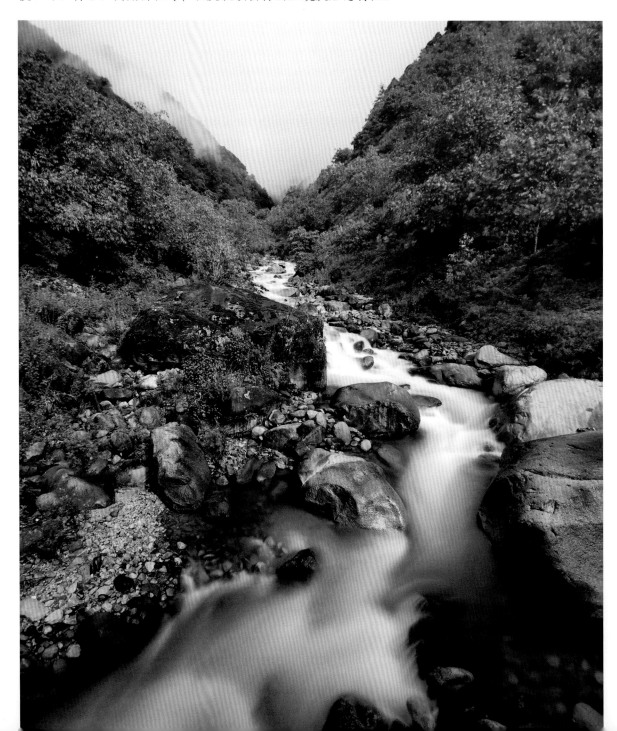

总 论	**1**

各 论　43

总 论　　1

各 论 43

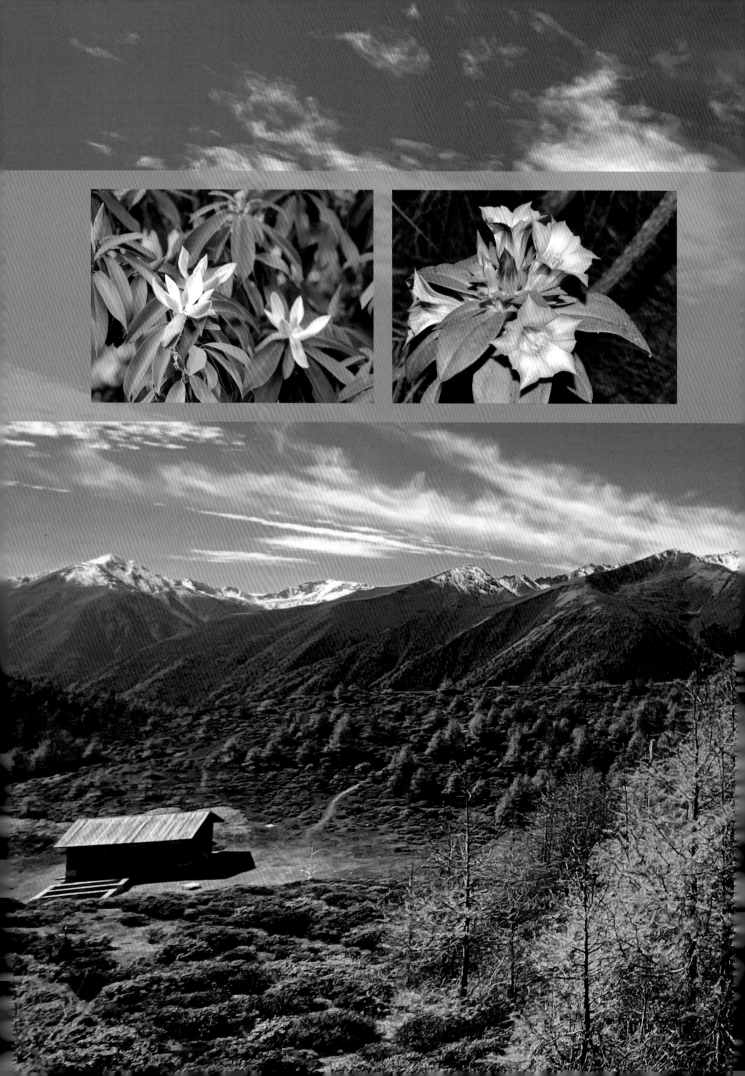

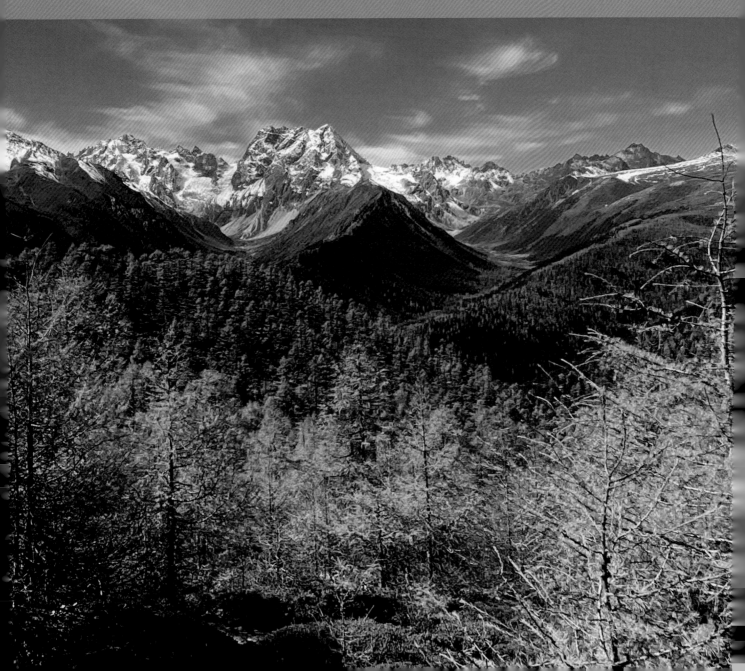

总 论
General Introduction

第一章
横断山三江并流区自然地理概况

一、 地理位置

在滇西北的崇山峻岭中，怒江（萨尔温江上游）、澜沧江（湄公河上游）和金沙江（长江上游）自北向南平行奔流近170km，形成了列入《世界自然遗产名录》的世界上独特的自然奇观——三江并流。三江并流区位于东经98°00′~100°31′，北纬25°30′~29°00′，区域总面积约17000km²，核心区面积约8600km²，跨越云南迪庆藏族自治州、怒江傈僳族自治州、丽江市等地区，包括香格里拉市、

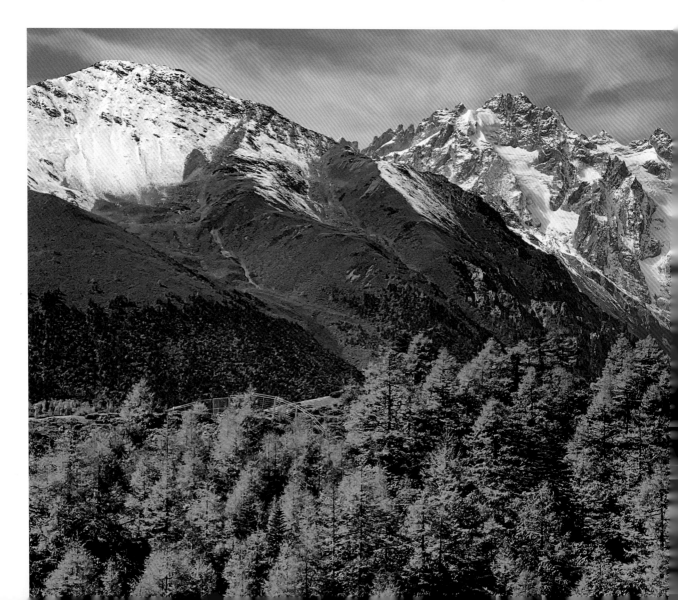

德钦县、维西傈僳族自治县、贡山独龙族怒族自治县、泸水市、福贡县、兰坪白族普米族自治县、玉龙纳西族自治县等行政县（市）。这里是中国生物多样性最丰富的区域，也是世界上温带生物多样性最丰富的区域之一。2003 年 7 月 2 日，联合国教科文组织第 27 届世界遗产大会以"三江并流"满足世界自然遗产的全部标准，将其列入《世界自然遗产名录》。

二、 地形地貌

　　三江并流区是反映地球演化主要阶段的杰出代表，丰富多样的地质遗迹、地貌景观、地质现象，向世人展示着这里所经历的极其复杂的地壳演变历史及正在进行着的地质作用。欧亚和印度两个大陆的强烈挤压，将这里的岩石挤碎、揉皱、变质，并引发大规模的岩浆活动。持续的碰撞活动，使这一地区大规模地抬升并产生强烈的构造变形，形成世界上压缩最紧、挤压最窄的巨型横断山复合造山带，造就了世界上独有的"三江并流"奇观。

　　在宽约 150km 的范围内，自西向东分别排列着南北纵贯的高黎贡山、怒江、怒山、澜沧江、云岭、金沙江和玉龙雪山，构成了"四山夹三江"的地貌，向世界展示了三江并流这一绝世仅有的高山纵谷自然奇观。区域内海拔从怒江河谷的 760m 到卡瓦格博峰（云南第一高峰）的 6740m，高度

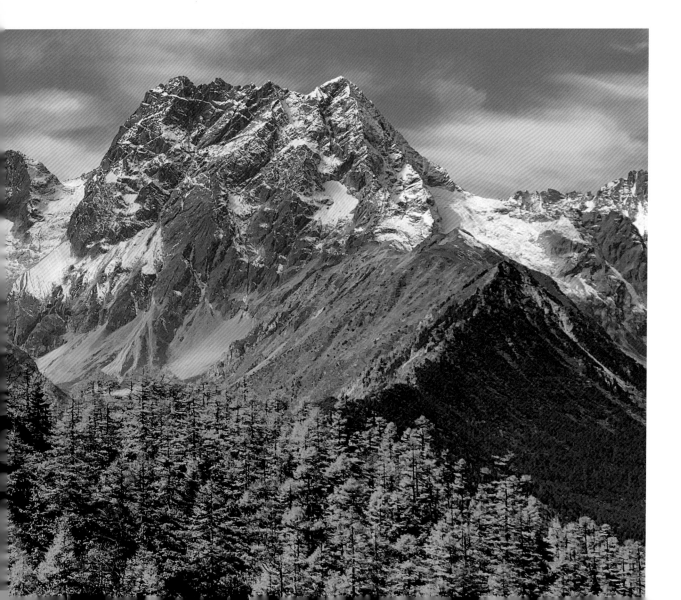

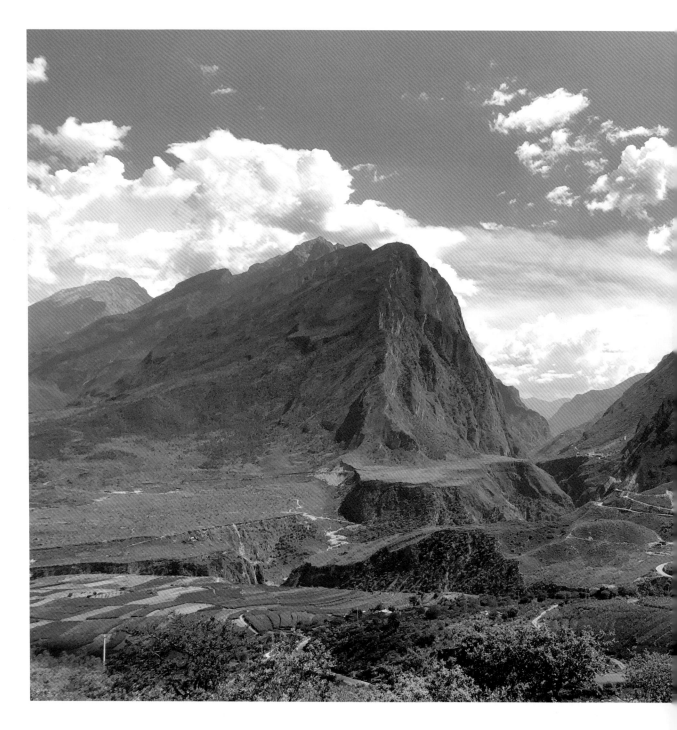

差近 6000m，既汇集了众多的高山湖泊、冰川及雪山，还分布有平坦辽阔的高原，展现出典型的高山峡谷地貌。

多样的、复杂的地质构造为形成三江并流区内多种多样的地貌类型奠定了基础。高大的褶皱山系和断块活动控制了地表动力地质作用，河流的侵蚀塑造、山岳冰川的刨蚀作用刻凿出深邃的大峡谷、冰川谷地、冰蚀湖群、瀑布、角峰、鳍脊、峰丛、绝壁，创造出宏大壮丽的地质地貌景观。三江并流典型的地貌景观有高山峡谷组成的三江并流奇观、冰川遗迹及现代冰川地貌、高山丹霞地貌、花岗岩峰丛地貌、高山喀斯特地貌，以及高原、雪山、草甸、高山冰蚀湖泊群等。

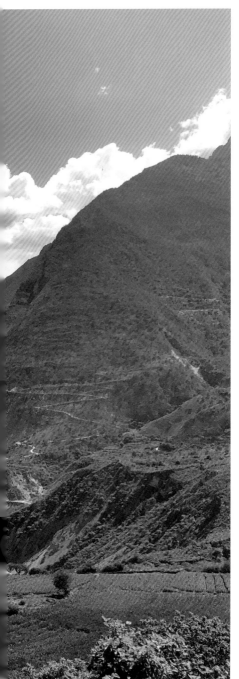

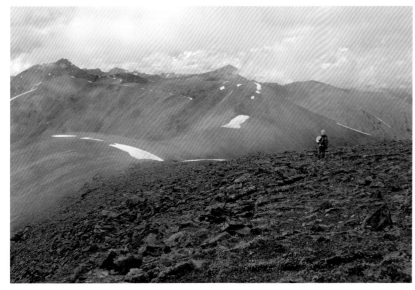

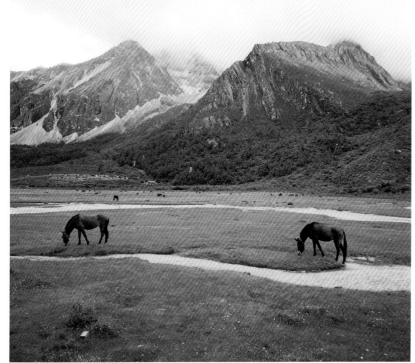

三、　气候条件

三江并流区位于亚洲三大地理区域 —— 东亚、南亚和青藏高原的交汇地带，该区域的气候条件十分复杂：东部通透且无巨大纵向山系阻隔，受太平洋东南季风气候的直接影响；西部靠近印度洋，受其西南季风气候的作用；南部为云南中部的高原地带，为湿润气候；北部相邻青藏高原，受其高寒气候的影响；中部地区位于澜沧江河谷和金沙江河谷（德钦县境内），由此形成了焚风气候。

年降水量空间分布差异巨大，独龙江下游的年降水量为 4600mm，而德钦奔子栏的年降水量仅为 400mm，两地的年降水量相差可达 4200mm。

巨大的海拔高度差导致三江并流区温度的垂直地带性变化也极为显著。山顶之上常年积雪或终年严寒，属于寒带或极地气候；而海拔较低的河谷地带则常年温暖湿润，属于亚热带、热带气候，年平均气温约 20℃，最热月平均气温达 24℃。多样的水分、温度变化及两者之间的组合变化，形成了从南亚热带到寒带的各种气候环境类型。同在三江并流区，南部的怒江河谷海拔仅 760m，北部的卡瓦格博峰海拔达 6740m，形成了"十里不同天，一山分四季"的垂直立体气候。

四、 水文水系

三江并流奇观由金沙江、澜沧江、怒江三大水系构成，其年径流量比例为 5：3：2。在北纬 27° 附近，"三江"由东至西江面海拔逐次降低，金沙江为 2100m，澜沧江为 1900m，怒江仅 1600m。金沙江与怒江之间最近直线距离仅 66.3km，怒江与澜沧江仅隔 18.6km。三江均发源于青藏高原，同在云南崇山峻岭中并行奔流。

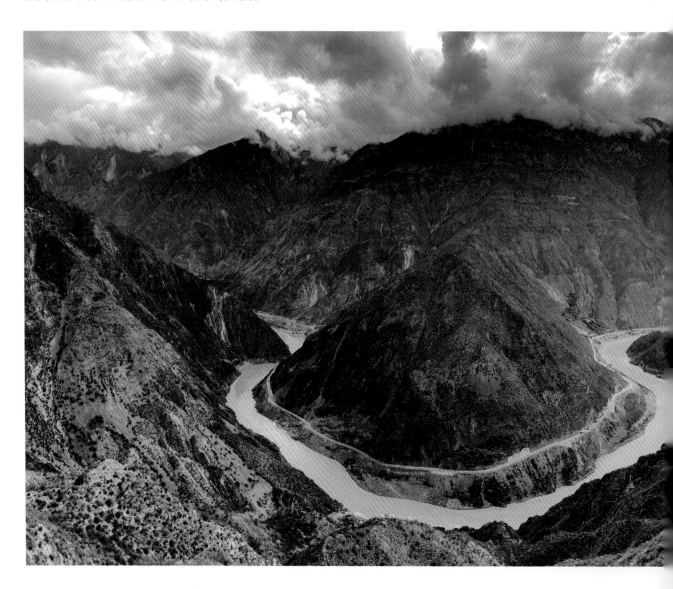

此外，三江并流区内有 118 座海拔 5000m 以上的雪山，为人们所熟知的梅里雪山主峰卡瓦格博海拔 6740m，白茫雪山主峰海拔 5429m，哈巴雪山海拔 5396m，玉龙雪山海拔 5596m，被当地人称之为"宝鼎"。区内有众多的山岳冰川和星罗棋布的数百个冰蚀湖泊。冰雪和冰川的融水是河流补给的重要水源之一。

五、土壤

根据文献资料记载，横断山三江并流区的土壤有以下 3 个系统分类。①三江并流区土壤的主要理化性质随海拔高度的上升呈规律性变化。随海拔高度上升，土壤机械组成由砂粒含量 > 黏粒含量 > 粉粒含量，逐渐过渡为砂粒含量 > 粉粒含量 > 黏粒含量。海拔 2400m 以下出现黏化层，其土壤有机质含量丰富，且随海拔高度升高而相应增加，土壤呈酸性或微酸性。随海拔上升，pH 值呈降低趋势，海拔 3000m 以上降雨丰富区域的土壤多呈盐基不饱和状态，表明土壤淋溶作用较强；该区大部分土壤剖面游离 Fe_2O_3 含量 >20g/kg 或游离铁占全铁 > 40%，具有铁质特性；

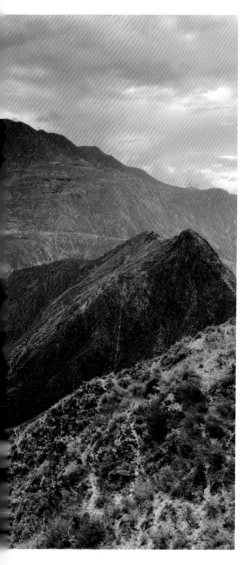
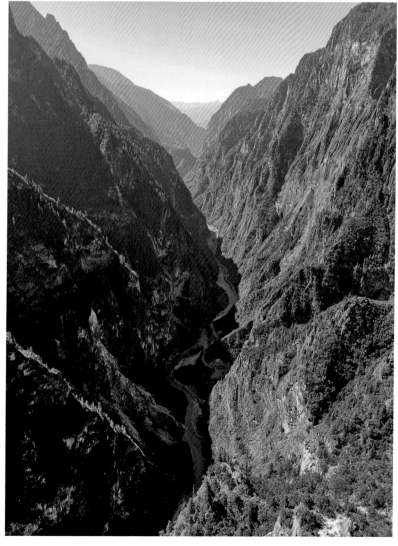

土体中 SiO_2、Al_2O_3 和 Fe_2O_3 含量之和约占土壤矿质部分的 95%，矿质元素含量的顺序依次为 $SiO_2>Al_2O_3>Fe_2O_3>K_2O>TiO_2>MnO$。②按中国土壤系统分类检索，该区土壤具有 3 个诊断表层，即暗沃表层、暗瘠表层和草毡表层；5 个诊断表下层，即雏形层、黏化层、漂白层、低活性富铁层、灰化淀积层；1 个诊断现象，即有机现象；8 个诊断特性，即石质接触面、潜育特征、腐殖质特性、铁质特性、石灰性、土壤水分状况、土壤温度状况和盐基饱和度。③该区土壤在系统分类中划分为 6 个土纲 11 个亚纲 17 个土类 18 个亚类；三江并流区土壤垂直带谱结构：普通黏化干润富铁土（<1600m）→铁质酸性湿润淋溶土（1600~2000m）→红色铁质湿润淋溶土（2000~2400m）→普通简育干润雏形土（2400~2700m）→暗沃冷凉湿润雏形土（2700~2900m）→灰土（2900~3400m）→酸性草毡寒冻雏形土（3400~4000m）。

六、 植物资源状况

三江并流区云集了南亚热带、中亚热带、北亚热带、暖温带、温带、寒温带和寒带等多种气候类型和植物群落类型，是欧亚大陆植物生态环境的缩影。第四纪冰期曾给欧亚大陆的植物带来灭顶之灾，而三江并流区因其独特的地形地貌，成为许多原始孑遗植物的主要避难所。

三江并流区属于东亚植物区的横断山区，植物区系组成丰富，垂直分布明显，区系成分南北交错，东西汇合，新老兼备，地理成分复杂，地理联系广泛，特有现象突出，是世界著名的植物标本模式产地。区内有国家级保护植物 36 种，云南省级保护植物 34 种，占到了中国珍稀濒危植物种类的 8.5%。这里是"天然高山花园""世界生物基因库"。

1. 植物种类多样性

三江并流区是中国高等植物物种多样性最丰富的地区，名列中国生物多样性保护 17 个"关键区域"的第一，也是世界生物多样性保护的重要地区之一。该区占中国国土面积不到 0.4%，但拥有全国 20% 以上的高等植物，包括 200 余科 1200 余属 6000 多种，其中的 40% 为中国特有种，10% 为三江并流区特有种。菌类植物和地衣植物的分布非常突出，菌类植物如冬虫夏草和松茸等，地衣植物如雪茶和松萝等。针叶树种丰富，共有 6 科 17 属 34 种，主要分布于海拔 3000~4000m 的地区。三江并流区高等植物较多的科有禾本科、菊科、蔷薇科、豆科、毛茛科、兰科、玄参科、伞形科、杜鹃花科、唇形科、莎草科、龙胆科和报春花科等。

2. 植物区系多样性

三江并流区内植物区系的地理成分复杂，地理联系广泛，有 15 种地理成分。其中，属的地理成分以北温带成分（20%）最多，泛热带成分（14%）次之，热带亚洲成分（13%）和东亚成分（13%）再次之。种的地理成分则以中国特有成分（45%）最多，东亚成分（25%）次之，热带亚洲成分（8%）再次之。

区内植物区系特有性突出。有十字花科、星叶草科、领春木科、青荚叶科、水青树科、旌节花科、鞘柄木科、肋果茶科、杜仲科、独叶草科、珙桐科等 12 个东亚特有科，44 个中国特有属，2700 个中国特有种，约 600 个三江并流区特有种。

三江并流区的植物区系与东喜马拉雅地区的区系联系最为密切，共有种达 20% 以上。但该区比东喜马拉雅地区的植物种类更丰富，区系起源更古老，特有成分更突出，该区至今仍保存有秃杉、独叶草、栌菊木等古老种类。随着喜马拉雅山的隆升，又分化出地涌金莲、高山豆、毛茛莲花等新特有种。

3. 植被类型、森林类型多样性

三江并流区是全世界植被最丰富的地区，有 10 个植被类型，23 种分布亚型，9 个群系，充分显示横断山区生态系统多样性（表 1-1）。区内有云南松林、干香柏林、常绿阔叶林、落叶松林、乔松林、秃杉林、高山松林、高山栎类林、云南铁杉林、丽江云杉林、怒江冷杉林、苍山冷杉林、长苞冷杉林、红杉林、大果红杉林等 15 种森林类型。

表 1-1 三江并流区的植被类型

植被型	植被亚型
常绿阔叶林	季风常绿阔叶林
	湿性常绿阔叶林
	半湿润常绿阔叶林
	中山湿性常绿阔叶林
硬叶常绿阔叶林	寒温山地硬叶常绿栎林
	干热河谷硬叶常绿栎林
落叶阔叶林	落叶栎林
	桤木林
	杨林、桦林
暖性针叶林	暖温性针叶林
	暖热性针叶林
	温性针阔混交林
温性针叶林	温凉性针叶林
	寒温性针叶林
稀树灌木草丛	干热性稀树灌木草丛

续表

植被型	植被亚型
灌丛	干暖河谷小叶灌丛
	寒温性灌丛
草甸	亚高山草甸
	高山草甸
高山流石滩植被	高山流石滩植被
高原湖泊水生植被	挺水植物群落
	浮叶植物群落
	沉水植物群落

4. 珍稀植物种质资源多样性

根据《中国珍稀濒危保护植物名录》（1987）、《中国红皮书——珍稀濒危植物》（1992）、《云南省第一批省级重点保护野生植物名录》（1989），区内有国家级重点保护野生植物 36 种，云南省级重点保护野生植物 34 种，其中，子遗种植物 19 种（表 1-2）。

表 1-2 三江并流区国家级重点保护野生植物、云南省级重点保护野生植物、子遗种植物一览表

国家级			省级		
中文名	拉丁学名	等级	中文名	拉丁学名	等级
桫椤 ※	*Alsophila spinulosa* (Wall. ex Hook.) R. M. Tryon	1	云南素心兰	*Cymbidium tortisepalum* Fukuyama	1
秃杉 ※	*Taiwania flousiana* Gaussen	1	山草果	*Aristolochia delavayi* Franch. var. *micrantha* W. W. Smith	2
长蕊木兰	*Alcimandra cathcartii* (Hook. f. et Thoms.) Dandy	2	全缘五味子	*Kadsura interion* A. C. Smith	2
董棕	*Caryota urens* L.	2	独龙木姜子	*Litsea taronensis* H. W. Li	2
贡山三尖杉 ※	*Cephalotaxus lanceolata* K. M. Feng	2	滇木莲	*Manglietia insignis* (Wall.) Blume	2
星叶草 ※	*Circaeaster agrestis* Maxim.	2	常春木	*Merrilliopanax chinensis* Li	2
云南黄连	*Coptis teeta* Wall.	2	毛茛莲花	*Metanemone ranunculoides* W. T. Wang	2

续表

国家级			省级		
中文名	拉丁学名	等级	中文名	拉丁学名	等级
光叶珙桐 ※	*Davidia involucrata* Baill. var. *vilmoriniana* (Dode) Wanger	2	冲天子	*Millettia pachycarpa* Benth.	2
十齿花 ※	*Dipentodon sinicus* Dunn	2	钟花假百合	*Notholirion campanulatum* Cotton et Stearn	2
独叶草 ※	*Kingdonia uniflora* Balf. f. et W. W. Smith	2	小果木瓜红	*Rehderodendron microcarpum* K. M. Feng	2
栌菊木 ※	*Nouelia insignis* Franch.	2	雪兔子	*Saussurea gossypiphora* D. Don	2
金铁锁	*Psammosilene tunicoides* W. C. Wu & C. Y. Wu	2	云南红豆杉	*Taxus yunnanensis* Cheng et L. K. Fu	2
澜沧黄杉 ※	*Pseudotsuga forrestii* Craib	2	三分三	*Anisodus acutangulus* C. Y. Wu et C. Chen ex C. Chen et C. L. Chen	3
玉龙蕨	*Sorolepidium glaciale* Christ	2	蒙自盾翅藤	*Aspidopterys henryi* Hutch.	3
水青树 ※	*Tetracentron sinense* Oliv.	2	岩匙	*Berneuxia thibetica* Decne.	3
龙棕	*Trachycarpus nana* Becc.	2	山香竹	*Chimonocalamus montanus* Hsueh et Yi	3
银杏 ※	*Ginkgo biloba* L.	2	滇北杜英	*Elaeocarpus boreali-yunnanensis* H. T. Chang	3
长苞冷杉 ※	*Abies georgei* Orr	2	绵参	*Eriophyton wallichii* Benth.	3
短柄乌头	*Aconitum brachypodum* Diels	3	毛管花	*Eriosolena composite* (L. f.) Van Tiegh.	3
华榛	*Corylus chinensis* Franch.	3	滇甘草	*Glycyrrhiza yunnanensis* Cheng f. et L. K. Dai ex P. C. Li	3
领春木 ※	*Euptelea pleiospermum* Hook. f. et Thoms.	3	丽江雪胆	*Hemsleya lijiangensis* A. M. Lu ex C. Y. Wu et C. L. Chen	3
长缘厚朴 ※	*Magnolia rostrata* (W. W. Smith) N. H. Xia & C. Y. Wu	3	西藏山茉莉	*Huodendron tibeticum* (Anthony) Rehd.	3
红花木莲 ※	*Manglietia insignis* (Wall.) Bl.	3	福贡木兰	*Magnolia shangpaensis* (Wall.) Blume	3
扇蕨 ※	*Neocheiropteris palmatopedata* (Baker) Christ	3	怒江十大功劳	*Mahonia salweenensis* DC.	3
胡黄连	*Picrorhiza scrophulariiflora* Pennell	3	曼陀茄	*Mandragora caulescens* C. B. Clarke	3
海菜花	*Ottelia acuminate* (Gagnep.) Dandy	3	高河菜	*Megacarpaea delavayi* Franch.	3

国家级			省级		
中文名	拉丁学名	等级	中文名	拉丁学名	等级
黄牡丹 ※	*Paeonia delavayi* Franch. var. *lutea* (Franch.) Finet et Gagn.	3	沧江新樟	*Neocinnamomum mekongense* (Hand.-Mazz.) Kosterm.	3
棕背杜鹃	*Rhododendron alutaceum* Balf. f. et W. W. Smith	3	拟楼斗菜	*Paraquilegia microphylla* (Royle) Drumm. et Hutch.	3
硫磺杜鹃	*Rhododendron sulfureum* Franch.	3	乔松	*Pinus griffithii* McClelland	3
香水月季	*Rosa odorata* (Andr.) Sweet	3	云南枫杨	*Pterocarya delavayi* Franch.	3
桃儿七	*Sinopodophyllum hexandrum* (Royle) Ying	3	厚叶钻地风	*Schizophragma crissum* Hand.-Mazz.	3
云南榧树 ※	*Torreya yunnanensis* Cheng et L. K. Fu	3	维西钻地风	*Schizophragma crassum* var. *hsitaoanum* (Chun) C. F. Wei	3
延龄草	*Trillium tschonoskii* Maxim.	3	圆叶猴欢喜	*Sloanea rotundifolia* H. T. Chang	3
丽江铁杉 ※	*Tsuga forrestii* Downie	3	毛核木	*Symphoricarpos sinensis* Rehd.	3
穿心莛子藨	*Triosteum himalayanum* Wall.	3	—	—	—
云南丫蕊花	*Ypsilandra yunnanensis* W. W. Sm. et J. F. Jeffr.	3	—	—	—

注：※ 为孑遗植物。

5. 植物标本模式产地

三江并流区的植物物种多样性早已被全世界植物学家所关注。据记载，从 1883 年起法国天主教神父 P. J. M. Delavay，英国爱丁堡皇家植物园的 George Forrest，奥地利维也纳自然历史博物馆的 H. Handel-Mazzetti，以及美国的 Joseph F. C. Rock、E. E. Maire、Ducloux、Bodinie 和 C. K. Schneider 等世界著名植物学家在该地区采集到的植物新种约 1500 种。

6. 高山花卉种类繁多

三江并流区集中分布有百合、兰花、杜鹃花、报春花、龙胆、绿绒蒿、马先蒿、鸢尾等著名野生花卉。被誉为"木本花卉之王"的杜鹃花，全世界约有 800 种，中国有 470 种，三江并流区有 200 多种，该区是杜鹃花属的起源中心和最大的地理分布中心；报春花科全世界约有 800 种，中国约有 300 种，三江并流区分布有 100 多种；龙胆科植物在三江并流区约有 100 种，占中国总种数的

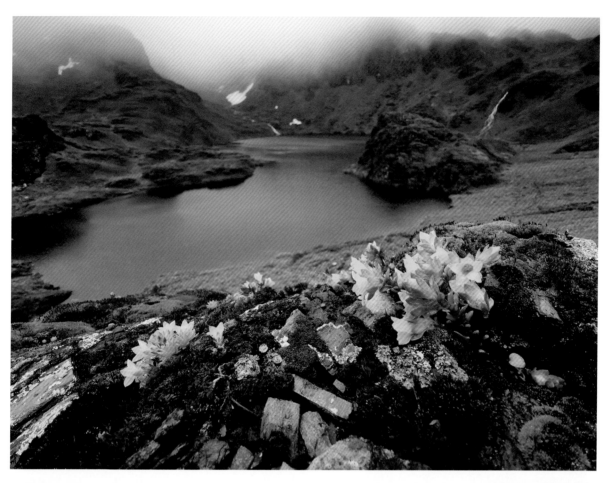

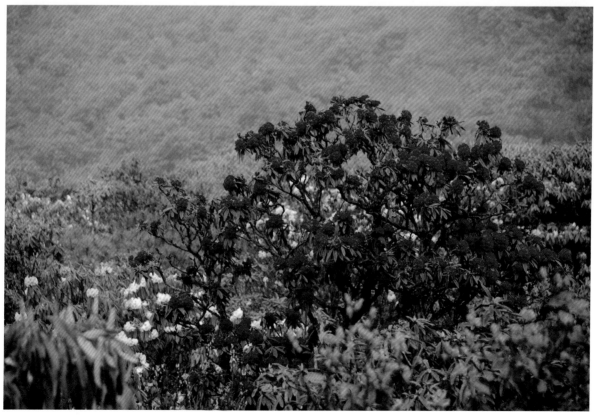

1/3，约占世界总数的 1/8；马先蒿、绿绒蒿等也以三江并流区为其现代地理分布中心。

7. 珍稀植物景观与高山草甸景观

由于三江并流区地理和气候特殊，珍稀濒危植物、奇花异草种类繁多，类型复杂。树蕨、秃杉、落叶松、黄杜鹃、兰花、珙桐等装饰着三江并流区的自然美。高山草甸主要有季节草场、高原荒漠草甸、高原旱地草甸等类型。春天山花烂漫，夏天绿草茵茵，秋天金黄艳红，冬天蓝天白雪。四季景色各异，有很高的观赏价值。著名的高山草甸景观有属都湖草场、红山高原草场、纳帕海草场、中甸草场、兰坪大羊场、尼汝南宝牧场等。

8. 垂直分布的复杂多样性

三江并流区从低海拔到高海拔山顶可分为 6 个垂直带。分别为湿润季风常绿阔叶林带、中山湿性常绿阔叶林带、高山暗针叶林带、亚高山暗针叶林带、高山灌丛草甸带、高山流石滩荒漠带，各垂直带中的植物种类、组成和数量均不相同。

七、 动物资源概况

三江并流区除有着青藏高原独特的高寒、强紫外线、低氧和温湿剧变等高寒生境外，还有干热河谷和亚热带、温带的中低山地暖湿生境。无论从河谷到山顶，还是从西部的怒江到东部的金沙江，都具有南亚热带、亚热带、温带以至高山寒带各种类型的动物类群。三江并流区现今记录有哺乳动物 173 种、鸟类 417 种、爬行类 59 种、两栖类 36 种、淡水鱼类 76 种、凤蝶类昆虫 31 种。除两栖类和凤蝶类昆虫外，其他种数均达到横断山区种数的一半以上。

三江并流区多样的植被类型为种类繁多的动物提供了良好的栖息环境，使该地区拥有复杂多样的动物区系，共有 10 种动物分布型，21 种分布亚型。充分显示这一地区为横断山区动物区系的代表和核心地带。三江并流区的优势类群有哺乳类中的鼩鼱类、小型啮齿类和鼠兔类，鸟类中的雉科和画眉亚科，两栖类中的齿蟾类，鱼类中的裂腹鱼类和高原鳅类，以及昆虫中的绢蝶类。这些类群在该区及其邻近地区有剧烈的物种或类群分化。

三江并流区内有 80 种动物被列在《中国动物红皮书》之中，这 80 种动物中有 20 种被认为是濒危动物；有 79 种动物被列在 1997 年的《濒临绝种野生动植物国际贸易公约（CITES）》的附录之上；有 57 种动物被列在国际自然和自然资源保护联合会（IUCN）的《世界濒危动物红皮书》中。珍稀濒危动物所占比例大于中国其他地区，约达到全部种类的 1/3，是中国珍稀濒危动物最多、最集中的地区之一。其中以滇金丝猴、戴帽叶猴、雪豹、小熊猫、羚牛、赤斑羚、贡山麂、黑麝、藏马熊、黑颈鹤、白尾梢虹雉、斑尾榛鸡、藏马鸡等及高山特有绢蝶最为珍贵。

多数濒危动物主要分布在西部的高黎贡山，其次是澜沧江和金沙江之间云岭山系的高山地带。黑仰鼻猴、白尾梢虹雉、贡山麂、黑麝在该区的生存数量占这些物种总存量的 80% 以上，而小熊猫、赤斑羚、雪雉、藏马鸡的数量估计达到现存总量的 30%~40%。

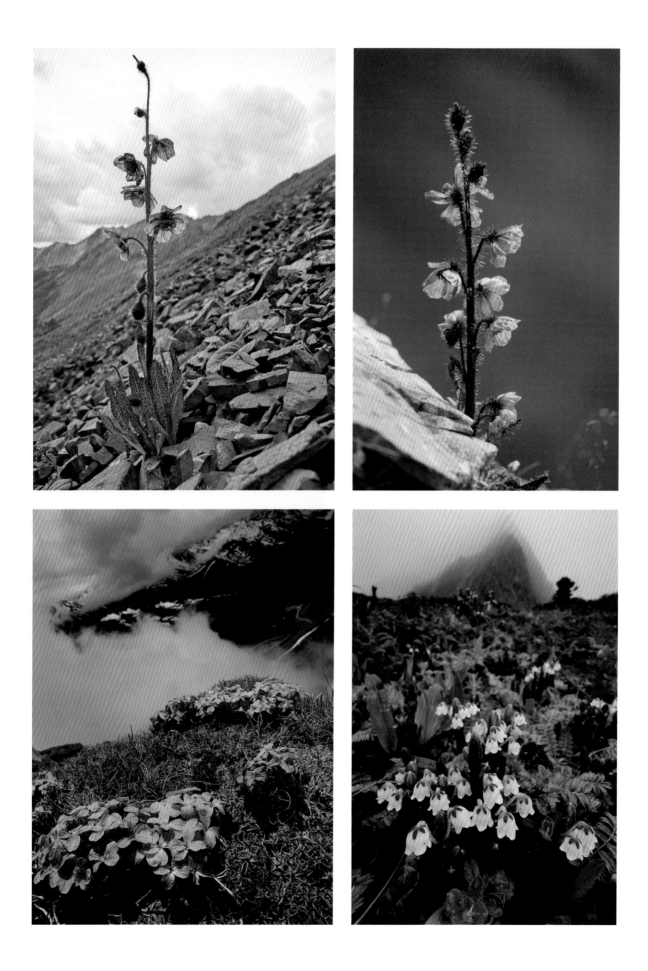

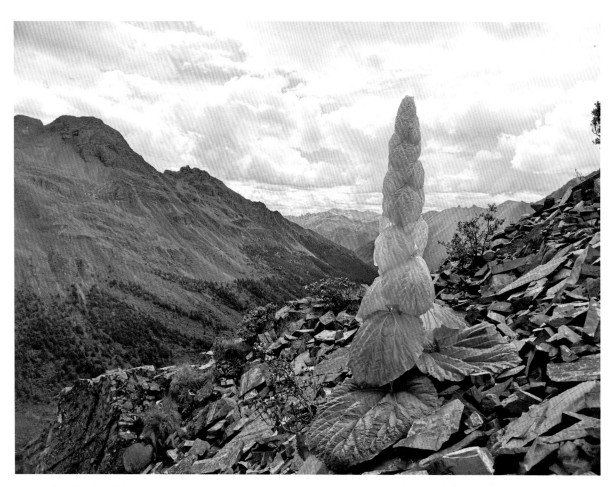

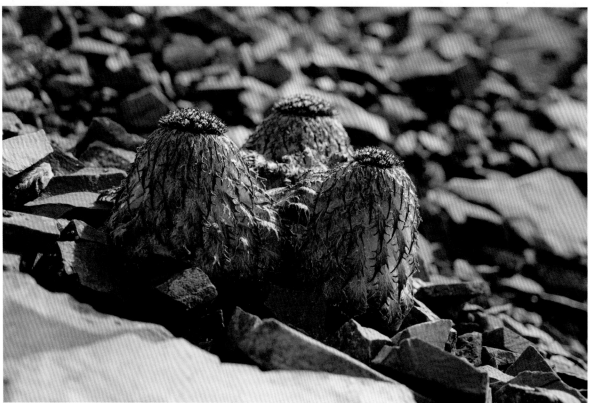

一、中药资源普查实施情况

云南省作为第四次全国中药资源普查首批试点省份之一，一直采取"省县"联动的工作机制，州、市级协调配合。云南省卫生健康委员会为省级项目牵头负责部门，成立云南省中药资源普查工作组；县卫生健康局为县级项目牵头负责部门，成立相应的中药资源普查工作组；工作期间省级工作组直接对县级普查工作组布置相关工作。中国医学科学院药用植物研究所云南分所、云南省农业科学院药用植物研究所和云南中医药大学共同作为项目技术依托单位，负责项目方案的设计和编制、技术人员的培训等，并联合其他相关科研院所、大专院校成立项目技术组，由项目技术组负责项目的技术指导，并参与各县普查工作队的具体普查工作。在普查工作中按照国家中医药管理局制定的《全国中药资源普查技术规范》实施操作。每个县成立一个中药资源普查工作队，由省级技术专家3人、县级技术人员5人组成，队长由县级人员担任，副队长由项目依托单位派技术人员担任。云南省的普查工作分五个批次进行推进，截至2020年底，全省129个区县（市）的中药资源普查野外工全部完成。

横断山三江并流区位于我国云南省的西北部，跨越云南的丽江地区、迪庆藏族自治州与怒江傈僳族自治州等3个地级市，包括了玉龙纳西族自治县、维西傈僳族自治县、香格里拉市、德钦县、贡山独龙族怒族自治县、福贡县、泸水市和兰坪白族普米族自治县8个县（市）。其中，第一批启动的是"云药之乡"玉龙纳西族自治县，第二批启动的有维西傈僳族自治县和兰坪白族普米族自治县，第三批启动的有香格里拉市、德钦县、贡山独龙族怒族自治县、福贡县和泸水市。

特殊的地理位置、多样的地貌类型、复杂的气候条件、空间分布差异巨大的年降水量、巨大的海拔高差、极为显著的垂直地带性变化、空间上水分及温度的多样性分布及两者间的交叉变化，为横断山三江并流区高度生物多样性的演变提供了良好的物理基础，造就了三江并流区独特而典型的多元共存的垂直生物带谱，使其成为世界上同纬度物种最丰富的区域，孕育了其十分丰富的特色药用植物资源，主要有冬虫夏草、滇丹参、滇黄芩、雪上一枝蒿、铁棒锤、青阳参、粗茎秦艽、黄秦艽、胡黄连、桃儿七、岩白菜、三分三、岩陀、珠子参、川贝母、云南红豆杉、紫金龙、丽江山慈菇、高山辣根菜、大花红景天、灯盏花等品种。

目前，三江并流区8个县（市）的中药资源普查工作全部完成并顺利通过了国家验收。通过对所获资料进行综合分析和整理，各项均按统一格式要求编写了《第四次全国中药资源普查成果资料汇编》，汇编内容包括普查工作报告、普查技术报告、民族民间验方集和药用植物名录四部分内容，总结了各县野生和栽培中药资源种类、数量、分布和蕴藏量、市场流通等情况，制定了中药资源普查区划与种植发展规划，为今后各县医药研究、中药的临床应用，以及中药资源的开发利用和合理保护提供了基础资料和科学依据。横断山三江并流区中药资源种类数及药材种植情况见表2-1，重点药用植物资源见表2-2，栽培药材情况见表2-3。

表2-1　横断山三江并流区各县域中药资源普查数据统计表

县代码	县名	县域中药资源种类数			药材种植情况		普查批次
		科	属	种	种类数	种植面积/亩	
530721	玉龙	133	419	625	20	77800	一
533325	兰坪	151	516	762	22	101483	二
533423	维西	118	380	692	27	45607	二
533424	德钦	104	367	755	17	12905	三
533321	泸水	148	545	857	20	324800	三
533324	贡山	164	519	1037	21	231193	三
533323	福贡	150	440	672	20	475360	三
533401	香格里拉	106	386	830	15	26000	三

注：1亩约等于666.67m²。

表2-2　重点药用植物资源汇总表

序号	药材名	基源	拉丁学名	科名	资源类型
1	牛膝	牛膝	*Achyranthes bidentata* Blume	苋科	野生
2	附子	乌头	*Aconitum carmichaelii* Debx.	毛茛科	栽培
3	川乌	乌头	*Aconitum carmichaelii* Debx.	毛茛科	野生
4	草乌	丽江乌头	*Aconitum forrestii* Stapf	毛茛科	栽培
5	藏菖蒲	菖蒲	*Acorus calamus* L.	天南星科	野生
6	沙参	云南沙参	*Adenophora khasiana* (Hook. f. et Thoms.) Coll. et Hemsl.	桔梗科	野生

序号	药材名	基源	拉丁学名	科名	资源类型
7	仙鹤草	龙芽草	*Agrimonia pilosa* Ldb.	蔷薇科	野生
8	草果	草果	*Amomum tsao-ko* Crevost & Lemarie	姜科	栽培
9	桃仁	桃	*Amygdalus* persica L.	蔷薇科	野生
10	云当归	当归	*Angelica sinensis* (Oliv.) Diels	伞形科	栽培
11	朱砂根	硃砂根	*Ardisia crenata* Sims	紫金牛科	野生
12	天南星	一把伞南星	*Arisaema erubescens* (Wall.) Schott	天南星科	野生
13	天南星	山珠南星	*Arisaema yunnanense* Buchet	天南星科	野生
14	三棵针	粉叶小檗	*Berberis pruinosa* Franch.	小檗科	野生
15	岩白菜	岩白菜	*Bergenia purpurascens* (Hook. f. et Thoms.) Engl.	虎耳草科	野生
16	白及	白及	*Bletilla striata* (Thunb. ex A. Murray) Rchb. f.	兰科	栽培
17	楮实子	构树	*Broussonetia papyrifera* (Linn.) L'Hér. ex Vent.	桑科	野生
18	木瓜	皱皮木瓜	*Chaenomeles speciosa* (Sweet) Nakai	蔷薇科	栽培
19	川木通	绣球藤	*Clematis montana* Buch. -Ham. ex DC.	毛茛科	野生
20	断血流	匍匐风轮菜	*Clinopodium repens* (D. Don) Wall. ex Benth.	唇形科	全草
21	断血流	灯笼草	*Clinopodium polycephalum* (Vaniot) C. Y. Wu et Hsuan ex P. S. Hsu	唇形科	野生
22	珠子参	珠子参	*Panax japonicus* (T. Nees) C. A. Meyer var. *major* (Burkill) C. Y. Wu & K. M. Feng	五加科	野生
23	党参	党参	*Codonopsis pilosula* (Franch.) Nannf.	桔梗科	栽培
24	黄连	云南黄连	*Coptis teeta* Wall.	毛茛科	野生
25	隔山消	青羊参	*Cynanchum otophyllum* Schneid.	萝牛儿苗科	野生
26	黄山药	黄独	*Dioscorea bulbifera* L.	薯蓣科	野生、栽培
27	续断	川续断	*Dipsacus asperoides* C. Y. Cheng et T. M. Ai	川续断科	野生、栽培
28	骨碎补	槲蕨	*Drynaria roosii* Nakaike	槲蕨科	野生
29	灯盏细辛	短葶飞蓬	*Erigeron breviscapus* (Vant) Hand.-Mazz.	菊科	野生、栽培
30	杜仲	杜仲	*Eucommia ulmoides* Oliv.	杜仲科	栽培

续表

序号	药材名	基源	拉丁学名	科名	资源类型
31	金荞麦	金荞麦	*Fagopyrum dibotrys* (D. Don) Hara	蓼科	野生
32	川贝母	梭砂贝母	*Fritillaria delavayi* Franch.	百合科	栽培
33	小红参	小红参	*Galium elegans* Wall. ex Roxb.	茜草科	野生
34	天麻	天麻	*Gastrodia elata* Bl.	兰科	栽培
35	秦艽	粗茎秦艽	*Gentiana crassicaulis* Duthie ex Burk.	龙胆科	栽培
36	龙胆	滇龙胆草	*Gentiana rigescens* Franch. ex Hemsl.	龙胆科	野生
37	蓝布正	路边青	*Geum aleppicum* Jacq.	蔷薇科	野生
38	绞股蓝	绞股蓝	*Gynostemma pentaphyllum* (Thunb.) Makino	葫芦科	野生
39	鱼腥草	蕺菜	*Houttuynia cordata* Thunb.	三白草科	野生、栽培
40	白茅根	白茅	*Imperata cylindrica* (L.) Beauv.	禾本科	野生
41	山茨菇	山慈菇	*Iphigenia indica* Kunth	百合科	野生
42	臭灵丹草	翼齿六棱菊	*Laggera pterodonta* (DC.) Benth.	菊科	野生
43	川芎	川芎	*Ligusticum chuanxiong* Hort.	伞形科	栽培
44	荜澄茄	山鸡椒	*Litsea cubeba* (Lour.) Pers.	樟科	野生
45	伸筋草	石松	*Lycopodium japonicum* Thunb. ex Murray	石松科	野生
46	薄荷	薄荷	*Mentha haplocalyx* Briq.	唇形科	野生
47	胡黄连	胡黄连	*Picrorhiza scrophulariiflora* Pennell	玄参科	野生
48	冬虫夏草	冬虫夏草	*Cordyceps sinensis* (Berk.) Sacc.	麦角菌科	野生
49	麦冬	麦冬	*Ophiopogon japonicus* (L. f.) Ker-Gawl.	百合科	野生
50	紫萁贯众	紫萁	*Osmunda japonica* Thunb.	紫萁科	野生
51	赤芍	芍药	*Paeonia lactiflora* Pall.	毛茛科	野生
52	重楼	七叶一枝花	*Paris polyphylla* Smith	百合科	野生、栽培
53	重楼	宽瓣重楼	*Paris polyphylla* Smith var. *yunnanensis* (Franch.) Hand.-Mazz.	百合科	野生、栽培
54	商陆	商陆	*Phytolacca acinosa* Roxb.	商陆科	野生
55	防风	杏叶茴芹	*Pimpinella candolleana* Wight et Arn.	伞形科	野生、栽培

续表

序号	药材名	基源	拉丁学名	科名	资源类型
56	半夏	半夏	*Pinellia ternata* (Thunb.) Breit.	天南星科	野生
57	车前草	车前	*Plantago asiatica* L.	车前科	野生
58	桔梗	桔梗	*Platycodon grandiflorus* (Jacq.) A. DC.	桔梗科	栽培
59	黄精	卷叶黄精	*Polygonatum cirrhifolium* (Wall.) Royle	百合科	栽培
60	黄精	滇黄精	*Polygonatum kingianum* Collett et Hemsl.	百合科	野生、栽培
61	茯苓	茯苓	*Poria cocos* (Schw.) Wolf	多孔菌科	野生、栽培
62	管仲	西南委陵菜	*Potentilla fulgens* Wall. ex Hook.	蔷薇科	野生
63	夏枯草	夏枯草	*Prunella vulgaris* L.	唇形科	野生
64	金铁锁	金铁锁	*Psammosilene tunicoides* W. C. Wu et C. Y. Wu	石竹科	栽培
65	葛根	葛	*Pueraria lobata* (Willd.) Ohwi	豆科	野生
66	石韦	庐山石韦	*Pyrrosia sheareri* (Baker) Ching	水龙骨科	野生
67	岩陀	羽叶鬼灯檠	*Rodgersia pinnata* Franch.	虎耳草科	野生
68	丹参	丹参	*Salvia miltiorrhiza* Bunge	唇形科	野生
69	紫丹参	三叶鼠尾草	*Salvia trijuga* Diels	唇形科	野生
70	地榆	地榆	*Sanguisorba officinalis* L.	蔷薇科	野生
71	木香	云木香	*Saussurea costus* (Falc.) Lipech.	菊科	栽培
72	五味子	红花五味子	*Schisandra rubriflora* (Franch). Rehd. et Wils.	五味子科	野生
73	滇黄芩	滇黄芩	*Scutellaria amoena* C. H. Wright	唇形科	野生
74	千里光	千里光	*Senecio scandens* Buch.-Ham. ex D. Don	菊科	野生
75	北刘寄奴	阴行草	*Siphonostegia chinensis* Benth.	玄参科	野生
76	苦参	苦参	*Sophora flavescens* Alt.	豆科	野生
77	鸡血藤	香花崖豆藤	*Millettia dielsiana* Harms	豆科	野生
78	青叶胆	西南獐牙菜	*Swertia cincta* Burk.	龙胆科	野生
79	蒲公英	蒲公英	*Taraxacum mongolicum* Hand. -Mazz.	菊科	野生
80	雪茶	雪茶	*Thamnolia vermicularis* (Sw.) Ach. ex Schaer.	地茶科	野生

序号	药材名	基源	拉丁学名	科名	资源类型
81	菥蓂	菥蓂	*Thlaspi arvense* L.	十字花科	野生
82	干漆	漆	*Toxicodendron vernicifluum* (Stokes) F. A. Barkl.	漆树科	野生、栽培
83	花椒	花椒	*Zanthoxylum bungeanum* Maxim.	芸香科	栽培

表2-3 三江并流区栽培药材情况统计表

序号	品种名称	拉丁学名	面积/亩	种植分布
1	附子	*Aconitum carmichaelii* Debx.	8676	玉龙、兰坪、德钦
2	草乌	*Aconitum carmichaelii* Debx.	2330	玉龙、福贡
3	川乌	*Aconitum carmichaelii* Debx.	7100	维西、德钦
4	黄草乌	*Aconitum vilmorinianum* Kom.	4	维西
5	艳山姜	*Alpinia zerumbet* (Pers.) Burtt. & Smith	4100	泸水
6	草果	*Amomum tsao-ko* Crevost & Lemarie	868664	泸水、福贡、贡山
7	滇磨芋	*Amorphophallus yunnanensis* Engl.	10	兰坪
8	白芷	*Angelica dahurica* (Fisch. ex Hoffm.) Benth. et Hook. f. ex Franch. et Sav. cv. *Hangbaizhi*	20	香格里拉、兰坪
9	当归	*Angelica sinensis* (Oliv.) Diels	11346	玉龙、泸水、维西、福贡、香格里拉、兰坪、德钦、贡山
10	牛蒡	*Arctium lappa* L.	60	兰坪
11	一把伞南星	*Arisaema erubescens* (Wall.) Schott	0.5	维西
12	白及	*Bletilla striata* (Thunb. ex A. Murray) Rchb. f.	461	玉龙、泸水、维西、福贡、香格里拉、兰坪、德钦
13	竹叶柴胡	*Bupleurum marginatum* Wall. ex DC.	10	福贡
14	党参	*Codonopsis pilosula* (Franch.) Nannf.	1009	维西、兰坪、贡山
15	脉花党参	*Codonopsis nervosa* (Chipp) Nannf.	40	维西
16	云南黄连	*Coptis teeta* Wall.	52000	泸水、福贡
17	番红花	*Crocus sativus* L.	75	玉龙、维西
18	石斛	*Dendrobium nobile* Lindl.	711	泸水、维西、福贡、贡山

续表

序号	品种名称	拉丁学名	面积/亩	种植分布
19	黄独	*Dioscorea bulbifera* L.	2300	玉龙
20	薯蓣	*Dioscorea opposita* Thunb.	2940	贡山
21	川续断	*Dipsacus asperoides* C. Y. Cheng et T. M. Ai	18351	玉龙、泸水、维西、福贡、兰坪、德钦、贡山
22	短葶飞蓬	*Erigeron breviscapus* (Vant) Hand. -Mazz.	10	福贡、贡山
23	杜仲	*Eucommia ulmoides* Oliv.	822	福贡
24	何首乌	*Fallopia multiflora* (Thunb.) Haraldson	300	兰坪
25	天麻	*Gastrodia elata* Bl.	594	玉龙、维西、兰坪、德钦
26	粗茎秦艽	*Gentiana crassicaulis* Duthie ex Burk.	82330	玉龙、维西、香格里拉、兰坪、德钦、贡山
27	滇龙胆草	*Gentiana rigescens* Franch. ex Hemsl.	3000	玉龙
28	波棱瓜	*Herpetospermum pedunculosum* (Ser.) C. B. Clarke	10	德钦
29	菘蓝	*Isatis indigotica* Fortune	110	维西
30	川芎	*Ligusticum chuanxiong* Hort.	509	玉龙、泸水、维西、香格里拉
31	野百合	*Lilium brownii* F. E. Brown ex Miellez	1505	维西、贡山
32	淡红忍冬	*Lonicera acuminata* Wall.	10	福贡、兰坪
33	厚朴	*Houpoea officinalis* (Rehder & E. H. Wilson) N. H. Xia & C. Y. Wu	9500	泸水
34	羊肚菌	*Morchella esculenta* (L.) Pers.	1500	贡山
35	赤芍	*Paeonia lactiflora* Pall.	50	贡山
36	芍药	*Paeonia lactiflora* Pall.	4	维西
37	牡丹	*Paeonia suffruticosa* Andr.	184	维西、德钦
38	珠子参	*Panax japonicus* (T. Nees) C. A. Meyer var. *major* (Burkill) C. Y. Wu & K. M. Feng	521	玉龙、维西、福贡、兰坪
39	三七	*Panax pseudoginseng* Wall. var. *notoginseng* (Burkill) Hoo et Tseng	13	维西、贡山
40	羽叶三七	*Panax pseudoginseng* Wall. var. *bipinnatifidus* (Seem.) Li	15	德钦
41	宽瓣重楼	*Paris polyphylla* Smith var. *yunnanensis* (Franch.) Hand.-Mazz.	18636	玉龙、泸水、维西、福贡、香格里拉、兰坪、德钦
42	假秦艽	*Phlomis betonicoides* Diels	5	德钦

续表

序号	品种名称	拉丁学名	面积/亩	种植分布
43	桔梗	*Platycodon grandiflorus* (Jacq.) A. DC.	19211	玉龙、维西、福贡、兰坪、德钦
44	滇黄精	*Polygonatum kingianum* Collett et Hemsl.	818	泸水、维西、福贡、香格里拉
45	茯苓	*Poria cocos* (Schw.) Wolf	230	兰坪
46	金铁锁	*Psammosilene tunicoides* W. C. Wu et C. Y. Wu	1233	玉龙、泸水、维西、香格里拉、兰坪、德钦
47	葛	*Pueraria lobata* (Willd.) Ohwi	100	贡山
48	丹参	*Salvia miltiorrhiza* Bunge	80	香格里拉、贡山
49	云木香	*Saussurea costus* (Falc.) Lipech.	85142	玉龙、泸水、维西、福贡、香格里拉、兰坪、德钦、贡山
50	漆	*Toxicodendron vernicifluum* (Stokes) F. A. Barkl.	15000	福贡
51	姜	*Zingiber officinale* Rosc.	80	贡山

二、道地药材概况

2011 年，在第 390 次香山科学会议学术讨论会上，与会专家将道地药材表述为："在特定自然条件、生态环境的地域内所产的药材，且生产较为集中，栽培技术、采收加工也都有一定的讲究，以致较同种药材在其他地区所产者质量佳、疗效好、为世所公认而久负盛名者。"这一描述后来被《中华人民共和国中医药法》（第二十三条）采纳。由于有品质优良的内涵，业内外一些人士有时也会将"道地药材"称为"地道药材"。实际上，"道"是中国古代的行政区划单位，如唐贞观元年（627 年），唐太宗将全国依山川地形分为十道，可见"道"为唐代的国家一级行政区划。孙思邈《千金要方》中专设"药出州土"，按"道"列出了各地所产的药材。可见，"道地药材"的提法不仅包含着"地道"（即优质）的意思，更强调了这种"地道"与特定地域的密不可分。优良的种质资源、适宜的生态环境、历史悠久的生产加工养护技术和传统文化观念等是道地药材形成和发展的基本要素。道地药材具有明显的地域性、特定的质量标准、公认的临床疗效、丰富的文化内涵和较高的经济价值。

横断山三江并流区野生药材资源极为丰富，加之独特的地理气候条件，孕育了一批质量上乘、特色鲜明的道地药材，有云木香、云茯苓、云黄连、云当归、滇龙胆、草果、滇黄精、滇重楼、金铁锁等 9 种。

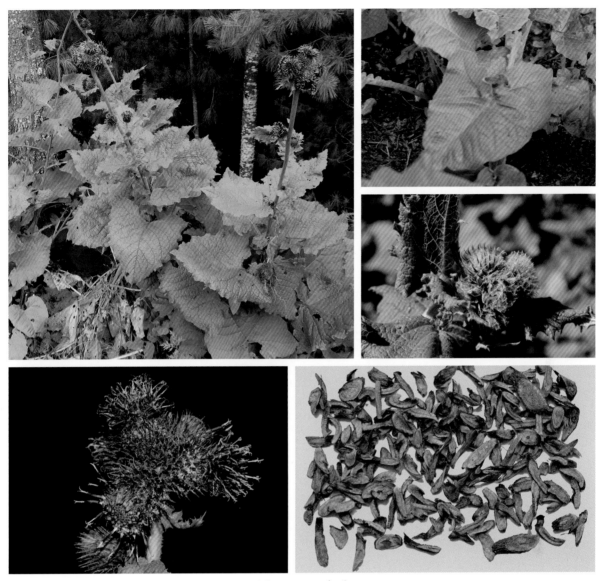

图 2-1　云木香

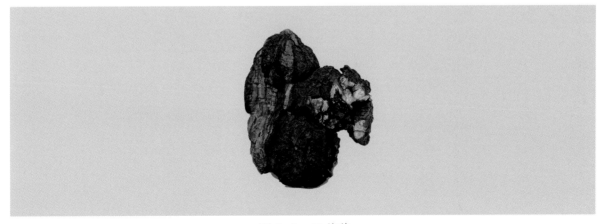

图 2-2　云茯苓

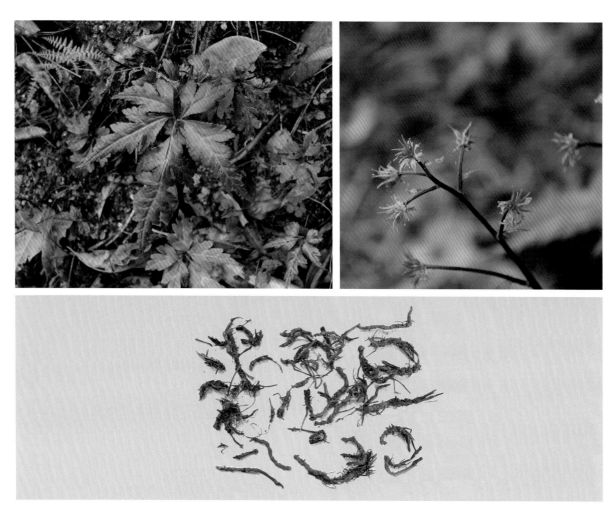

图 2-3　云黄连

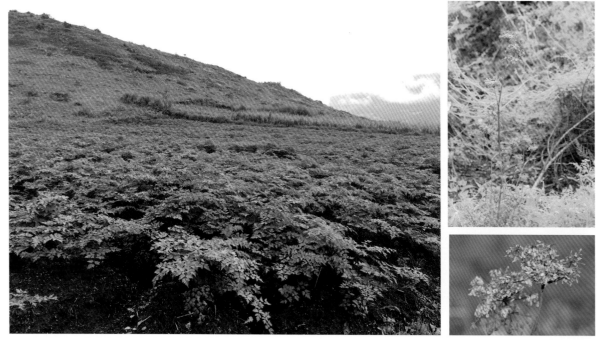

图 2-4　云当归

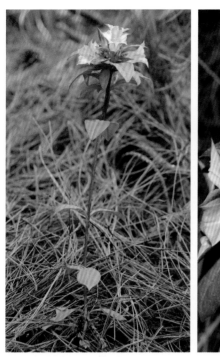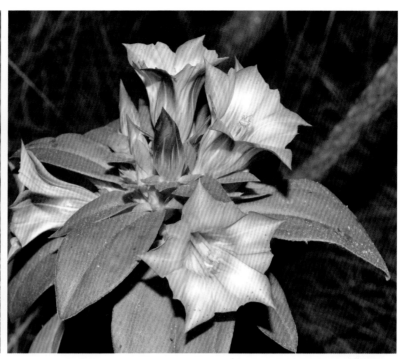

图 2-5　滇龙胆

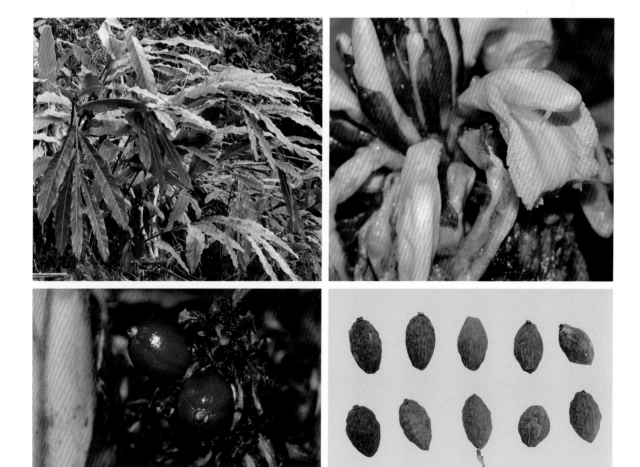

图 2-6　草果

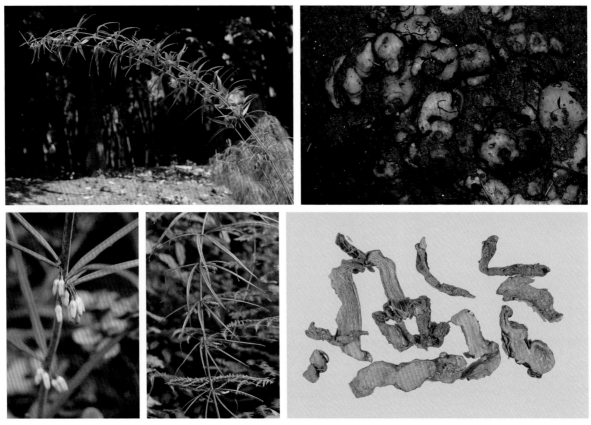

图 2-7　滇黄精

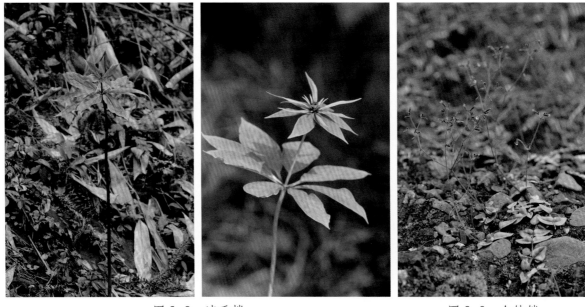

图 2-8　滇重楼　　　　　　　　　　　图 2-9　金铁锁

民族医药是中华民族传统文化的宝贵财富，也是我国非物质文化遗产的重要组成部分。横断山三江并流区世代居住着 14 个少数民族，其中纳西族、普米族、独龙族、怒族等少数民族为当地独有。为了生存和种族繁衍，该区各民族在适应自然和与疾病长期斗争的过程中，逐渐探索总结出一套独具民族特色的医药体系和诊疗技艺。他们的诊疗技术和对当地药物的特殊利用方法，构成了横断山三江并流区独特的民族医药文化。各少数民族医药不同程度地受中医药文化的影响，各民族医药间也相互影响，相互交融，既自成一体又相互贯通。

一、 特色鲜明的民族医药体系

藏医药是体系最为完备的民族医药，已有 2300 多年的发展历史。藏族长期生活在青藏高原缺氧、低压、寒冷、高辐射等恶劣环境下，受到风湿、类风湿、心脑血管病、肠胃病、肝胆疾病等疾病的威胁，藏族先民不断总结与疾病斗争的经验，结合青藏高原丰富的药物资源，孕育了独特的医药体系。"三因学说""五原学说""寒热学说"组成了藏医药学的核心理论。藏医药重视炮制，火制法、水制法和水火合制法为主要炮制方法，其中，"佐太"矿物药炮制最具藏药传统制备工艺特色。藏医药学在秉承其传统体系的理论基础上，又受特殊地理和多种民族文化的影响，兼收并用，具有"和而不同"的特点。迪庆作为三江并流区的核心地区，是藏医药的应用地和发展地，其藏医药的应用发展史在三江并流区的民族医药中表现突出。

纳西族东巴文化源自纳西族最原始的宗教"东巴教"。《东巴经》被称为纳西文化百科全书，它记载了人类的源头、成长、病因学、诊断学、药物学和治疗方法等内容，反映了纳西族对疾病的独特诊疗理论和防病治病的宝贵经验。纳西东巴医药与中医药理论交融，创造了"卢色学说""精威五行""金蛙八卦"等学说。纳西族传统医学知识，分别被记载于《点龙王药经》《玉龙本草》等古籍中。

普米族源于我国西北部的古羌游牧部落，人口少，多以"半农半牧"经济为主。普米族百姓在患病期间多采用自治自救的方式，其治疗外伤和内科疾病的秘方比较多。普米族历史上也曾有少数向汉、藏医生习得医术的医生，这些医生在当地发挥了重要作用。1992 年出版的《普米族单方治疗杂病手册》收录了很多非常有价值的单方，该手册的问世改写了普米族医药在民族医药典籍中零记载的现状。

傈僳族医药曾是怒江傈僳族自治州人民防病治病的主要手段。由于傈僳族的生活环境内森林密布，炎热多雨，疟疾、结核、性病发病较多，骨折、跌打损伤、风湿疾病、不孕症和妇科炎症、结石、肝炎等也为常发疾病。在与这些疾病的长期斗争中，傈僳族百姓积累了较为丰富的用药经验和诊疗技术，但傈僳族医药对生命运动的规律、疾病和健康的认识都较为粗浅，并未形成系统的医药理论。由于傈僳族的文字产生较晚，亦无本民族专门的医药典籍，仅在他类书籍上有零星的记载，如：唐朝曾有"毒箭射虎，草根治病，树叶止血"的记载。《怒江中草药》是我国第一部记载傈僳族药的书，《中国民族药志》亦收载了 14 种傈僳族药。

怒族与生活在周围的傈僳族、白族、藏族、独龙族有一定程度的交流，不断丰富了本民族的用药经验。尽管发展历史悠久，但与傈僳族类似，怒族医药并没有形成自己完善的医药体系，也未有文字记载。

独龙族居住的独龙江流域是三江并流世界自然遗产的核心区，由于特殊的自然环境及特殊的历史背景，独龙族的医药发展还处于医药知识积累的初始阶段，虽然他们在抵御毒虫、猛兽、病魔的侵袭和适应恶劣环境的实践中创造了鲜明地域特色、民族特色的医药文化，但尚未形成系统理论。

彝族生活的特殊地理环境，导致他们易患疟疾、上呼吸道感染、胃肠消化病、风湿病、类风湿病、妇科慢性病、骨伤病、心血管病、肿瘤等。彝族人民正是在长期与这些疾病斗争过程中，通过实践—认识—再实践—再认识的循环，形成了内容丰富而独具特色的彝族医药学理论和用药特色，有显著的民族性、传统性和区域性。彝医古籍《献药经》和《齐苏书》（又名《双柏彝医书》）是彝族用药经验的总结。

白族医药是白族文化的一个重要组成部分。自汉代起，白族人民就把中医药学、印度佛教医药学、波斯医药学和藏医药学的诸多内容融汇到本民族的医药之中，形成了白族独特风格的医药学体系。由于没有民族文字，白族以汉文化和汉字为基础并受佛、道、儒等文化的影响，诸多白族医药学家临床经验总结和理论方面的文字记载，常常混著于佛学、道学和儒学书籍中。在发展过程中，除了涌现一批医术精湛的名医外，还有《眼科》《舌苔歌》《六部脉主病论》等著名医书流传于世。

不得不提的是，在民族医药起源中，巫师早期曾参与治病活动是早期民族医药学的突出特点。傈僳族医药文化、纳西族民间医药、白族民间医药、独龙族医药与巫术都存在交融。巫师往往是这些民族医药最早的继承者。神药两解（治病与求神）、医巫术兼具也构成了这些民族医药体系的一个重要组成部分。巫师是特定历史条件下的产物，虽然对疾病的认识和方法存在一定的不科学性，但他们应用药物、药方，实际上是早期民族医药的传播者和实践者，对民族医药的发展起到了一定的推动和促进作用。

有的少数民族与基督教也存在交融。基督教在怒江地区有一百多年的历史，与当地傈僳族文化交融后，成为傈僳文化中不可分割的元素，傈僳族祷告常常与民间医药相结合。

二、 独特多样的诊疗方法

"药引子"是极具特色的藏医疗法，利用"药引子"把药物引向患病的部位。藏药治病多采用数药合用，并善用猫眼石、金刚石、红宝石、祖母绿、绿松石等矿物药，以及喜鹊、麝香、牛黄等常用动物药。

无独有偶，引药（药引子）在纳西东巴医药体系中也有着独特的地位。在纳西族临床实践中，使用参类和七类药物是纳西东巴医药的用药特点之一，参类药物与七类药物便是东巴医药中独特的"药引子"。纳西族还采用具有本民族特色的"望、闻、问、切"，以及草药熏鼻、火草点穴等方法进行诊疗，用针灸、按摩治疗内科疾病，用缝合法治疗刀伤，用放血法治疗血肿。纳西族这些独特多样而简、便、廉、验的诊疗方式，入选了云南省非物质文化遗产的传统医药名录。

普米族多以简单的方法治疗各种疾病。外伤方面：刀伤者，用细鸡毛止住血，伤口上方用熊胆水涂上一圈，以止痛和消炎；肿痛者，蒿枝外敷以消肿；毒蛇咬伤者，布带扎紧伤口上部防止毒液扩散，然后用南星外敷；疮疡，用九里光外擦。内科疾病方面：劳伤，用羌活、细辛泡酒服；咳嗽咯血用干地榆粉末；胃病用八角细辛煎汤服；伤风感冒者，服用烧盐烤茶水和生姜汤排汗；受惊者服用牛胆汁壮胆；驱虫常食用南瓜子；腹泻者用酸梅。这些简单又行之有效的医疗经验，在帮助普米族先民与病魔斗争的过程中，立下了汗马功劳。

傈僳族民间医生诊断疾病多用视、触、叩、听、嗅等方法。傈僳族对常见地方病，如产后出血、痢疾、感冒、水火烫伤等有独特的治疗方法。治疗方法多种多样，大多简便易行：手术法（取毒箭头）、火罐法、火灸法、艾灸法、割法、线捆针刺血疗法、提拉法、刮痧疗法、催吐疗法、止血接骨法、温泉泡澡法、热敷疗法。傈僳族医药还以接骨见长，著名的"见血敬酒"是傈僳族治疗骨折的常用方，即用老虎刺根和大血藤配补骨脂种子为主药的"九节风""小甘草""钻风骨"等药物，既止血止痛，又消炎消肿，是傈僳族民间治疗骨折的基本药物。酒泡药材治疗疾病也是傈僳族积累的宝贵经验：虫草泡酒益肾保肝、止血化痰；草乌泡酒外擦治疗疼痛；蛇酒治疗风湿性关节炎、肢体麻木、气虚血亏、惊风癫痫等。

怒族民间存在多样化的、独特的外治方法，如拔火罐、指头放血、刮痧、拔头顶发、"史片"、地研发、尿液洗眼法、熊油除毒法、外敷虎骨粉、烟熏法等。

土著疗法、古印度疗法、汉医药学疗法等是白族古代医学中常用的治疗方法。受藏传医学的影响，白族对人体解剖、内脏器官及骨骼的解剖生理均有较为系统的认识。

三、 资源丰富的民族药

民族药资源是民族医药学发展的基石，民族药与当地民族的生活息息相关，民族药多以就地取材为主，或自采、自种、自制、自用，普遍具有简便易行、药食同源等用药特点。第四次全国中药资源普查通过野外、民间及市场走访调查等方式，对横断山三江并流区民族药进行了收集整理，主要品种有 379 种，如雪上一枝蒿、石胆草、山慈菇、珠子参等（详见附录三至附录五）。

傈僳族用药多为草本，包括瓜果蔬菜，根、茎、叶、花、果或全草均有入药，如曼陀罗、马蹄香、鱼腥草、土三七、大红袍、血满草等。动物药包括熊胆、熊胆油、鹿心血、鹿角、麝香、岩羊乳等。主要以鲜药为主，多用单方，少有配方。另外，傈僳族对乌头属植物的应用非常广泛，风湿、疼痛、胃病，甚至温补、食疗皆有乌头的身影，还积累了大量应用草药解乌头毒的经验。

《玉龙本草》是一部纳西族药物典籍，包括常见草药、动物的脏腑及排泄物等。纳西族主要聚居在以玉龙雪山为核心的地区，善用龙胆科植物（如滇龙胆草、椭圆叶花锚、叶萼獐牙菜、丽江獐牙菜、粗茎秦艽、细瘦獐牙菜）、岩白菜、竹红菌、金铁锁、雪兔子、鹿蹄草等，以及各种动物的血、肉、内脏、分泌物、排泄物，乃至皮、角。剂型上，常以药物制成汤剂、酒剂、散剂等。

普米族人所居住的地区多属山区和半山区，茫茫林海就是天然药库。野生植物药材资源主要有天麻、重楼、白前、柴胡、龙胆草、白花蛇舌草、小红参、白及、麻黄、前胡、黄芩、防风、百部、草乌、金铁锁、山百合、续断等。野生动物药材有五灵脂、地鳖、蝉蜕、蜂房、龙衣等。家种药材资源则主要有当归、木香、大黄、附子、山药、红花、三分三、川芎、秦艽等。

怒族常用植物药有胡黄连、黄连、茯苓、鱼腥草、乌蔹莓叶五加、吴茱萸五加、五加、康定五加、白簕、象头花、老鸦糊、肾蕨、鸡嗉子果等，布斗（藏鼠兔）为常用动物药。

历史上有独龙族曾用麝香、黄连、云黄连、卷叶贝母、辛夷、珠子参等药用植物与周边民族作为物物交换的记载，不得不提的是董棕是独龙族最具特色的经济树种，也是与当地人生活密切相关的食用植物。

除了伤科圣药——云南白药以外，昆明山海棠治疗类风湿和红斑狼疮，灯盏花治疗心脑血管病，灵丹草治疗呼吸道疾病，蜜桶花治疗肝炎，都是彝族具有突出治疗效果的民族药用法。

目前已出版了一系列收载常用白族药物的专著。常见的药用植物有镇痛止血药紫金龙、治疗慢性支气管炎的岩白菜、治疗风湿疼痛和哮喘的青阳参、妇科用药竹红菌等。其他白族常用药用植物还包括竹叶吉祥草、珠子参、红芽大戟、灰毛浆果楝、鸡矢藤、梁王茶、瓜子金、草玉梅等。白族传统茶饮——三道茶，茶以花椒、生姜、肉桂同烹而饮，有温中散寒的功效。

四、现状分析和展望

横断山三江并流区各个少数民族医药基本是民间世代承袭发展起来的。有些民族并无自己的文字，或有文字但对传统医药文化的文字记载并不系统。祖传、师传和自学是少数民族医药的三种传统传承方式。例如，傈僳族尽管有自己的文字，但医药经验记录甚少，仍然以口承传授的方式进行。巫师曾是独龙族医药最早的继承者和传播者，但由于没有文字，医药传统保留和继承都存在困难，药物治疗经验都是通过口授、手传保留和巫师治病经验的方式世代相传。

民族医药的发展前景堪忧。首先，民间医生的老龄现象十分严重，医术高超的民间医生相继辞世，导致后世难以继承其精湛的医术。其次，现代生活方式也影响民族医药的发展。例如，随着独龙乡公路的通车，外来文化冲击着独龙族的民族文化，也影响着独龙族的民族医药文化。最后，现代医学对民族医药文化的冲击越来越大，传统医药的保留、发展和继承越发困难。

民族医药文化的保护迫在眉睫，任重而道远。首先，政府有关主管部门应尽快从制度上为少数民族医学正身，制定出切实可行的政策法规保护民族医药从医者，尊重当地传统习俗，鼓励从医。其次，从传承方式上进行深入思考。彝族医药传承方式较为系统，除了祖传、师传和自学外，还有机构培训，在其他民族中也可以考虑进行推广，"活态传承"是非物质文化遗产传承的重要特征，是一种有生命力的传承方式。对于没有文字记载的民族医药，例如独龙族、怒族医药，应尽快深入挖掘和收集他们的诊疗方法、用药特色，并著书立说，将对于这些民族医药文化的推广和继承具有重要意义。对于有一定本草文献的民族医药，除了对历史本草文献的考证和整理外，还应加快对分散在民间的传统用药知识的收集速度，以建立数据库、编写医药丛书、搭建保存平台等多种方式保护和继承这些宝贵的医药资源。

2015 年，习近平总书记在云南考察时指出："希望云南主动服务和融入国家发展战略，闯出一条跨越式发展的路子来，努力成为民族团结进步示范区，生态文明建设排头兵，面向南亚东南亚的辐射中心，谱写好中国梦的云南篇章。"2020 年 12 月 18 日公布的《中共云南省委关于制定云南省国民经济和社会发展第十四个五年规划和二〇三五年远景目标的建议》，就"努力成为全国民族团结进步示范区"进行了明确。少数民族传统医药文化是我国民族文化中不可或缺的部分，在民族团结进步示范区建设的大背景下，保护和传承优秀民族传统医药文化具有特殊的时代意义。

第四章
横断山三江并流区珍稀濒危药用植物资源

一、 珍稀濒危药用植物资源概况

药用植物资源具有重要的社会和经济价值，是中药产业发展的基础，关注药用植物资源的致危因素和机制，制订切实可行的保护措施，对保证资源的可持续利用具有重要意义。据第四次全国中药资源普查成果，结合历年中药资源调查数据，同时查阅《世界自然保护联盟濒危物种红色名录（IUCN）》《濒临绝种野生动植物国际贸易公约（CITES）附录》《国家重点保护野生植物名录》《中国重点保护野生药材物种名录》《中国物种红色名录》《国家珍贵树种名录》《云南省第一批野生植物保护名录》等资料，按照国家保护级别、CITES级别、中国物种红色名录、国家重点保护药材、珍贵树种级别、云南省保护级别，整理了横断山三江并流区8个县域珍稀濒危药用植物资源名录，共125种（表4-1），极危种有铁皮石斛、云南黄连，濒危种有胡黄连、云南榧树、齿瓣石斛等。

表 4-1　横断山三江并流区珍稀濒危药用植物资源名录

植物名	拉丁学名	国家保护级别	CITES级别	中国物种红色名录	国家重点保护药材	珍贵树种级别	云南省保护级别
猪苓	*Polyporus umbellatus* (Pers.) Frie	—	—	—	Ⅲ	—	—
光叶珙桐	*Davidia involucrate* Baill. var. *vilmoriniana* (Dode) Wanger.	Ⅰ	—	—	—	Ⅰ	—
金毛狗	*Cibotium barometz* (Linn.) J. Sm.	Ⅱ	Ⅱ	—	—	—	—
中华双扇蕨	*Dipteris chinensis* Christ	—	—	濒危	—	—	—
美丽短肠蕨	*Allantodia bella* (Clarke) Ching	—	—	近危	—	—	—
杜仲	*Eucommia ulmoides* Oliv.	—	—	易危	Ⅱ	Ⅱ	—
云南红豆杉	*Taxus yunnanensis* Cheng et L. K. Fu	—	—	—	—	—	Ⅱ
云南榧树	*Torreya yunnanensis* W. C. Cheng & L. K. Fu	Ⅱ	—	濒危	—	—	—
怒江红杉	*Larix speciosa* Cheng et Law	—	—	近危	—	—	—

续表

植物名	拉丁学名	国家保护级别	CITES级别	中国物种红色名录	国家重点保护药材	珍贵树种级别	云南省保护级别
乔松	*Pinus griffithii* McClelland	—	—	—	—	—	III
油麦吊云杉	*Picea brachytyla* (Franch.) Pritz. var. *complanata* (Mast.) Cheng ex Rehd.	II	—	—	—	—	—
秃杉	*Taiwania cryptomerioides* Hayata	II	—	—	—	I	—
银杏	*Ginkgo biloba* Linn.	—	—	—	—	I	—
筒瓣兰	*Anthogonium gracile* Lindl.	II	II	—	—	—	—
泽泻虾脊兰	*Calanthe alismaefolia* Lindl.	II	II	—	—	—	—
束花石斛	*Dendrobium chrysanthum* Lindl.	II	II	易危	III	—	—
细茎石斛	*Dendrobium moniliforme* (L.) Sw.	II	II	—	—	—	—
石斛	*Dendrobium nobile* Lindl.	II	II	易危	III	—	—
禾叶毛兰	*Eria graminifolia* Lindl.	II	II	—	—	—	—
斑叶兰	*Goodyera schlechtendaliana* Rchb. f.	II	II	近危	—	—	—
圆柱叶鸟舌兰	*Ascocentrum himalaicum* (Deb. Sengupta et Malick) Christenson	—	II	濒危	—	—	—
白及	*Bletilla striata* (Thunb. ex A. Murray) Rchb. f.	—	II	濒危	—	—	—
大苞石豆兰	*Bulbophyllum cylindraceum* Lindl.	—	II	近危	—	—	—
匍茎卷瓣兰	*Bulbophyllum emarginatum* (Finet) J. J. Smith	—	II	—	—	—	—
密花石豆兰	*Bulbophyllum odoratissimum* (J. E. Smith) Lindl.	—	II	—	—	—	—
肾唇虾脊兰	*Calanthe brevicornu* Lindl.	—	II	—	—	—	—
密花虾脊兰	*Calanthe densiflora* Lindl.	—	II	—	—	—	—
三棱虾脊兰	*Calanthe tricarinata* Lindl.	—	II	—	—	—	—
头蕊兰	*Cephalanthera longifolia* (L.) Fritsch	—	II	—	—	—	—
眼斑贝母兰	*Coelogyne corymbosa* Lindl.	—	II	近危	—	—	—
长鳞贝母兰	*Coelogyne ovalis* Lindl.	—	II	—	—	—	—
莎草兰	*Cymbidium elegans* Lindl.	—	II	濒危	—	—	—
长叶兰	*Cymbidium erythraeum* Lindl.	—	II	易危	—	—	—
黄花杓兰	*Cypripedium flavum* P. F. Hunt et Summerh.	—	II	易危	—	—	—

续表

植物名	拉丁学名	国家保护级别	CITES级别	中国物种红色名录	国家重点保护药材	珍贵树种级别	云南省保护级别
紫点杓兰	*Cypripedium guttatum* Sw.	—	II	濒危	—	—	—
西藏杓兰	*Cypripedium tibeticum* King ex Rolfe	—	II	—	—	—	—
火烧兰	*Epipactis helleborine* (L.) Crantz.	—	II	—	—	—	—
足茎毛兰	*Eria coronaria* (Lindl.) Rchb. f.	—	II	—	—	—	—
山珊瑚	*Galeola faberi* Rolfe	—	II	—	—	—	—
毛萼山珊瑚	*Galeola lindleyana* (Hook. f. et Thoms.) Rchb. f.	—	II	—	—	—	—
盆距兰	*Gastrochilus calceolaris* (Buch.-Ham. ex J. E. Smith) D. Don	—	II	—	—	—	—
小斑叶兰	*Goodyera repens* (L.) R. Br.	—	II	—	—	—	—
厚瓣玉凤花	*Habenaria delavayi* Finet	—	II	近危	—	—	—
镰翅羊耳蒜	*Liparis bootanensis* Griff.	—	II	—	—	—	—
蕊丝羊耳蒜	*Liparis resupinata* Ridl.	—	II	—	—	—	—
阔瓣鸢尾兰	*Oberonia latipetala* L. O. Williams	—	II	易危	—	—	—
广布红门兰	*Orchis chusua* D. Don	—	II	—	—	—	—
短梗山兰	*Oreorchis erythrochrysea* Hand.-Mazz.	—	II	近危	—	—	—
山兰	*Oreorchis patens* (Lindl.) Lindl.	—	II	近危	—	—	—
节茎石仙桃	*Pholidota articulate* Lindl.	—	II	—	—	—	—
条叶舌唇兰	*Platanthera leptocaulon* (Hook. f.) Soo	—	II	近危	—	—	—
条瓣舌唇兰	*Platanthera stenantha* (Hook. f.) Soo	—	II	近危	—	—	—
匙唇兰	*Schoenorchis gemmata* (Lindl.) J. J. Smith	—	II	—	—	—	—
白肋线柱兰	*Zeuxine goodyeroides* Lindl.	—	II	—	—	—	—
兜唇石斛	*Dendrobium aphyllum* (Roxb.) C. E. Fischer	II	II	濒危	—	—	—
齿瓣石斛	*Dendrobium devonianum* Paxt.	II	II	濒危	—	—	—
串珠石斛	*Dendrobium falconeri* Hook.	II	II	濒危	—	—	—
长距石斛	*Dendrobium longicornu* Lindl.	II	II	濒危	—	—	—
铁皮石斛	*Dendrobium officinale* Kimura et Migo	II	II	极危	III	—	—

续表

植物名	拉丁学名	国家保护级别	CITES级别	中国物种红色名录	国家重点保护药材	珍贵树种级别	云南省保护级别
鹅白毛兰	*Eria stricta* Lindl.	I级／II级	I级／II级	—	—	—	—
西南手参	*Gymnadenia orchidis* Lindl.	—	—	—	—	—	—
桫椤	*Alsophila spinulosa* (Wall. ex Hook.) R. M. Tryon	II	II	近危	—	—	—
董棕	*Caryota urens* L.	II	—	易危	—	—	—
金荞麦	*Fagopyrum dibotrys* (D. Don) Hara	II	—	—	—	—	—
粗茎秦艽	*Gentiana crassicaulis* Duthie ex Burk.	—	—	—	III	—	—
滇龙胆	*Gentiana rigescens* Franch. ex Hemsl.	—	—	—	III	—	—
西康玉兰	*Magnolia wilsonii* (Finet & Gagnep.) Rehder	II	—	—	—	—	—
长喙厚朴	*Magnolia rostrata* W. W. Smith	II	—	易危	—	II	—
红花木莲	*Manglietia insignis* (Wall.) Bl.	—	—	易危	—	—	III
喜树	*Camptotheca acuminata* Decne.	II	—	—	—	—	—
三角叶薯蓣	*Dioscorea deltoidea* Wall. ex Griseb.	II	—	—	—	—	—
胡黄连	*Picrorhiza scrophulariiflora* Pennell	II	—	濒危	III	—	—
普洱茶	*Camellia assamica* (Mast.) Chang	—	—	—	—	II	—
尾尖叶柃	*Eurya acuminata* DC.	—	—	近危	—	—	—
滇四角柃	*Eurya paratetragonoclada* Hu	—	—	近危	—	—	—
云木香	*Saussurea costus* (Falc.) Lipech.	—	I	—	—	—	—
短葶飞蓬	*Erigeron breviscapus* (Vant) Hand.-Mazz.	—	—	近危	—	—	—
苞叶雪莲	*Saussurea obvallata* (DC) Edgew.	II	—	—	—	—	—
圆苞大戟	*Euphorbia griffithii* Hook f.	—	II	—	—	—	—
川贝母	*Fritillaria cirrhosa* D. Don	—	—	—	III	—	—
剑叶开口箭	*Tupistra ensifolia* Wang et Tang	—	—	易危	—	—	—
五指莲重楼	*Paris axialis* H. Li	—	—	易危	—	—	—
延龄草	*Trillium tschonoskii* Maxim.	III	—	—	—	—	—
毛重楼	*Paris pubescens* (Hand.-Mzt.) Wang et Tang	—	—	—	—	—	—

植物名	拉丁学名	国家保护级别	CITES级别	中国物种红色名录	国家重点保护药材	珍贵树种级别	云南省保护级别
野柿	*Diospyros kaki* Thunb. var. *silvestris* Makino	—	Ⅱ	—	—	—	—
瓦山安息香	*Styrax perkinsiae* Rehd.	—	—	近危	—	—	—
扇脉香茶菜	*Rabdosia flabelliformis* C. Y. Wu	—	—	近危	—	—	—
密花豆	*Spatholobus suberectus* Dunn	—	—	易危	—	—	—
革叶杜鹃	*Rhododendron coriaceum* Franch.	—	—	近危	—	—	—
泡泡叶杜鹃	*Rhododendron edgeworthii* Hook. f.	—	—	近危	—	—	—
长蒴杜鹃	*Rhododendron stenaulum* Balf. f. et W. W. Smith	—	—	近危	—	—	—
柳条杜鹃	*Rhododendron virgatum* Hook. f.	—	—	近危	—	—	—
夺目杜鹃	*Rhododendron arizelum* Balf. f. et Forrest	—	—	易危	—	—	—
附生杜鹃	*Rhododendron dendricola* Hutch.	—	—	易危	—	—	—
独龙杜鹃	*Rhododendron keleticum* Balf. f. et Forrest	—	—	易危	—	—	—
少花杜鹃	*Rhododendron martinianum* Balf. f. et Forrest	—	—	易危	—	—	—
翘首杜鹃	*Rhododendron protistum* Balf. f. et Forrest	—	—	易危	—	—	—
假乳黄杜鹃	*Rhododendron rex* Levl. subsp. *fictolacteum* (Balf. f.) Chamb. ex Cullen et Chamb.	—	—	易危	—	—	—
杜仲	*Eucommia ulmoides* Oliv.	—	—	易危	Ⅱ	Ⅱ	—
云南常山	*Dichroa yunnanensis* S. M. Hwang	—	—	濒危	—	—	—
镘瓣景天	*Sedum trullipetalum* Hk. f. et Thoms.	—	—	近危	—	—	—
大花红景天	*Rhodiola crenulata* (Hk. f. et Thoms.) H. Ohba	—	—	—	—	—	—
长鞭红景天	*Rhodiola fastigiata* (Hk. f. et Thoms.) S. H. Fu	Ⅱ	—	—	—	—	—
柳叶野扇花	*Sarcococca saligna* (D. Don) Mull.-Arg.	—	—	濒危	—	—	—
云南旌节花	*Stachyurus yunnanensis* Franch.	—	—	易危	—	—	—
心叶党参	*Codonopsis cordifolioidea* Tsoong	—	—	近危	—	—	—
偏花马兜铃	*Aristolochia obliqua* S. M. Hwang	—	—	易危	—	—	—
西藏马兜铃	*Aristolochia griffithii* Hook. f. et thoms. ex Duchar-tre	—	—	—	—	—	Ⅲ
云南黄连	*Coptis teeta* Wall.	—	—	极危	Ⅱ	—	—

续表

植物名	拉丁学名	国家保护级别	CITES级别	中国物种红色名录	国家重点保护药材	珍贵树种级别	云南省保护级别
云南铁线莲	*Clematis yunnanensis* Franch.	—	—	近危	—	—	—
贡山猕猴桃	*Actinidia pilosula* (Fin. &Gagn.) Stapf ex Hand.-Mazz.	—	—	易危	—	—	—
多脉水东哥	*Saurauia polyneura* C. F. Liang et Y. S. Wang	—	—	易危	—	—	—
心脏叶瓶尔小草	*Ophioglossum reticulatum* Linn.	—	—	近危	—	—	—
贡山九子母	*Dobinea vulgaris* Buch.-Ham. ex D. Don	—	—	易危	—	—	—
贡山槭	*Acer kungshamense* Fang et C. Y. Chang	—	—	濒危	—	—	—
疏花槭	*Acer laxiflorum* Pax	—	—	近危	—	—	—
怒江槭	*Acer chienii* Hu et Cheng	—	—	易危	—	—	—
滇藏槭	*Acer wardii* W. W. Smith	—	—	濒危	—	—	—
无翅秋海棠	*Begonia acetosella* Craib.	—	—	近危	—	—	—
心叶秋海棠	*Begonia labordei* Lévl.	—	—	近危	—	—	—
云南双盾木	*Dipelta yunnanensis* Franch.	—	—	易危	—	—	—
绵毛鬼吹箫	*Leycesteria stipulata* (Hook. f. et Thoms.) Fritsch	—	—	濒危	—	—	—
森林榕	*Ficus neriifolia* J. E. Sm.	—	—	易危	—	—	—
皱叶杜茎山	*Maesa rugosa* C. B. Clarke	—	—	近危	—	—	—
金铁锁	*Psammosilene tunicoides* W. C. Wu et C. Y. Wu	II	—	濒危	—	—	—

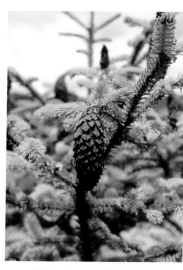

图 4-1 油麦吊云杉

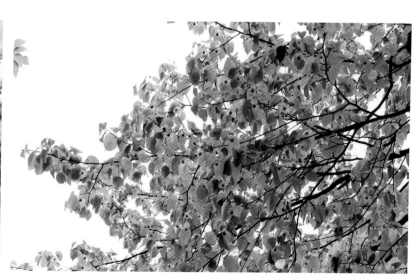

图 4-2 光叶珙桐

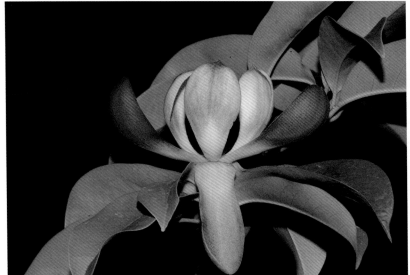

图 4-3　红花木莲

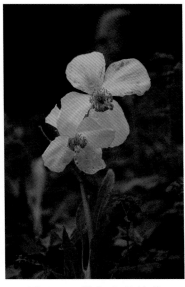

图 4-4　横断山绿绒蒿

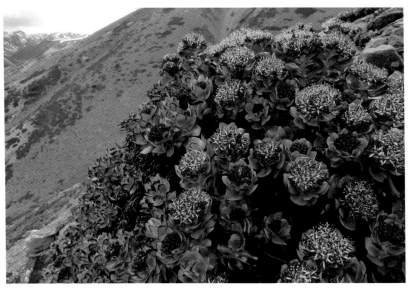

图 4-5　大花红景天

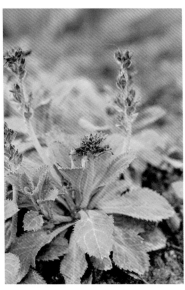

图 4-6　胡黄连

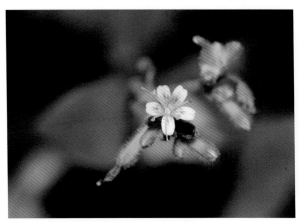

图 4-7　金铁锁

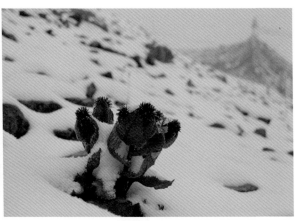

图 4-8　唐古特雪莲

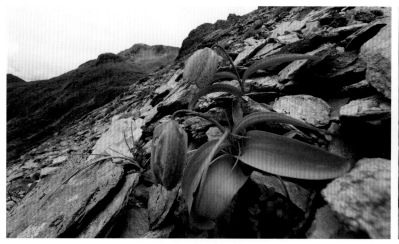

图 4-9 梭砂贝母

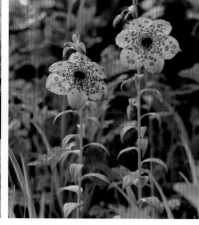

图 4-10 开瓣豹子花

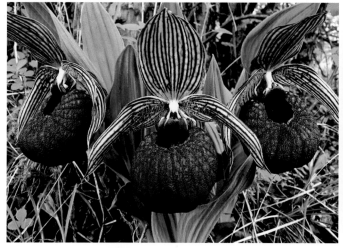

图 4-11 西藏杓兰

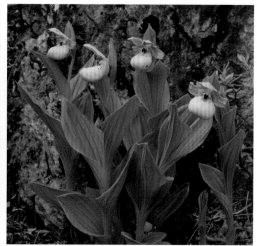

图 4-12 黄花杓兰

二、致危因素及保护措施

药用植物资源的致危因素有物种内在原因，包括繁育系统障碍（如种子萌发率低、传粉效率低）、遗传多样性低；也有外在因素，包括人类活动的干扰、栖息地的丧失、极端气候原因等。在诸多致危因素中，人类活动的直接破坏是其主要原因。人类长期无节制、无指导地采挖、利用、售卖等活动，使药用植物数量不断下降而致危。横断山三江并流区高寒生态环境和气候变化比其他任何地区都更为显著，雪线的上升对高寒胡黄连、短柄乌头等药用植物的生存造成了极大的威胁，加之其作为民族药、中药等原料被大量利用，如果不及时对其加以开展保护生物学研究，努力找出濒危的原因，制订出合理的保护措施，这些宝贵的药用植物资源必将走向消亡。目前有关科研单位已经陆续开展了云南黄连、胡黄连、短柄乌头等少数珍稀濒危物种的保护研究，期待后续有更多横断山三江并流区的药用濒危物种能开展繁育系统、遗传多样性、生境保护、合理采收等方面的深入研究，为资源的科学保护和可持续利用策略的制订提供科学支撑。

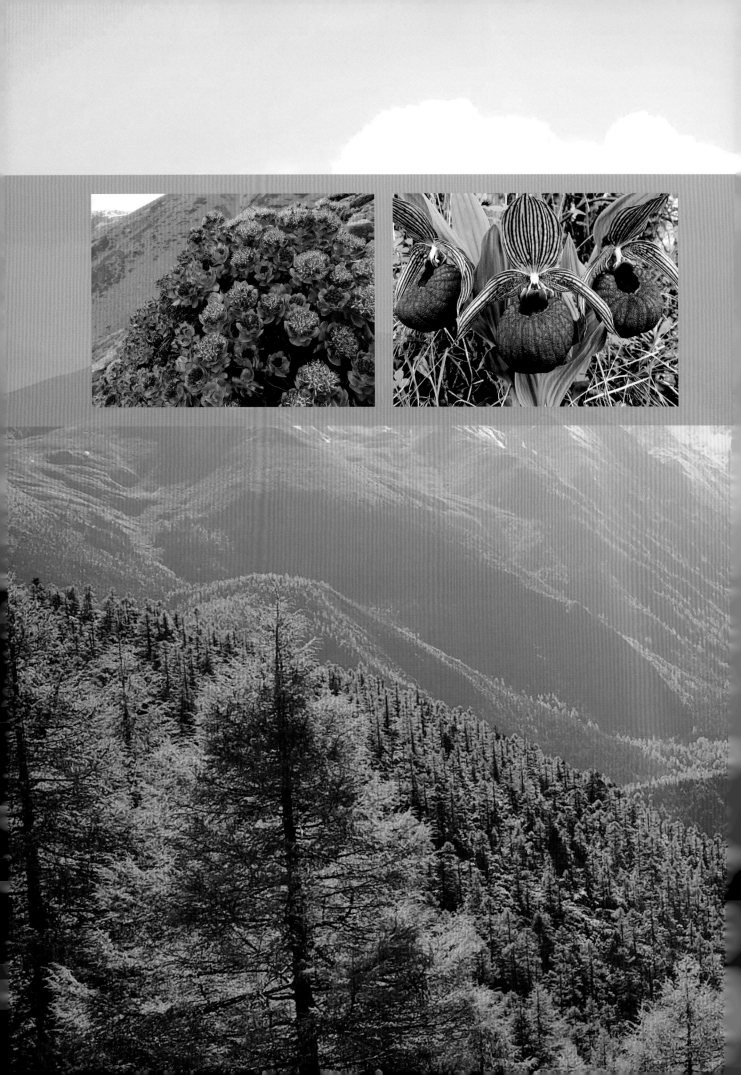

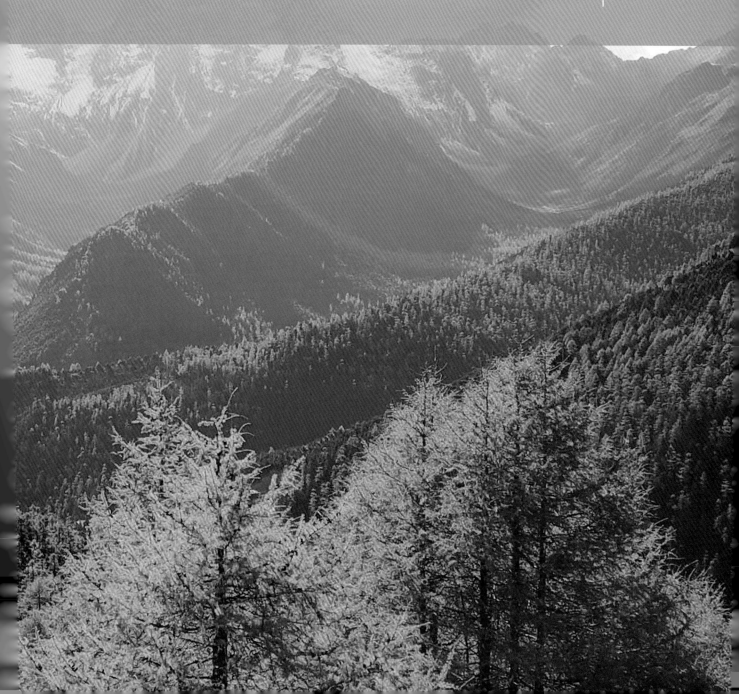

各 论
Monographs

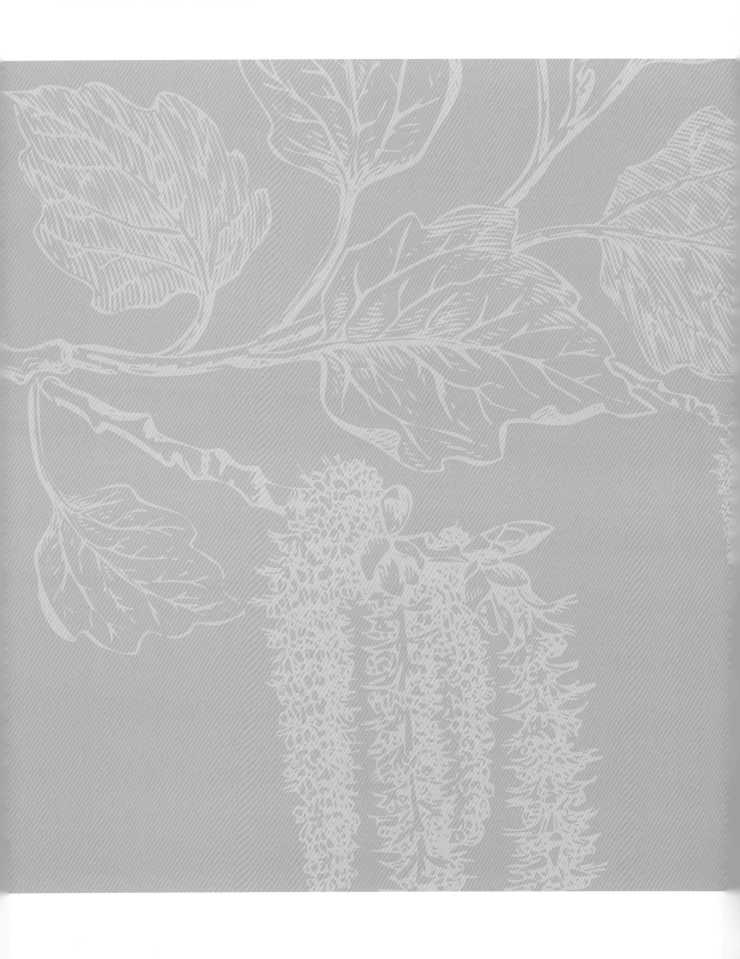

FIRST

CHAPTER

第一章

横断山三江并流区药用
菌类植物资源

多孔菌科

赤 芝 灵芝草、菌灵芝、木灵芝
Ganoderma lucidum (Leyss. ex Fr.) Karst.

【标本采集号】5333241805151397LY

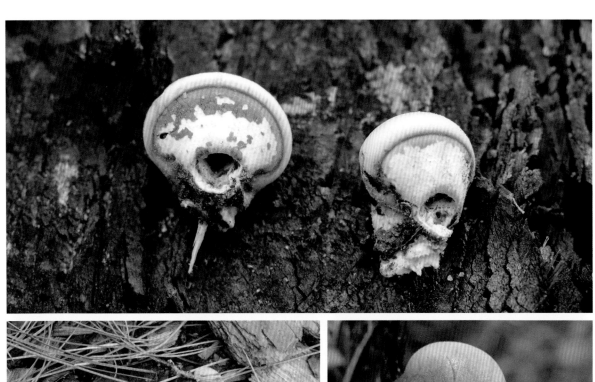

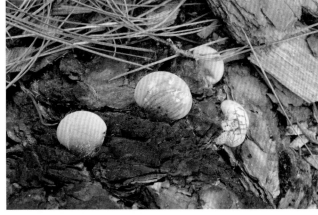

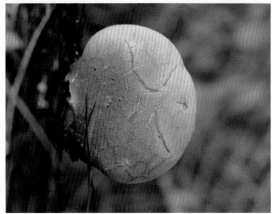

【形态特征】子实体伞状，菌盖肾形至近圆形，直径 10~18cm，厚 1~2cm，黄褐色至红褐色，有光泽，具环状棱纹和辐射状皱纹，边缘薄而平截，常稍内卷。菌柄圆柱形，侧生，少偏生，长 7~15cm，直径 1~3.5cm，红褐色至紫褐色，光亮。

【适宜生境】生于向阳的壳斗科和松科植物等的根际或枯树桩上。

【资源状况】广泛分布于横断山三江并流区。常见。

【入药部位】子实体（灵芝）。

【功能主治】补气安神，止咳平喘。用于心神不宁，失眠心悸，肺虚咳喘，虚劳短气，不思饮食。

茯　苓 _{云苓}

Poria cocos (Schw.) Wolf

【标本采集号】530721YC030

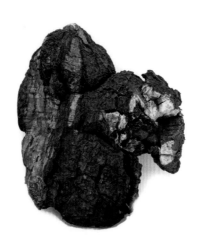

【形态特征】菌核球形、卵形、椭圆形至不规则形，长 10~30cm 或者更长，重量也不等，一般重 500~5000g。外面具厚而多皱褶的皮壳，深褐色，新鲜时软，干后变硬；内部白色或淡粉红色，粉粒状。子实体生于菌核表面，全平伏，厚 3~8cm，白色，肉质，老后或干后变为浅褐色。孢子长方形至近圆柱形，平滑，有一歪尖。

【适宜生境】生于海拔 700~2600m 的土质疏松、排水良好、向阳缓坡松属植物的地下根际部分。

【资源状况】广泛分布于横断山三江并流区。少见。玉龙等地有人工种植。

【入药部位】菌核。

【功能主治】利水渗湿，健脾宁心。用于水肿尿少，痰饮眩悸，脾虚食少，便溏泄泻，心神不安，惊悸失眠等。

评　述

1. 药用历史　云茯苓始载于《神农本草经》，列为上品。继后历代本草皆有记述。清代《滇海虞衡志》载："茯苓，天下无不推云南，曰云苓。"又载："滇之茯苓甲于天下也"。

2. 商品规格　根据国家中医药管理局和卫生部 1984 年制定并颁发的药材商品规格标准，茯苓分个苓、白苓片、白苓块、赤苓块、骰方、白碎苓、赤碎苓、茯神块、茯神木 9 个规格，除个苓、白苓片各分 2 个等级外，其余为统货。均要求身干、无杂货、霉变。

3. 化学成分　主要含有三萜类、多糖类、甾醇类、挥发油类、蛋白质、氨基酸及微量元素等，其中三萜类和多糖类化合物为茯苓的主要活性成分。

马勃科

脱皮马勃
马勃、马蹄包、马粪包、马屁泡
Lasiosphaera fenzlii Reich.

【标本采集号】3229010870

【**形态特征**】子实体近球形，深土黄色，成熟后呈青褐色，表面粗糙，有颗粒状突出物，成熟后顶部破裂，释放出孢子。

【**适宜生境**】生于山地腐殖质丰富的草地上。

【**资源状况**】广泛分布于横断山三江并流区。常见。

【**入药部位**】子实体（马勃）。

【**功能主治**】清热解毒，利咽止血。用于扁桃体炎，喉痛，嘶哑，咯血，吐血，鼻衄，创伤出血，烫伤。

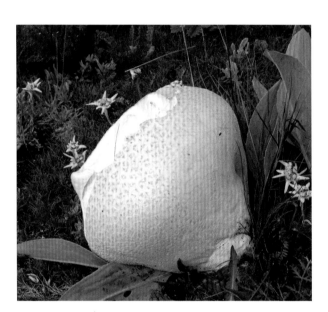

麦角菌科

冬虫夏草
牙什扎更布、雅杂滚卜、春草
Cordyceps sinensis (Berk.) Sacc.

【标本采集号】LGD-WX022

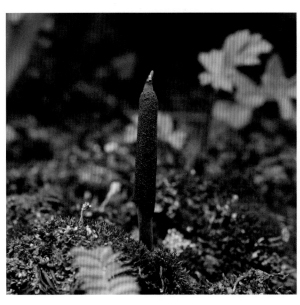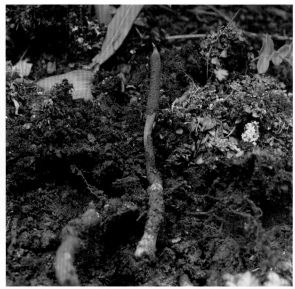

【形态特征】由虫体与从虫头部长出的真菌子座相连而成。虫体形如蚕，长 3~5cm，直径 0.3~0.8cm。表面深黄色至黄棕色，有环纹 20~30 个，近头部的环纹较细；头部红棕色；足 8 对，中部 4 对较明显；质脆，易折断，断面略平坦，淡黄白色。子座细长圆柱形，表面深棕色至棕褐色，有细纵皱纹，上部稍膨大。

【适宜生境】生于海拔 3500~5000m 的高山草甸和灌丛草地中。

【资源状况】分布于香格里拉、德钦等地。少见。

【入药部位】子座及幼虫尸体的复合体（冬虫夏草）。

【功能主治】补肺，益肾，强精，化痰，止血，止痛。用于肺痨，老年慢性支气管炎，咯血，阳痿遗精，腰痛，食欲不振。

珊瑚菌科

钻顶羽瑚菌 黑龙须、树头发
Pterula umbrinella Bres

【标本采集号】5329320884

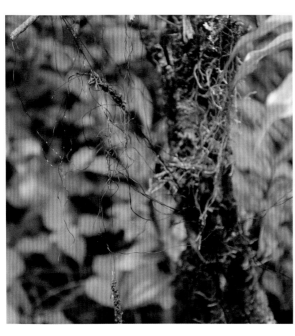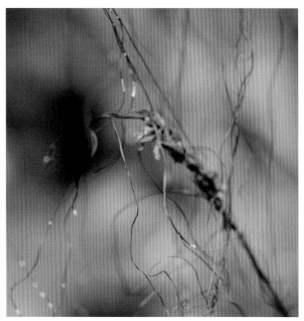

【形态特征】植物体呈丝状，黑色。担子果丛生，质韧，基部细圆形，分枝多，小枝细长线形；晒干后像人的头发丝。

【适宜生境】生于海拔 400~3200m 的灌丛中。

【资源状况】广泛分布于横断山三江并流区。常见。

【入药部位】菌丝体（钻顶羽珊瑚）。

【功能主治】止痛，消炎。用于骨折，跌打疼痛。

羊肚菌科

羊肚菌 羊肚菜、羊肚蘑
Morchella esculenta (L.) Pers.

【形态特征】子实体。菌盖基部与菌柄顶部紧密相连，中空。菌盖形态大小变化较大。凹坑似羊肚状，浅黄色、浅灰色至浅褐色。棱纹不规则交织，非纵向排列，棱纹边缘钝圆，宽约 1 mm，较凹坑色浅，一般白色或浅黄色。子实层位于凹坑和棱纹部位。凹坑内子实层由子囊和侧丝组成，可育；棱纹顶端仅由侧丝组成，不育。子囊圆柱形或近圆柱形，含 8 个子囊孢子。子囊孢子单层壁，椭圆形，透明，孢子聚集时显浅黄色，孢子印浅黄色。侧丝顶端显著膨大，有浅淡的颜色。菌柄较粗壮，但通常不超过菌盖直径的 2/3。一般菌柄基部稍膨大，具有纵向凹槽，上部近平滑，白色或奶油色，较菌盖色浅，被有细小的颗粒状物。

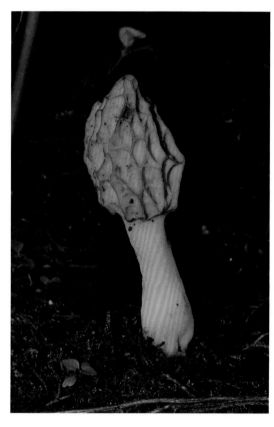

【适宜生境】多生长在阔叶林或针阔混交林的腐殖质层上。

【资源状况】分布于贡山、玉龙等地。偶见。

【入药部位】子实体。

【功能主治】用于消化不良、痰多气短。

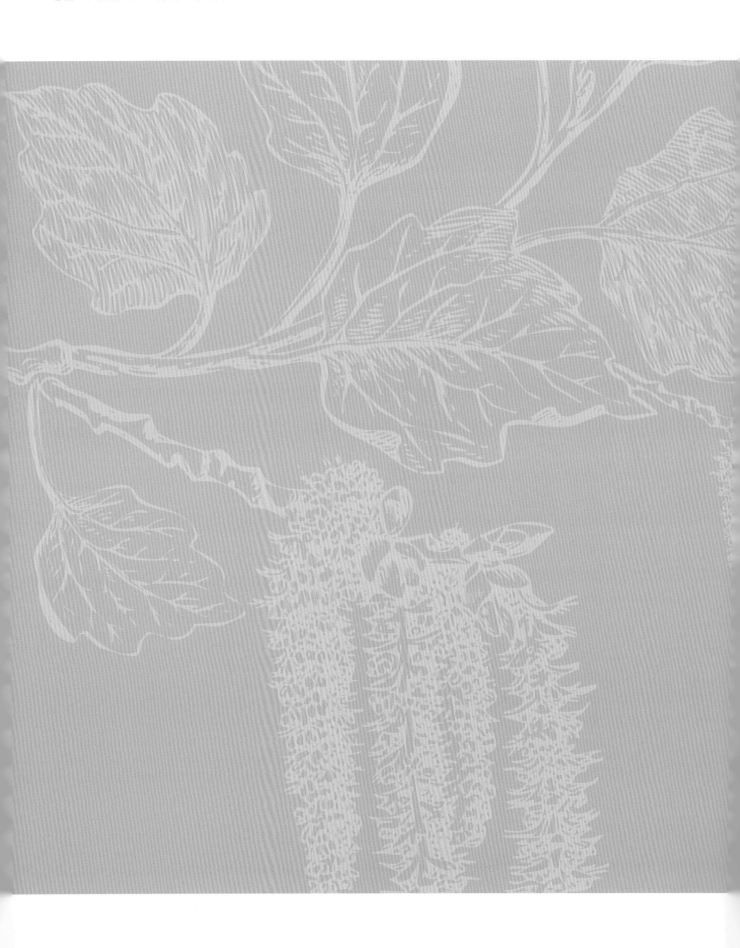

SECOND
CHAPTER

第二章

横断山三江并流区药用
地衣、苔藓植物资源

地茶科

雪 茶　蛔样地衣、太白茶、高山白茶、地茶
Thamnolia vermicularis (Sw.) Ach. ex Schaer.

【标本采集号】5334210387

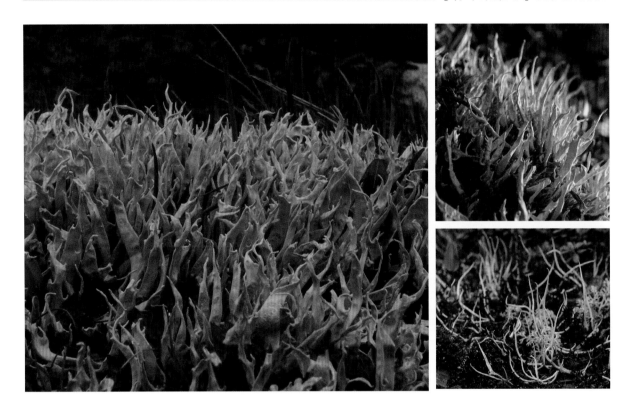

【形态特征】地衣体枝状，高 4~8cm，直径 2~4mm，稠密丛生。分枝单一或顶端略分叉，弯曲至扭曲，顶端尖锐，呈针状或钩状，基部污黑色，逐渐腐烂；表面呈乳白色或灰白色，无光泽，光滑，有时带有浅凹陷、纵裂纹或小穿孔。

【适宜生境】生于高寒地区、草丛中。

【资源状况】广泛分布于横断山三江并流区。常见。

【入药部位】地衣体（雪茶）。

【功能主治】清热解渴，醒脑安神。用于中暑，心烦口渴，肺热咳嗽，阴虚潮热，失眠，目疾。

肺衣科

云南肺衣　青蛙皮
Lobaria yunnanensis Yoshim.

【标本采集号】LGD-XGLL038

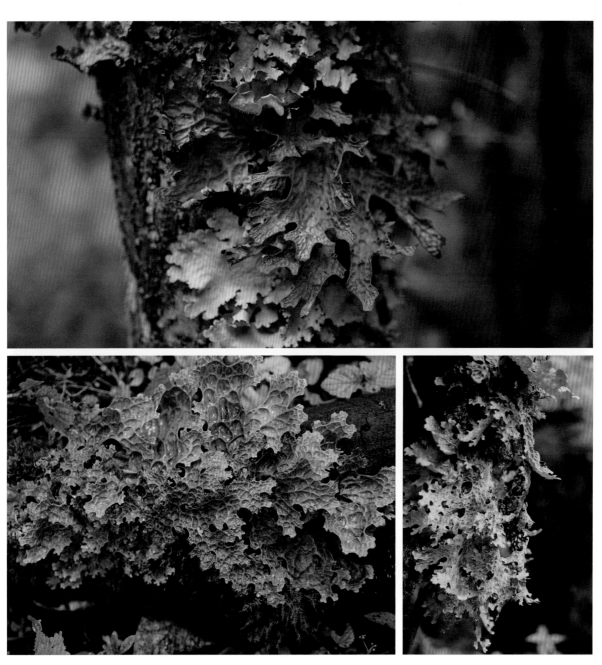

【形态特征】地衣体叶状，裂片反复分裂，先端鹿角状，上表面鲜绿色，网脊明显，网脊上具斑块状的白色粉芽堆；下表面黄褐色，网状沟中密生黄褐色绒毛，假根稀疏。子囊盘生于

衣体上表面的网脊，短柄，圆盘状，全缘，盘面暗红褐色，凹陷至扁平；子囊内含 8 个孢子，纺锤形。

【适宜生境】生于杜鹃、云杉树干上。

【资源状况】分布于德钦等地。偶见。

【入药部位】地衣体（老龙皮）。

【功能主治】消食健脾，祛风止痒，利水，消炎，止痛。用于消化不良，小儿疳积，蛔虫病，腹胀，肾炎水肿，烫伤，皮肤瘙痒，无名肿毒等。

光肺衣 老龙皮、石苔花、石花
Lobaria kurokawae Yoshim.

【标本采集号】5334210155

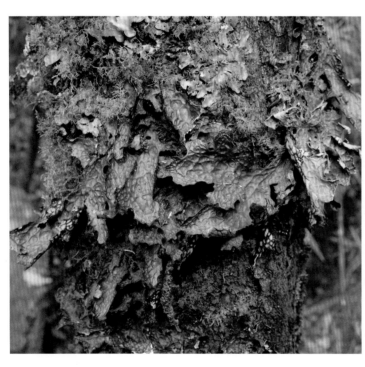 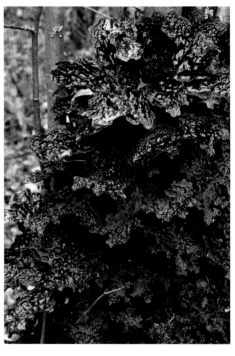

【形态特征】地衣体大型叶状，裂片反复分裂，先端鹿角状钝圆，上表面褐色至深褐色，网脊明显，光滑、有光泽；下表面黑褐色，网状沟中密生绒毛，假根稀疏。子囊盘生于裂片网脊，短柄，圆盘状，全缘或具锯齿，盘面暗红褐色，凹陷至扁平；子囊内含 8 个孢子，纺锤形。

【适宜生境】生于岩面苔藓上、地上及树干或树基部。

【资源状况】分布于香格里拉等地。偶见。

【入药部位】地衣体（老龙皮）。

【功能主治】祛风止痒，健脾利水，消炎。用于消化不良，小儿疳积，蛔虫病，腹胀，水肿，烧烫伤，皮肤瘙痒，无名肿毒。

曲金丝 <small>红雪茶</small>
Lethariella flexuosa (Nyl.) J. C. Wei

【标本采集号】LGD-XGLL019

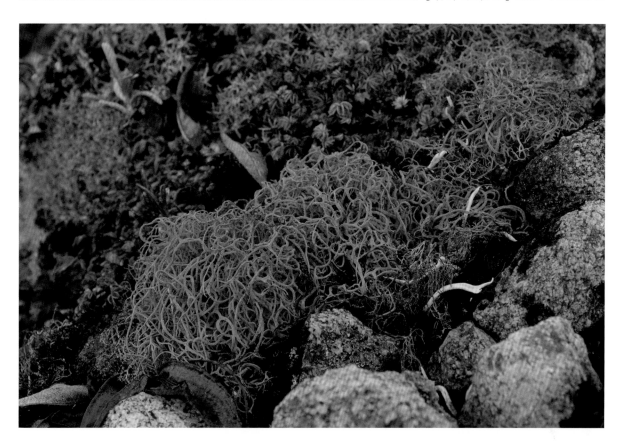

【**形态特征**】地衣体丝状，中部至顶端橘红色、黄棕色或橘黄色；下部及基部灰白色或白色；分枝密集，二叉分枝或不规则分枝。子囊盘侧生；盘面浅褐色至黑褐色，盘缘稍内卷，呈不整齐波状，具缺刻；果托表面网脊明显。

【**适宜生境**】生于海拔 4000m 以上的岩石或树上。

【**资源状况**】分布于玉龙等地。偶见。

【**入药部位**】地衣体（曲金丝）。

【**功能主治**】用于消炎，解毒。

松萝科

松 萝 *Usnea florida* (L.) Weber ex F. H. Wigg.

【标本采集号】LGD-XGLL045

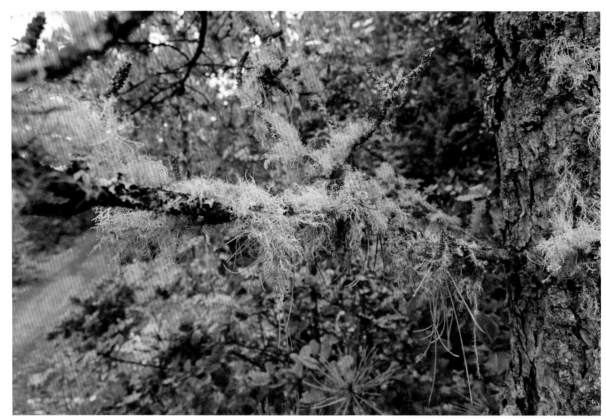

【形态特征】地衣体灌丛枝状，坚硬，直立或亚悬垂，分枝为稠密二叉式分枝，并密生垂直纤毛状小分枝；具环裂，表面灰绿色，无光泽，髓层白色，疏松，具坚硬中轴。子囊盘圆盘状，顶生，全缘，托缘上具缘毛，盘面淡黄色，被粉霜，子囊内含8个孢子，孢子无色，卵形。

【适宜生境】生于树干或树枝上。

【资源状况】分布于德钦等地。偶见。

【入药部位】地衣体（花松萝）。

【功能主治】祛风除湿，益肺止咳，利尿，生肌收口。用于筋骨酸痛，肺痨咳嗽，心悸水肿，疮疡。

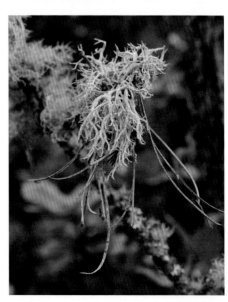

长松萝
女萝、松上寄生
Usnea longissima Ach.

【标本采集号】LGD-XGLL085

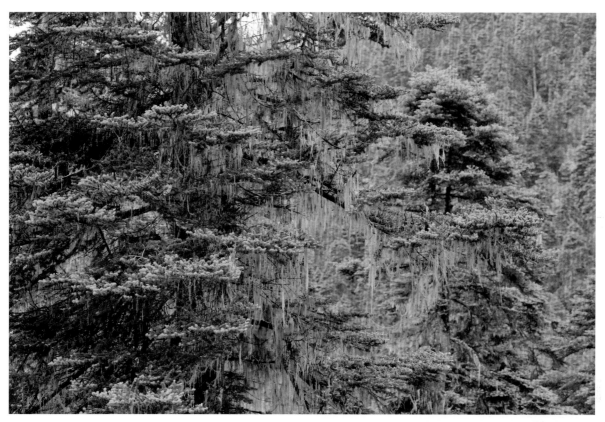

【**形态特征**】地衣体丝状。细长不分枝，最长
可达 1m 以上，基部着生于树皮上，
向下悬垂；主轴单一，极少大分枝，
两侧密生细而短的侧枝，长约 1cm
左右，形似蜈蚣，灰绿色，柔软。
子囊果极稀，侧生，盘状，生于
枝的先端，孢子椭圆形。

【**适宜生境**】生于高山松树、云杉、冷杉上。

【**资源状况**】广泛分布于横断山三江并流区。
常见。

【**入药部位**】地衣体（长松萝）。

【**功能主治**】祛痰止咳，清热解毒，除湿通络，
止血调经，驱虫。用于痰热湿疟，
咳喘，肺痨，头痛，目赤云翳，
痈肿疮毒，风湿痹痛等。

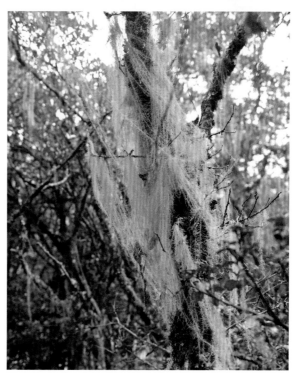

真藓科

暖地大叶藓 茴心草、铁脚一把伞、岩谷伞
Rhodobryum giganteum (Hook.) Par.

【标本采集号】5334210528

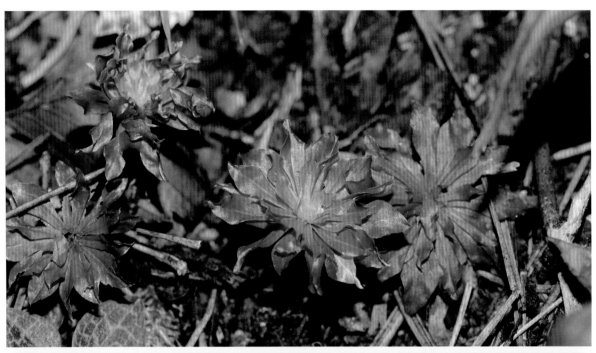

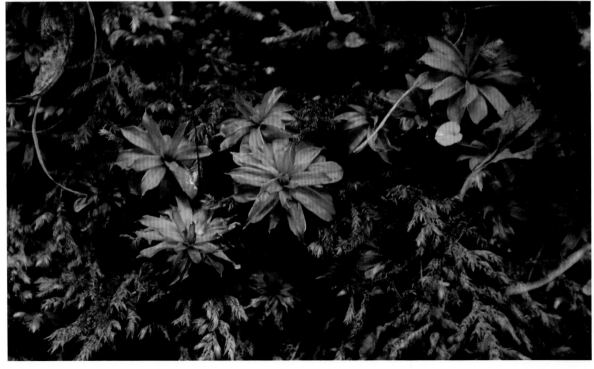

横断山三江并流区中药资源图志

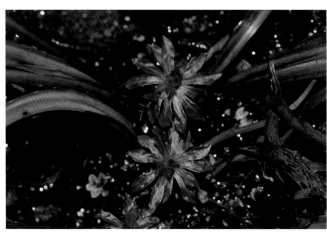 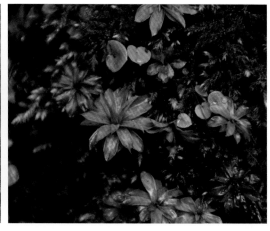

【**形态特征**】茎直立，具根状茎。茎下部叶片鳞片状，紧密贴茎，顶叶大，簇生，如花苞状，倒卵
　　　　　　形或舌形，具短尖；边缘有分化，上部有细齿，双列，下部有时内曲。蒴柄紫红色，
　　　　　　直立，多个直出。孢蒴圆柱形，下垂，褐色；蒴齿两层；蒴盖凸形，有短喙；孢子球
　　　　　　形，黄棕色。

【**适宜生境**】生于潮湿林地或溪边碎石缝中。

【**资源状况**】广泛分布于横断山三江并流区。常见。

【**入药部位**】全草（暖地大叶藓）。

【**功能主治**】养心安神，清肝明目。用于心悸怔忡，神经衰弱，冠心病，高血压；外用治目赤肿痛。

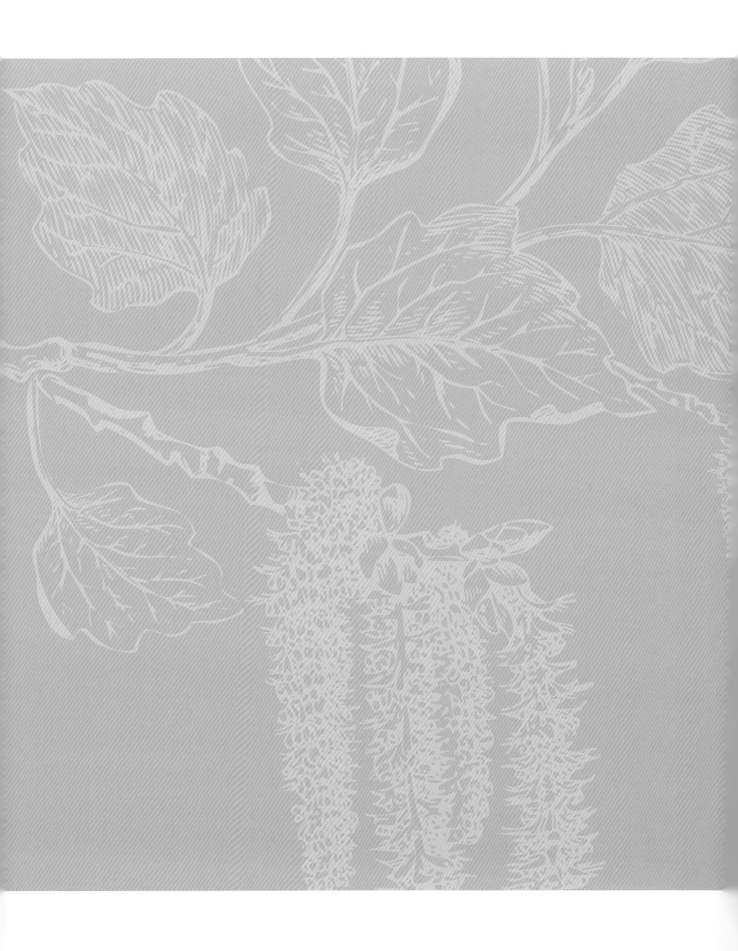

THIRD

CHAPTER

第三章

横断山三江并流区药用
蕨类植物资源

石松科

扁枝石松 东北地刷子、扁叶石松、过山龙
Diphasiastrum complanatum (L.) Holub

【标本采集号】3229010983

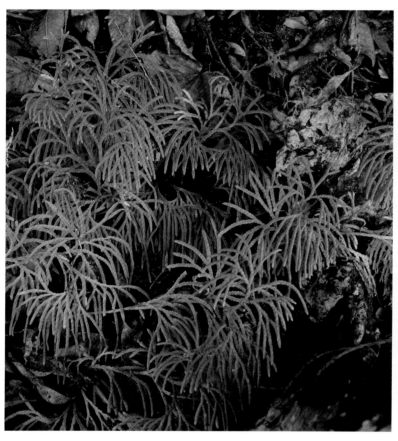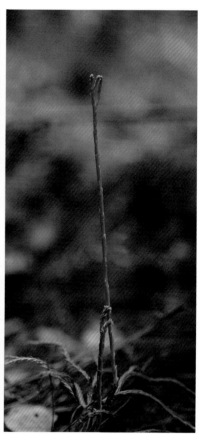

【形态特征】草本。主茎匍匐状，侧枝近直立，多回不等位二叉分枝，小枝扁平状。叶 4 行排列，密集，三角形，基部贴生枝上。孢子囊穗生于孢子枝顶端，圆柱形，淡黄色；孢子叶宽卵形，先端急尖，边缘膜质，具不规则锯齿；孢子囊生于孢子叶腋，圆肾形，黄色。

【适宜生境】生于海拔 700~2900m 的林下、灌丛或山坡草地。

【资源状况】分布于德钦、维西、贡山等地。常见。

【入药部位】全草（过江龙）。

【功能主治】舒筋活血，祛风散寒，通经，消炎。用于风湿骨痛，月经不调，跌打损伤，烧烫伤。

藤石松

石子藤、石子藤石松、木贼叶石松

Lycopodiastrum casuarinoides (Spring) Holub ex Dixit

【标本采集号】533324180514201LY

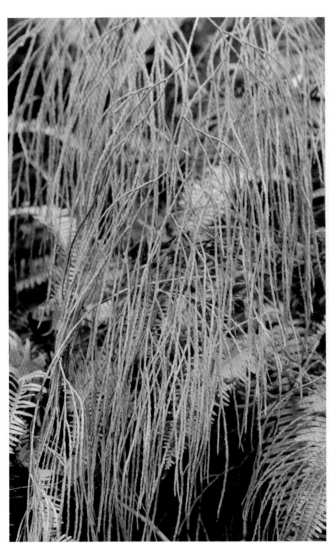
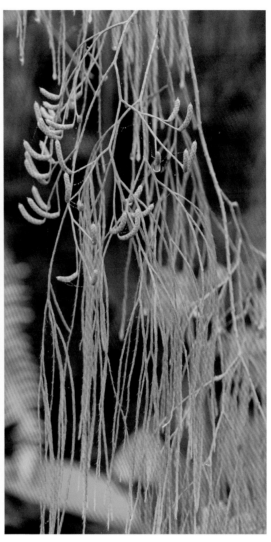

【形态特征】草本。地下茎长而匍匐；地上主茎木质藤状，具疏叶。叶螺旋状排列，贴生，卵状披针形至钻形。孢子叶阔卵形，覆瓦状排列，先端急尖，具膜质长芒，边缘具不规则钝齿，厚膜质；孢子囊生于孢子叶腋，内藏，圆肾形，黄色。

【适宜生境】生于海拔 100~3100m 的林下、林缘、灌丛或沟边。

【资源状况】分布于贡山等地。偶见。

【入药部位】全草（舒筋草）。

【功能主治】祛风活血，消肿镇痛。用于风湿关节痛，腰腿痛，跌打损伤，疮疡肿毒，烧烫伤。

石 松

筋骨草、伸筋草、凤尾伸筋

Lycopodium japonicum Thunb. ex Murray

【标本采集号】533324180419023LY

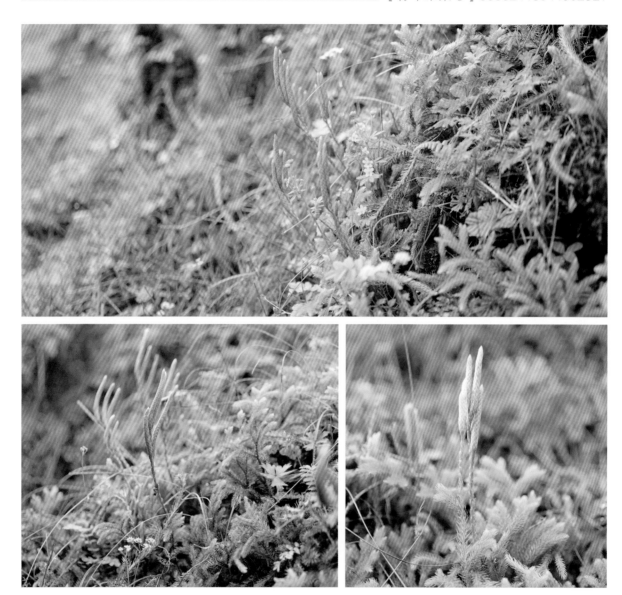

【形态特征】草本。匍匐茎细长横走，二至三回分叉，被稀疏的叶。叶螺旋状排列，披针形或线状披针形，基部楔形，无柄，先端渐尖，具透明发丝，全缘，中脉不明显。孢子叶阔卵形，先端急尖，具芒状长尖头，边缘膜质，啮蚀状，纸质；孢子囊生于孢子叶腋，略外露，圆肾形，黄色。

【适宜生境】生于海拔100~3300m的林下、灌丛、草坡、路边或岩石上。

【资源状况】广泛分布于横断山三江并流区。常见。

【入药部位】全草（伸筋草）。

【功能主治】祛风除湿，舒筋活络。用于关节酸痛、屈伸不利。

垂穗石松 铺地蜈蚣、灯笼草、水杉
Palhinhaea cernua (L.) Vasc. et Franco

【标本采集号】5333241812061327LY

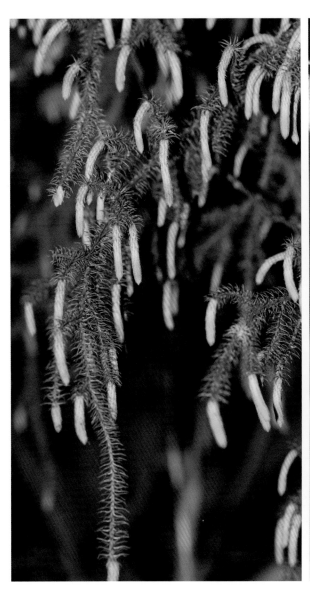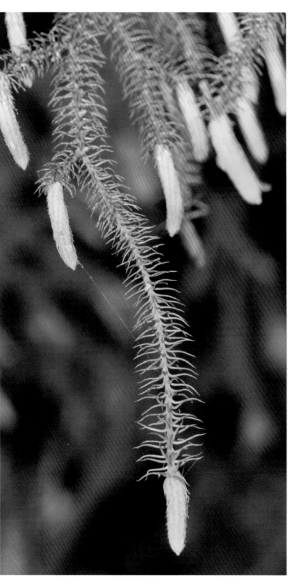

【形态特征】草本。主茎直立，圆柱形，光滑无毛，多回不等位二叉分枝；主茎上的叶螺旋状排列，稀疏，钻形至线形，内弯，先端渐尖，基部圆形，下延，无柄，全缘。孢子囊穗单生于小枝顶端，短圆柱形，淡黄色，无柄；孢子囊生于孢子叶腋，内藏，圆肾形，黄色。

【适宜生境】生于海拔 100~1800m 的林下、林缘及灌丛阴处或岩石上。

【资源状况】分布于贡山等地。偶见。

【入药部位】全草（铺地蜈蚣）。

【功能主治】祛风湿，舒筋络，活血，止血。用于风湿拘疼麻木，肝炎，痢疾，风疹，赤目，吐血，衄血，便血，跌打损伤，火烫伤。

卷柏科

兖州卷柏
金花草、孔雀尾、千年柏
Selaginella involvens (Sw.) Spring

【标本采集号】533324180912874LY

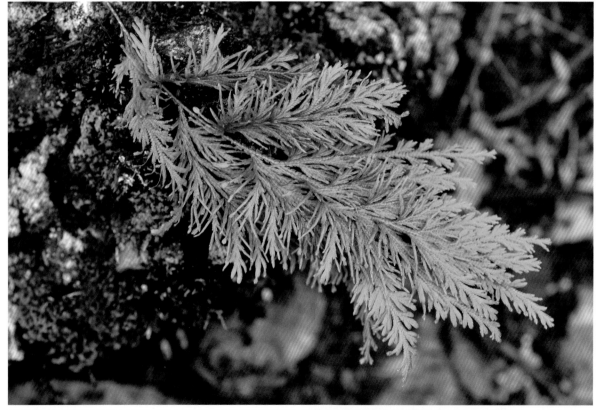

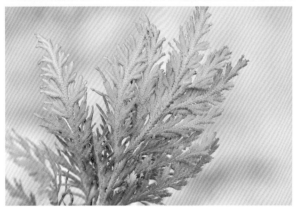
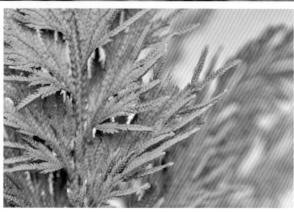

【形态特征】直立草本。根托只生于匍匐的根状茎和游走茎。主茎自中部向上羽状分枝，禾秆色。
叶（除不分枝的主茎外）交互排列，异型，纸质或多少较厚，表面光滑，边缘不为全
缘，不具白边。孢子叶穗紧密，四棱柱形，单生于小枝末端。

【适宜生境】生于海拔 450~3100m 的岩石上或偶附生于林中树干上。

【资源状况】分布于德钦、维西、贡山等地。常见。

【入药部位】全草（兖州卷柏）。

【功能主治】凉血止血，化痰定喘，利水消肿。用于吐血，衄血，脱肛下血，痰嗽，哮喘，黄疸，水肿，淋病，带下病，烫伤。

江南卷柏 岩柏、岩柏枝、土黄连
Selaginella moellendorffii Hieron.

【标本采集号】5333241812021076LY

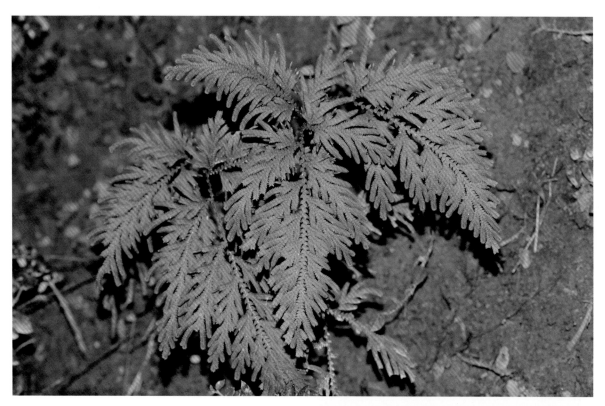

【形态特征】草本。主茎直立，禾秆色，下部不分枝，中上部二至四回分枝，复叶状。叶二型，排成 4 行。孢子叶穗四棱柱形，单生小枝顶，长 3~12mm；大孢子囊圆肾形，生于囊穗中部，小孢子囊圆肾形，生于囊穗两端或囊穗全为小孢子囊。

【适宜生境】生于海拔 100~1500m 的岩石缝中。

【资源状况】分布于玉龙等地。偶见。

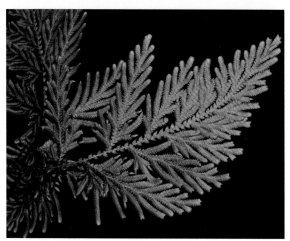

【入药部位】全草（地柏枝）。

【功能主治】清热利湿，止血。用于急性黄疸性肝炎，全身水肿，肺结核咯血，吐血，痔疮出血；
外用于外伤出血，烧烫伤。

单子卷柏 单孢卷柏、单籽卷柏、石上草
Selaginella monospora Spring

【标本采集号】5334210762

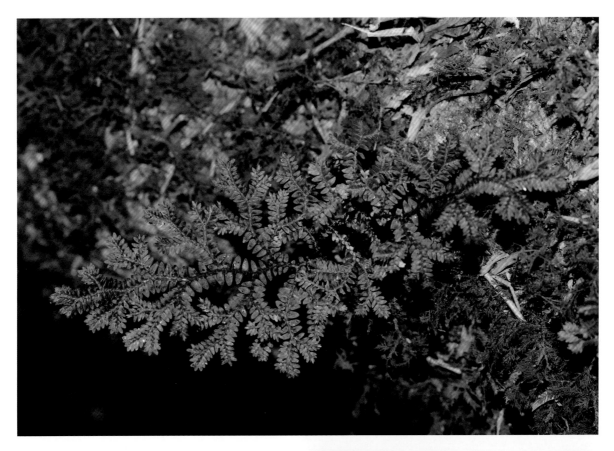

【形态特征】草本。根托在主茎上断续着生，
自主茎由分叉处下方生出，根少
分叉，被毛。主茎通体羽状分枝，
禾秆色。叶全部交互排列，异型，
草质，表面光滑，边缘不为全缘，
不具白边。孢子叶穗紧密，背腹
压扁，单生于小枝末端。

【适宜生境】生于海拔（450～）1300～1800
（～2600）m 的林下阴湿处。

【资源状况】分布于贡山等地。偶见。

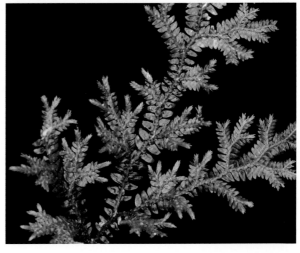

【入药部位】全草（单子卷柏）。

【功能主治】清热利湿，解毒止血。用于黄疸，痢疾，腹泻，水肿，淋病，筋骨痹痛，吐血，咯血，便血，外伤出血，痔漏，烫火伤，蛇咬伤。

垫状卷柏 豹足、求股、神投时
Selaginella pulvinata (Hook. et Grev.) Maxim.

【标本采集号】5334210004

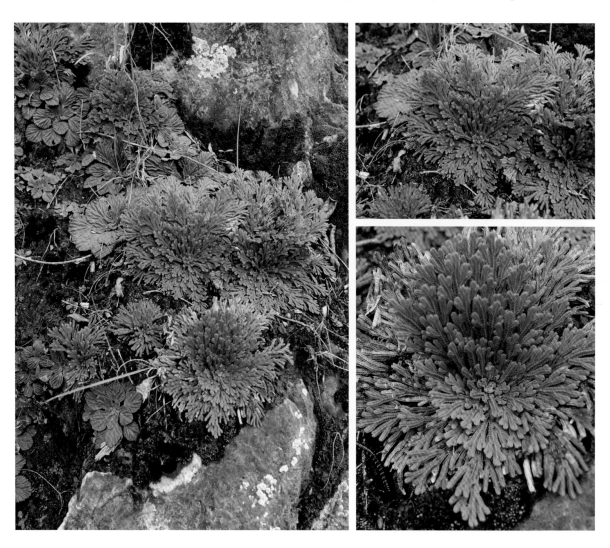

【形态特征】多年生草本，全株呈放射状莲座丛、垫状。根散生，不聚生成干。主茎短，分枝近基部，分枝多而密。腹叶并行，指向上方，肉质，全缘。孢子囊穗着生于枝端。

【适宜生境】生于海拔（60~）500~1500（~2100）m 的石灰岩上。

【资源状况】分布于香格里拉、德钦等地。常见。

【入药部位】全草（卷柏）。

【功能主治】收敛止血，通经活血。用于便血痔疮，崩漏，经闭，难产，腹胀水肿。

红枝卷柏 地柏树、金鸡尾
Selaginella sanguinolenta (L.) Spring

【标本采集号】530724180615396LY

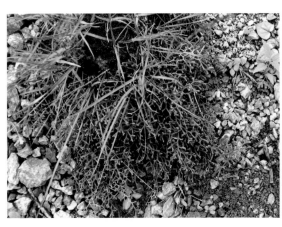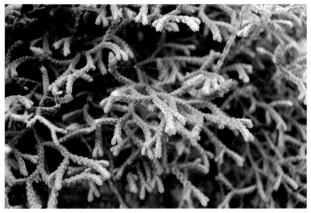

【形态特征】草本。茎匍匐或近地直立，纤细，常为红色，长 20~30cm。叶椭圆形，4 行，紧贴枝上交互覆瓦状排列，先端渐尖，全缘或略有小齿。孢子叶穗单生小枝顶端，6~30（~80）mm×1（~1.5）mm；孢子叶宽卵形，长约 1.2mm，宽约 0.8mm，先端急尖，边缘略撕裂状；孢子囊圆形。

【适宜生境】生于海拔 1400~3450m 的石灰岩上。

【资源状况】分布于德钦、维西、玉龙等地。偶见。

【入药部位】全草（圆枝卷柏）。

【功能主治】收敛止血。用于内外出血，烫伤。

狭叶卷柏 干蕨鸡
Selaginella mairei Levl.

【标本采集号】5334210762

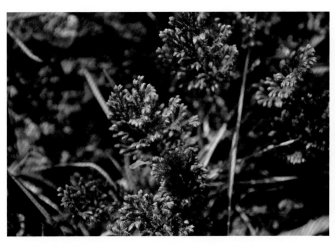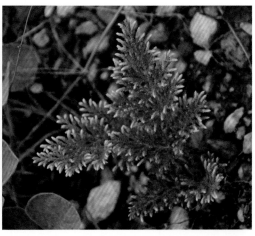

【形态特征】草本。直立，主茎长而匍匐，密被灰粉红色鳞片状叶，向下生有灰白色根托。主茎和老枝基部的叶广卵形，小枝上的营养叶二型。孢子叶穗四棱柱形，单生于小枝末端，长 5~15mm，宽 1~1.5mm；孢子叶 4 行，三角状卵形至广卵形；大小孢子囊各两排，纵行排列。大孢子白色或橘黄色；小孢子橘黄色或淡黄色。

【适宜生境】生于海拔 500~2500m 的石灰岩石缝中。

【资源状况】分布于玉龙、香格里拉、维西。偶见。

【入药部位】全草（狭叶卷柏）。

【功能主治】止血，清热，利湿。用于吐血，痔血，便血，血崩，创伤出血，黄疸，淋证，小儿惊风。

翠云草　金鸡独立草、翠翎草、矮脚凤毛
Selaginella uncinata (Desv.) Spring

【标本采集号】5329290731

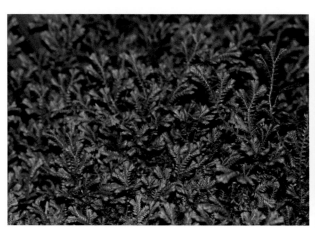 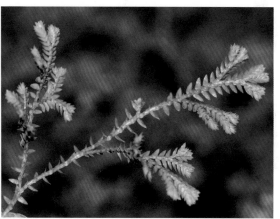

【形态特征】草本。主茎伏地蔓生，长 30~60cm；侧枝多分枝，分枝处常生不定根。叶二型，排成 2 行，表面光滑，边缘全缘，明显具白边。孢子叶穗四棱柱形，单生于小枝末端，长 0.5~2cm；孢子叶卵状三角形，全缘，具白边，先端渐尖，龙骨状，4 列，覆瓦状排列。

【适宜生境】生于海拔 50~1200m 的林下。

【资源状况】广泛分布于横断山三江并流区。常见。

【入药部位】全草（翠云草）。

【功能主治】清热利湿，解毒止血。用于黄疸，痢疾，腹泻，水肿，淋病，筋骨痹痛，吐血，咯血，便血，外伤出血，痔漏，烫火伤，蛇咬伤。

木贼科

问 荆
眉毛草、土木贼、笔筒草
Equisetum arvense L.

【标本采集号】533324180420051LY

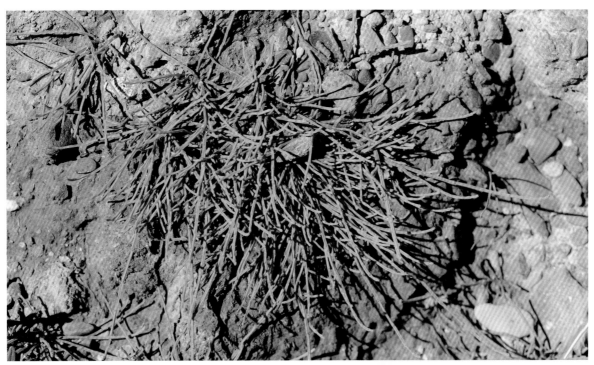

【形态特征】草本。根状茎黑棕色，节和根密生黄棕色长
毛。地上茎直立，二型；营养茎在孢子茎枯
萎后生出，高达 15~40cm，脊的背部弧形；
鞘齿三角形，棕黑色，边缘灰白色，膜质，
宿存。孢子茎常紫褐色，肉质，不分枝，先
端生有长圆形的孢子囊穗，长 1.8~4cm。

【适宜生境】生于海拔 3700m 以下的溪边或阴谷，常见于
河道沟渠旁、疏林、荒野、路边、潮湿的草地、
沙土地、耕地、山坡及草甸等处。

【资源状况】分布于香格里拉、维西、贡山等地。常见。

【入药部位】全草、根（问荆）。

【功能主治】止血，止咳，利尿，明目。用于吐血，咯血，
便血，崩漏，鼻衄，外伤出血，咳嗽气喘，淋证，
目赤翳膜。

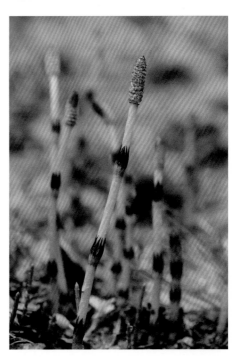

披散木贼　小笔筒草、马浮草、散生木贼
Equisetum diffusum D. Don

【标本采集号】533324180908757LY

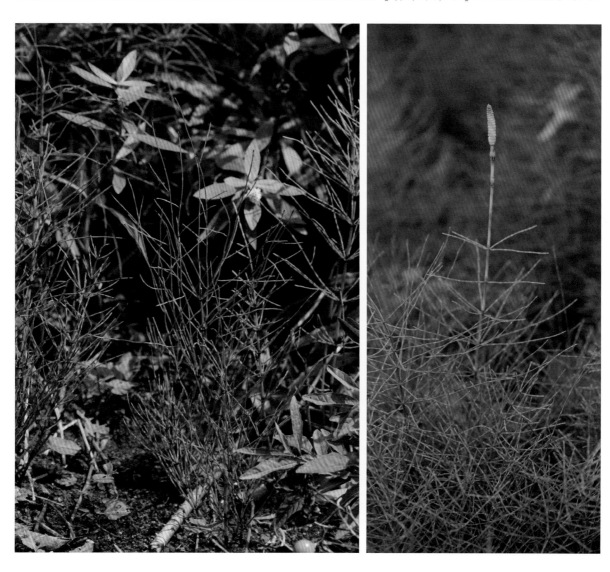

【形态特征】草本，高可达 60cm。茎直径 2~3mm，分枝多而细密，主茎有棱脊 6~10 条，棱脊上有
　　　　　　1 行小疣状突起，鞘齿披针形，背部有棱脊 2 条，棱上有小疣状突起；侧枝纤细，有
　　　　　　棱脊 4~8 条。孢子囊穗圆柱形，长 1~4cm，先端钝，成熟时柄伸长。

【适宜生境】生于海拔达 3000m 的林下或草坡，在滇西北的亚高山针叶林下常可成大片生长。

【资源状况】分布于香格里拉、德钦、维西、贡山、玉龙等地。常见。

【入药部位】全草（小笔管草）。

【功能主治】清热利尿。用于感冒发热，目翳，骨折。

节节草 笔管草、木矽草、接管草
Equisetum ramosissimum Desf.

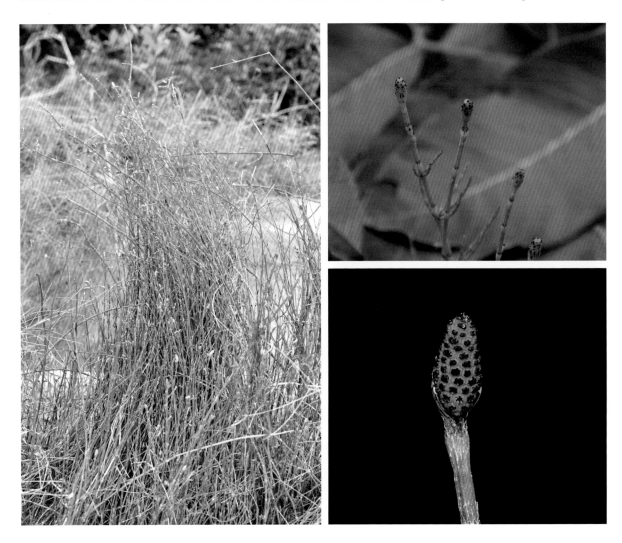

【形态特征】草本。根状茎横走，黑色或黑褐色；地上茎直立，高 18~100cm 或更高，直径 2~10mm；基部节上有分枝 2~5，常簇生状；茎上每节生小枝，稀无分枝。叶退化；鞘片无棱脊；鞘齿有易落的膜质尖尾。孢子囊穗短棒状或椭圆形，顶端有小尖头，无柄。

【适宜生境】生于海拔 3700m 以下的山地。

【资源状况】分布于德钦等地。常见。

【入药部位】全草（节节草）。

【功能主治】清热，利尿，明目退翳，祛痰止咳。用于目赤肿痛，角膜云翳，肝炎，咳嗽，支气管炎，泌尿系统感染。

阴地蕨科

阴地蕨 一朵云、背蛇生、散血叶
Botrychium ternatum (Thunb.) Sw.

【标本采集号】5329320903

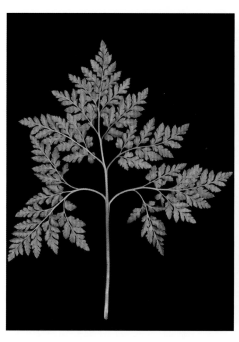 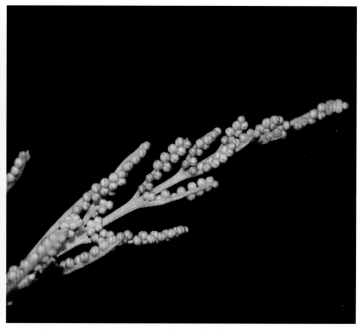

【形态特征】草本，高 10~40cm。根状茎短而直立，根肉质簇生。叶二型，营养叶柄粗壮，长 3~8cm，基部有黄白绒毛；叶片三角形，羽片 5 对，对生，有柄。孢子叶由总柄抽出，柄长 12~25cm；孢子囊穗圆锥状，长 4~10cm。

【适宜生境】生于海拔 400~1000m 的丘陵区灌丛的阴地处。

【资源状况】分布于贡山等地。偶见。

【入药部位】全草（阴地蕨）。

【功能主治】清热解毒，散结。用于小儿惊风，百日咳，小儿支气管炎，肺结核咯血，瘰疬，目翳，虫蛇咬伤。

瓶尔小草科

瓶尔小草 钝头瓶尔小草、心叶一支箭、独叶一支箭
Ophioglossum vulgatum L.

【标本采集号】5334210641

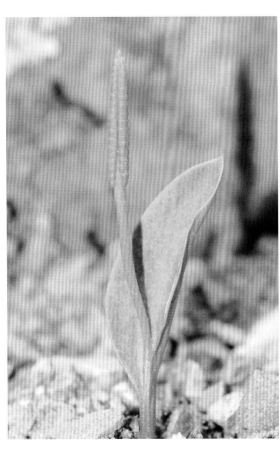 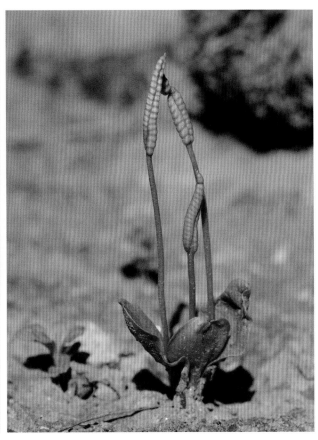

【形态特征】草本，高 10~20cm。根状茎短而直立，肉质粗根丛生。营养叶 1 枚，肉质或草质，自总叶柄 5~10cm 处生出，狭卵形或长圆状卵形，无柄。孢子囊穗柱状，柄长 6~15cm；孢子穗长 2.5~3.5cm，宽约 2mm，先端尖。

【适宜生境】生于海拔 3000m 以下的林下或草地。

【资源状况】分布于香格里拉、德钦、维西、贡山等地。偶见。

【入药部位】全草（瓶尔小草）。

【功能主治】清热凉血，解毒镇痛。用于肺热咳嗽，肺痈，肺痨咯血，小儿高热惊风，目赤肿痛，胃痛，疔疮痈肿，蛇虫咬伤，跌打肿痛。

紫萁科

绒紫萁
绒蕨
Osmunda claytoniana L.

【标本采集号】533324180513195LY

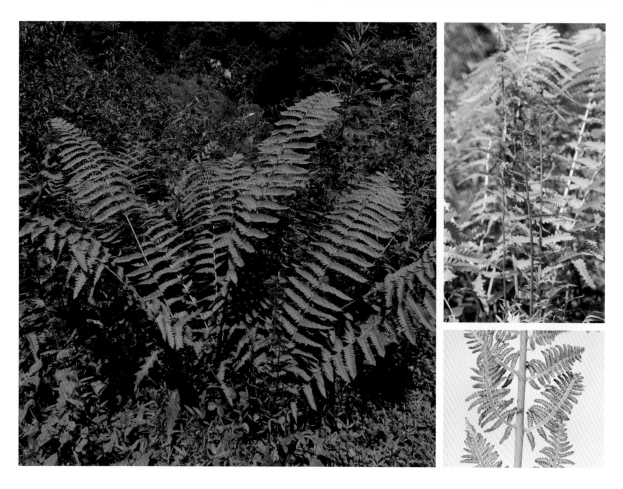

【形态特征】草本。根状茎短粗，或圆柱状。叶丛簇生，叶一型，叶片草质，长圆形，急尖头，二
　　　　　　回羽状深裂，叶轴上多少有淡红色的绒毛；基部 1~2 对营养羽片以上的羽片为能育，
　　　　　　能育羽片 2~3 对，极缩短，暗棕色，被有淡红色绒毛。

【适宜生境】生于草甸或草甸沼泽。

【资源状况】分布于维西等地。常见。

【入药部位】根茎（绒紫萁）。

【功能主治】舒筋活络。用于肋骨疼痛。

紫 萁
紫大贯众、狼萁、避瘟贯众
Osmunda japonica Thunb.

【标本采集号】533324180513197LY

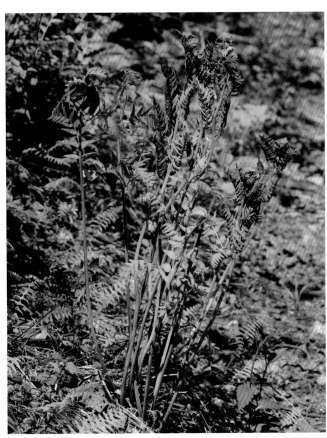
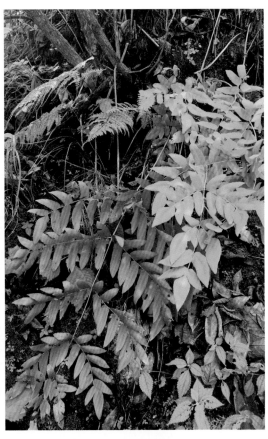
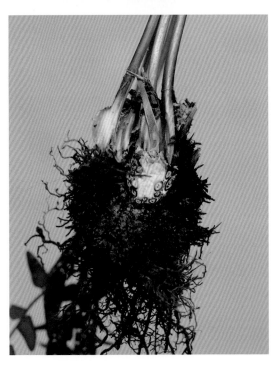

【形态特征】草本，高 30~100cm。根状茎粗壮，或稍弯短树干状，无鳞片。叶二型，簇生，直立；营养叶有长柄，叶片纸质，三角状宽卵形，长 30~50cm，宽 25~40cm。孢子叶强烈收缩，小羽片条形，沿主脉两侧密生孢子囊，形成深棕色的孢子囊穗。

【适宜生境】生于林下或溪边酸性土。

【资源状况】分布于维西、贡山等地。常见。

【入药部位】根茎（紫萁贯众）。

【功能主治】清热解毒，利湿散瘀，止血，杀虫。用于疟腮，痘疹，风湿痛，跌打损伤，衄血，便血，血崩，肠道寄生虫。

里白科

大芒萁
大羽芒萁
Dicranopteris ampla Ching et Chiu

【标本采集号】5333241812051186LY

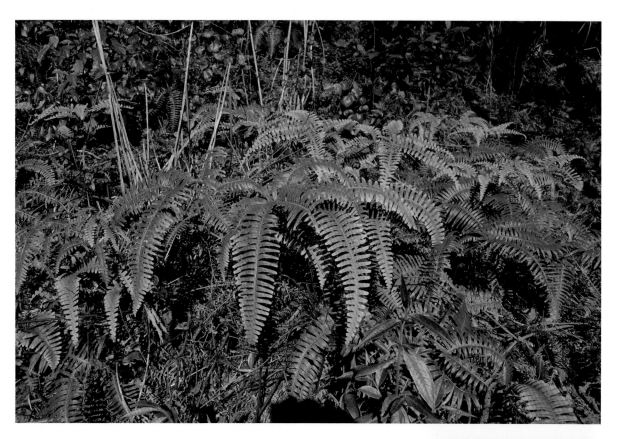

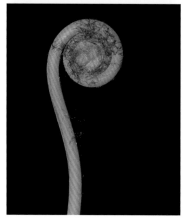

【形态特征】草本，高达 1.5 m。根状茎木质，红棕色，被毛。叶柄长达 80cm；叶片近革质；叶轴 3~4 次两叉分枝，除末回叶轴外，各回分枝处两侧均有一对托叶状大羽片。孢子囊群圆形，由 7~15 个孢囊组成，有 2~3 列，沿中脉两侧不规则排列。

【适宜生境】生于海拔 600~1400m 的疏林中或林缘。

【资源状况】分布于贡山等地。偶见。

【入药部位】髓心、嫩苗（大芒萁）。

【功能主治】解毒止血。外用于蜈蚣咬伤，创伤出血。

芒 萁

鸡毛蕨、路萁子柴、穿路萁

Dicranopteris dichotoma (Thunb.) Bernh.

【标本采集号】533324180914892LY

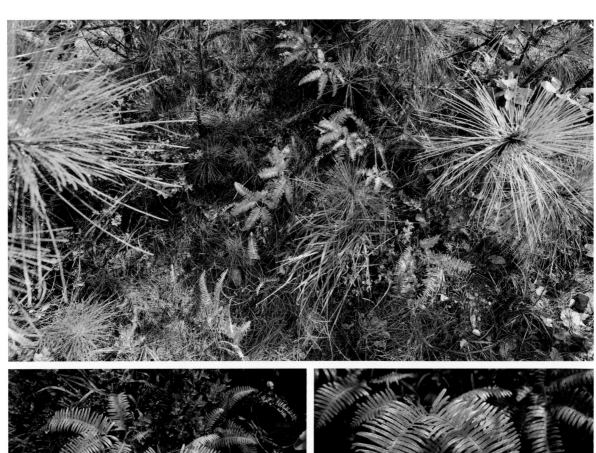

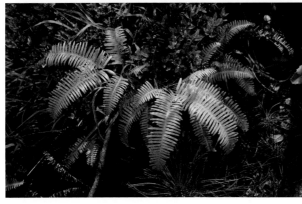
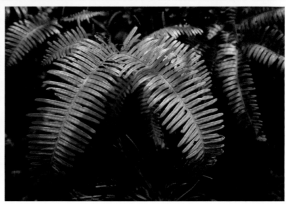

【形态特征】草本，高 40~100cm。根状茎横走，密被暗锈色长毛。叶远生；叶轴一至二（三）回二叉分枝；叶片纸质，沿羽轴被锈色毛，后变无毛。孢子囊群圆形，由 5~8 个孢子囊组成，孢子囊群着生于羽片的上侧小脉中部，在主脉两侧各排 1 列。

【适宜生境】生于强酸性土的荒坡或林缘，在森林砍伐后或放荒后的坡地上常成优势群落。

【资源状况】分布于贡山等地。常见。

【入药部位】幼嫩的地上部分（芒萁骨）或根茎（芒萁骨根）。

【功能主治】清热利尿，化瘀止血。用于鼻衄，肺热咯血，尿道炎，膀胱炎，小便不利，水肿，月经过多，血崩，白带异常；外用于创伤出血，跌打损伤，烧烫伤，骨折，蜈蚣咬伤。

里　白

远羽里白

Diplopterygium glaucum (Thunberg ex Houttuyn) Nakai

【标本采集号】3229010017

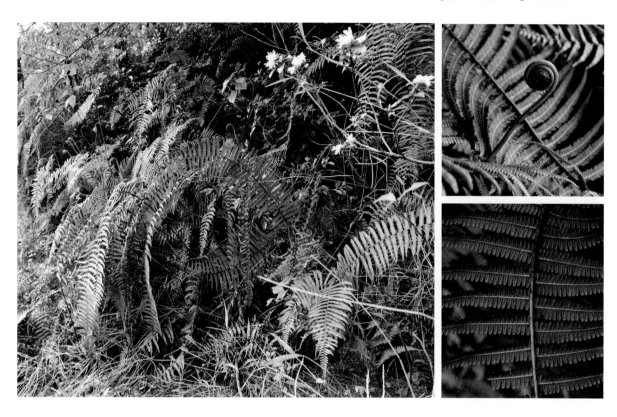

【形态特征】草本，高 1~3 m。根状茎横走，被鳞片。叶远生；叶柄长 50~100cm；小羽片 22~35 对，近对生或互生，线状披针形，羽状深裂。孢子囊群圆形，由 3~4 个孢子囊组成，生于羽片背面侧脉的中部，在主脉两侧各排 1 列。

【适宜生境】生于海拔 1500m 以下的常绿阔叶林下、杉木林间或沟边。

【资源状况】分布于贡山等地。常见。

【入药部位】根茎髓部（里白）。

【功能主治】行气，止血，接骨。用于胃痛，衄血，接骨。

海金沙科

海金沙 金沙藤、左转藤、竹园荽
Lygodium japonicum (Thunb.) Sw.

【标本采集号】5329290707

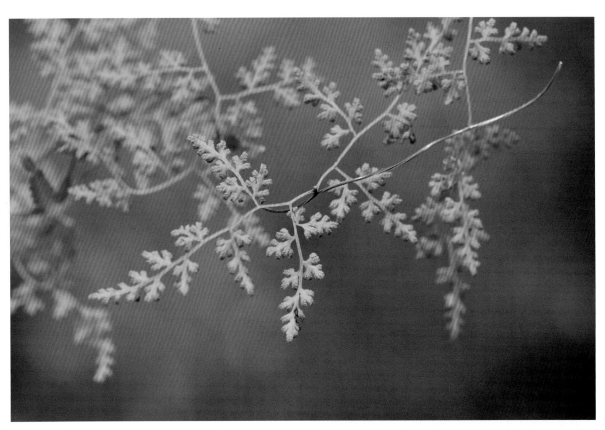

【形态特征】草本，植株攀缘可达4 m。根状茎褐色，细长。叶轴上面有两条狭边，羽片多数；一回羽片4~5对，互生；二回羽片3~4对，多收缩成撕裂状。羽片下面边缘生流苏状孢子囊穗，黑褐色，穗长2~4mm，孢子表面有小疣。

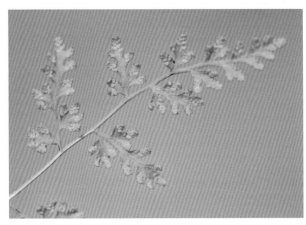

【适宜生境】生于阳坡林缘、灌丛、路边。

【资源状况】分布于香格里拉等地。常见。

【入药部位】孢子（海金沙）。

【功能主治】清热利湿，通淋止痛。用于热淋，砂淋，石淋，血淋，膏淋，尿道涩痛。

膜蕨科

瓶　蕨　青蛇斑、石上挡
Vandenboschia auriculata (Bl.) Cop.

【标本采集号】533324180911845LY

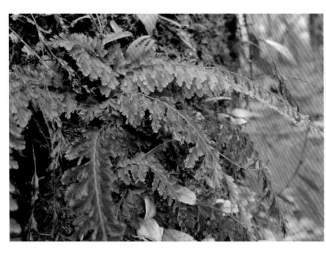 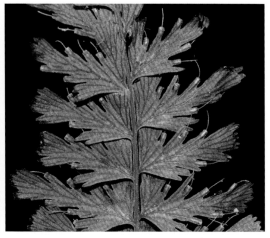

【形态特征】草本，高 15~30cm。根状茎长而横走，灰褐色，坚硬。叶远生；叶片披针形。孢子囊群顶生于向轴的短羽片上，每羽片 10~14 个；囊苞狭管状，口部截形，不膨大并有浅钝齿，基部以下裂片不变狭或略变狭；囊群托突出，长约 4mm。

【适宜生境】生于海拔 1000~2700m 的山地。

【资源状况】分布于贡山等地。偶见。

【入药部位】全草（瓶蕨）。

【功能主治】止血生肌。用于外伤出血。

蚌壳蕨科

金毛狗脊 狗脊、金丝毛、金毛狗
Cibotium barometz (L.) J. Sm.

【标本采集号】533324180519277LY

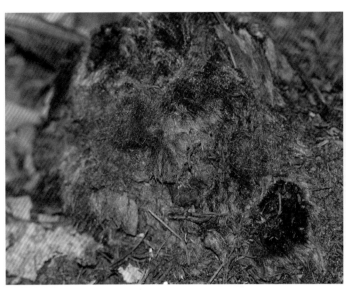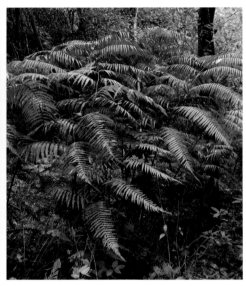

【形态特征】草本，高 2~3 m。根状茎卧生，粗大，密生金黄色节状长毛，顶端生出一丛大叶。叶片大，几为革质或厚纸质，广卵状三角形，三回羽状分裂；末回裂片线形，略呈镰刀形。孢子囊群位于裂片下部边缘，囊群盖蚌状，长圆形。

【适宜生境】生于山麓沟边及林下阴处酸性土。

【资源状况】分布于贡山等地。常见。

【入药部位】根茎（狗脊）。

【功能主治】补肝肾，强腰脊，祛风湿。用于腰脊酸软，下肢无力，风湿痹痛。

桫椤科

桫　椤　开心果
Alsophila spinulosa (Wall. ex Hook.) R. M. Tryon

【标本采集号】5333241812051184LY

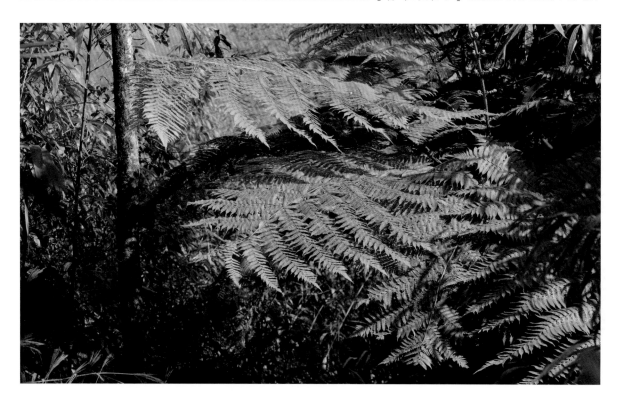

【**形态特征**】木本。茎干高达 6m 或更高。叶螺旋状排列于茎顶端，叶片纸质，椭圆形，长 1.3~3m，宽 60~70cm，三回羽状分裂。孢子囊群圆球形，生于侧脉分叉处凸起的囊托上，囊群盖球形，薄膜质，外侧开裂，易破，成熟时反折覆盖于主脉上面。

【**适宜生境**】生于海拔 260~1600m 的山地溪旁或疏林中。

【**资源状况**】分布于贡山等地。偶见。

【**入药部位**】干燥成熟种子（娑罗子）。

【**功能主治**】理气宽中，和胃止痛。用于肝胃气痛，脘腹胀满，经前腹痛，乳胀，疳积虫痛，痢疾。

凤尾蕨科

欧洲凤尾蕨 杂玛冬罗玛切瓦、娘村金净、娘呕介
Pteris cretica L.

【标本采集号】5329290589

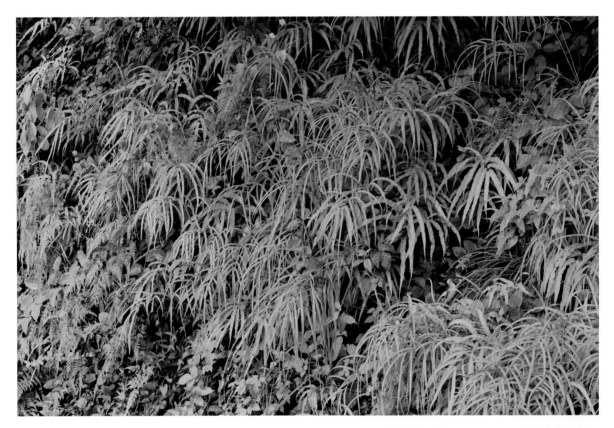

【形态特征】草本。根状茎短而直立或斜升，先端被黑褐色鳞片。叶簇生，二型或近二型；叶片卵圆形，一回羽状，叶干后纸质，绿色或灰绿色，无毛；叶轴禾秆色，有时带棕色，偶为栗色，表面平滑。

【适宜生境】生于海拔 400~3200m 的石灰岩地区的岩隙间或林下灌丛中。

【资源状况】分布于维西、贡山等地。偶见。

【入药部位】全草（欧洲凤尾蕨）。

【功能主治】消炎解毒，利水止痢，活络。用于痢疾，泄泻，肝炎，咽喉痛，小便淋痛，肾炎水肿，风湿痛，跌打肿痛，疮痈疖肿。

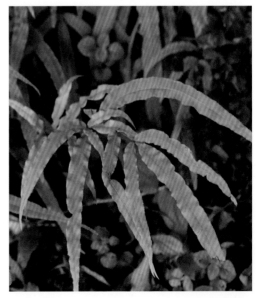

指叶凤尾蕨

鸡脚草、金鸡尾、井口边草

Pteris dactylina Hook.

【标本采集号】533324180509166LY

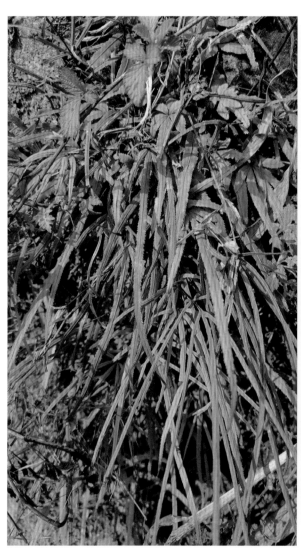
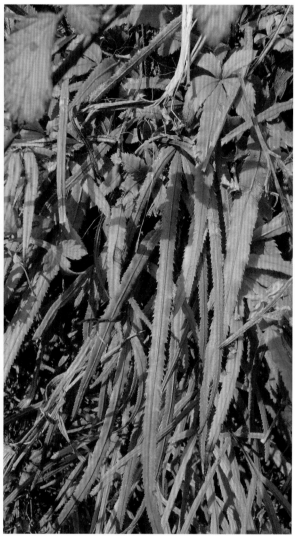

【形态特征】草本，高 15~40cm。根状茎短而横卧，先端被鳞片。叶多数，簇生，不育叶与能育叶等长；柄纤细，禾秆色，基部褐色；叶片指状，羽片通常 5~7。孢子囊群线形，生于羽片边缘的边脉上；囊群盖线形，灰白色，膜质，近全缘。

【适宜生境】生于阴湿路边、岩壁等地。

【资源状况】分布于香格里拉、德钦、维西、贡山等地。常见。

【入药部位】全草（金鸡尾）。

【功能主治】清热利湿，定惊解毒。用于痢疾，泄泻，疟腮，瘰疬，惊风，狂犬咬伤，带下病，水肿。

井栏边草 鸡脚草、金鸡尾、井口边草
Pteris multifida Poir.

【标本采集号】5331230871

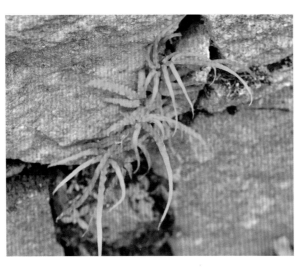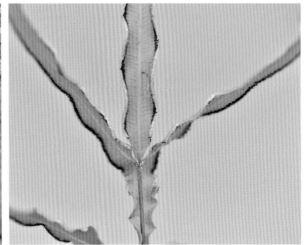

【形态特征】草本，高 20~70cm。根状茎短。叶草质，二型，簇生；叶片椭圆形，长 6~8cm，宽 3~6cm，先端尾状，单数一回羽状；能育叶与不育叶相似而较大，仅在不育部分具小尖齿。孢子囊群线形，着生羽片边缘的边脉上，囊群盖线形，膜质，灰白色。

【适宜生境】生于阴湿路边、岩壁等地。

【资源状况】分布于玉龙等地。常见。

【入药部位】全草（金鸡尾）。

【功能主治】清热利湿，定惊解毒。用于痢疾，泄泻，便血，尿血，咽喉肿痛，疟腮，瘰疬，惊风，狂犬咬伤，带下病，水肿。

中国蕨科

多鳞粉背蕨　水郎鸡、铁脚凤尾草、卷叶凤尾
Aleuritopteris anceps (Blanf.) Panigrihi

【标本采集号】5334211184

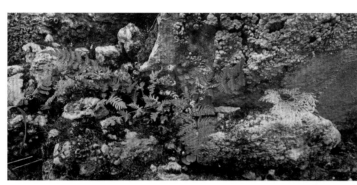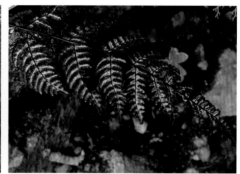

【形态特征】草本。根状茎短而直立，密被鳞片。叶簇生；叶柄长 8~20（~30）cm；叶片长 8~20cm，
　　　　　　宽 5~10cm，狭卵形，二回羽状，末回羽裂。孢子囊群生于叶边小脉顶端，圆形，成
　　　　　　熟后靠接，呈线形；囊群盖断裂，膜质，棕色，边缘撕裂成睫毛状。

【适宜生境】生于海拔 3700m 以下的山地。

【资源状况】分布于香格里拉、德钦、贡山等地。常见。

【入药部位】全草（水狼萁）。

【功能主治】止咳化痰，健脾补虚，舒筋活络，利湿止痛。用于咳嗽痰喘，痢疾，腹痛，消化不良，
　　　　　　带下病，瘰疬，跌打损伤，蛇咬伤。

银粉背蕨　通经草、金丝草、铜丝草
Aleuritopteris argentea (Gmél.) Fée

【标本采集号】5334210613

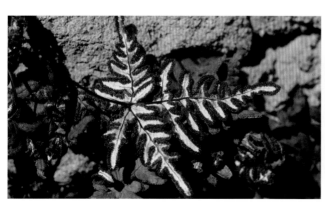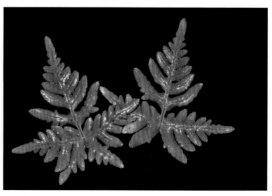

【形态特征】草本，高 14~25cm。根状茎直立或斜升（偶有沿石缝横走），先端被披针形、棕色、有光泽的鳞片。叶簇生，叶片五角形，叶干后草质或薄革质。孢子囊群生于叶边小脉先端，成熟后靠接，呈线形；囊群盖棕色，厚膜质。

【适宜生境】生于海拔 3700m 以下的山地。

【资源状况】分布于德钦、贡山等地。常见。

【入药部位】全草（铜丝草）。

【功能主治】活血调经，补虚止咳。用于月经不调，经闭腹痛，肺结核咳嗽，咯血。

黑足金粉蕨 铁脚草
Onychium contiguum Hope

【标本采集号】5333241812021097LY

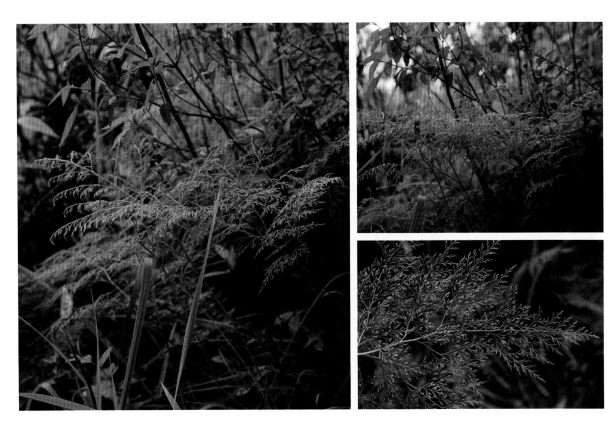

【形态特征】草本，高 50~90cm。根状茎横走，疏被深棕色披针形鳞片。叶近生或远生，一型，偶有近二型；叶片卵状长圆形至阔卵形，五回羽状细裂。孢子囊群短线形，生小脉顶端的连接脉上；囊群盖阔达主脉，灰白色，全缘。

【适宜生境】生于海拔 1200~3500m 的山谷、沟旁或疏林下。

【资源状况】分布于香格里拉、德钦、维西、贡山、兰坪等地。常见。

【入药部位】全草（铁脚草）。

【功能主治】解毒，利水，止血。用于农药及木薯中毒，水肿，外伤出血。

栗柄金粉蕨 人头发、小鸡尾草

Onychium japonicum (Thunb.) Kze. var. *lucidum* (Don) Christ

【标本采集号】2353290075

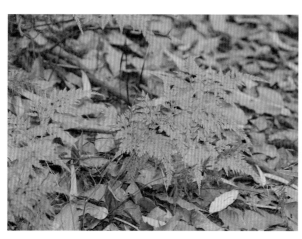
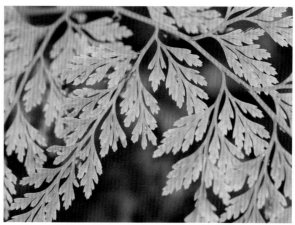

【形态特征】草本。根状茎长而横走。叶远生；叶柄栗红色或深棕色；叶片厚纸质，无毛，卵状长圆形；羽片互生，卵状披针形。孢子囊群线形，囊群盖棕色，膜质，孢子表面具块状纹饰，外壁有赤道环和一条带状纹饰环。

【适宜生境】生于海拔 700~2500m 的疏林下或灌丛中。

【资源状况】分布于维西、贡山等地。常见。

【入药部位】全草（栗柄金粉蕨）。

【功能主治】清热解毒，祛风除湿，消炎。用于风湿痛，跌打肿痛，外伤出血。

旱　蕨 亨氏拟旱蕨

Pellaea nitidula (Hook.) Baker

【标本采集号】533324180914878LY

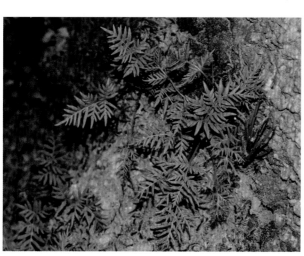
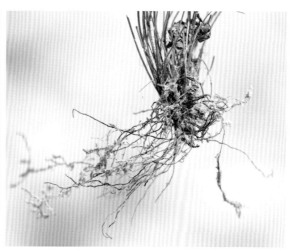

【**形态特征**】草本。根状茎短而直立，密被亮黑色、有棕色狭边的钻状披针形小鳞片。叶簇生；叶片长圆形至长圆状三角形，顶部羽裂渐尖，中部以下三回羽裂。孢子囊群生叶边小脉顶部，圆形，成熟后靠合；囊群盖由叶边在小脉顶部以下反折而成，边缘为不整齐的粗齿牙状。

【**适宜生境**】生于海拔 200~2400m 的干旱河谷疏林下、岩石上。

【**资源状况**】分布于德钦、维西、贡山等地。常见。

【**入药部位**】全草（旱蕨）。

【**功能主治**】清热，消食，利尿。用于感冒，胃痛，风湿痛，跌打肿痛，外伤出血，木薯、砷等中毒。

铁线蕨科

鞭叶铁线蕨 铁丝草、猪鬃漆、铁光棒
Adiantum caudatum L.

【标本采集号】5329290758

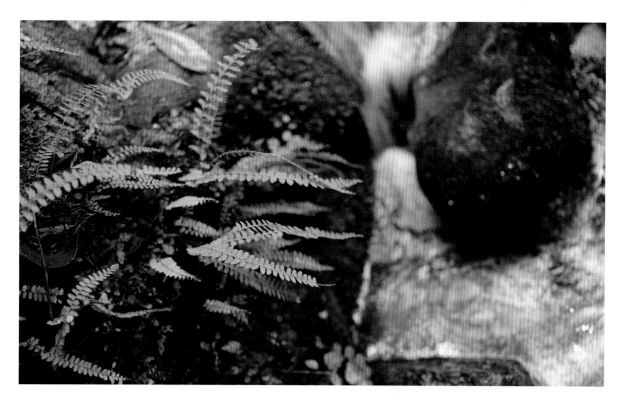

【形态特征】草本，高15~35cm。根状茎短而直立，被全缘鳞片。叶簇生；叶柄长约6cm，栗色，被褐色多细胞硬毛；叶片披针形，一回羽状，叶脉多回二歧分叉，两面可见。孢子囊群每羽片5~12枚；囊群盖圆形或长圆形，褐色，被毛，宿存。

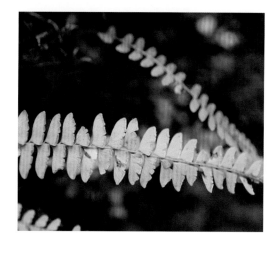

【适宜生境】生于海拔100~1200m的林下或山谷石上及石缝中。

【资源状况】分布于泸水等地。偶见。

【入药部位】全草（猪鬃草）。

【功能主治】清热，消炎，利尿。用于感冒发热，肺热咳嗽，咯血，乳腺炎，急性肾炎，膀胱炎；外用于疔疮。

铁线蕨
铁丝草、少女的发丝、铁线草
Adiantum capillus-veneris L.

【标本采集号】5334210526

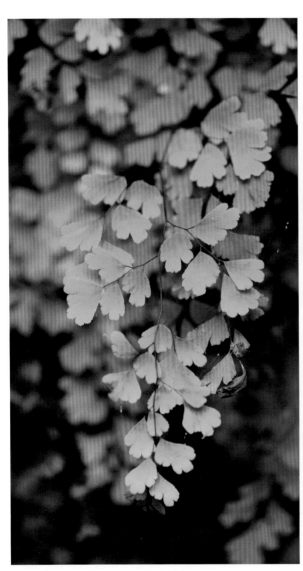
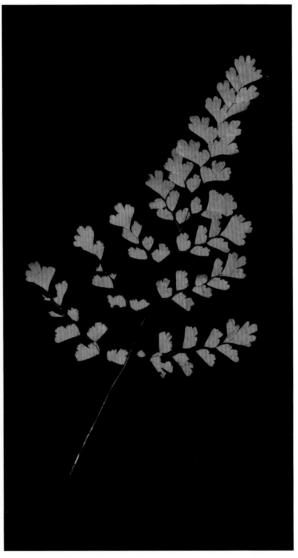

【形态特征】草本，高 15~40cm。根状茎细长横走，密被棕色披针形鳞片。叶簇生；叶柄纤细，栗黑色，有光泽；叶片卵状三角形，尖头，基部楔形。孢子囊群长圆形或圆肾形，横生于能育的末回小羽片上缘，每羽片 3~10 枚；囊群盖圆肾形至长圆形，上缘平直，全缘。

【适宜生境】生于海拔 100~2800m 的流水溪旁石灰岩上、石灰岩洞底或滴水岩壁上。

【资源状况】分布于香格里拉、德钦、维西、贡山等地。常见。

【入药部位】全草（猪鬃草）。

【功能主治】清热解毒，利尿，止咳。用于小便不利，血淋，痢疾，咳嗽，乳痈，毒蛇咬伤，烫火伤。

白背铁线蕨
猪鬃草、小猪宗草、猪毛刚
Adiantum davidii Franch.

【标本采集号】532924181101640LY

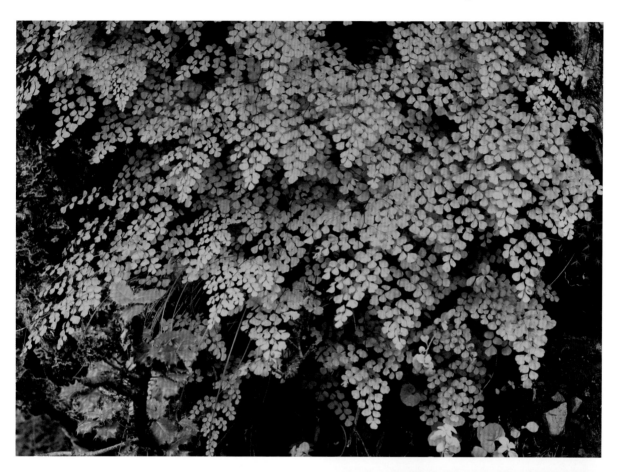

【形态特征】草本，高 15~40cm。根状茎细长，横走，被深褐色卵状披针形鳞片。叶远生；叶片三角状卵形，三回羽状。孢子囊群横生于小羽片顶部弯缺内，每末回小羽片通常 1 枚，少有 2 枚；囊群盖肾形或圆肾形，上缘浅凹，褐色，纸质，全缘。

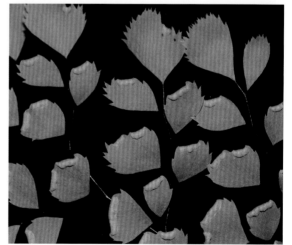

【适宜生境】生于海拔 1500~3400m 的山溪边、石上。

【资源状况】分布于德钦、维西等地。常见。

【入药部位】全草（猪鬃刚）。

【功能主治】清热解毒，利水通淋。用于痢疾，尿路感染，血淋，乳糜尿，睾丸炎，乳腺炎。

肿足蕨科

肿足蕨 活血草、金毛狗、黄鼠狼
Hypodematium crenatum (Forssk.) Kuhn

【标本采集号】5334210985

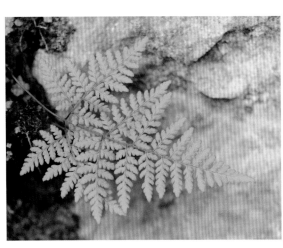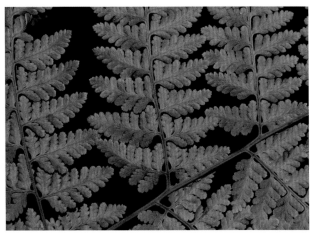

【形态特征】草本，高 40~60cm。根状茎粗壮，横走，连同叶柄基部密被鳞片。叶近生；叶片卵状五角形，四回羽裂。孢子囊群圆形，背生于侧脉中部，每裂片 1~3 枚；囊群盖大，圆肾形或马蹄形，浅灰色，膜质，背面密被柔毛；孢子圆肾形，周壁具较密的褶皱，形成明显的弯曲条纹，表面光滑。

【适宜生境】生于海拔 50~1800m 的干旱石灰岩缝。

【资源状况】分布于贡山等地。偶见。

【入药部位】全草或根状茎（肿足蕨）。

【功能主治】祛风利湿，清热拔毒，止血。用于风湿关节痛，痢疾；外用于疮毒，外伤出血。

裸子蕨科

金毛裸蕨
土知母、毛茇蕨、龙头凤尾、猫耳朵草
Gymnopteris vestita (Wall. ex Presl) Underw.

【标本采集号】5329290820

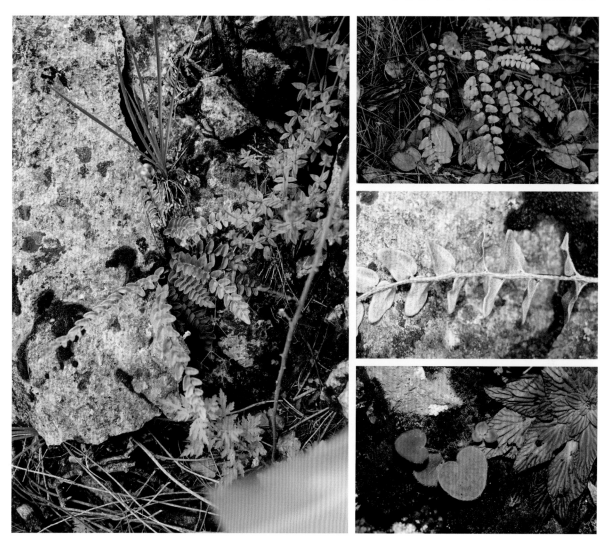

【形态特征】草本，高 30~40cm。根状茎粗短，密覆锈黄色长钻形鳞片。叶丛生或近生；叶片披针形，一回羽状复叶；羽片卵形或长卵形，基部圆形或有时呈略微心形，有柄，全缘，互生。孢子囊群沿侧脉着生，隐没在绢毛下，成熟时略可见。

【适宜生境】生于海拔 800~3000m 的灌丛石上。

【资源状况】分布于玉龙等地。常见。

【入药部位】根茎、全草（猫耳朵草）。

【功能主治】消炎退热，止痛。用于伤寒高热，关节痛，胃痛。

书带蕨科

书带蕨
目莲金、晒不死
Vittaria flexuosa Fée.

【标本采集号】533324180829535LY

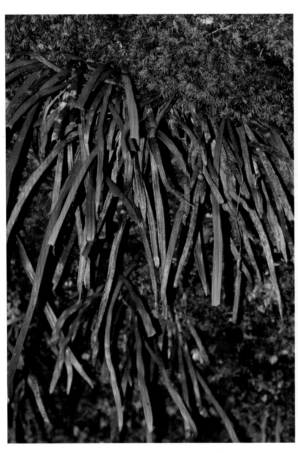 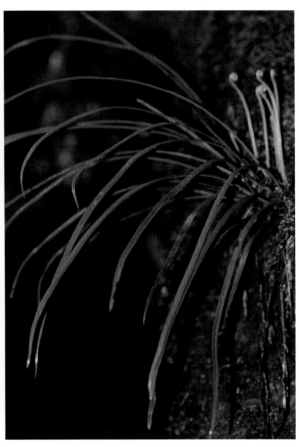

【形态特征】草本，高 20~40cm。根状茎横走，密被黄褐色鳞片。叶近生；叶片革质，线形，长 30~40cm，宽 4~8mm。孢子囊群线形，生于叶缘内侧，位于浅沟槽中；叶边反卷，遮盖孢子囊群；孢子长椭圆形，单裂缝，具模糊的颗粒状纹饰。

【适宜生境】生于海拔 100~3200m 的林中树干上或岩石上。

【资源状况】分布于贡山等地。偶见。

【入药部位】全草（书带蕨）。

【功能主治】清热息风，舒筋活络。用于小儿惊风，疳积，妇女干血痨，目翳，瘫痪，跌打损伤。

双扇蕨科

中华双扇蕨 半边藕、铁凉伞
Dipteris chinensis Christ

【标本采集号】533324180518265LY

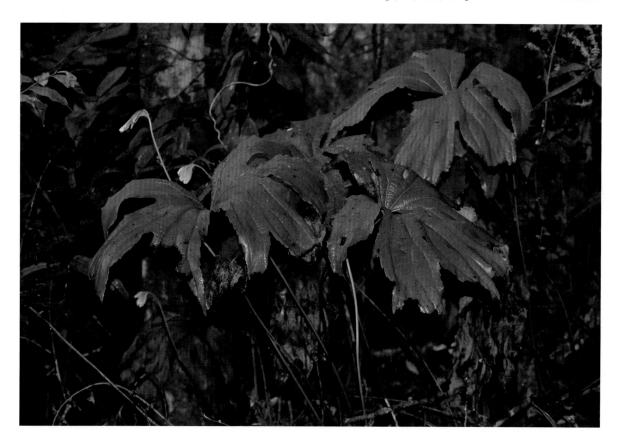

【**形态特征**】草本，高 60~90cm。根状茎长而横走，木质，被钻状黑色披针形鳞片。叶远生；叶片
纸质，长 20~30cm，宽 30~60cm，二裂成相等的扇形。孢子囊群小，近圆形，散生于
网脉交结点上，被浅杯状的隔丝覆盖。

【**适宜生境**】生于海拔 800~2100m 的灌丛中。

【**资源状况**】分布于贡山等地。偶见。

【**入药部位**】根茎（半边藕）。

【**功能主治**】清热利湿。用于水肿，小便涩痛，腰痛，水肿。

蹄盖蕨科

亮毛蕨 毛冷蕨
Acystopteris japonica (Luerss.) Nakai

【标本采集号】533324180828497LY

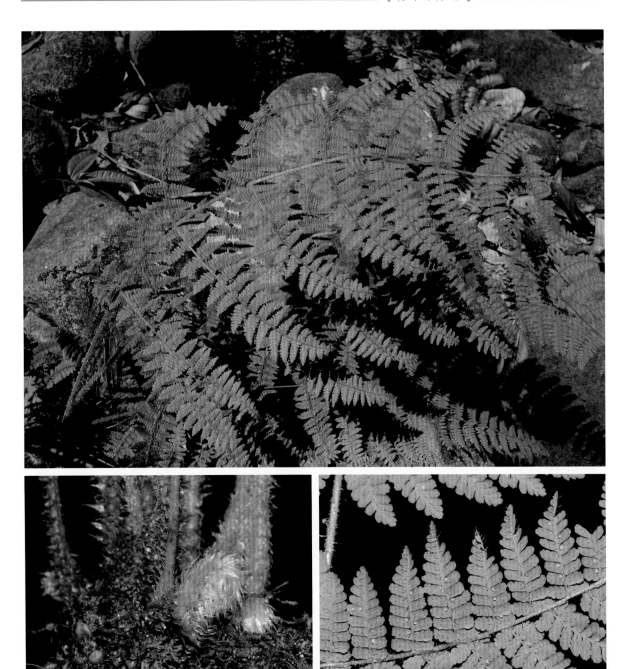

【**形态特征**】草本。根状茎细长而横走，棕色。叶近生；叶片阔卵形至卵状长圆形。孢子囊群线形；囊群盖小，膜质，灰绿色，卵圆形，边缘有腺状疏睫毛，其仅以基部一点着生于囊托，被成熟的孢子囊群向后推开，压于下面，宛如下位，宿存。

【**适宜生境**】生于海拔 400~2800m 的沟谷林下。

【**资源状况**】分布于贡山等地。常见。

【**入药部位**】根茎（亮毛蕨）。

【**功能主治**】解毒消肿。用于疖肿。

日本蹄盖蕨　牛心贯众
Athyrium niponicum (Mett.) Hance

【**标本采集号**】533324180921980LY

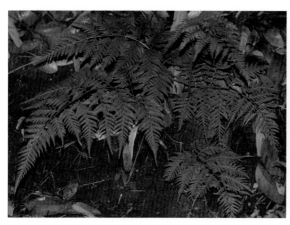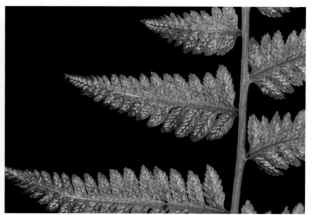

【**形态特征**】草本，高 40~80cm。根状茎短，先端被鳞片。叶簇生；叶片卵状长圆形，二或三回羽状。孢子囊群长圆形、弯钩形或马蹄形，每末回裂片 4~12 对；囊群盖同形，褐色，膜质，边缘略呈啮蚀状，宿存或部分脱落；孢子周壁表面有明显的条状褶皱。

【**适宜生境**】生于海拔 10~2600m 的杂木林下、溪边、阴湿山坡、灌丛或草坡上。

【**资源状况**】分布于贡山等地。常见。

【**入药部位**】全草（华东蹄盖蕨）

【**功能主治**】清热解毒，消肿止血，驱虫。用于痈毒疖肿，痢疾，衄血，蛔虫病。

金星蕨科

披针新月蕨 土当归、鸡血莲、散血莲
Pronephrium penangianum (Hook.) Holtt.

【标本采集号】5333241812021146LY

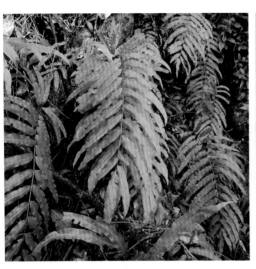
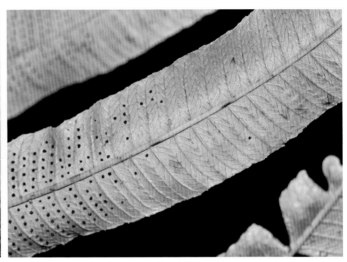

【**形态特征**】草本，高 120~200cm。根状茎长而横走，褐棕色，偶有披针形鳞片。叶远生；叶片长圆状披针形，一回奇数羽状；侧生羽片 10~15 对，阔线形，互生，有短柄。孢子囊群圆形，生于小脉中部或中部稍下处，在侧脉间排成 2 列，每列 6~7 枚，无盖。

【**适宜生境**】生于海拔 900~3600m 的疏林下或阴地水沟边。

【**资源状况**】分布于维西、贡山等地。常见。

【**入药部位**】根茎、叶（鸡血莲）。

【**功能主治**】活血散瘀，利湿。用于风湿麻痹，痢疾，跌打腰痛。

铁角蕨科

毛轴铁角蕨 细叶青
Asplenium crinicaule Hance

【标本采集号】533324180911844LY

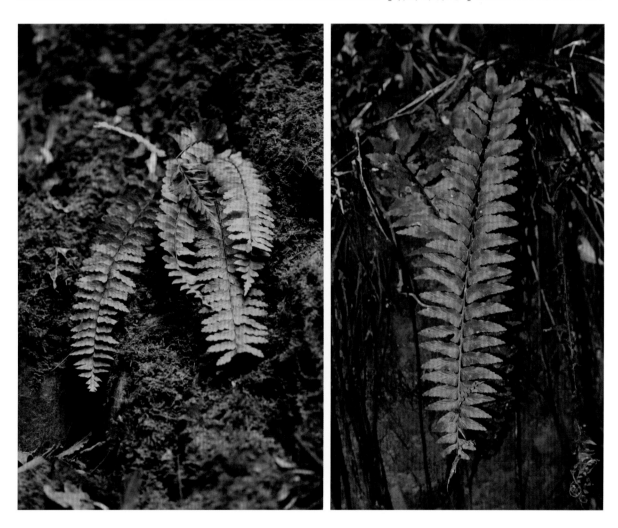

【形态特征】草本，高 20~40cm。根状茎短而直立，密被鳞片。叶簇生；叶片披针形，一回羽状。孢子囊群阔线形，棕色，极斜向上，彼此疏离，通常生于上侧小脉，自主脉向外行，不达叶边，沿主脉两侧排列整齐，或在基部上侧的呈不整齐的多行；囊群盖阔线形，黄棕色，后变灰棕色，厚膜质，全缘。

【适宜生境】生于海拔 120~3000m 的林下溪边的潮湿岩石上。

【资源状况】分布于德钦、维西、贡山等地。常见。

【入药部位】全草（细叶青）。

【功能主治】消肿止痛，化湿利尿。用于白浊，前列腺炎，肾炎，烦渴，刀伤出血。

剑叶铁角蕨 阿西得、铁郎鸡
Asplenium ensiforme Wall.

【标本采集号】533324180419018LY

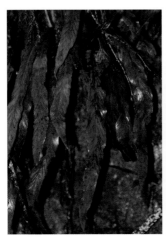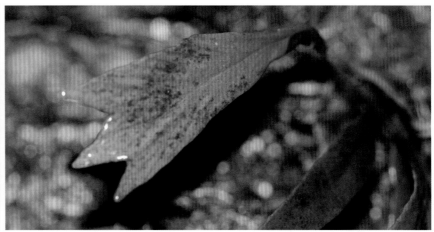

【形态特征】草本，高 25~45（~65）cm。根状茎短而直立，密被鳞片。叶簇生；叶片披针形，长18~25（~50）cm，中部宽 1.5~2（~4）cm，长渐尖头，基部缓下，延呈狭翅，全缘。孢子囊群生于上侧小脉，线形，棕色，极斜向上，通直；囊群盖线形，纸质，全缘，开向中脉。

【适宜生境】生于海拔 840~2800m 密林中岩石上或树干上。

【资源状况】分布于维西、贡山、福贡等地。常见。

【入药部位】全草（剑叶铁角蕨）。

【功能主治】活血祛瘀，舒筋止痛。用于经闭，跌打损伤，腰痛，风湿麻木。

倒挂铁角蕨 倒挂草
Asplenium normale Don

【标本采集号】533324180911847LY

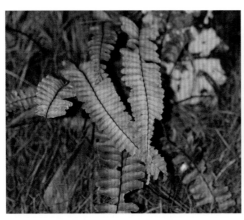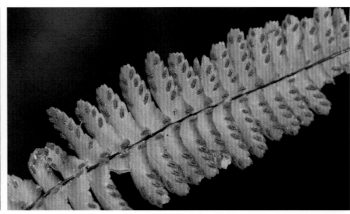

【形态特征】草本，高 15~40cm。根状茎直立或斜升，密被鳞片。叶簇生；叶片披针形，一回羽状。孢子囊群椭圆形，棕色，背生于小脉中部或以上，在中脉两侧排成平行而不相等的两行；囊群盖椭圆形，淡棕色或灰棕色，膜质，全缘，开向中脉。

【适宜生境】生于海拔 600~2500m 的密林下或溪旁石上。

【资源状况】分布于贡山等地。偶见。

【入药部位】全草（倒挂草）。

【功能主治】清热解毒，活血散瘀，镇痛止血。用于肝炎，痢疾，外伤出血，蜈蚣咬伤。

北京铁角蕨 地柏枝
Asplenium pekinense Hance

【标本采集号】5333241812051246LY

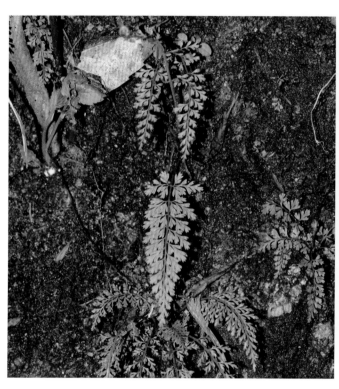
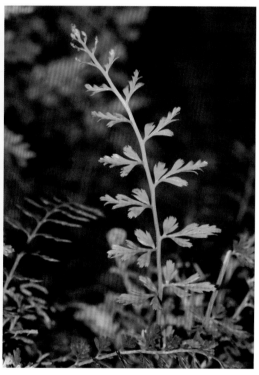

【形态特征】草本，高 8~20cm。根状茎短而直立，先端密被鳞片。叶簇生；叶片披针形，二回羽状或三回羽裂。孢子囊群近椭圆形，斜向上，位于小羽片中部，排列不甚整齐，成熟后为深棕色，往往满铺于小羽片下面；囊群盖同形，灰白色，膜质，全缘，开向羽轴或主脉，宿存。

【适宜生境】生于海拔 380~3900m 岩石上或石缝中。

【资源状况】分布于德钦、维西等地。常见。

【入药部位】全草（铁杆地柏枝）。

【功能主治】止咳化痰，止泻，止血。用于感冒咳嗽，肺痨，腹泻，痢疾，臁疮，外伤出血。

铁角蕨 石林珠
Asplenium trichomanes L. Sp.

【标本采集号】5334211186

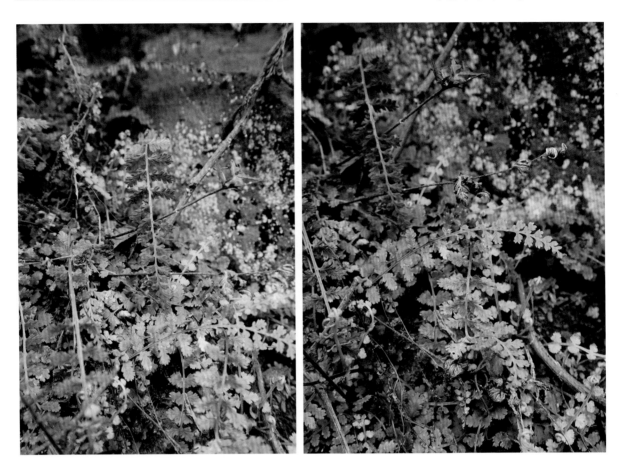

【形态特征】草本，高 10~30cm。根状茎短而直立，密被鳞片。叶簇生；叶片长线形，一回羽状。孢子囊群阔线形，黄棕色，背生于小脉上侧分枝的中部，每羽片有 4~8 枚，极斜向上；囊群盖阔线形，灰白色，后变棕色，膜质，全缘，开向主脉，宿存。

【适宜生境】生于海拔 400~3400m 林下山谷中的岩石上或石缝中。

【资源状况】分布于德钦、贡山、福贡等地。常见。

【入药部位】全草（铁角凤尾草）。

【功能主治】清热解毒，收敛止血，补肾调经，散瘀利湿。用于小儿高热惊风，阴虚盗汗，痢疾，月经不调，带下病，淋浊，胃溃疡，烧烫伤，疮疖肿毒，外伤出血。

乌毛蕨科

顶芽狗脊 冷卷子
Woodwardia unigemmata (Makino) Nakai

【标本采集号】533324180911827LY

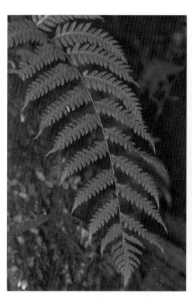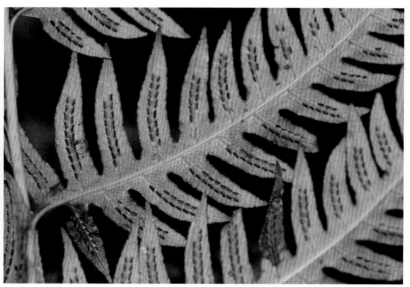

【形态特征】草本，高达 2m。根状茎横卧，黑褐色，密被鳞片。叶近生；卵状长圆形，二回羽状。孢子囊群粗短线形，挺直或略弯，着生于主脉两侧的狭长网眼上，彼此接近或略疏离，下陷于叶肉；囊群盖同形，厚膜质，棕色或棕褐色，成熟时开向主脉。

【适宜生境】生于海拔 450~3000m 的疏林下或路边灌丛中。

【资源状况】分布于维西、贡山等地。常见。

【入药部位】根茎（狗脊贯众）。

【功能主治】清热解毒，散瘀，杀虫。用于虫积腹痛，感冒，便血，血崩，疮痈肿毒。

鳞毛蕨科

刺齿贯众
大叶兰芝、大叶鲁萁、牛尾贯众
Cyrtomium caryotideum (Wall. ex Hook. et Grev.) Presl

【标本采集号】3229010973

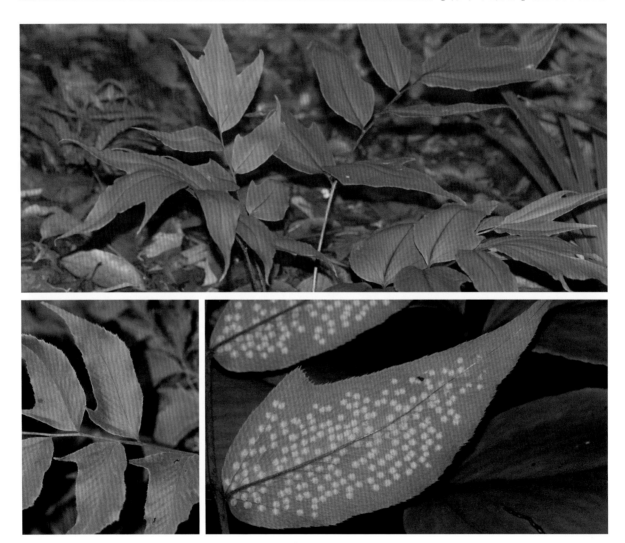

【形态特征】草本，高 40~70cm。根状茎短而直立，密被鳞片。叶簇生；叶片矩圆形或矩圆披针形，长 25~40cm，宽 10~20cm，单数一回羽状，羽片 3~5 对。孢子囊群圆形，遍布羽片背面；囊群盖圆形，盾状，边缘有长睫毛。

【适宜生境】生于海拔 600~2500m 的林下。

【资源状况】分布于贡山等地。常见。

【入药部位】根茎（大昏头鸡）。

【功能主治】清热解毒，活血散瘀，利水消肿。用于瘰疬，疔毒疖肿，感冒，崩漏，跌打损伤，水肿。

大叶贯众
鱼公草、鱼公草根、贯众
Cyrtomium macrophyllum (Makino) Tagawa

【标本采集号】533324180509160LY

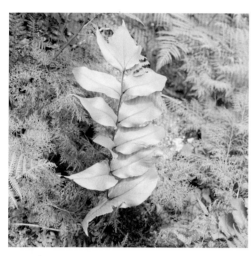 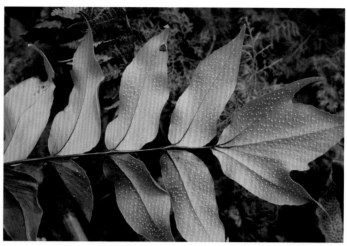

【形态特征】草本，高 30~80cm。根状茎直立，密被鳞片。叶簇生，叶柄长 16~38cm，基部直径
　　　　　　3~4mm；叶片矩圆卵形或狭矩圆形，坚纸质，腹面光滑，背面有时疏生小鳞片。孢子
　　　　　　囊群遍布羽片背面；囊群盖盾状圆形，褐色，中间较厚，边缘膜质，全缘。

【适宜生境】生于海拔 750~2700m 的林下。

【资源状况】分布于贡山等地。常见。

【入药部位】根茎（化药）。

【功能主治】清热解毒，凉血止血。用于流行性感冒，流行性乙型脑炎，崩漏。

金冠鳞毛蕨
贯众
Dryopteris chrysocoma (Christ) C. Chr.

【标本采集号】5333241812081362LY

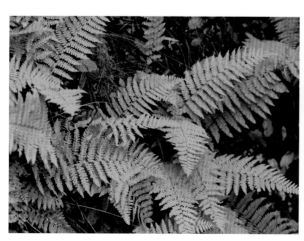 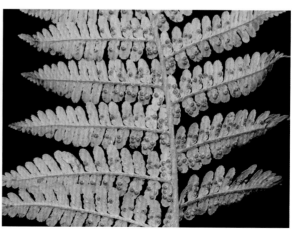

【形态特征】草本，高达 50cm。根状茎短而直立，密被鳞片。叶簇生；叶柄被卵圆状披针形和线状披针形的淡棕色或棕色鳞片；叶片卵圆状披针形，二回羽状。孢子囊群圆肾形；囊群盖大，纸质或角质，螺壳状，成熟时完全笼罩孢子囊群。

【适宜生境】生于海拔 2400~3000m 的灌丛或常绿阔叶林缘。

【资源状况】分布于贡山等地。常见。

【入药部位】根茎（贯众）。

【功能主治】清热解毒，散瘀止血。用于产后血气胀痛，带下病，衄血，痢疾。

纤维鳞毛蕨 *Dryopteris sinofibrillosa* Ching

【标本采集号】3229010694

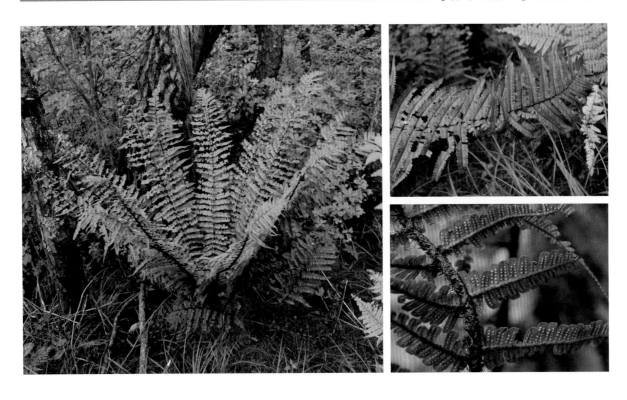

【形态特征】草本，高 40~70cm。根状茎直立，密被鳞片。叶簇生；叶柄鳞片扭曲；叶片披针形，羽状渐尖头，基部狭缩，长 30~55cm，中部宽 15cm，二回羽状。孢子囊群圆形，生于叶边与中脉之间，囊群盖圆肾形。

【适宜生境】生于海拔 2800~4000m 的针叶林下。

【资源状况】分布于德钦、维西等地。常见。

【入药部位】根茎（贯众）。

【功能主治】清热平肝，解毒杀虫，凉血止血。用于预防流行性感冒、流行性脑脊髓膜炎，各种虫积腹痛症，红崩白带，刀伤出血诸证。

变异鳞毛蕨 小狗脊子、小叶金鸡尾巴草、贯众
Dryopteris varia (L.) O. Ktze.

【标本采集号】5329290123

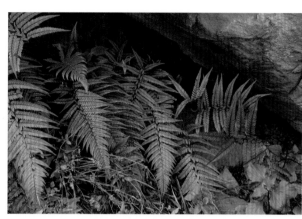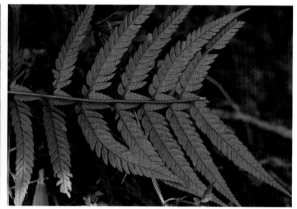

【形态特征】草本，高 50~70cm。根状茎横卧或斜升，顶端密被鳞片。叶簇生；叶柄最基部密被与根状茎顶端相同的鳞片；叶片五角状卵形，三回羽状或二回羽状。孢子囊群较大，靠近小羽片或裂片边缘着生；囊群盖圆肾形，棕色，全缘。

【适宜生境】生于海拔 300~1500m 的山地、林下、溪边、灌丛中、路边及山谷石缝中。

【资源状况】分布于福贡等地。偶见。

【入药部位】根茎（变异鳞毛蕨）。

【功能主治】清热，止痛。用于内热腹痛，肺结核。

大羽鳞毛蕨 瓦氏鳞毛蕨
Dryopteris wallichiana (Spreng.) Hyl.

【标本采集号】533324180905704LY

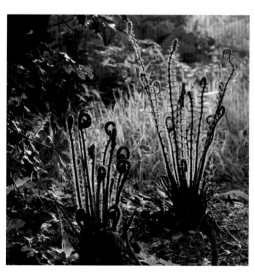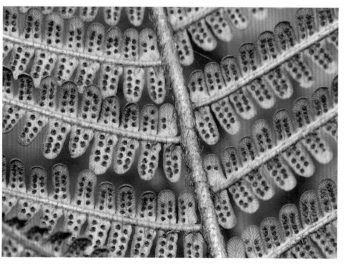

【形态特征】草本，高达 1 m 以上。根状茎粗壮直立，密被鳞片。叶簇生；叶片卵圆状披针形或披针形，二回羽状深裂。孢子囊群圆形，每裂片 4~6 对，生于叶边与中肋之间，靠近中肋；囊群盖圆肾形，棕色，成熟后脱落。

【适宜生境】生于海拔 1500~3600m 的铁杉林或云杉林下。

【资源状况】分布于维西、贡山等地。常见。

【入药部位】根茎（大羽鳞毛蕨）。

【功能主治】用于杀虫，清热解毒。

喜马拉雅耳蕨 *Polystichum brachypterum* (Kuntze) Ching

【标本采集号】5334211123

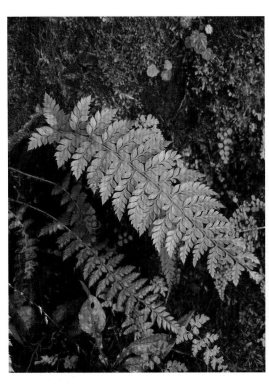 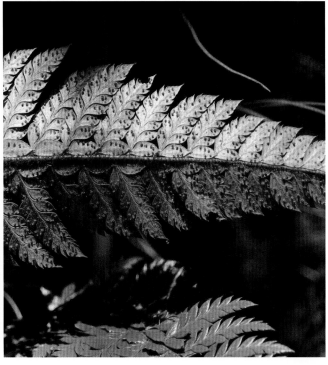

【形态特征】草本，高 50~60cm。根状茎直立，直径 4~5cm，顶端密被鳞片。叶簇生；叶片革质或硬革质，背面有纤维状分枝的鳞片，狭卵形至宽披针形，二回羽状。孢子囊群大，居中者生，成熟后布满小羽片背面；囊群盖大，棕色，盾状圆形，全缘。

【适宜生境】生于海拔 1500~3400m 的阔叶林下或高山针叶林下。

【资源状况】分布于香格里拉、德钦、维西等地。常见。

【入药部位】根茎（喜马拉雅耳蕨）。

【功能主治】祛风散寒。用于关节疼痛。

对生耳蕨 蜈蚣草、灰贯众
Polystichum deltodon (Bak.) Diels

【标本采集号】3229010907

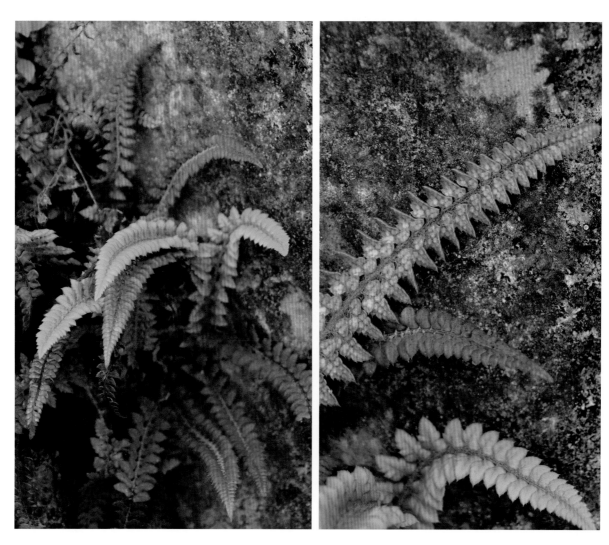

【形态特征】草本，高 20~35cm。根状茎短而斜升至直立，顶端及叶柄基部密被鳞片。叶簇生；叶片披针形，一回羽状。孢子囊群生于小脉先端，通常仅在中脉上侧排成 1 行；圆盾形的孢子囊群盖棕色，边缘啮蚀状，早落；孢子赤道面观呈豆形，周壁形成少数肌状褶皱。

【适宜生境】生于海拔 1000~2600m 的山地常绿阔叶林的石灰岩隙。

【资源状况】分布于贡山等地。常见。

【入药部位】全草或叶（灰贯众）。

【功能主治】清热解毒，活血止血，活血止痛。用于感冒，利尿，跌打损伤，消肿，外伤出血，蛇咬伤。

革叶耳蕨 凤凰尾巴草、娃娃拳
Polystichum neolobatum Nakai

【标本采集号】3229010239

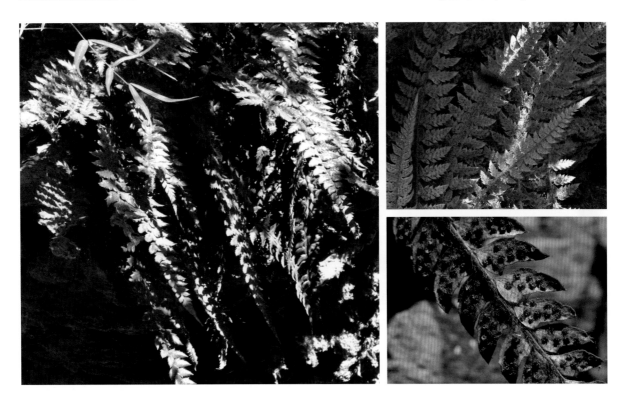

【形态特征】草本，高 30~40cm。根状茎直立，直径 3~4cm，密生鳞片。叶簇生；叶柄密生鳞片，鳞片先端扭曲；叶片披针形，二回羽状。孢子囊群位于主脉两侧，居中者生，成熟后布满小羽片背面；囊群盖棕色，盾状圆形，全缘。

【适宜生境】生于海拔 1260~3000m 的阔叶林下。

【资源状况】分布于维西等地。常见。

【入药部位】根茎（革叶耳蕨）。

【功能主治】清热解毒，凉血散瘀。用于痢疾，目赤肿痛，乳痈，疮疖肿毒，痔疮出血，烫火伤。

叉蕨科

毛叶轴脉蕨 毛羽蕨
Ctenitopsis devexa (Kunze) Ching et C. H. Wang

【标本采集号】3229010238

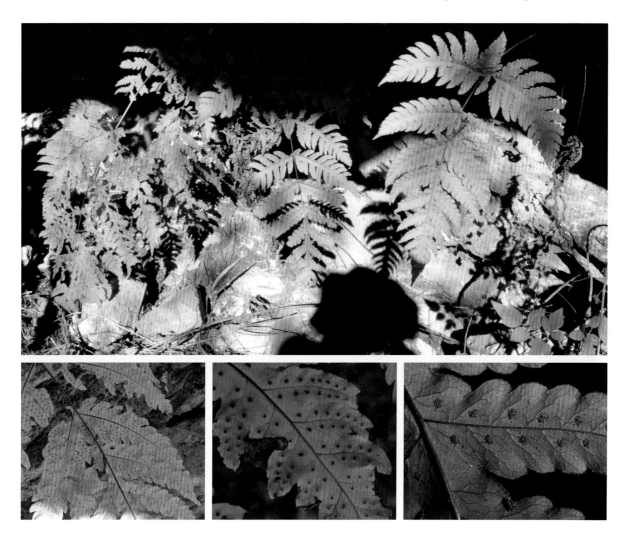

【形态特征】草本。根状茎直立。叶簇生，长 40~60cm；叶柄长 20~30cm；叶片五角状三角形，薄纸质，二回羽状分裂，羽轴、小羽轴及主脉两面均被同样的毛。孢子囊群圆形，生于小脉顶端，接近叶缘；囊群盖圆肾形，全缘，膜质，略被毛。

【适宜生境】生于海拔 150~1400m 的潮湿石缝中。

【资源状况】分布于泸水等地。偶见。

【入药部位】全草（毛叶轴脉蕨）。

【功能主治】清热解毒。用于口干舌燥，目赤肿痛。

大齿叉蕨 阴地三叉蕨
Tectaria coadunata (Wall. ex Hook. & Grev.) C. Chr.

【标本采集号】533324180919938LY

【形态特征】草本，高 70~80cm。根状茎斜升至直立。叶簇生；叶片薄纸质，叶脉联结成近六角形网眼，三回羽裂，羽轴栗褐色，羽轴及小羽轴两侧有弧状脉形成的狭长网眼。孢子囊群圆形，囊群盖圆盾形，全缘，膜质，棕色，宿存并略反卷。

【适宜生境】生于海拔 500~2000m 的山地常绿阔叶林的石灰岩岩缝或沟边。

【资源状况】分布于贡山等地。常见。

【入药部位】根茎（大齿叉蕨）。

【功能主治】解毒止血。用于外伤出血，毒蛇咬伤。

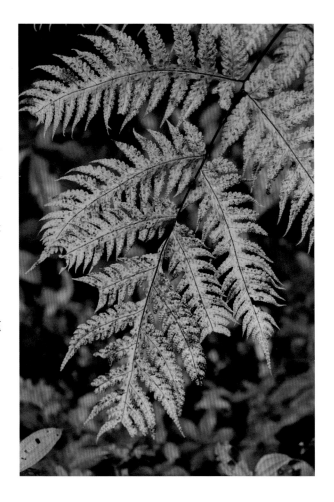

肾蕨科

肾　蕨 麻雀蛋、冰果草
Nephrolepis cordifolia (Linnaeus) C. Presl

【标本采集号】533324180818352LY

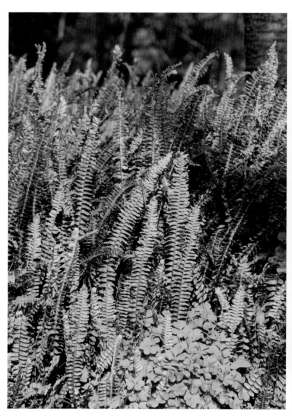 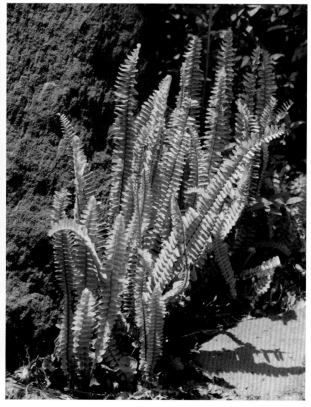

【形态特征】草本，高达 70cm。根状茎直立，被鳞片。叶簇生；叶柄长 5~10cm；叶片革质，光滑无毛，披针形，一回羽状；叶脉明显，侧脉纤细，自主脉向上斜出。孢子囊群各 1 行，排列于主脉两侧，肾形，少数为圆肾形或近圆形；囊群盖肾形。

【适宜生境】生于海拔 300~1500m 溪边林下。

【资源状况】分布于贡山、福贡等地。常见。

【入药部位】全草（肾蕨）。

【功能主治】清热利湿，润肺止咳，软坚消积。用于感冒发热，咳嗽，肺痨咯血，痢疾，急性腹泻，小儿疳积，中毒性消化不良，淋证；外用于乳腺炎，淋巴结炎。

骨碎补科

鳞轴小膜盖蕨
小膜盖蕨
Araiostegia perdurans (Christ) Cop.

【标本采集号】533324180830602LY

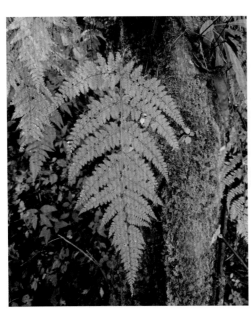
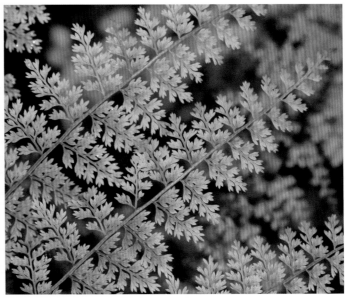

【形态特征】草本。根状茎粗健，密被鳞片。叶远生，相距 3~5cm，长 50~70cm；叶柄长 25~35cm；叶片卵形或三角状卵形，三回羽状细裂。孢子囊群小，多数，位于裂片的缺刻之下，着生于上侧短小脉顶端或小脉分叉处；囊群盖半圆形，基部黑褐色，边缘浅褐色，膜质，全缘，基部着生。

【适宜生境】生于海拔 1900~3400m 的山地混交林中的树干上。

【资源状况】分布于香格里拉、德钦、贡山等地。常见。

【入药部位】全株（鳞轴小膜盖蕨）。

【功能主治】清热利尿，补肾，祛风，续筋骨，驱虫。用于风热感冒，虫积腹痛。

水龙骨科

丝带蕨 木兰金、大捆仙绳、石箭
Drymotaenium miyoshianum Makino

【标本采集号】5334211122

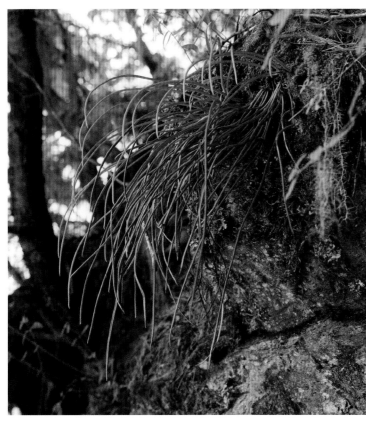
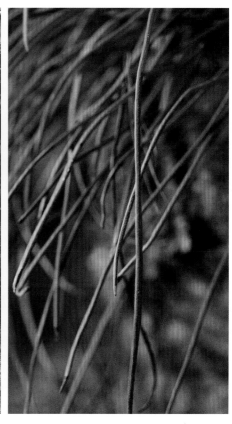

【**形态特征**】草本，高 30~50cm。根状茎短而横卧，被黑色鳞片。叶近生；叶片长线形，长 30~50cm，宽 2~3mm，似书带蕨状，坚挺，革质，光滑无毛。孢子囊群线形，连续，生于中脉两侧各 1 条的纵沟中，靠近中脉；孢子囊的环带由 14（~16）个增厚的细胞组成；孢子椭圆状。

【**适宜生境**】生于海拔 700~2500m 的林下树干上。

【**资源状况**】分布于香格里拉、维西、贡山等地。常见。

【**入药部位**】全草（丝带蕨）。

【**功能主治**】清热息风，活血。用于小儿惊风，劳伤。

抱石莲 巧根藤、飞连草
Lepidogrammitis drymoglossoides (Baker) Ching

【标本采集号】5325230095

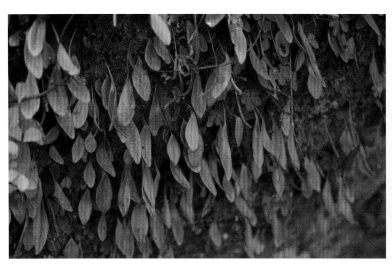 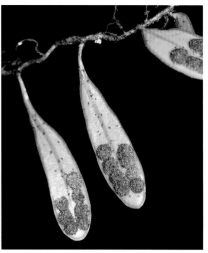

【形态特征】草本。根状茎细长横走，被鳞片。叶远生，二型；不育叶片肉质，长圆形至卵形，无柄，全缘；能育叶片舌状或倒披针形，有时与不育叶同形。孢子囊群圆形，沿主脉两侧各成一行，位于主脉与叶边之间，幼时有盾状隔丝覆盖。

【适宜生境】生于海拔 200~1400m 的阴湿树干和岩石上。

【资源状况】分布于福贡等地。偶见。

【入药部位】全草（抱树莲）。

【功能主治】消肿止痛，接骨止血。用于骨折，跌打损伤，外伤出血，中耳炎。

二色瓦韦 两色瓦韦
Lepisorus bicolor Ching

【标本采集号】5334210313

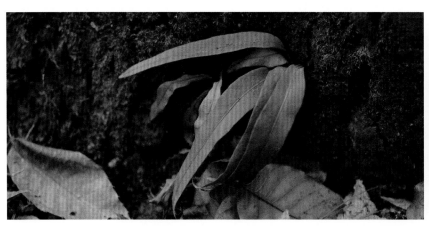 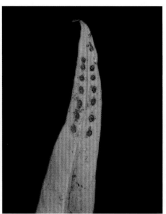

【形态特征】草本，高 15~30（35）cm。根状茎粗壮，横走，密被两色鳞片，中央黑褐色，边缘淡棕色。叶近生或远生；叶片披针形，长 19~34cm，先端渐狭，基部楔形，全缘。孢子囊群大型，椭圆状或近圆形，沿中脉两侧各排成 1 行。

【适宜生境】生于海拔 1000~3300m 的林下沟边、山坡路旁岩石缝或林下树干上。

【资源状况】分布于香格里拉、德钦、维西、贡山等地。常见。

【入药部位】全草（两色瓦韦）。

【功能主治】利尿通淋，除湿。用于尿路感染，风湿疼痛，肠胃炎，烫伤。

扭瓦韦 石豇豆、太白石豇豆、一匹草
Lepisorus contortus (Christ) Ching

【标本采集号】5329290574

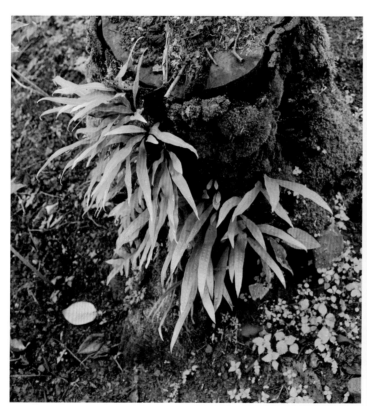
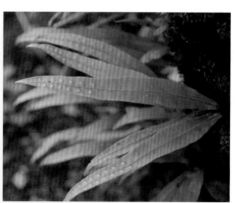
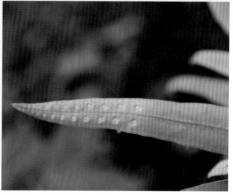

【形态特征】草本，高 10~30cm。根状茎长而横走，密生鳞片。叶略近生；叶片线状披针形，或披针形。孢子囊群圆形或卵圆形，背生于中脉和叶边之间，成熟时密接或多少汇合，幼时被中部褐色圆形隔丝所覆盖。

【适宜生境】生于海拔 700~3000m 的林下树干或岩石上。

【资源状况】分布于香格里拉、德钦、维西、贡山等地。常见。

【入药部位】全草（一皮草）。

【功能主治】清热解毒，消炎止痛。用于跌打损伤，烧烫伤。

大瓦韦 石茶、金星草、瓦韦
Lepisorus macrosphaerus (Baker) Ching

【标本采集号】533324180514208LY

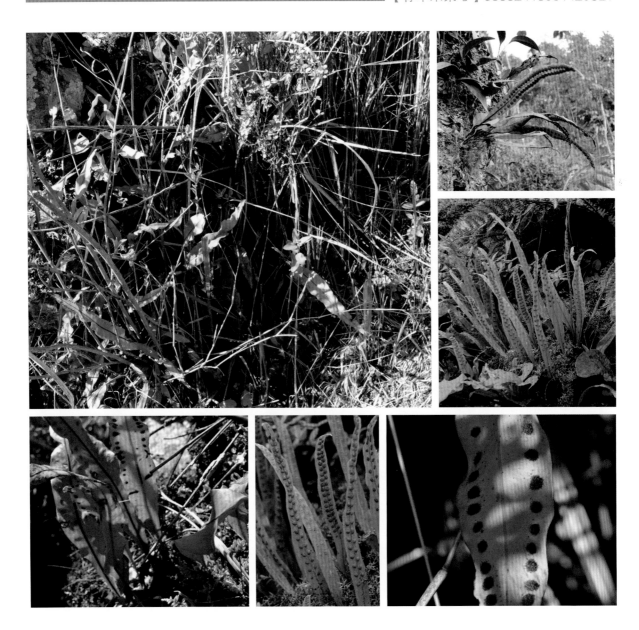

【形态特征】草本，高 25~65cm。根状茎横走，密生鳞片。叶远生；叶片披针形或狭长披针形，革质。孢子囊群椭圆形，在两侧叶边各成 1 行，在叶片下面高高隆起，在叶片背面成"穴"状凹陷，紧靠叶边着生，幼时被圆形棕色全缘的隔丝覆盖。

【适宜生境】生于海拔 1340~3400m 的林下树干或岩石上。

【资源状况】分布于香格里拉、维西、贡山等地。常见。

【入药部位】全草（金星凤尾草）。

【功能主治】清热解毒，除湿利尿。用于小便短赤，臌胀，便秘，血崩等。

白边瓦韦 玉山瓦韦
Lepisorus morrisonensis (Hayata) H. Ito

【标本采集号】3229010004

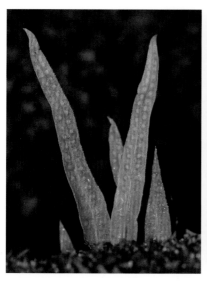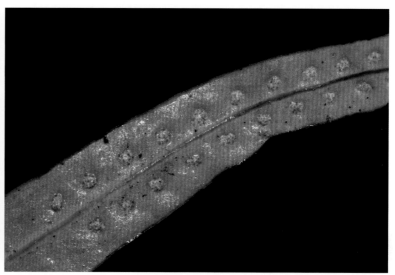

【形态特征】草本。根状茎粗壮，横走，密被鳞片。叶近生，长 10~35cm，具柄；叶片长披针形。孢子囊群圆形，位于叶片上半部 2/3 处，着生在中脉与叶边之间，略靠近中脉，彼此相距 1~1.5 个孢子囊群体积，幼时被隔丝覆盖。

【适宜生境】生于海拔 2000~3600m 的石上、树上。

【资源状况】分布于香格里拉、德钦、维西、贡山等地。常见。

【入药部位】全草（白边瓦韦）。

【功能主治】利水通淋，清肺泻热，敛疮生肌。用于淋沥，崩漏，肺热咳嗽，烫火伤，脓疡。

长瓦韦 扎柏、瓦韦
Lepisorus pseudonudus Ching

【标本采集号】5334211024

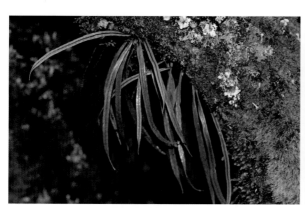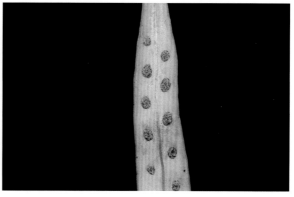

【形态特征】草本，高 15~20cm。根状茎横走，密被鳞片。叶略近生；叶片狭披针形至近线形，长尾状渐尖头，基部渐变狭长并下延，边缘略反卷。孢子囊群圆形或椭圆形，分离，背生于中脉两侧各成 1 行，孢子囊有柄；隔丝近圆形，边缘有不整齐的长齿。

【适宜生境】生于海拔 2300~4150m 的林下树干或岩石上。

【资源状况】分布于德钦、维西、贡山等地。常见。

【入药部位】全草（长瓦韦）。

【功能主治】清热利湿，止咳，止血。用于小便淋痛，尿血，痢疾，痨热咳嗽，内伤吐血，外伤出血。

棕鳞瓦韦 凹瓦韦
Lepisorus scolopendrium (Ham. ex D. Don) Menhra et Bir

【标本采集号】533324180419035LY

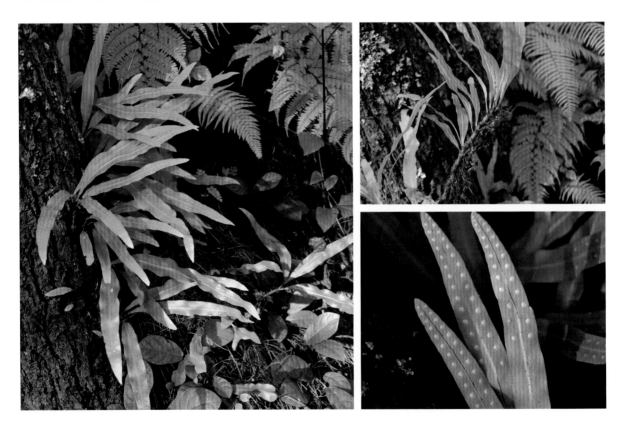

【形态特征】草本，高达 50cm。根状茎横走，粗壮，密被鳞片。叶远生或近生；叶柄长 4.5~6cm；叶片狭长披针形，边缘近平直或微波状，干后两面呈淡红棕色，草质或薄纸质。孢子囊群圆形或椭圆形，幼时被隔丝覆盖；隔丝淡棕色，圆形，全缘。

【适宜生境】生于海拔 500~2800m 的林下树干或岩石上。

【资源状况】分布于贡山等地。常见。

【入药部位】全草（凹瓦韦）。

【功能主治】清热利湿。用于腹泻。

瓦 韦 剑丹、千只眼、泡泡草
Lepisorus thunbergianus (Kaulf.) Ching

【标本采集号】5334210597

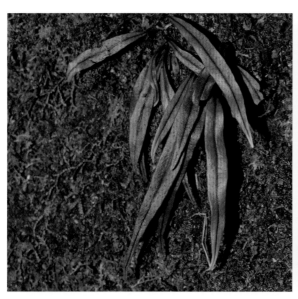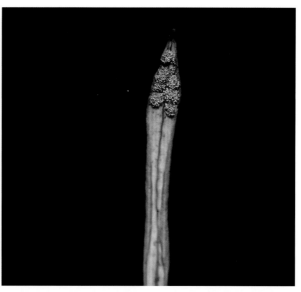

【形态特征】草本，高6~20cm。根状茎横走，密被披针形鳞片。叶片线状披针形，或狭披针形，纸质；主脉上下均隆起，不见小脉。孢子囊群圆形或椭圆形，彼此相距较近，成熟后扩展，几密接，幼时被圆形褐棕色隔丝覆盖。

【适宜生境】生于海拔2000~3600m的石上、树上。

【资源状况】分布于玉龙等地。常见。

【入药部位】全草（瓦韦）。

【功能主治】利水通淋，清肺泻热，敛疮生肌。用于淋沥，崩漏，肺热咳嗽，烫火伤，脓疡。

龙骨星蕨 *Microsorum membranaceum* (D. Don) Ching var. *carinatum* W. M. Chu et Z. R. He

【标本采集号】5334211153

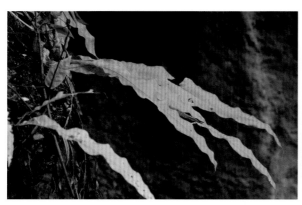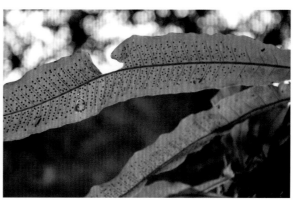

【形态特征】草本，高 50~80cm。根状茎短而横走，粗壮，近光滑而被白粉，密生须根，疏被鳞片。叶近簇生；叶柄及叶片中肋远轴面具锐龙骨状突起，横切面呈锐三角形；中轴、远轴面干后常压扁，近方形或具 2 条明显的纵沟；叶片阔线状披针形。孢子囊群圆形，橙黄色，生于内藏小脉的顶端，不规则散生或有时密集，不规则地汇合。

【适宜生境】生于平原地区树阴处的树干上或墙垣上。

【资源状况】分布于香格里拉等地。偶见。

【入药部位】全草（龙骨星蕨）。

【功能主治】利水通淋，清肺泻热，敛疮生肌。用于淋沥，崩漏，肺热咳嗽，烫火伤，脓疡。

羽裂星蕨 海草、观音莲
Microsorum insigne (Blume) Copel.

【标本采集号】5333241812051251LY

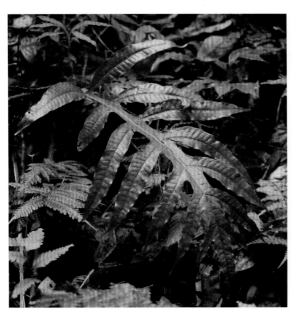 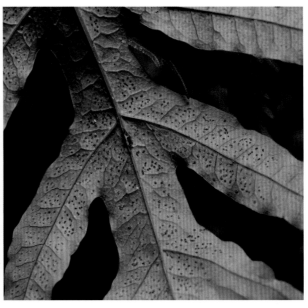

【形态特征】草本，高 40~100cm。根状茎粗短，横走，肉质，密生须根，疏被鳞片。叶疏生或近生，一回羽状或分叉，有时为单叶。孢子囊群近圆形或长圆形；孢子豆形，周壁浅瘤状，具球形颗粒状纹饰。

【适宜生境】生于海拔 600~800m 的林下沟边岩石上或山坡阔叶林下。

【资源状况】分布于贡山等地。偶见。

【入药部位】叶（观音莲）。

【功能主治】祛风除湿，止痛。用于跌打损伤，风湿骨痛，疝气。

膜叶星蕨 大叶包针、鸡脚莲、鸡足莲

Microsorum membranaceum (D. Don) Ching

【标本采集号】5329290525

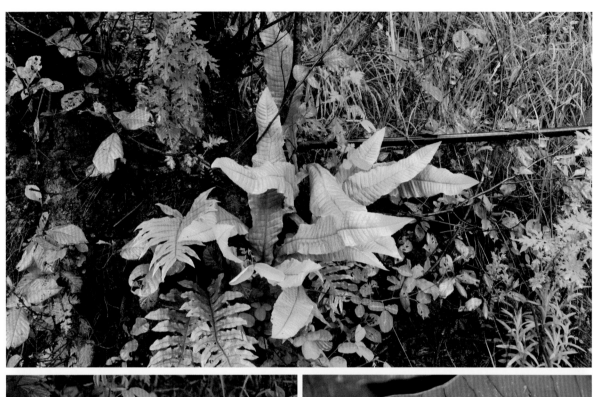

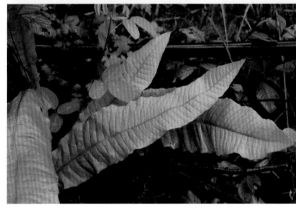
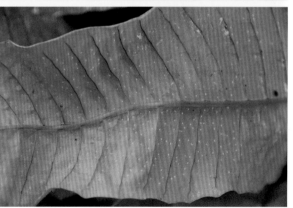

【形态特征】草本，高 50~80cm。根状茎横走，粗壮，密被鳞片。叶近生或近簇生；叶片阔披针形，膜质或薄纸质。孢子囊群背生于小脉连接处，不规则地满布于各侧脉之间；孢子囊隔丝通常为两细胞，小且不明显。

【适宜生境】生于海拔 800~2600m 的荫蔽山谷溪边或林下潮湿岩石或树干上。

【资源状况】分布于玉龙等地。常见。

【入药部位】全草（藤碎补）。

【功能主治】清热利尿，散瘀消肿。用于膀胱炎，尿道炎，水肿，跌打损伤，疔疮，痈肿，热结便秘。

剑叶盾蕨 网脉星蕨、宽剑叶盾蕨、畸变剑叶盾蕨
Neolepisorus ensatus (Thunb.) Ching

【标本采集号】533324180919935LY

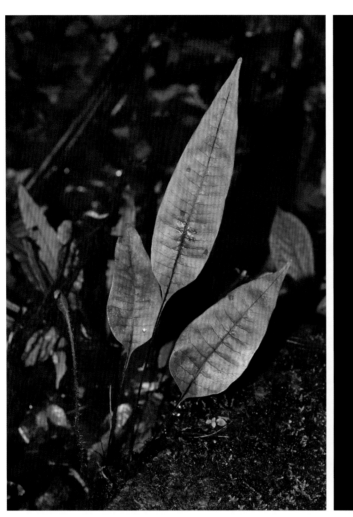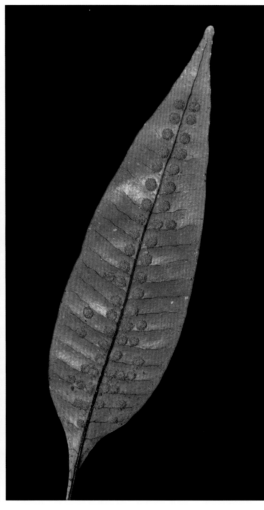

【形态特征】草本，高 30~70cm。根状茎极长，横走。叶疏生；叶片单一，披针形或宽披针形，基部渐窄或骤窄，沿叶柄下延，或叶片中部以下分裂，形成长短不一的裂片；侧脉明显。孢子囊群圆形，在主脉两侧排成不规则的 1~3 行，如为 1 行，则靠近主脉。

【适宜生境】生于海拔 300~1100m 的山谷岩石上。

【资源状况】分布于德钦等地。常见。

【入药部位】根茎或全草。

【功能主治】清热利湿，止血，解毒。用于热淋，小便不利，尿血，肺痨咯血，吐血，外伤出血，痈肿，水火烫伤。

紫柄假瘤蕨
扇把草、石角、小骨碎补

Phymatopteris crenatopinnata (C. B. Clarke) Pic. Serm.

【标本采集号】2353290247

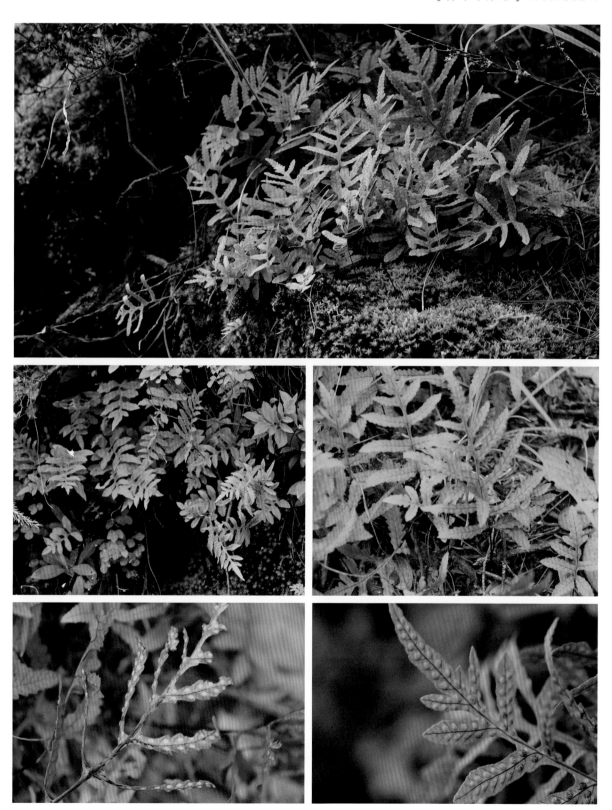

【形态特征】草本，高 20~35cm。根状茎细长而横走，密被鳞片，鳞片脱落处见白粉。叶远生；叶柄紫色，无毛；叶片纸质，三角状卵形，羽状深裂或基部达全裂，两面无毛。孢子囊群圆形或椭圆形，着生裂片下面的中部以上，中脉两侧各成 1 行。

【适宜生境】生于海拔 1900~2900m 的松林下。

【资源状况】分布于香格里拉、德钦、贡山等地。常见。

【入药部位】根（女金芦）。

【功能主治】舒筋活络，消食导滞，清热解毒。用于腹胀，便秘，风湿骨痛，跌打损伤，腰腿痛，小儿惊风等。

友水龙骨 骨碎补、猴子蕨、老龙骨
Polypodiodes amoena (Wall. ex Mett.) Ching

【标本采集号】533324180910814LY

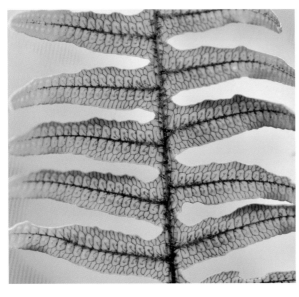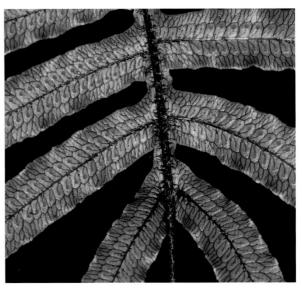

【形态特征】草本，高 25~70cm。根状茎横走，密被鳞片。叶远生；叶柄禾秆色，光滑无毛；叶片卵状披针形，厚纸质，两面无毛。孢子囊群圆形，在裂片中脉两侧各 1 行，着生于内藏小脉顶端，位于中脉与边缘之间，无盖。

【适宜生境】生于海拔 1000~2500m 的石上或大树干基部。

【资源状况】分布于香格里拉、德钦、维西、贡山等地。常见。

【入药部位】根茎（土碎补）。

【功能主治】清热解毒，祛风除湿。用于风湿关节疼痛，咳嗽，小儿高热；外用于背痈，无名肿毒，骨折。

贴生石韦
树龙、风不动、假耳环
Pyrrosia adnascens (Sw.) Ching

【标本采集号】5329290809

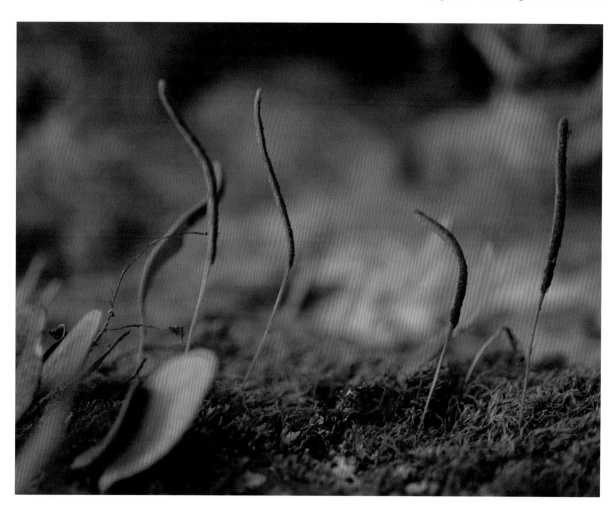

【形态特征】草本。根状茎细长，攀缘附生于树干和岩石上，密生鳞片。叶远生，二型，肉质，以关节与根茎相连；叶片小，倒卵状椭圆形或椭圆形。孢子囊群着生于内藏小脉的顶端，聚生于能育叶片中部以上，成熟后扩散，无囊群盖，幼时被星状毛覆盖，淡棕色，成熟时汇合，砖红色。

【适宜生境】生于海拔 100~1300m 的树干或岩石上。

【资源状况】分布于泸水、兰坪等地。偶见。

【入药部位】全草（贴生石韦）。

【功能主治】清热解毒，利尿。用于腮腺炎，瘰疬，尿路感染，蛇咬伤。

庐山石韦 大石韦、光板石韦
Pyrrosia sheareri (Baker) Ching

【标本采集号】5329290341

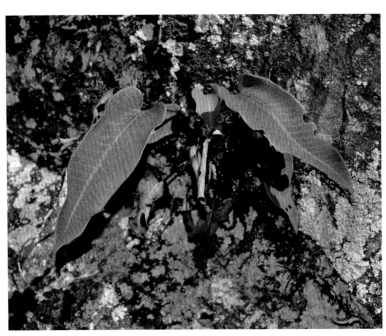 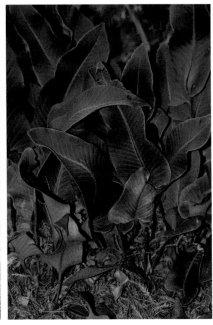

【形态特征】草本，高 20~60cm。根状茎粗壮，横卧，密被鳞片。叶近生，一型；叶柄粗壮；叶片椭圆状披针形。孢子囊群布满基部以上的叶片下面，呈不规则的点状，排列于侧脉间，无盖，幼时被星状毛覆盖，成熟时孢子囊开裂而呈砖红色。

【适宜生境】生于海拔 2300m 以下的石上、树干。

【资源状况】分布于德钦、维西等地。偶见。

【入药部位】全草（石韦）。

【功能主治】清热润肺，止血凉血。用于淋沥，肺热咳嗽，感冒，咽喉炎，外伤出血。

槲蕨科

川滇槲蕨 骨碎补、爬岩姜、云南槲蕨
Drynaria delavayi Christ.

【标本采集号】5334210651

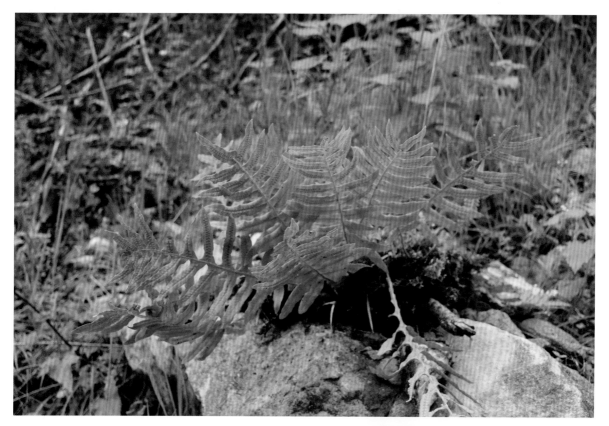

【形态特征】草本，附生岩石上或树上。根状茎较粗，密被鳞片。基生不育叶叶片卵圆形至椭圆形，羽状深裂达叶片宽度的 2/3 或更深，裂片 5~7 对，基部耳形；能育叶长 30~60cm。孢子囊群在裂片中肋两侧各排成整齐的 1 行，孢子囊上常有腺毛。

【适宜生境】生于海拔 1000~1900m 的石上或草坡。

【资源状况】分布于香格里拉、德钦、维西等地。常见。

【入药部位】根茎（骨碎补）。

【功能主治】补肾坚骨，活血止痛。用于肾虚腰痛，足膝痿弱，耳鸣耳聋，牙痛，久泄，遗尿，跌打损伤。

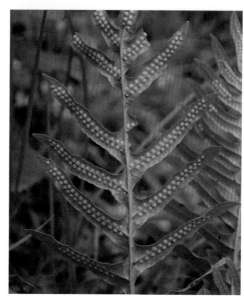

毛槲蕨 *Drynaria mollis* Bedd.

【标本采集号】5334210529

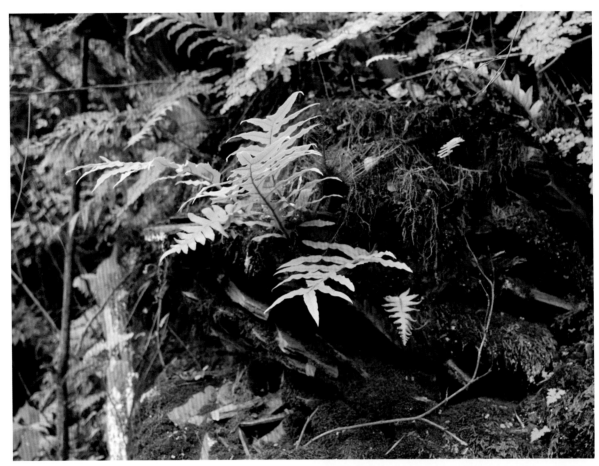

【形态特征】草本，通常附生于树干上，螺旋状攀缘，偶有附生岩石上，匍匐伸长。根状茎横走，密被鳞片。基生不育叶无柄，椭圆形，顶端钝或尖头，基部心形，两侧有相互覆盖的耳，羽状深裂达 2/3 或更深，边缘全缘。孢子囊群圆形，密布叶背面；孢子囊上无腺毛。

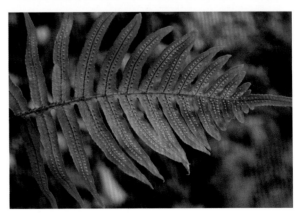

【适宜生境】生于海拔 2700~3400m 的针阔混交林、栎林中的石灰岩石山坡上，或附生于针阔混交林的树上。

【资源状况】分布于香格里拉、德钦等地。偶见。

【入药部位】根茎（毛槲蕨）。

【功能主治】补肾坚骨，活血止痛。用于治跌打损伤，腰膝酸痛。

槲　蕨 崖姜、岩连姜、爬岩姜
Drynaria roosii Nakaike

【标本采集号】5334210038

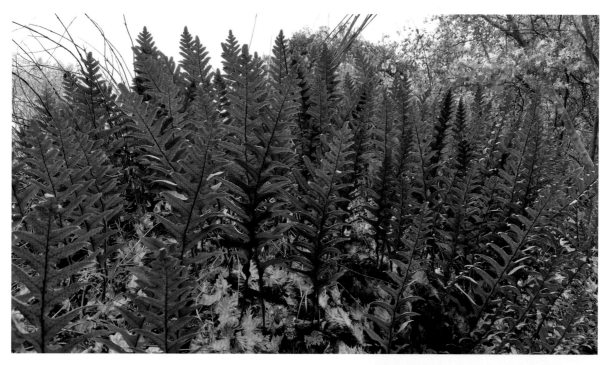

【形态特征】草本，通常附生于岩石或树干。根状茎密被鳞片。叶二型，基生不育叶圆形，边缘全缘，黄绿色或枯棕色，厚干膜质，下面有疏短毛。孢子囊群圆形至椭圆形，沿裂片中肋两侧各排列成2~4行，幼时成1行长形的孢子囊群，成熟时相邻两侧脉间有1行圆形孢子囊群，混生有大量腺毛。

【适宜生境】生于海拔100~1800m的树干或石上，偶生于墙缝。

【资源状况】分布于香格里拉等地。偶见。

【入药部位】根茎（骨碎补）。

【功能主治】补肾坚骨，活血止痛，用于跌打损伤，腰膝酸痛。

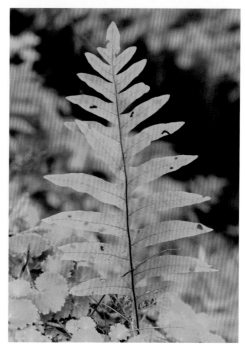

FOURTH
CHAPTER

第四章

横断山三江并流区药用
裸子植物资源

银杏科

银　杏

白果树、鸭脚树、公孙树
Ginkgo biloba Linn.

【标本采集号】5329291094

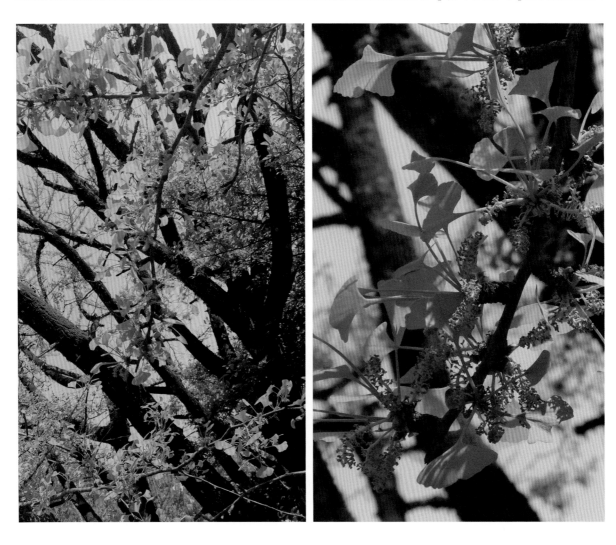

【形态特征】乔木。短枝密被叶痕，黑灰色。叶扇形，有长柄，淡绿色，有多数叉状并列细脉（二叉脉序）。球花雌雄异株；雄球花柔荑花序状；雌球花数个生于短枝叶丛中，淡绿色。种子常为长倒卵形至近圆球形。花期 3~4 月，果期 9~10 月。

【适宜生境】生于海拔 500~1000m、排水良好的天然林中。

【资源状况】栽培于玉龙、维西等地。

【入药部位】种子（白果）。

【功能主治】敛肺气，定喘咳，止带浊，缩小便。用于哮喘，痰咳，淋证，尿频。

松　科

苍山冷杉 高山枞
Abies delavayi Franch.

【标本采集号】3229010561

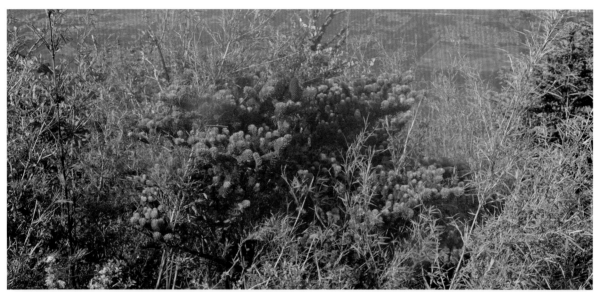

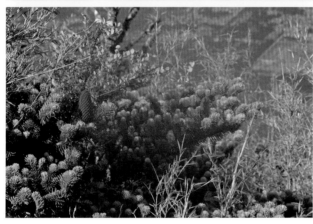
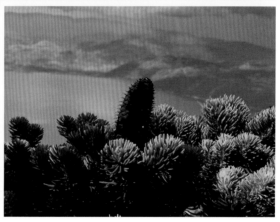

【**形态特征**】乔木。树皮粗糙，树冠尖塔形。冬芽圆球形，有树脂。叶密生，条形，通常微呈镰状，
　　　　　　边缘向下反卷，先端有凹缺，下面中脉两侧各有一条粉白色气孔带。球果圆柱形或卵
　　　　　　状圆柱形，熟时黑色，被白粉。花期 5 月，果期 10 月。

【**适宜生境**】生于海拔 3300~4000m 的高山地带。

【**资源状况**】分布于香格里拉、德钦、贡山等地。常见。

【**入药部位**】球果（苍山冷杉）。

【**功能主治**】理气散寒。用于发痧气痛，胸腹冷痛，小肠疝气等。

雪 松 香柏
Cedrus deodara (Roxb.) G. Don

【标本采集号】5329290997

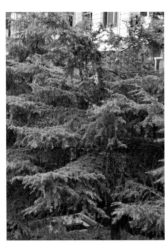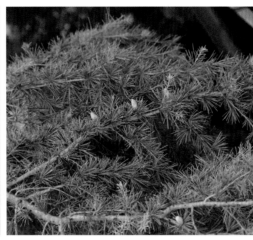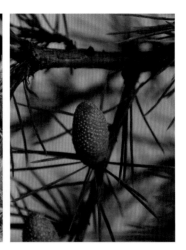

【形态特征】乔木。叶针形，坚硬，在长枝上辐射伸展，短枝之叶成簇生状（每年生出新叶15~20枚）。雄球花长卵圆形或椭圆状卵圆形；雌球花卵圆形。球果成熟前淡绿色，微有白粉，熟时红褐色，卵圆形或宽椭圆形。花期春末至夏初，球果翌年秋末成熟。

【适宜生境】生于海拔1300~3300m的中亚热带常绿阔叶和落叶阔叶混交林区。

【资源状况】分布于玉龙等地。偶见。

【入药部位】叶、木材（香柏）。

【功能主治】清热利湿，散瘀止血。用于痢疾，肠风便血，水肿，风湿痹痛，麻风病。

云南油杉 松梧、杜松、海罗松
Keteleeria evelyniana Mast.

【标本采集号】5329290931

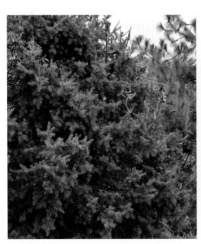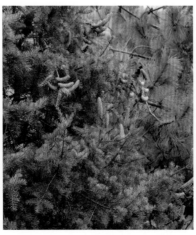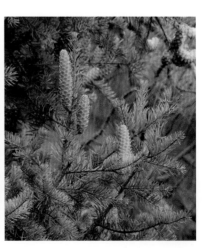

【形态特征】乔木。树皮粗糙，树冠塔形。叶片条形，有两条气孔线。球果圆柱形，成熟前绿色或淡绿色，微有白粉，成熟时淡褐色或淡栗色，中部的种鳞宽圆形或上部宽圆形、下部宽楔形；种翅中下部较宽，上部渐窄。花期3~4月，种子10月成熟。

【适宜生境】生于海拔700~2600m酸性土红壤或黄壤地带。

【资源状况】分布于玉龙等地。常见。

【入药部位】根皮（云南油杉）。

【功能主治】消肿止痛，活血祛瘀，消肿接骨，解毒生肌。用于跌打损伤，骨折，疮痈，漆疮。

云南松 青松、飞松、长毛松
Pinus yunnanensis Franch.

【标本采集号】53332418120 61326LY

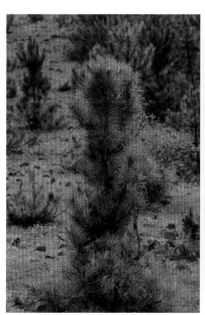 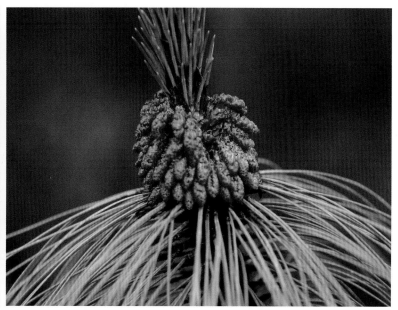

【形态特征】乔木。树皮裂片厚或裂成不规则的鳞状块片脱落。针叶通常3针一束，稀2针一束，常在枝上宿存三年，背腹面均有气孔线，边缘有细锯齿。雄球花圆柱状，聚集呈穗状。球果成熟前绿色，熟时褐色或栗褐色，圆锥状卵圆形。花期4~5月，球果翌年10月成熟。

【适宜生境】生于海拔1000~3200m的广大地区。

【资源状况】分布于香格里拉、德钦、维西、贡山等地。常见。

【入药部位】松香（松节油）、松明子（松子）、嫩松尖（松节）。

【功能主治】祛风除湿，活络止痛。用于腰腿痛，大骨节痛，跌打肿痛。

柏 科

杉 木 沙木、沙树、正杉
Cunninghamia lanceolata (Lamb.) Hook.

【标本采集号】3229010611

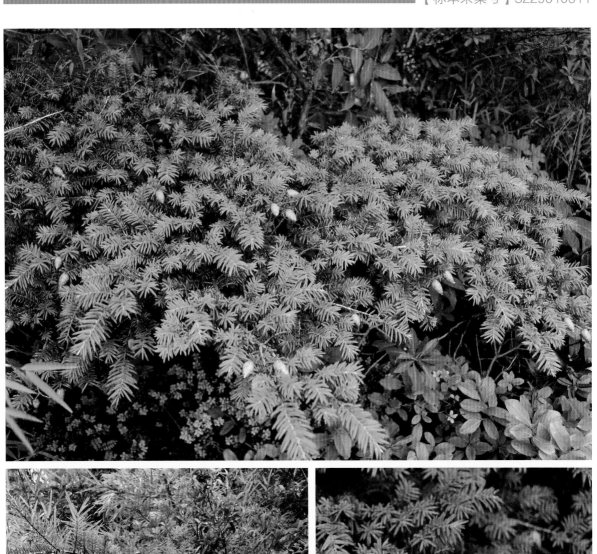

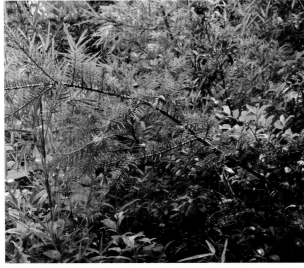

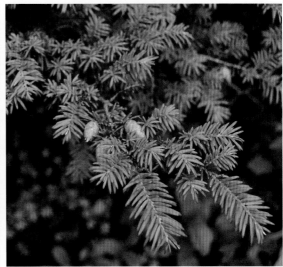

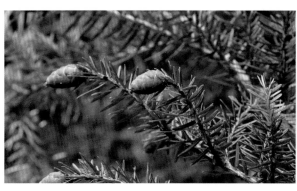 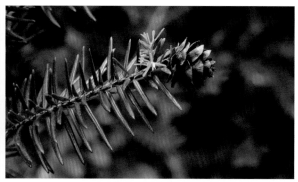

【形态特征】乔木。叶在主枝上呈辐射状伸展，侧枝之叶基部扭转成二列状，披针形或条状披针形，通常呈镰状，革质，边缘有细缺齿。雄球花圆锥状；雌球花单生或 2~3（~4）个集生，绿色。花期 4 月，球果 10 月下旬成熟。

【适宜生境】生于海拔 700~2500m 的山地。

【资源状况】广泛栽种于三江并流区。常见。

【入药部位】种子（杉子）。

【功能主治】理气散寒，止痛。用于疝气疼痛。

侧　柏
黄花败酱、苦菜、野黄花
Platycladus orientalis (L.) Franco

【标本采集号】5333241904111382LY

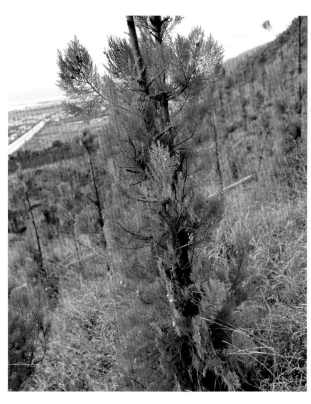 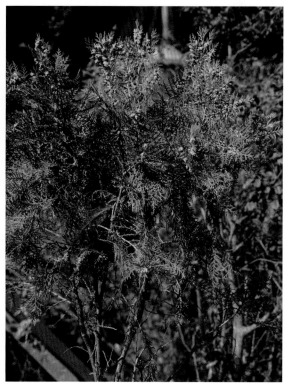

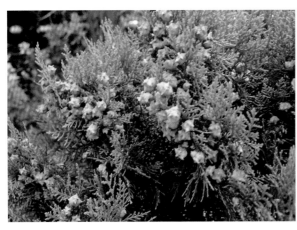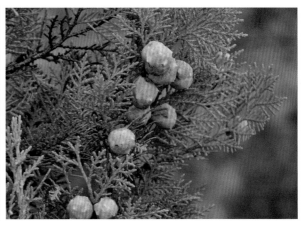

【形态特征】乔木。叶鳞形，小枝中央的叶背面中间有条状腺槽，两侧的叶船形，先端微内曲，背部有钝脊，尖头的下方有腺点。雄球花黄色，卵圆形；雌球花近球形，蓝绿色，被白粉。球果近卵圆形。花期 3~4 月，球果 10 月成熟。

【适宜生境】生于山谷中的天然森林，在云南中部及西北部垂直分布达 3300m。

【资源状况】分布于德钦、维西、贡山等地。常见。

【入药部位】枝梢、叶（侧柏叶）、树脂（柏脂）。

【功能主治】枝梢、叶：凉血止血，化痰止咳，生发乌发。用于吐血，衄血，咯血，便血，崩漏下血，肺热咳嗽，血热脱发，须发早白。树脂：除湿清热，解毒杀虫。用于疥癣，痈疮，秃疮，黄水疮，丹毒，赘疣。

圆 柏 桧、刺柏、红心柏
Sabina chinensis (Linn.) Ant.

【标本采集号】3229010103

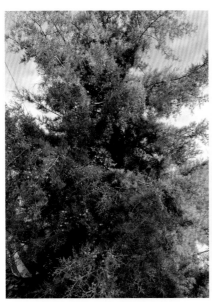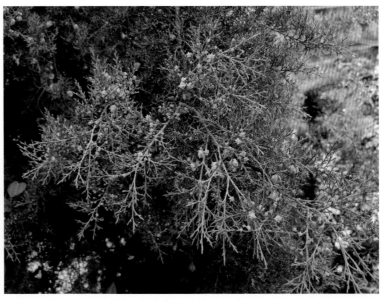

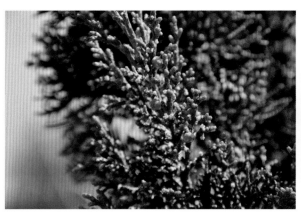 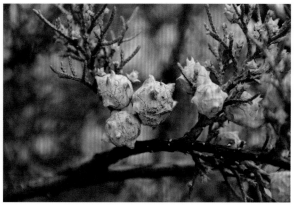

【形态特征】乔木。树皮深灰色，成条片开裂；生鳞叶的小枝近圆柱形或近四棱形。叶二型，刺叶及鳞叶；刺叶生于幼树之上，老龄树则全为鳞叶，壮龄树兼有刺叶与鳞叶。雄球花黄色，椭圆形。球果近圆球形，翌年成熟。

【适宜生境】生于中性土、钙质土及微酸性土。

【资源状况】分布于德钦等地。偶见。

【入药部位】枝、叶及树皮（桧叶）。

【功能主治】祛风散寒，活血消肿，解毒利尿。用于风寒感冒，肺结核，尿路感染；外用于荨麻疹，风湿关节痛。

垂枝柏 曲枝柏、曲桧、弯枝桧
Sabina recurva (Buch. -Hamilt.) Ant.

【标本采集号】3229010706

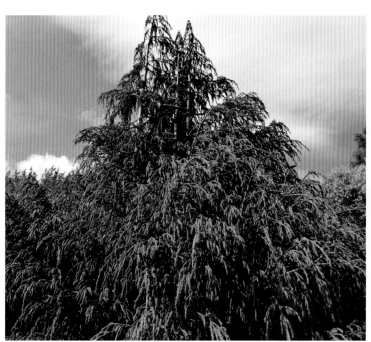

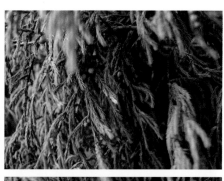

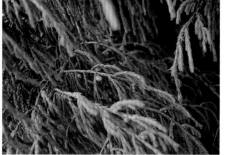

【**形态特征**】小乔木，高可达 10m。皮光，淡灰棕色或棕色。叶 3 轮生，松弛贴伏，带绿色、白色，全部针状，近直。卵圆形的雄球花腋生，黄色。球果腋生，稍幼时，成熟略带紫色、黑色而不具白霜，卵球形。

【**适宜生境**】生于海拔 2700~3900m 的西藏冷杉林或其他针阔叶林内。

【**资源状况**】分布于香格里拉、德钦、维西、贡山等地。常见。

【**入药部位**】种仁（垂枝柏）。

【**功能主治**】凉血止血，生发乌发，清肺止咳，祛风消肿。用于吐血，衄血，尿血，崩漏，风湿痹痛。

方枝柏 方香柏、方枝桧、木香
Sabina saltuaria (Rehd. et Wils.) Cheng et W. T. Wang

【**标本采集号**】5307241811081084LY

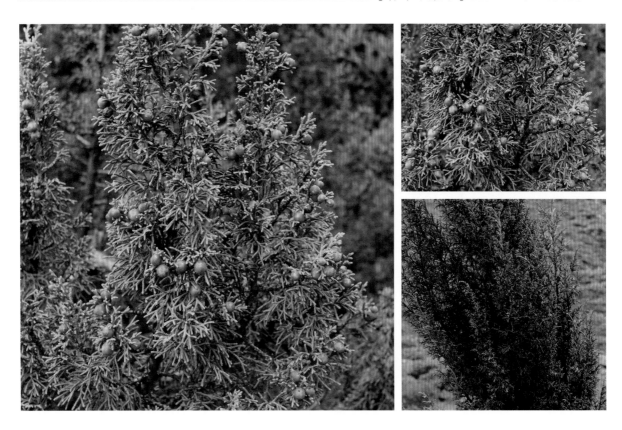

【**形态特征**】乔木。树皮灰褐色，裂成薄片状脱落。幼树之叶三叶交叉轮生，刺形，微被白粉，下面有纵脊。雄球花近圆球形，雄蕊 2~5 对，药隔宽卵形。球果直立或斜展，卵圆形或近圆球形，熟时黑色或蓝黑色，无白粉，有光泽，苞鳞分离部分的尖头圆。

【**适宜生境**】生于海拔 2400~4300m 的山地。

【**资源状况**】分布于香格里拉、德钦、维西、贡山等地。常见。

【**入药部位**】枝、叶、果（方枝柏）。

【**功能主治**】祛风除湿，安神。用于风湿痹痛，失眠。

高山柏 _{陇桧、鳞桧、浪柏}
Sabina squamata (Buch. -Hamilt.) Ant.

【标本采集号】5326230087

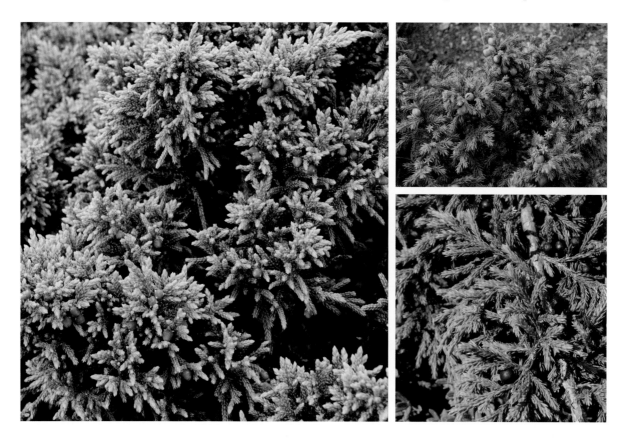

【**形态特征**】灌木，常匍匐。三叶交叉轮生，披针形，腹面微凹，带白粉。球果卵形，熟近黑色。花期 5 月，果期 10 月。

【**适宜生境**】生于海拔 3200~4700m 的高山地带。

【**资源状况**】分布于香格里拉、德钦、维西、贡山等地。常见。

【**入药部位**】枝、叶、果（峨沉香）。

【**功能主治**】利尿，泻火。用于肾炎，淋病，水肿，风湿，炭疽病，尿涩，骨热，痛风，肝胆病，脾病。

三尖杉科

三尖杉 血榧、藏杉
Cephalotaxus fortunei Hooker

【标本采集号】2353290203

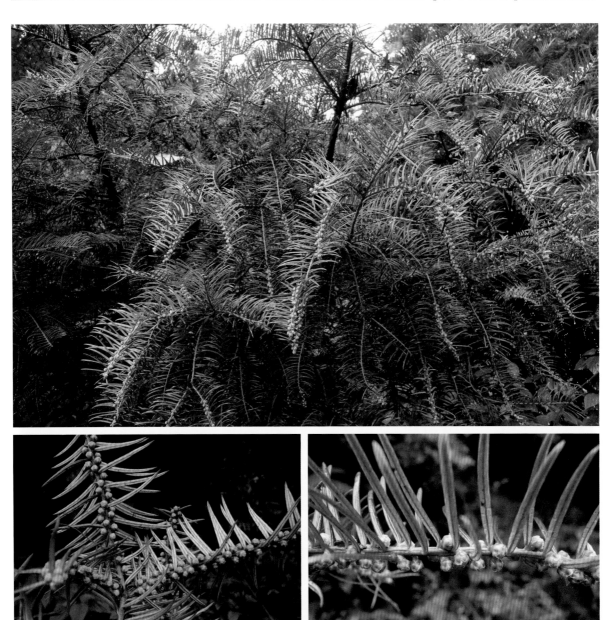

【形态特征】乔木。树皮褐色或红褐色，裂成片状脱落；枝条较细长，稍下垂；树冠广圆形。叶排成两列，披针状条形。种子椭圆状卵形或近圆球形，假种皮成熟时紫色或红紫色，顶端有小尖头。花期 4 月，种子 8~10 月成熟。

【适宜生境】生于海拔 2700~3000m 的针阔混交林中。

【资源状况】广泛分布于横断山三江并流区。常见。

【入药部位】种子、枝叶、根、根皮（血榧）。

【功能主治】驱虫消积，润肺止咳。用于食积腹胀，小儿疳积，虫积，肺燥咳嗽。

粗　榧　野榧、木榧、土香榧
Cephalotaxus sinensis (Rehd. et Wils.) Li

【标本采集号】5329290360

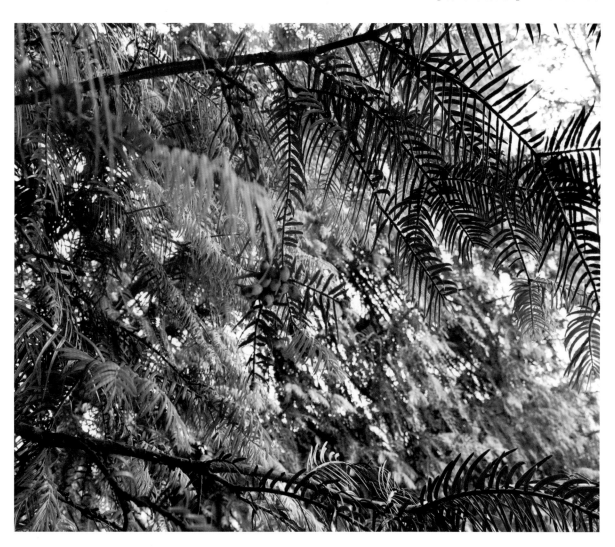

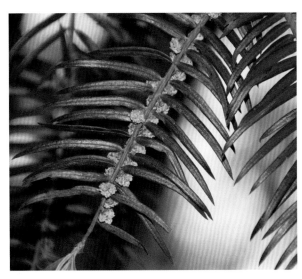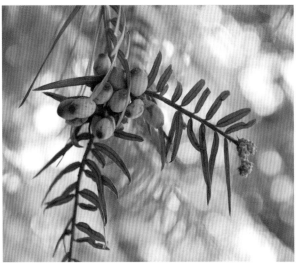

【形态特征】常绿小乔木。叶螺旋状着生，2 列，线形，通常直，稀微弯，长 2~5cm，宽 3~4mm，先端微急尖或有短尖头，基部近圆形或宽楔形，近无柄，下面具 2 条白色气孔带。种子椭圆状卵形、卵圆形或近圆形，外种皮带紫色。

【适宜生境】生于海拔 600~2200m 的花岗岩、砂岩及石灰岩山地。

【资源状况】分布于福贡等地。偶见。

【入药部位】根（粗榧根）、叶（粗榧叶）、枝（粗榧枝）。

【功能主治】根：祛风除湿。用于风湿痹痛。叶、枝：抗肿瘤。用于恶性淋巴瘤，白血病。

红豆杉科

红豆杉
榧子木、观音杉、黄瓜米
Taxus chinensis (Pilger) Rehd.

【标本采集号】3229010802

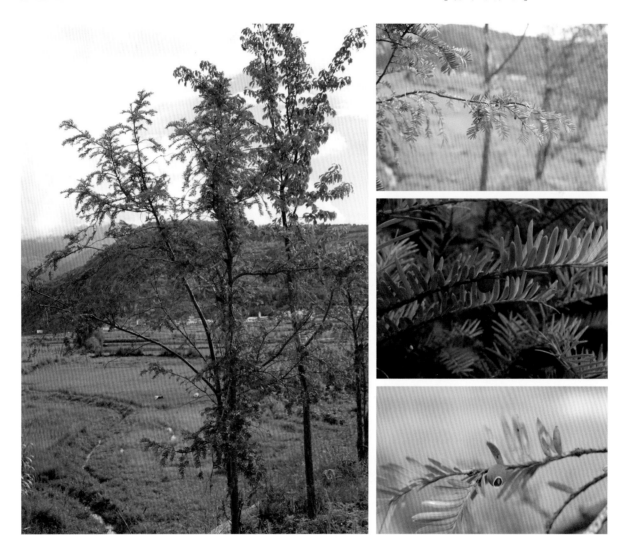

【形态特征】乔木。冬芽黄褐色、淡褐色或红褐色，有光泽，芽鳞三角状卵形，脱落或少数宿存于小枝的基部。叶排列成两列，条形，微弯或较直。雄球花淡黄色。种子生于杯状红色肉质的假种皮中；种脐近圆形或宽椭圆形，稀三角状圆形。

【适宜生境】生于海拔 1000~1200m 以上的高山地带。

【资源状况】分布于兰坪等地。偶见。

【入药部位】叶（红豆杉）。

【功能主治】杀虫，止痒。用于疥癣。

云南红豆杉

西南红豆杉、须弥红豆杉
Taxus yunnanensis Cheng et L. K. Fu

【标本采集号】533324180518244LY

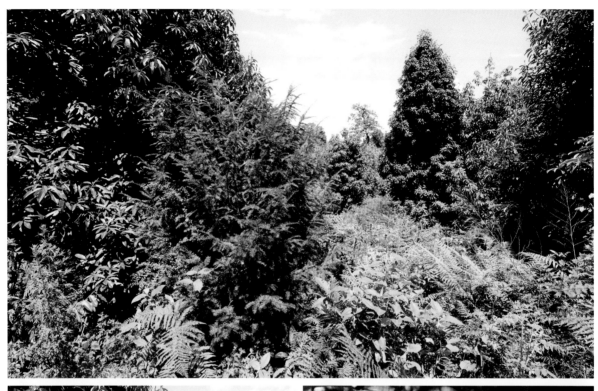

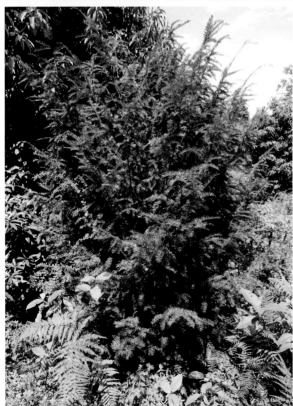

横断山三江并流区中药资源图志

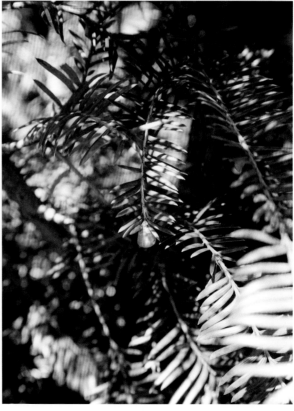

【形态特征】乔木，高达 20m。大枝开展；冬芽金绿黄色。种子生于肉质杯状的假种皮中，卵圆形，长约 5mm，直径 4mm，微扁，通常上部渐窄，两侧微有钝脊，顶端有小尖头；种脐椭圆形，成熟时假种皮红色。

【适宜生境】生于海拔 2000~3500m 高山地带。

【资源状况】分布于香格里拉、德钦、维西、贡山、兰坪等地。常见。

【入药部位】枝、叶（云南红豆杉）。

【功能主治】清热解毒，凉血，驱虫，消食。

云南榧树 杉松果
Torreya yunnanensis W. C. Cheng & L. K. Fu

【标本采集号】533324180919932LY

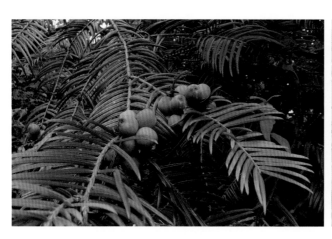
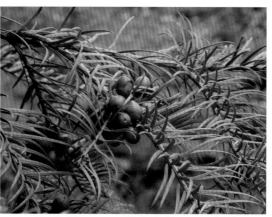

【形态特征】乔木。叶基部扭转排成二列，条形或披针状条形。雌雄异株，雄球花单生叶腋，卵圆形。种子连同假种皮，近圆球形，胚乳倒卵圆形，与种皮内壁两侧的纵脊相嵌合，顶端有长椭圆形、深褐色凹痕，中央有极小的尖头。

【适宜生境】生于海拔 2000~3400m 高山地带。

【资源状况】分布于香格里拉、维西、贡山、兰坪等地。常见。

【入药部位】种子（云南榧树）。

【功能主治】杀虫消积，润肠通便。用于虫积腹痛，小儿疳积，便秘，痔疮。

麻黄科

山岭麻黄 垫状山岭麻黄
Ephedra gerardiana Wall. ex Stapf

【标本采集号】5307210586

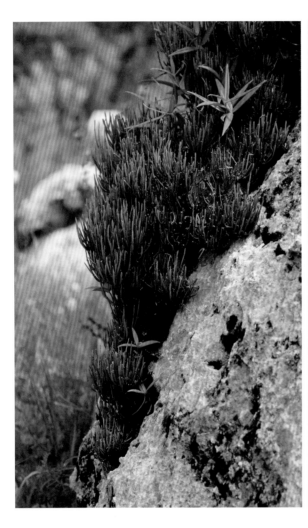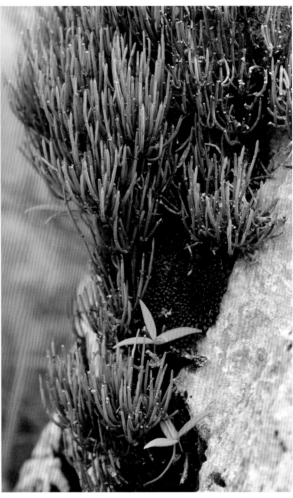

【形态特征】矮小灌木。木质茎常横卧或倾斜，形如根状茎，埋于土中；绿色小枝直伸向上或弧曲成团状，通常仅具 1~3 个节间。叶 2 裂，裂片三角形或扁圆形，幼叶中央深绿色，后渐变成膜质，浅褐色。雄球花单生小枝中部节上；雌球花单生，熟时雌球花肉质、红色，近圆球形。花期 7 月，种子 8~9 月成熟。

【适宜生境】生于海拔 3700~5300m 的山坡。

【资源状况】分布于香格里拉、维西等地。偶见。

【入药部位】地上部分（山岭麻黄）。

【功能主治】清心，利水，止血，止喘。用于身热，感冒，月经过多，外伤流血。

丽江麻黄 _{麻黄}

Ephedra likiangensis Florin

【标本采集号】5326230569

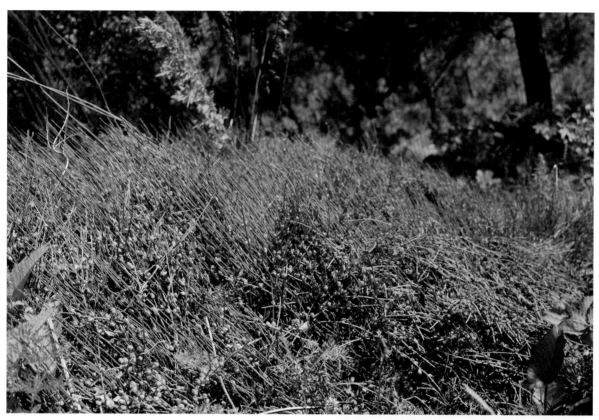

【形态特征】灌木。绿色小枝多成轮生状。叶 2 裂。雄球花密生节上，呈圆团状，花丝全部合生；雌球花常单个对生，雌花 1~2，雌球花成熟过程中基部常抽出长梗，成熟时宽椭圆形或近圆形，苞片肉质、红色。种子 1~2 粒，椭圆状卵圆形或披针状卵圆形。花期 5~6 月，种子 7~9 月成熟。

【适宜生境】生于海拔 2400~4000m 的高山及亚高山地带，多生于石灰岩山地上。

【资源状况】分布于香格里拉、德钦等地。常见。

【入药部位】茎枝（丽江麻黄）。

【功能主治】清心，利水，止血，止喘。用于身热，感冒，月经过多，外伤流血。

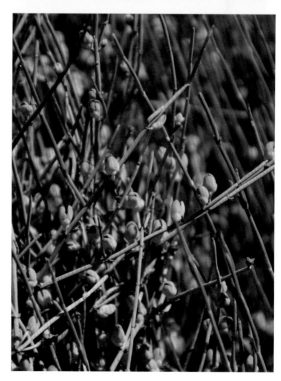

FIFTH
CHAPTER

第五章

横断山三江并流区药用
被子植物资源

杨梅科

毛杨梅 火杨梅、火梅木、大树杨梅
Myrica esculenta Buch. -Ham.

【标本采集号】2353290122

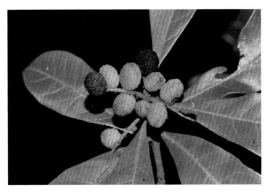
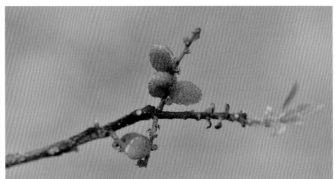

【形态特征】常绿乔木或小乔木。树皮灰色；皮孔常密生而显明。叶革质，长椭圆状倒卵形至楔状倒卵形，有极稀疏的金黄色腺体。雌雄异株，雌雄花序为圆锥状花序。核果通常椭圆状，多汁液及树脂。花期9~10月，果期翌年3~4月。

【适宜生境】生于海拔280~2500m的稀疏杂木林或干燥的山坡上。

【资源状况】分布于维西、贡山、福贡、泸水等地。常见。

【入药部位】树皮（毛杨梅皮）、根皮（毛杨梅根皮）。

【功能主治】树皮：涩肠止泻，止血止痛。用于泄泻，痢疾，胃痛，胃溃疡。根皮：涩肠止泻，活血止痛，杀虫，敛疮。用于泄泻，痢疾，腰肌劳损，跌打伤痛，秃疮，湿疹，溃疡不敛。

云南杨梅 杨梅、杨梅根、酸杨梅
Myrica nana Cheval.

【标本采集号】5329320001

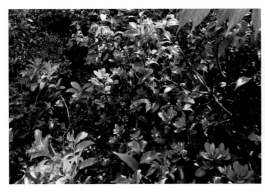
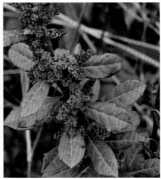
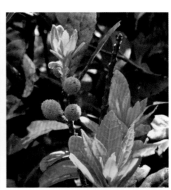

【形态特征】常绿灌木。叶革质或薄革质，叶片长椭圆状倒卵形至短楔状倒卵形。雌雄异株；雄花序分枝极缩短而呈单一穗状，雄花无苞片；雌花序基部具极短而不显著的分枝，单生于叶腋。核果红色，球状。花期 2~3 月，果期 6~7 月。

【适宜生境】生于海拔 1500~3500m 的山坡、林缘及灌木丛中。

【资源状况】分布于香格里拉等地。偶见。

【入药部位】根皮、茎皮（矮杨梅皮）、果（矮杨梅果）。

【功能主治】根皮、茎皮：涩肠止泻，收敛止血，通络止痛。用于痢疾，泄泻，脱肛、崩漏，消化道出血，风湿疼痛，跌打伤痛，外伤出血等。果：涩肠止泻，敛肺止咳。用于泄泻，痢疾，便血，止咳。

杨 梅
酸梅、树梅、珠红
Myrica rubra (Lour.) Sieb. et Zucc.

【标本采集号】533324180911825LY

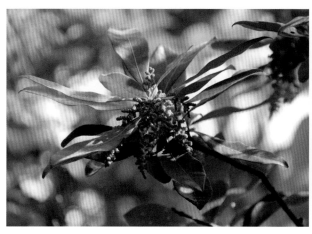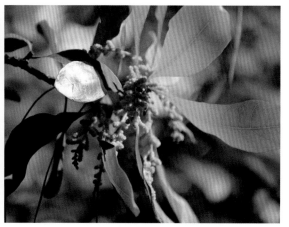

【形态特征】常绿乔木。小枝及芽无毛。叶革质，生萌发条上者为长椭圆状或楔状披针形；生孕性枝上者为楔状倒卵形或长椭圆状倒卵形。雌雄异株；雄花序单独或数条丛生叶腋，呈圆柱状；雌花序常单生叶腋，较雄花序短而细瘦。核果球状。花期 4 月开花，果期 6~7 月。

【适宜生境】生于海拔 125~1500m 的山坡或山谷林中。

【资源状况】分布于贡山、福贡、泸水等地。常见。

【入药部位】果（杨梅）。

【功能主治】生津止渴，和胃消食。用于烦渴，胃痛，食欲不振。

胡桃科

毛叶黄杞 豆腐渣、盐抱叶、胖母猪果树

Engelhardia spicata var. *colebrookeana* (Lindley) Koorders & Valeton

【标本采集号】2353290153

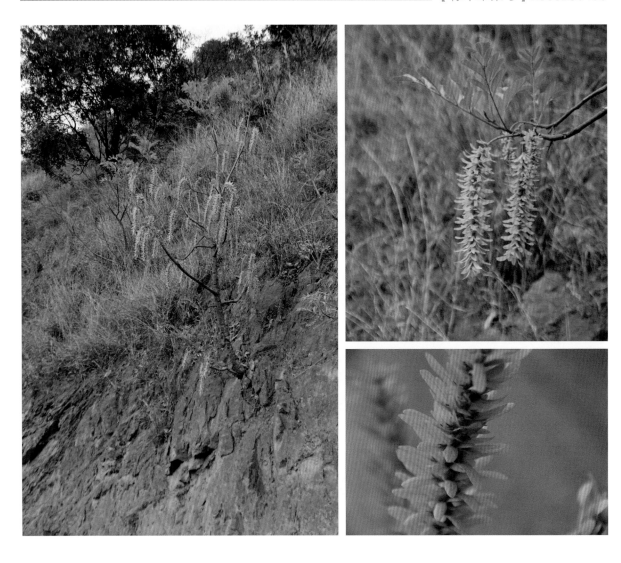

【形态特征】乔木。叶片倒卵形、宽椭圆形或长椭圆形，背面密被绒毛，基部偏斜，宽楔形或圆形。穗状果序密被短柔毛。小坚果球状，4~6mm，具糙硬毛；翅基部具糙硬毛。花期1~4月，果期3~8（~10）月。

【适宜生境】生于海拔1400（~2000）m以下的山谷或山坡疏林。

【资源状况】分布于泸水等地。偶见。

【入药部位】根或茎皮（毛叶黄杞）。

【功能主治】收敛，消炎，止血。用于痢疾，慢性肠炎，腹泻，脱肛，外伤出血。

黄　杞
黄榉、假玉桂、山苦糖
Engelhardia roxburghiana Wall.

【标本采集号】3229010164

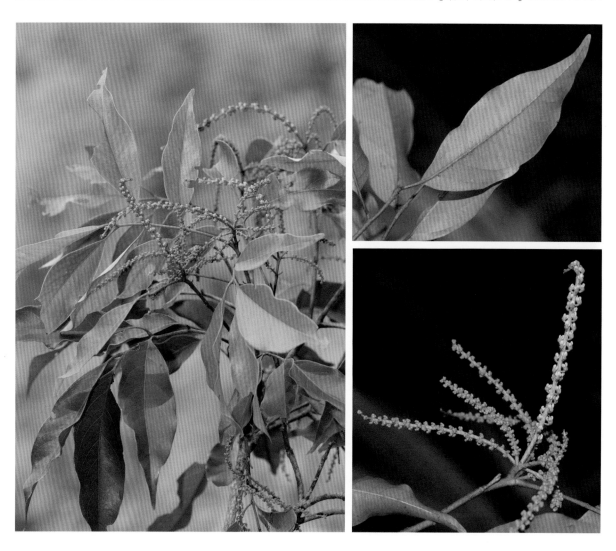

【形态特征】乔木。偶数羽状复叶；叶柄、轴无毛；小叶 2~10，全缘；叶片椭圆状披针形到长椭圆形，背面无毛，基部偏斜，先端渐尖或短渐尖。小坚果球状，3~5mm，无毛；翅无毛。花期 2~8 月，果期 1~12 月。

【适宜生境】生于海拔 200~1500m 的陡峭干燥沙土坡地的混合阔叶林或常绿森林。

【资源状况】分布于玉龙等地。偶见。

【入药部位】树皮（黄杞皮）、叶（黄杞叶）、种仁（黄杞）。

【功能主治】树皮：行气，化湿，导滞。用于脾胃湿滞，胸腹胀闷，湿热泄泻。叶：用于白带多，癣症，象皮肿。种仁：补肾，润肺，定喘。用于虚寒喘嗽，腰膝酸软，遗精阳痿。

云南黄杞 *Engelhardia spicata* Lesch.

【标本采集号】2353290421

【形态特征】乔木。偶数羽状复叶，很少奇数羽状复叶，长 15~35cm；叶片椭圆状披针形、卵形或椭圆形，背面无毛或有短柔毛，基部宽楔形，先端短渐尖。小坚果球状或卵球形，3~6mm，具糙硬毛，基部翅被糙硬毛。花期 11 月，果期翌年 1~2 月。

【适宜生境】生于海拔 2100m 以下的山坡或山谷森林。

【资源状况】分布于贡山、泸水等地。偶见。

【入药部位】树脂（云南黄杞）。

【功能主治】用于制药，为制药原料。

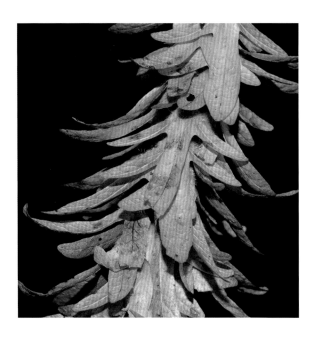

胡 桃 核桃窗、广达卡、茶核桃
Juglans regia L.

【标本采集号】3229010048

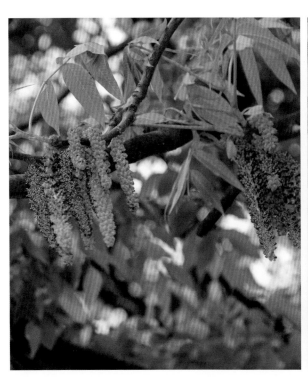

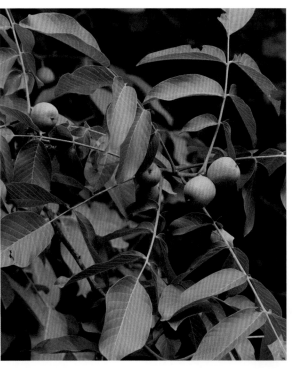

【形态特征】乔木。奇数羽状复叶，叶柄及叶轴幼时被有极短腺毛及腺体。雄花序柔荑下垂，雄蕊6~30枚，花药黄色，无毛；雌花序穗状，常具1~3（~4）雌花。果序短，果实1~3；果实近于球状，无毛。花期5月，果期10月。

【适宜生境】生于海拔400~1800m的山坡及丘陵地带。

【资源状况】分布于维西、贡山、福贡、泸水等地。常见。

【入药部位】种仁（核桃仁）。

【功能主治】补肝肾，定喘化痰，润肺，强精。用于"龙"病，咳嗽，腰膝酸痛，便秘，乳少，手脚不能屈伸，四肢萎缩；油外擦治脱发。

泡核桃 漾濞核桃、茶核桃、铁核桃
Juglans sigillata Dode

【标本采集号】5334210009

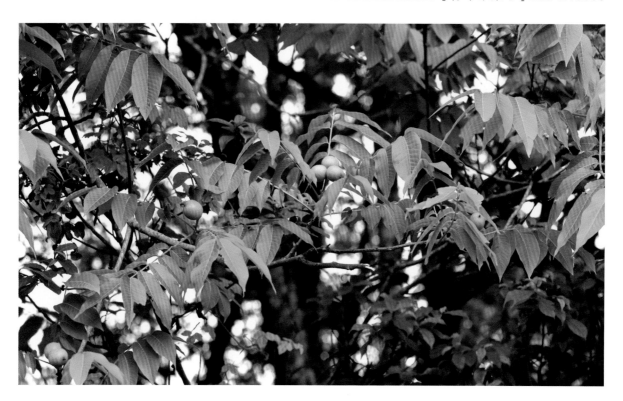

【形态特征】乔木。树皮灰色，浅纵裂。单数羽状复叶，稀顶生，小叶退化，叶轴及叶柄有黄褐色短柔毛。雄花序粗壮，雌花序具1~3雌花，花序轴密生腺毛。果倒卵圆形或近球形，幼时有黄褐色绒毛，成熟时变无毛。花期3~4月，果期9月。

【适宜生境】生于海拔1300~3300m的山坡或山谷林中。

【资源状况】分布于香格里拉、维西、贡山、福贡等地。常见。

【入药部位】种仁（泡核桃）。

【功能主治】定喘化痰，润肺。用于燥咳，喘嗽。

枫 杨
麻柳、娱蛤柳、鬼柳杨

Pterocarya stenoptera C. DC.

【标本采集号】3229010123

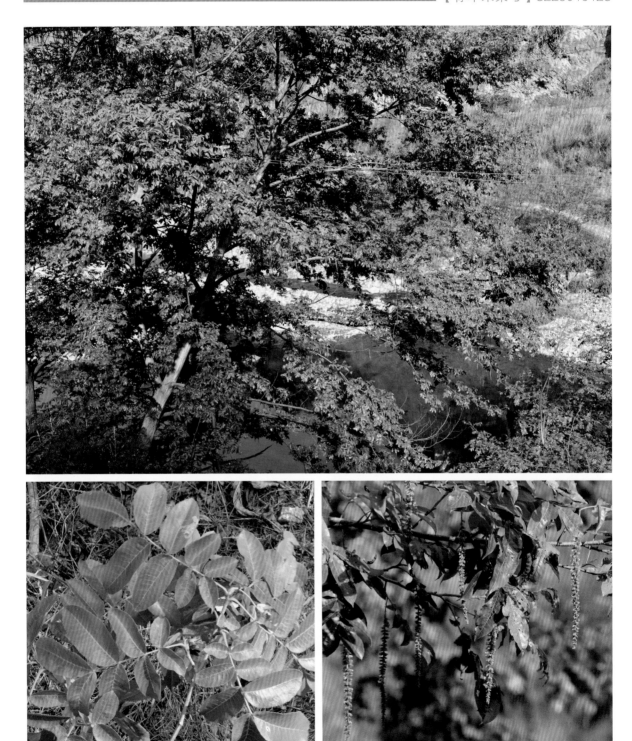

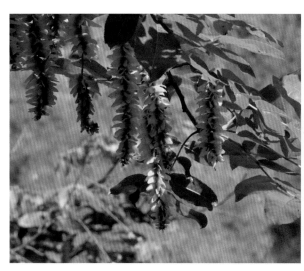
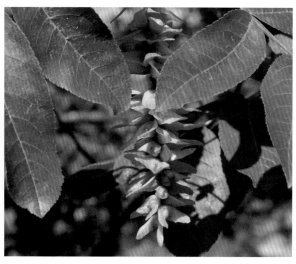

【形态特征】乔木。小枝具灰黄色皮孔；芽具柄，密被锈褐色腺体。叶多为偶数羽状复叶。雄性柔荑花序单生于去年生枝条叶痕的腋内，花序轴常有稀疏的星芒状毛；雌性柔荑花序顶生。果实长椭圆形，基部常有宿存星芒状毛。花期 4~5 月，果期 8~9 月。

【适宜生境】生于海拔 1500m 以下的沿溪涧河滩、阴湿山坡地的林中。

【资源状况】分布于泸水等地。偶见。

【入药部位】枝、叶（枫杨）。

【功能主治】杀虫止痒。用于血吸虫病；外用于黄癣、脚癣，捣烂可杀蛆虫、孑孓。

杨柳科

山 杨 <small>响杨、白杨、山小叶杨</small>
Populus davidiana Dode

【标本采集号】3229010066

【形态特征】乔木。小枝光滑，萌枝被柔毛；芽无毛，微有黏质。叶片三角状宽卵形或近圆形，基部圆、平截或浅心形，有密波状浅齿；萌枝叶三角状卵圆形，下面被柔毛。花序轴有毛；苞片掌状条裂，边缘具密长毛。果序长达12cm；蒴果卵状圆锥形，有短柄，2瓣裂。花期3~4月，果期4~5月。

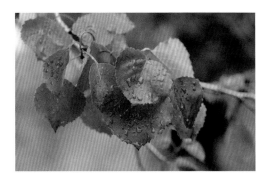

【适宜生境】生于海拔1200~3800m的山坡、山脊和沟谷地带。

【资源状况】分布于香格里拉、维西等地。常见。

【入药部位】根皮、树皮（白杨皮）。

【功能主治】清热解毒，祛风，止咳，行瘀凉血，驱虫。用于高血压，肺热咳嗽，蛔虫病，小便淋漓；外用于秃疮疥癣。

中华柳 <small>山柳</small>
Salix cathayana Diels

【标本采集号】5329290017

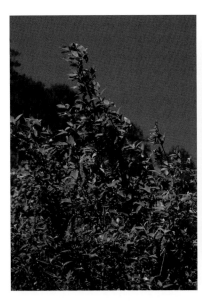
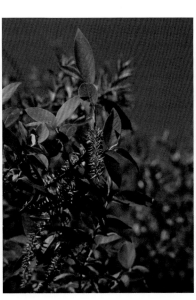
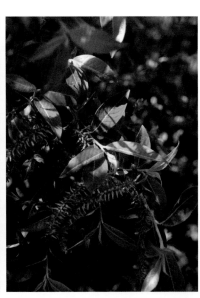

【形态特征】灌木。小枝褐色或灰褐色，当年生枝被绒毛；芽卵圆形或长圆形，被绒毛，稍短于叶柄。叶片长椭圆形或椭圆状披针形，全缘。雄花序花多而密集，花序梗被长柔毛，常具 3 苞片；雌花序窄圆柱形。蒴果近球形，无柄或近无柄。花期 5 月，果期 6~7 月。

【适宜生境】生于海拔 1800~3000m 的山谷及山坡灌丛中。

【资源状况】分布于香格里拉、德钦、维西等地。偶见。

【入药部位】枝叶（中华柳）。

【功能主治】用于感冒发热。

栅枝垫柳 *Salix clathrata* Hand. -Mazz.

【标本采集号】5334210138

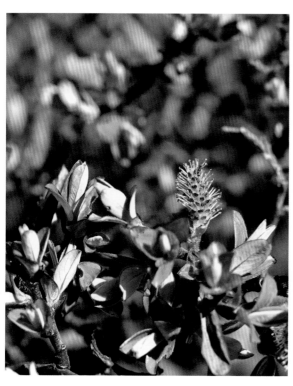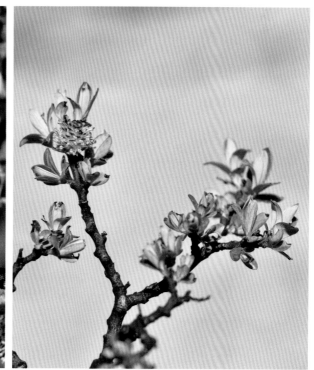

【形态特征】垫状灌木。叶片椭圆形或倒卵形，革质，两端近圆形，上面亮绿色，无毛，光亮，具褶皱。花先叶开放，花序椭圆形，花序梗极短，有 2~3 个苞片，花多而密，轴粗壮，密被短柔毛。果序长达 2cm，蒴果狭卵形，无柄或有短柄。花期 7 月，果期 8~9 月。

【适宜生境】生于海拔 4000m 以上的裸露岩石。

【资源状况】分布于香格里拉、德钦等地。偶见。

【入药部位】枝叶（栅枝垫柳）。

【功能主治】祛风除湿。

丛毛矮柳 *Salix floccosa* Burkill

【标本采集号】5334210466

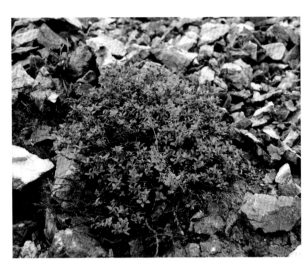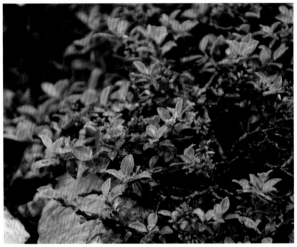

【形态特征】矮小灌木。分枝多，小枝暗褐色；老枝黑色。叶片倒卵形或倒卵状椭圆形，先端钝，基部狭，无毛，常有光泽，下面幼时密被灰白色长柔毛，后变丛卷毛或无毛，边缘细锯齿或全缘。花序与叶同时展开，着生于当年生枝的顶端。花期7月，果期8~9月。

【适宜生境】生于海拔3600~4000m的高山灌丛中。

【资源状况】分布于香格里拉、德钦、维西、贡山等地。常见。

【入药部位】茎叶（丛毛矮柳）。

【功能主治】祛风除湿。

青藏垫柳 *Salix lindleyana* Wall. apud Anderss

【标本采集号】5334210182

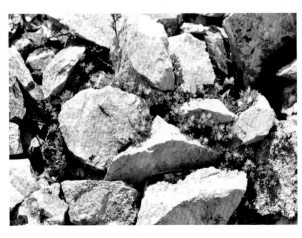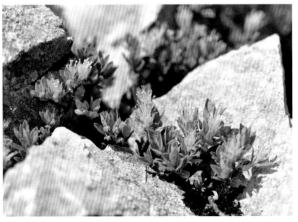

【形态特征】垫状灌木。主干匍匐而生根，暗褐色。叶片倒卵状长圆形、长圆形或倒卵状披针形，基部楔形，中脉明显凹下，背面白色。花序与叶同时开放，卵圆形，每花序仅有数花，着生在当年生枝的顶端。蒴果有短柄。花期 6 月中、下旬，果期 7 月至 9 月初。

【适宜生境】生于海拔 4000m 以上高山顶部较潮湿的岩缝中。

【资源状况】分布于香格里拉、德钦、维西等地。常见。

【入药部位】枝（青藏垫柳）。

【功能主治】祛风除湿。

旱　柳 河柳、杨树
Salix matsudana Koidz.

【标本采集号】5329290240

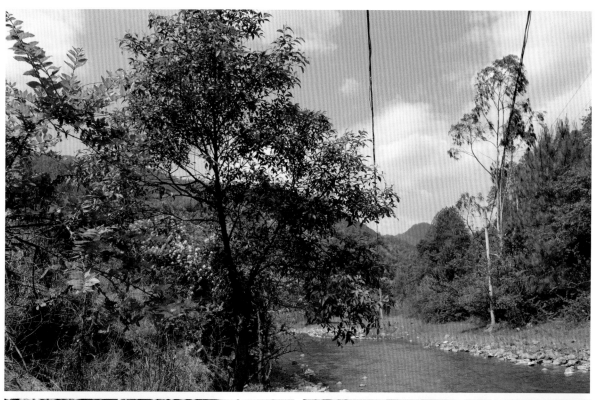

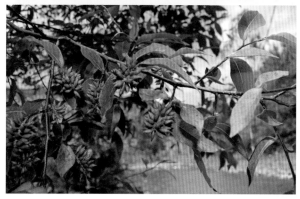
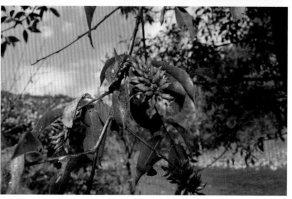

【形态特征】乔木。枝细长，直立或斜展，无毛，幼枝有毛；芽微有柔毛。叶片披针形，基部窄圆形或楔形，下面白色，有细腺齿；幼叶有丝状柔毛。花序与叶同放；雄花序圆柱形。果序长达 2（2.5）cm。花期 4 月，果期 4~5 月。

【适宜生境】生于海拔 3600m 的平原地区。

【资源状况】分布于维西等地。常见。

【入药部位】嫩叶、枝或树皮（旱柳）。

【功能主治】清热除湿，消肿止痛。用于黄疸，急性膀胱炎，小便不利，关节炎，"黄水"疮，疮毒，牙痛。

大苞柳 *Salix pseudospissa* Gorz

【标本采集号】5334210550

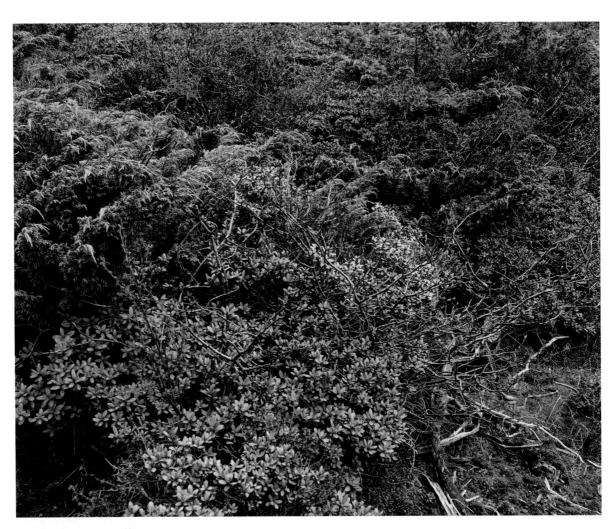

【形态特征】灌木。叶片倒卵形，先端微凸尖至急尖，基部圆形，上面暗绿色，下面白色。花与叶同放，长圆状圆柱形；花序梗无或极短，雄蕊2，花药黄色，花丝自下部或至中部以上不同程度地合生。花期6月，果未见。

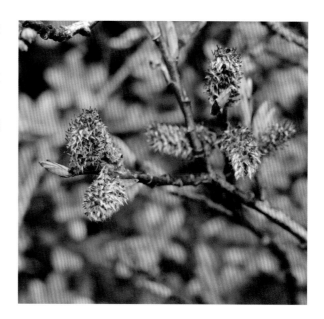

【适宜生境】生于海拔4600m的灌丛草甸中、河岸或山沟斜坡上。

【资源状况】分布于香格里拉等地。偶见。

【入药部位】枝（大苞柳）。

【功能主治】祛风除湿。

皂　柳

红心柳、华丽柳、毛狗条

Salix wallichiana Anderss.

【标本采集号】5329320003

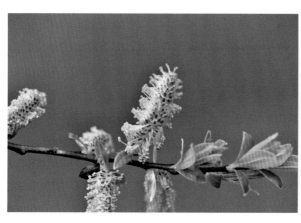
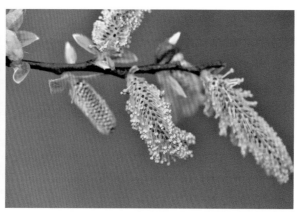

【形态特征】灌木或乔木。芽有棱，常外弯，无毛。叶片披针形、长圆状披针形、卵状长圆形或窄椭圆形，下面有平伏绢质柔毛或无毛，淡绿色或有白霜，全缘；萌枝叶常有细齿。花序先叶开放或近同放。蒴果长达9mm，有毛或近无毛，开裂后果瓣向外反卷。花期4月中下旬至5月初，果期5月。

【适宜生境】生于海拔140~4100m的山谷溪流旁、林缘或山坡。

【资源状况】分布于香格里拉、德钦、维西、贡山、福贡等地。常见。

【入药部位】根（皂柳根）。

【功能主治】祛风解热，除湿。用于风湿关节疼痛，头风疼痛。

桦木科

尼泊尔桤木 水冬瓜、水冬瓜树、桤木树
Alnus nepalensis D. Don

【标本采集号】533324180818348LY

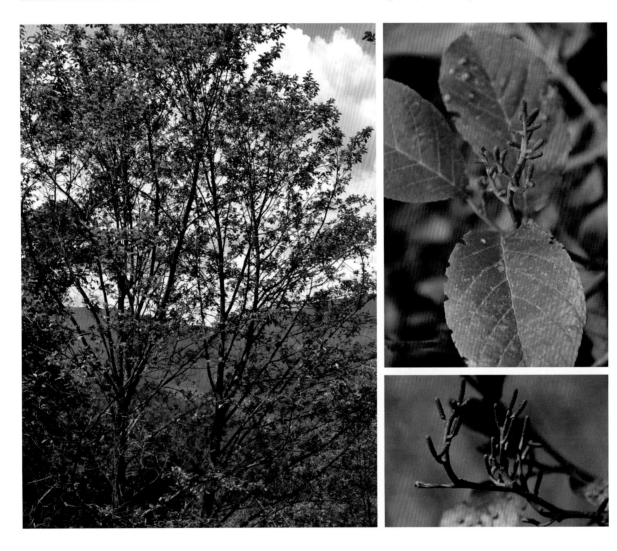

【形态特征】乔木。树皮平滑；芽具柄，具2枚芽鳞，光滑。叶片厚纸质，倒卵状披针形、倒卵形、倒卵状矩圆形，全缘或具疏细齿，上面绿色，微光亮，无毛，下面粉绿色，密生腺点。雄花序多数，排成圆锥状，下垂。小坚果矩圆形。

【适宜生境】生于海拔700~3600m的山坡林中、河岸阶地及村落中。

【资源状况】分布于德钦、维西、贡山、福贡、泸水、兰坪等地。常见。

【入药部位】树皮（旱冬瓜）。

【功能主治】止泻，消炎，接骨，收敛止血，健胃。用于腹泻，痢疾，鼻衄，骨折，跌打损伤。

白　桦 粉桦、桦皮树
Betula platyphylla Suk.

【标本采集号】530724180622513LY

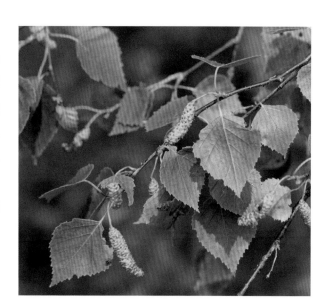

【**形态特征**】乔木。树皮灰白色，成层剥裂。叶片厚纸质，三角状卵形、三角状菱形、三角形，少有菱状卵形和宽卵形。果序单生，圆柱形或矩圆状圆柱形；小坚果狭矩圆形、矩圆形或卵形，背面疏被短柔毛，膜质翅较果长 1/3。

【**适宜生境**】生于海拔 400~4100m 的山坡或林中。

【**资源状况**】分布于香格里拉、德钦、维西、兰坪等地。常见。

【**入药部位**】树皮（桦木皮）。

【**功能主治**】清热利湿，解毒，止咳。用于急性扁桃体炎，支气管炎，肺炎，肠炎，痢疾，肝炎，尿少色黄，急性乳腺炎；外用于烧烫伤，痈疖肿毒。

云南鹅耳枥 云南鹅耳杨
Carpinus monbeigiana Hand. -Mazz.

【标本采集号】533324180919937LY

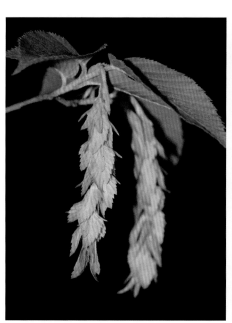 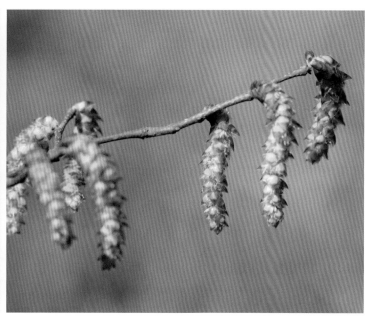

【形态特征】乔木。树皮灰色。叶片厚纸质，矩圆状披针形、长椭圆形、卵状披针形，较少椭圆形，边缘重锯齿，有时齿尖呈刺毛状，上面沿中脉密被长柔毛，其余无毛，下面初时密被短柔毛，沿脉尤密，后渐脱落变稀，脉腋间有或无髯毛。小坚果宽卵圆形。

【适宜生境】生于海拔 1700~2800m 的林中。

【资源状况】分布于德钦、维西、贡山、福贡、兰坪等地。常见。

【入药部位】根皮（云南鹅耳枥）。

【功能主治】续筋接骨，收敛止血。用于跌打损伤。

滇虎榛 大叶虎榛子
Ostryopsis nobilis Balf. f. et W. W. Sm.

【标本采集号】5334210190

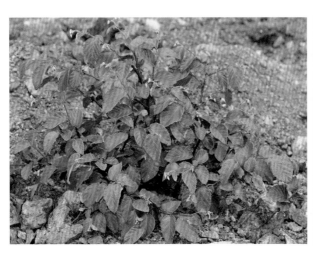 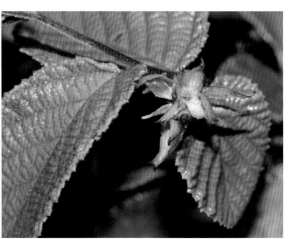

【形态特征】灌木。叶片宽卵形或卵形，少有圆形，顶端锐尖或钝，很少近圆形。雄花序单生或数枚并生于小枝的叶腋，下垂。果多枚排成总状，生于小枝顶端，几无梗；小坚果卵状，褐色，具明显的细肋，疏被长柔毛。

【适宜生境】生于海拔 1500~3000m 的河谷和岩坡，常成丛生长。

【资源状况】分布于香格里拉、德钦、维西、玉龙等地。偶见。

【入药部位】茎皮（滇虎榛）。

【功能主治】接骨，止血。用于跌打损伤。

壳斗科

锥　栗 尖栗、箭栗、旋栗
Castanea henryi (Skan) Rehd. et Wils.

【标本采集号】5329290223

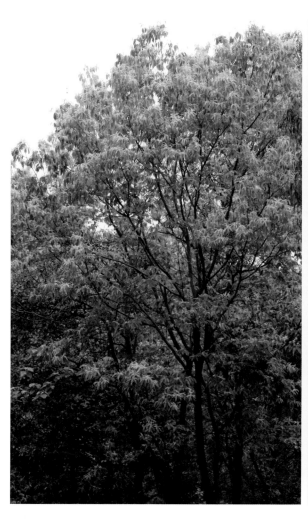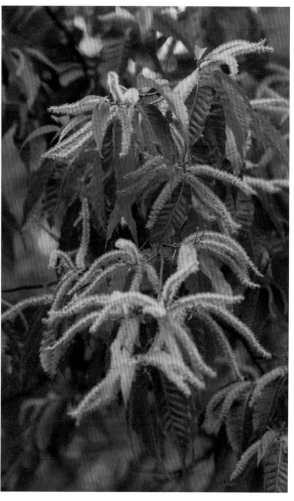

【形态特征】乔木。叶片披针形或长圆形，基部宽楔形或近圆，细锯齿具芒尖，幼叶下面疏被毛及
腺点。雄花序长 5~16cm，花 1~3（~5）朵，生于小枝中下部；雌花序生于小枝上部。
壳斗近球形，刺密或较疏；每壳斗具 1 果；果卵圆形，顶部有伏毛。花期 5~7 月，果
期 9~10 月。

【适宜生境】生于海拔 100~1800m 丘陵与山地的阔叶或落叶阔叶混交林中。

【资源状况】分布于贡山、福贡等地。偶见。

【入药部位】叶、壳斗（珍珠栗）。

【功能主治】祛湿除热，止泻。用于湿热，泄泻。

栗 大栗、毛栗子、毛板栗
Castanea mollissima Bl.

【标本采集号】5329320005

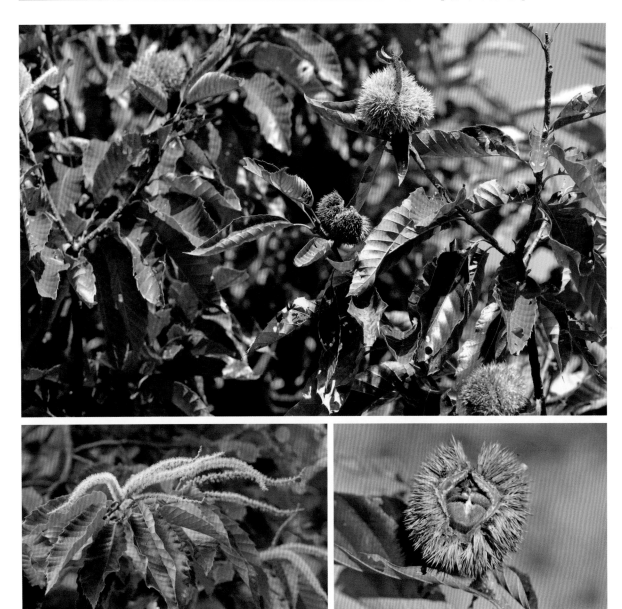

【形态特征】乔木，高达 20m。叶片椭圆至长圆形，常一侧偏斜而不对称；叶背被星芒状伏贴绒毛。雄花序轴被毛；花 3~5 朵聚生成簇。成熟壳斗的锐刺密时全遮蔽壳斗外壁，疏时则外壁可见。坚果长 1.5~3cm，宽 1.8~3.5cm。花期 4~6 月，果期 8~10 月。

【适宜生境】生于平地至海拔 2800m 的山地。

【资源状况】分布于维西、贡山、泸水等地。常见。

【入药部位】种仁（栗子）。

【功能主治】养胃健脾，补肾强筋，活血止血。用于反胃，泄泻，腰腿软弱，吐血，衄血，便血。

白穗柯
米锥、长尾栲、锯叶长尾栲

Lithocarpus craibianus Barn.

【标本采集号】5329290294

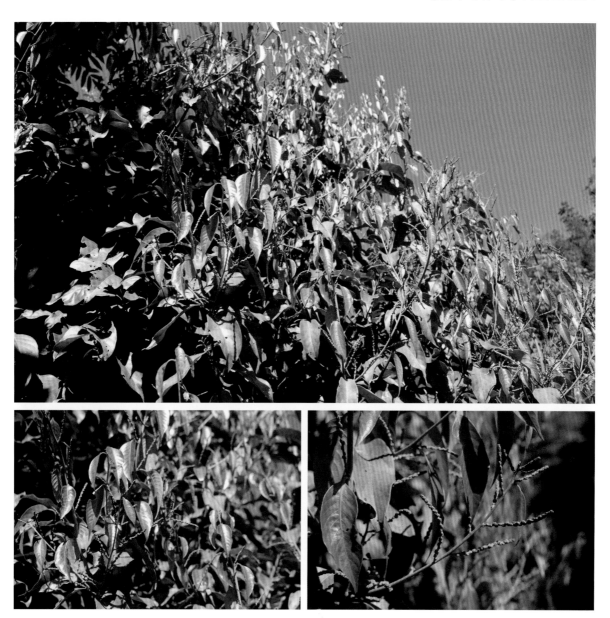

【形态特征】乔木。当年生枝、叶背及雌花序轴均有棕黄色或灰白色蜡鳞层。叶片革质，卵形或卵状椭圆形。雄花序穗状腋生，稀为圆锥花序；雌花序的上部常着生少数雄花，雌花 3 朵、5 朵或 7 朵，集生成簇。壳斗圆球形或略扁，顶端常呈乳头状短凸起，全包坚果；偶有顶部边缘开裂并反卷，故坚果部分外露；小苞片三角形，钻尖状，伏贴于壳壁，覆瓦状排列，分明，位于壳斗顶部的小苞片略狭长且向壳斗口部下弯，被黄棕色、细片状、稍紧贴的蜡鳞。坚果近圆球形，被甚稀疏的细伏毛，顶部的毛较密，果脐凸起，占坚果面积的 1/3。花期 8~9 月，果期翌年 8~9 月。

【适宜生境】生于海拔 1500~2200m 山地或丘陵的常绿阔叶和落叶阔叶混交林中。

【资源状况】分布于泸水等地。偶见。

【入药部位】花序（白穗柯）。

【功能主治】顺气消食，健胃，杀虫。用于食积腹胀，虫积不化，绦虫病，蛔虫病，钩虫病。

红 锥 栲栗、米锥、小板栗
Castanopsis hystrix Miq.

【标本采集号】5329290469

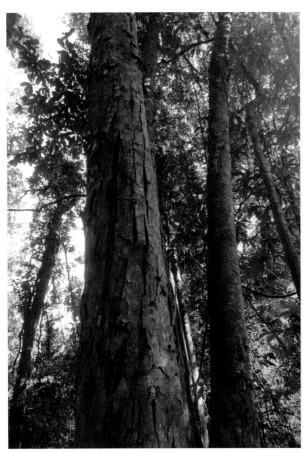
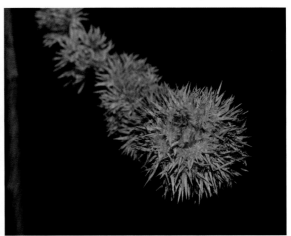
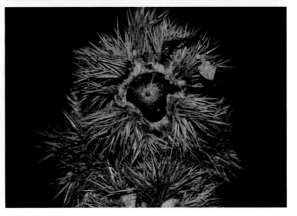

【形态特征】乔木。当年生枝紫褐色，二年生枝暗褐黑色。叶片厚纸质或近革质，披针形，稀卵形。雄花序穗状或圆锥状，花被裂片内面被短柔毛；雌穗状花序单穗位于雄花序上部叶腋间，壳斗圆球形，有雌花 1 朵。坚果圆锥形，果脐在坚果底部。花期 4~6 月，果期翌年 8~11 月。

【适宜生境】生于海拔 1500m 以下的山地或平地杂木林中。

【资源状况】分布于兰坪等地。少见。

【入药部位】种仁（红锥）。

【功能主治】止痢。用于痢疾。

高山锥
刺栗、毛栗、白栗
Castanopsis delavayi Franch.

【标本采集号】5329320006

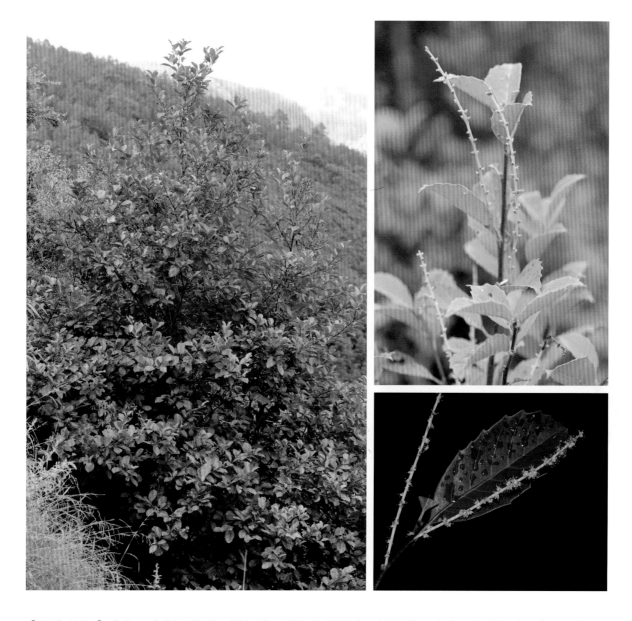

【形态特征】乔木。叶片近革质，倒卵形、倒卵状椭圆形、椭圆形，叶缘常自中部或下部起有锯齿状，很少为波浪状疏裂齿。雄花序穗状，很少单穗腋生。幼嫩壳斗通常椭圆形，成熟壳斗阔卵形或近圆球形；坚果阔卵形。花期 4~5 月，果期翌年 9~11 月。

【适宜生境】生于海拔 1500~2800m 的山地杂木林中。

【资源状况】分布于贡山、福贡、泸水等地。偶见。

【入药部位】根、茎皮（高山栲）。

【功能主治】收敛，止泻，解毒。用于泄泻。

元江锥
茅丝栗、丝栗、甜锥
Castanopsis orthacantha Franch.

【标本采集号】5329290585

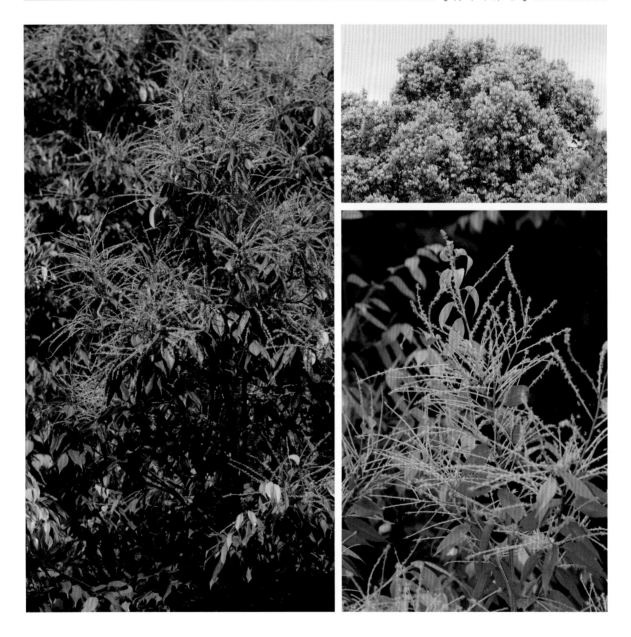

【形态特征】乔木。叶片革质，卵形，卵状椭圆形或披针形。雄花序通常为圆锥花序，偶有单穗腋生；雌花的花柱甚短，每壳斗通常有雌花 2~3 朵，有时位于花序轴上半段的为单花散生。坚果圆锥形，常一面平坦，密被短伏毛。花期 4~5 月，果期翌年 9~11 月。

【适宜生境】生于海拔 1500~3200m 的疏林或密林中。

【资源状况】分布于兰坪等地。少见。

【入药部位】果（元江锥）。

【功能主治】养胃健脾，补肾强筋。

青　冈　青冈栎、铁椆

Cyclobalanopsis glauca (Thunb.) Oerst.

【标本采集号】533324180818343LY

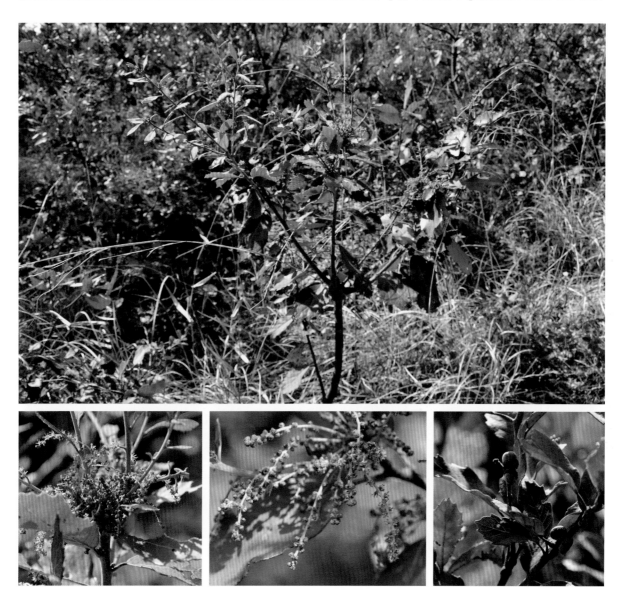

【形态特征】常绿乔木。叶片革质，倒卵状椭圆形或长椭圆形，叶背有整齐平伏的白色单毛，常有白色鳞秕。雄花序花序轴被苍色绒毛。壳斗碗形，包着坚果 1~3 个，被薄毛；坚果卵形、长卵形或椭圆形，无毛或被薄毛。花期 4~5 月，果期 10 月。

【适宜生境】生于海拔 60~2600m 的山坡或沟谷。

【资源状况】分布于维西、贡山、泸水等地。常见。

【入药部位】种仁（槠子）、树皮或嫩叶（槠子皮叶）。

【功能主治】种仁：涩肠止泻，生津止渴。用于泄泻，痢疾。树皮或嫩叶：止血，敛疮。用于产妇血崩，臁疮，津伤口渴，伤酒。

水青冈 长柄山毛榉
Fagus longipetiolata Seem.

【标本采集号】2353290639

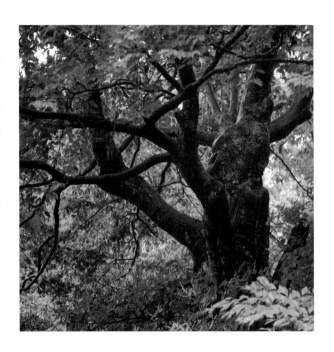

【形态特征】乔木。叶片卵形、卵状披针形或长圆状披针形，叶缘波状，具锯齿，上面无毛，下面被绒毛。壳斗密被褐色绒毛，（3~）4 瓣裂；壳斗小苞片线形；每壳斗具 2 果；果三棱形。花期 4~5 月，果期 9~10 月。

【适宜生境】生于海拔 300~2400m 的山地杂木林中，常见于向阳坡地。

【资源状况】分布于泸水。常见。

【入药部位】壳斗（水青冈）。

【功能主治】健胃，消食，理气。用于腹胀，食积。

白 柯 甜茶、野槟榔、滇石栎
Lithocarpus dealbatus (Hook. f. & Thoms. ex Miq.) Rehd.

【标本采集号】2353290844

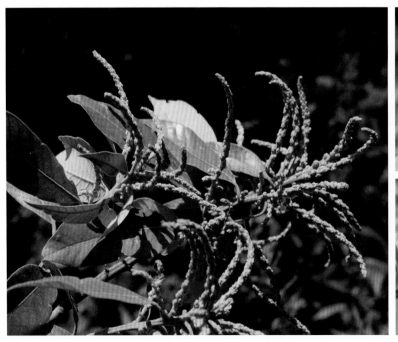

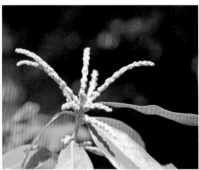

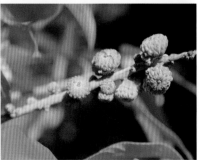

【形态特征】乔木。叶片卵形、卵状椭圆形或披针形，全缘，稀近顶部浅波状，两面同色或叶背带灰色，有蜡鳞层。壳斗 3（~5）成簇，碗状，被三角状鳞片；坚果近球形，柱座基被粉状细毛。花期 8~10 月，果期翌年 8~10 月。

【适宜生境】生于海拔约 1200m 以上的山地杂木林中。

【资源状况】分布于维西等地。常见。

【入药部位】花序（白皮柯野槟榔）。

【功能主治】顺气消食，健胃，杀虫。用于食积腹胀，虫积不化。

麻 栎 柴栎、青冈、碗栎
Quercus acutissima Carruth.

【标本采集号】5329290884

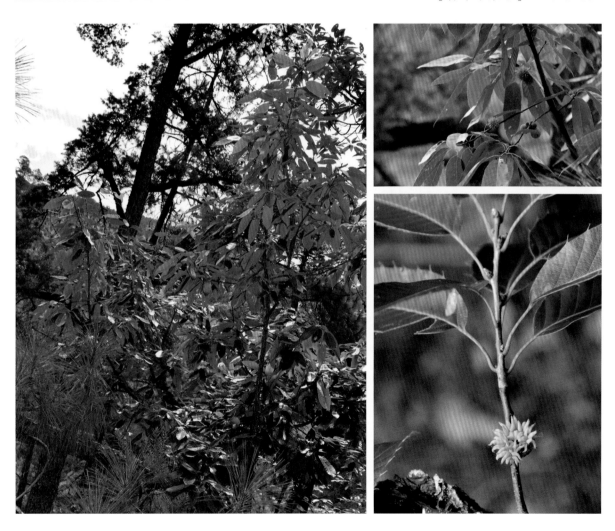

【形态特征】高大落叶乔木。树皮深纵裂。叶片长椭圆状披针形，先端长渐尖，基部近圆形或宽楔形，具刺芒状锯齿。壳斗杯状，线形苞片外曲；坚果卵圆形或椭圆形，顶端圆。花期3~4 月，果期翌年 9~10 月。

【适宜生境】生于海拔 60~2200m 的山地阳坡。

【资源状况】分布于玉龙等地。常见。

【入药部位】根皮或树皮（橡木皮）、果（橡实）、壳斗（橡实壳）。

【功能主治】根皮或树皮：收敛，止痢。用于久泄痢疾，瘰疬，恶疮。果：解毒消肿，涩肠固脱。用于乳腺炎，泻痢，肛脱，痔血。壳斗：收敛，止血。用于泻痢，肛脱，肠风下血，崩中带下。

槲 栎 青冈、白栎树、大叶青冈
Quercus aliena Bl.

【标本采集号】2353290130

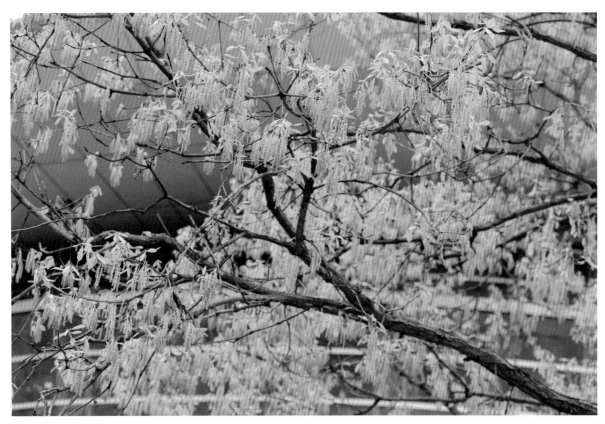

【形态特征】落叶乔木。小枝粗，无毛。叶片长椭圆状倒卵形或倒卵形，叶缘具波状钝齿，老叶下面被灰褐色细绒毛或近无毛。壳斗杯状，小苞片卵状披针形，紧贴，被灰白色短柔毛；坚果卵圆形或椭圆形。花期 3~5 月，果期 9~10 月。

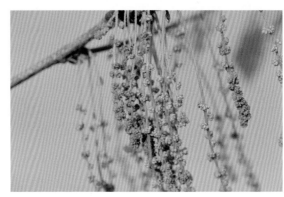

【适宜生境】生于海拔 100~2000m 的向阳山坡。

【资源状况】分布于兰坪等地。常见。

【入药部位】种仁、果壳。

【功能主治】种仁：涩肠止泻。用于泻痢。果壳：收敛，止痢。用于慢性痢疾。

矮高山栎 矮山栎
Quercus monimotricha Hand. -Mazz.

【标本采集号】5329320008

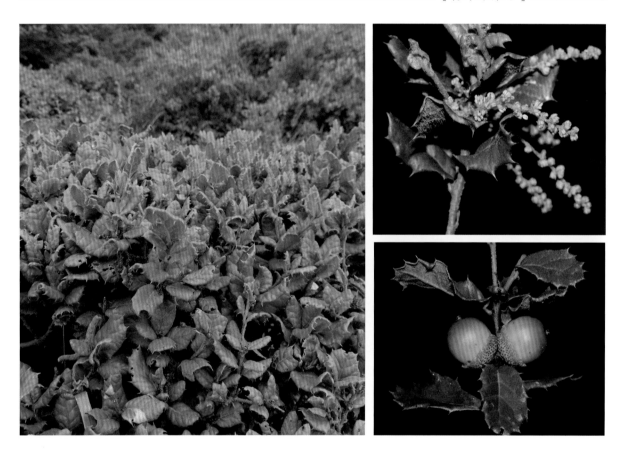

【形态特征】常绿乔木或灌木，高 0.5~2m。叶片皱褶不平，倒卵形、椭圆形，长 2~3.5cm，宽 1.2~3cm，顶端圆钝，基部圆形或心形，叶缘有刺状锯齿或全缘，雄花序长 4~6cm，花序轴被疏毛；雌花序长 1~3cm。壳斗杯形，包着坚果的 1/4~1/3，小苞片三角形，排列紧密；坚果卵形至椭圆形。花期 5~6 月，果期翌年 9~10 月。

【适宜生境】生于海拔 900~3000m 的山坡、山谷森林，常生于岩石裸露的峭壁上。

【资源状况】分布于香格里拉、兰坪、玉龙等地。常见。

【入药部位】种子、叶、树皮（矮高山栎）。

【功能主治】种子：涩肠止痢。用于痢疾。叶：止血，通淋。用于吐血，血痢，淋病。树皮：敛疮，止痢，止血。用于恶疮，痢疾，肠风下血。

黄背栎 *Quercus pannosa* Hand. -Mazz.

【标本采集号】532924180926340LY

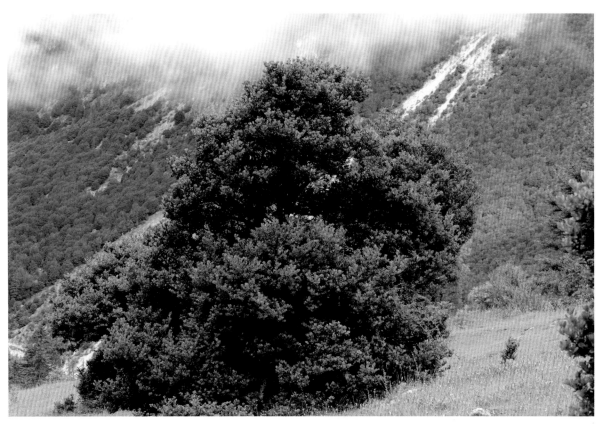

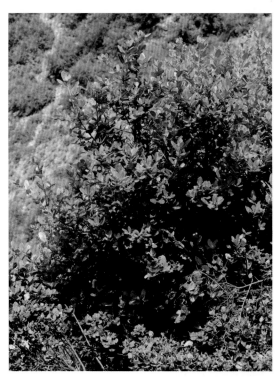

【形态特征】常绿灌木或小乔木。叶片常卵形、倒卵形或椭圆形，顶端圆钝或有短尖，基部圆形或浅心形，全缘或有刺状锯齿，叶背密被多层棕色腺毛、星状毛及单毛。雄花序长 3~10cm。壳斗浅杯形，包着坚果的 1/3~1/2；坚果卵形或近球形，果脐微突起。花期 5~6 月，果期翌年 9~10 月。

【适宜生境】生于海拔 2500~3900m 的山坡栎林或松栎林中。

【资源状况】分布于香格里拉、德钦、维西等地。常见。

【入药部位】果（黄背栎）。

【功能主治】收敛止泻。用于一切寒泻、热泻。

毛脉高山栎 光叶高山栎
Quercus rehderiana Hand. -Mazz.

【标本采集号】5329290299

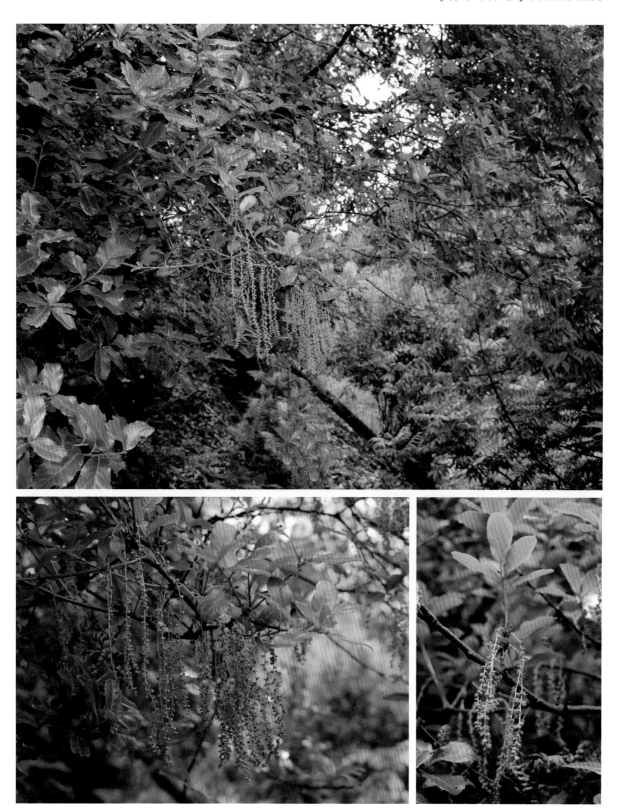

【形态特征】常绿乔木，或呈灌木状。叶片椭圆形或倒卵状椭圆形，先端圆钝，基部圆形，全缘或有几个刺状齿，叶背中脉基部密生灰黄色短星状毛，中脉"之"字形曲折。壳斗浅杯形，高 4~6mm；小苞片三角状卵形，被黄色绒毛；坚果卵形或近球形，无毛。花期 5~6 月，果期 10~11 月。

【适宜生境】生于海拔 1500~4000m 的山地森林中。

【资源状况】分布于维西等地。常见。

【入药部位】叶（毛脉高山栎）。

【功能主治】清热解毒。用于泻痢，肠炎，哮喘。

高山栎 贝折
Quercus semecarpifolia Smith

【标本采集号】5329290246

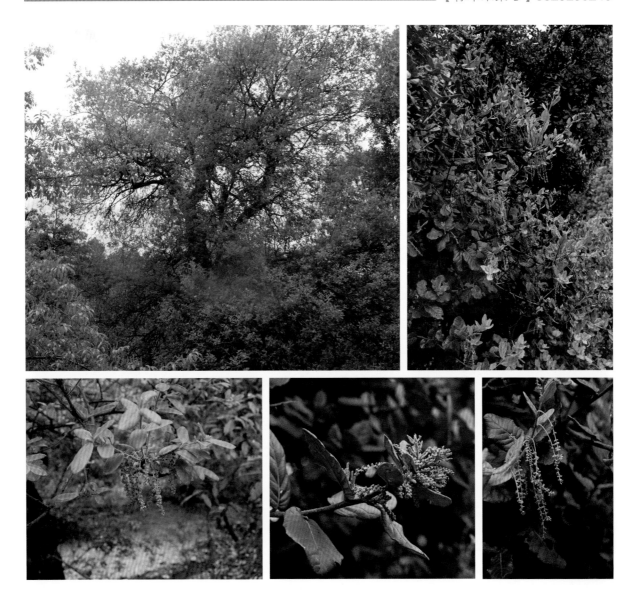

【形态特征】常绿乔木或灌木。叶片倒卵形、椭圆形，顶端圆钝，基部圆形或心形，叶缘有刺状锯齿或全缘，叶面皱褶不平。雄花序长 4~6cm；雌花序长 1~3cm。壳斗杯形，包着坚果的 1/4~1/3，小苞片三角形，排列紧密；坚果卵形至椭圆形。花期 5~6 月，果期翌年 9~10 月。

【适宜生境】生于海拔 2600~4000m 的山坡、山谷栎林或松栎林中。

【资源状况】分布于香格里拉等地。常见。

【入药部位】叶及叶煎成的膏（青杠膏）。

【功能主治】清热解毒。用于寒热夹杂，泻痢，肠炎，哮喘。

栓皮栎 软木栎、粗皮青冈、橡树
Quercus variabilis Bl.

【标本采集号】2353290155

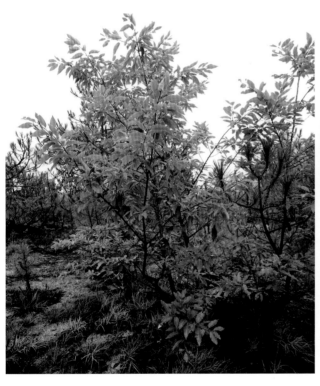
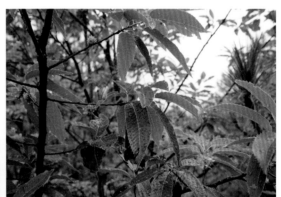
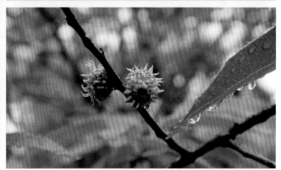

【形态特征】高大落叶乔木。树皮深纵裂，木栓层发达。叶片卵状披针形或长椭圆状披针形，先端渐尖，基部宽楔形或近圆形，具刺芒状锯齿。壳斗杯状；钻形小苞片反曲；坚果宽卵圆形或近球形，顶端平圆。花期 3~4 月，果期翌年 9~10 月。

【适宜生境】生于海拔 2000~3000m 的阳坡。

【资源状况】分布于德钦、维西、泸水、兰坪等地。常见。

【入药部位】壳斗或果（青杠碗）。

【功能主治】健胃，收敛，止血痢，止咳，涩肠。用于痔疮，恶疮，痈肿，咳嗽，水泻，头癣。

榆 科

朴 树　沙朴、朴于树、青朴
Celtis sinensis Pers.

【标本采集号】2353290874

【形态特征】高大落叶乔木。叶片卵形或卵状椭圆形，先端尖或渐尖，基部几乎不偏斜或仅稍偏斜，近全缘或中上部具圆齿。果单生叶腋，稀2~3集生，近球形，成熟时黄色或橙黄色，具果柄；果核近球形，白色。花期3~4月，果期9~10月。

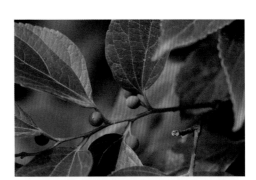

【适宜生境】生于海拔100~1500m的路旁、山坡、林缘。

【资源状况】分布于泸水、兰坪等地。偶见。

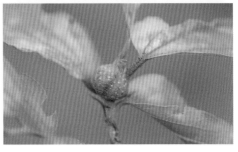

【入药部位】根皮（朴树根皮）、树皮（朴树皮）、叶（朴树叶）、果（朴树果）。

【功能主治】根皮：祛风透疹，健脾活血。用于麻疹透发不畅，消化不良，腰痛。树皮：祛风透疹，消食化滞。用于消化不良，积食泄泻，跌打损伤。叶：清热利咽。用于感冒咳嗽音哑。果：清热利咽。用于感冒咳嗽音哑。

四蕊朴　麦筛亮、棵结
Celtis tetrandra Roxb.

【标本采集号】3229010188

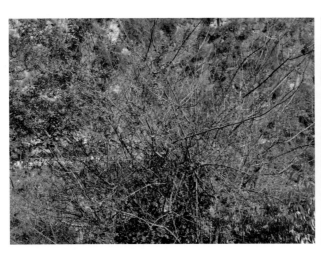

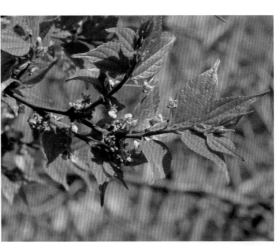

【形态特征】乔木。幼枝密被黄褐色短柔毛，后脱落；冬芽褐色，芽鳞无毛。叶片卵状椭圆形或近菱形，先端渐尖或短尾尖，基部偏斜，近全缘或具钝齿。幼叶下面及叶柄密被黄褐色短柔毛，老时脱落或残存。果（1）2~3 生于叶腋，近球形，成熟时黄色或橙黄色。花期3~4 月，果期 9~10 月。

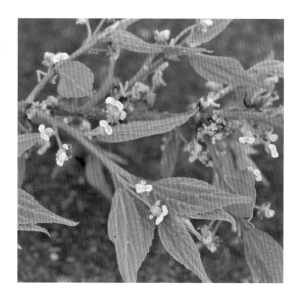

【适宜生境】生于海拔 700~1500m 的沟谷的林中或林缘、山坡灌丛。

【资源状况】分布于玉龙等地。偶见。

【入药部位】根皮、叶（四蕊朴）。

【功能主治】根皮：止痛。用于腰痛，漆疮。叶：消肿。外用于水肿。

狭叶山黄麻 麻脚树
Trema angustifolia (Planch.) Bl.

【标本采集号】2353290246

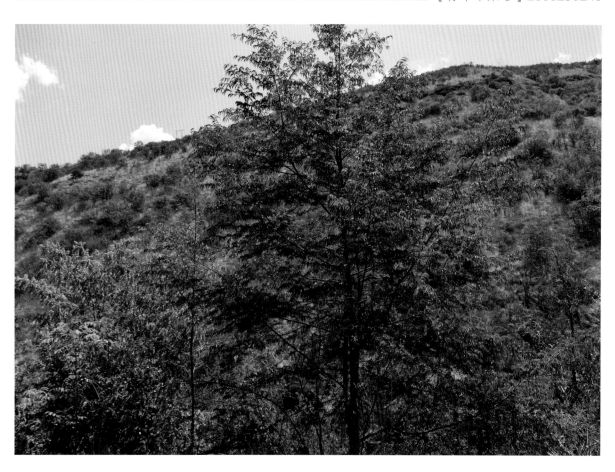

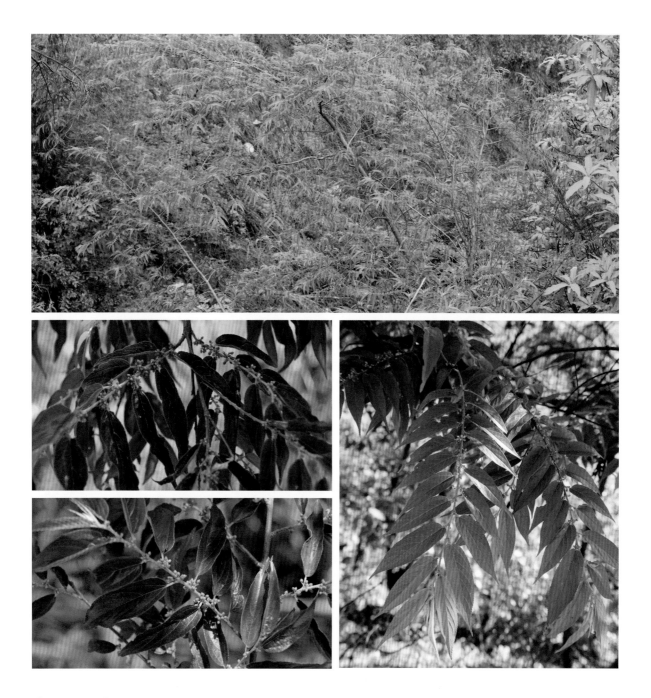

【形态特征】小乔木或灌木状。小枝密被毛。叶片纸质，卵状披针形，先端渐尖或尾尖，基部圆，
稀浅心形，边缘具细锯齿，上面被硬毛，脱落后留有毛迹，下面密被灰绒毛。雄花花
被片被锈色腺毛。核果宽卵圆形或近球形，微扁，橘红色，花被宿存。花期4~6月，
果期8~11月。

【适宜生境】生于海拔100~1600m的向阳山坡灌丛或疏林中。

【资源状况】分布于玉龙等地。偶见。

【入药部位】根（山郎木根）、叶（山郎木根叶）。

【功能主治】根：止血，止痛。用于外伤出血，跌打伤痛。叶：解毒敛疮，凉血止血，止痛。用于
疮疡溃破不敛，麻疹，外伤出血。

羽脉山黄麻

羽叶山黄麻

Trema levigata Hand. -Mazz.

【标本采集号】5329320009

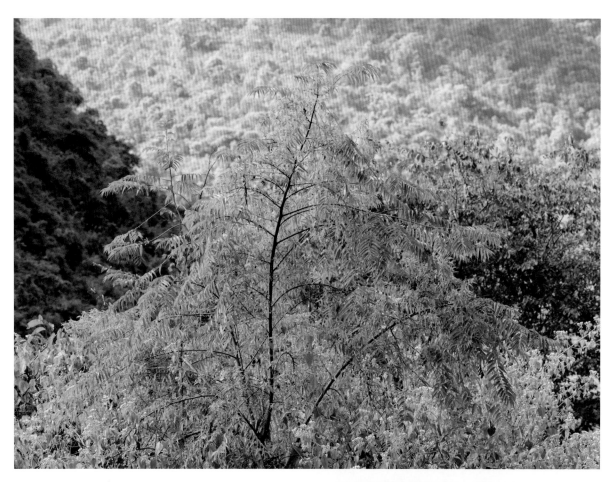

【形态特征】小乔木或灌木状。小枝被灰白色柔毛。叶片纸质，卵状披针形或窄披针形，上面被疏柔毛，下面脉上被疏柔毛。聚伞花序与叶柄近等长；雄花花被片 5，倒卵状船形，疏被微柔毛。小核果近球形，微扁，熟时由橘红渐变黑色。花期 4~5 月，果期 9~12 月。

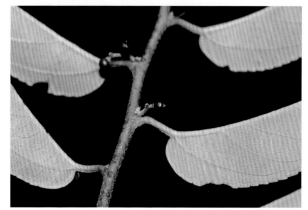

【适宜生境】生于海拔 150~2800m 的向阳山坡杂木林或灌丛中。

【资源状况】分布于香格里拉等地。偶见。

【入药部位】皮、叶（羽脉山黄麻）。

【功能主治】清热泻火。用于风湿关节痛。

异色山黄麻 麻桐树、九层麻
Trema orientalis (L.) Bl.

【标本采集号】5329290716

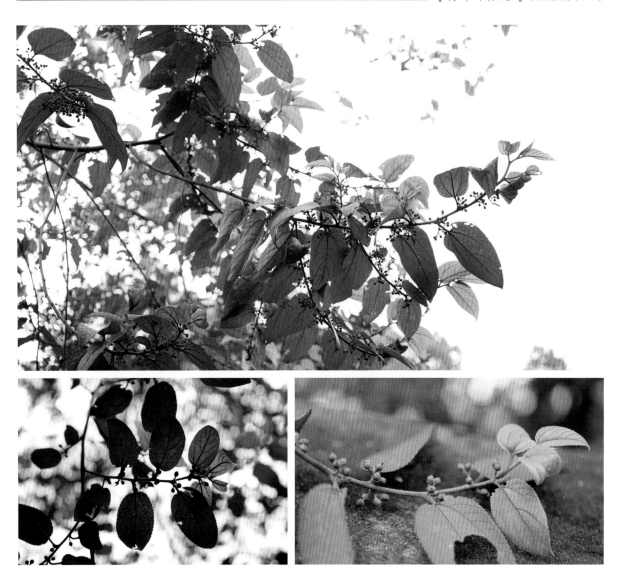

【形态特征】乔木，或灌木。叶片革质，卵状矩圆形或卵形；托叶条状披针形。雄花几乎无梗，卵状矩圆形，外面被微毛；雌花具梗，三角状卵形，外面疏生细毛，以后脱落。核果卵状球形或近球形，稍压扁，黑色。种子阔卵珠状，稍压扁。花期3~5（~6）月，果期6~11月。

【适宜生境】生于海拔400~1900m山谷开旷的、较湿润的林中或较干燥的山坡灌丛。

【资源状况】分布于兰坪等地。偶见。

【入药部位】根（山黄麻根）、叶（山黄麻叶）。

【功能主治】根：散瘀消肿，止痛。用于跌打损伤，瘀肿疼痛，腹痛。叶：止血。用于外伤出血。

杜仲科

杜 仲 丝棉木、丝棉树皮、丝棉树
Eucommia ulmoides Oliv.

【标本采集号】5333241904221398LY

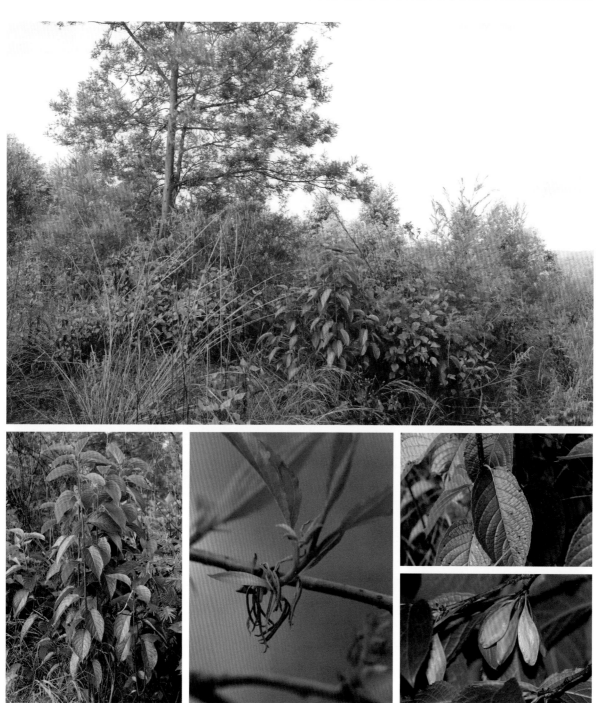

【**形态特征**】落叶乔木。树皮灰褐色，粗糙，内含橡胶。叶片椭圆形、卵形或矩圆形，薄革质。花生于当年枝基部，雄花无花被。翅果扁平。种子扁平，线形，长 1.4~1.5cm，宽 3mm，两端圆形。早春开花，秋后果实成熟。

【**资源状况**】栽培于贡山、福贡、玉龙等地。

【**入药部位**】树皮（杜仲），嫩叶（木棉），叶（杜仲叶）。

【**功能主治**】树皮：补肝肾，强筋骨，安胎。用于肾虚腰痛，阳痿，尿频，风湿痹痛，胎动不安，习惯性流产。嫩叶：补虚生津，解毒，止血。用于身体虚弱，口渴，脚气，痔疮肿痛，便血。叶：补肝肾，强筋骨，降血压。用于腰背疼痛，足膝酸软乏力，高血压病。

桑 科

构 树

楮实子、野杨梅、大构

Broussonetia papyrifera (Linn.) L' Hér. ex Vent.

【标本采集号】533324180818345LY

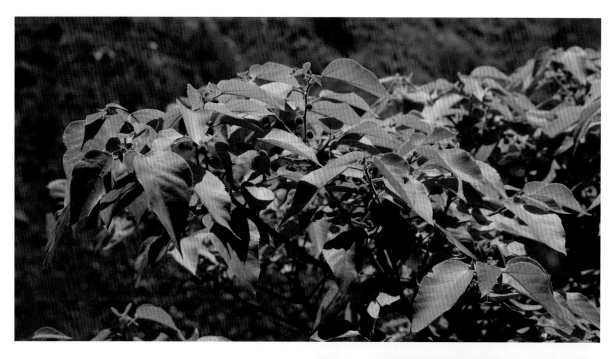

【形态特征】乔木。树皮暗灰色；小枝密生柔毛。叶片广卵形至长椭圆状卵形。花雌雄异株；雄花序为柔荑花序，粗壮；雌花序球形头状；子房卵圆形。聚花果成熟时橙红色，肉质；瘦果表面有小瘤，龙骨双层。花期4~5月，果期6~7月。

【适宜生境】生于低山丘陵、荒地、水边。

【资源状况】分布于香格里拉、德钦、贡山、福贡等地。常见。

【入药部位】根皮（楮树根）、果（楮实子）、种子。

【功能主治】根皮、果：敛肺止咳，清热。用于急、慢性支气管炎。种子：强壮、明目、健胃。用于水肿、腰膝无力、黄疸。

大 麻 山丝苗、线麻、胡麻
Cannabis sativa L.

【标本采集号】5334210937

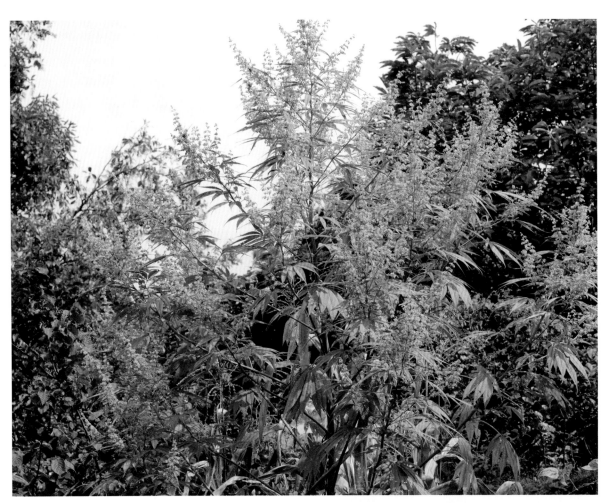

【形态特征】草本。叶片掌状全裂，裂片披针形或
线状披针形，先端渐尖，基部狭楔形，
边缘具粗锯齿。花黄绿色，花被5，
膜质，外被细伏贴毛；雄蕊5，花丝
极短，花药长圆形。瘦果为宿存黄褐
色苞片所包，果皮坚脆，表面具细网
纹。花期5~6月，果期为7月。

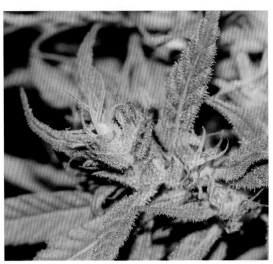

【适宜生境】生于旱地、湿地。

【资源状况】分布于香格里拉、德钦、维西、玉龙
等地。常见。

【入药部位】成熟果实（火麻仁）。

【功能主治】润燥滑肠，通便。用于血虚，津亏肠燥便秘。

柘 树 <small>奴柘、灰桑、黄桑</small>
Cudrania tricuspidata (Carr.) Bur. ex Lavallee

【标本采集号】5329290700

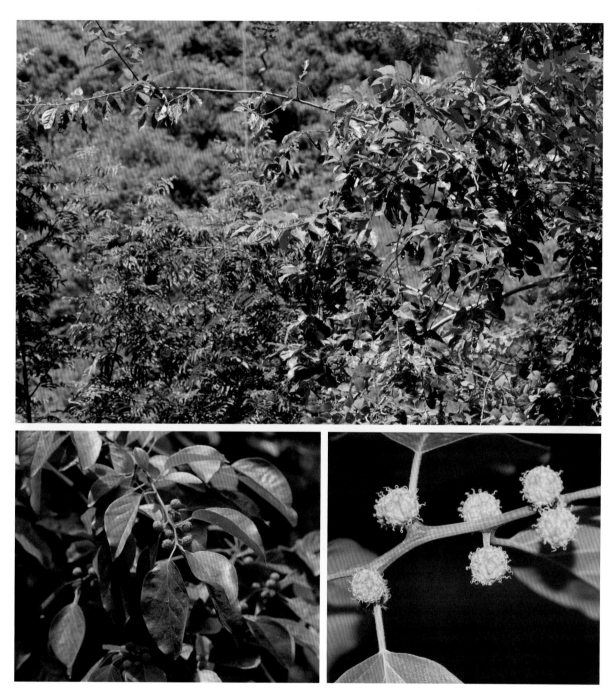

【形态特征】落叶灌木或小乔木。树皮灰褐色，小枝无毛，略具棱，有棘刺。叶片卵形或菱状卵形，偶为三裂。雌雄异株，雌雄花序均为球形头状花序，单生或成对腋生。聚花果近球形，肉质，成熟时橘红色。花期5~6月，果期6~7月。

【适宜生境】生于海拔500~1500（~2200）m阳光充足的山地或林缘。

【资源状况】分布于维西等地。常见。

【入药部位】茎叶（柘树茎叶）、果（柘树果）、木材（柘木）、根皮或树皮（柘木白皮）。

【功能主治】茎叶：消炎止痛，祛风活血。用于流行性腮腺炎，肺结核，慢性腰腿痛，跌打损伤，疖肿，急性关节扭。果：清热凉血，舒筋活络。用于跌打损伤。木材：止崩，除疟。用于妇人崩中血结，疟疾。根皮、树皮：补肾固精，凉血舒筋。用于腰痛，遗精，咯血，呕血，跌打损伤。

桑 桑粒、洋桑、伏蛇皮
Morus alba L.

【标本采集号】5329320014

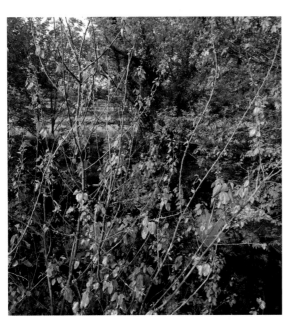
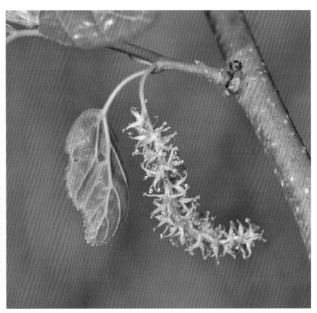

【形态特征】乔木或为灌木。树皮厚，不规则浅纵裂。叶片卵形或广卵形，背面沿脉有疏毛。花单性，雄花序下垂，密被白色柔毛；花被片宽椭圆形，淡绿色。聚花果卵状椭圆形，成熟时红色或暗紫色。花期4~5月，果期5~8月。

【资源状况】栽培于泸水、玉龙等地。

【入药部位】根皮（桑白皮）、茎枝（桑枝）、叶（桑叶）、果（桑椹）。

【功能主治】根皮：泻肺平喘，利水消肿。用于肺热喘咳，水肿胀满尿少，面目肌肤水肿。茎枝：祛风湿，利关节。用于风湿痹痛，肩臂、关节酸痛麻木。叶：疏散风热，清肺润燥，清肝明目。用于风热感冒，肺热燥咳，头晕头痛，目赤昏花。果：滋阴补血，生津润燥。用于肝肾阴虚，眩晕耳鸣，心悸失眠，须发早白，津伤口渴，内热消渴，肠燥便秘。

鸡　桑

小叶桑、集桑、山桑

Morus australis Poir

【标本采集号】3229010038

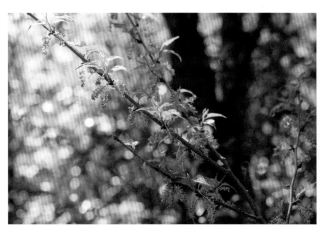 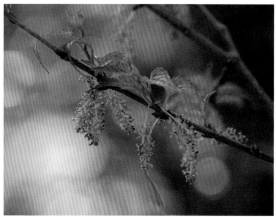

【形态特征】灌木或小乔木。树皮灰褐色；冬芽圆锥状卵圆形。叶片卵形，表面粗糙，密生短刺毛，背面疏被粗毛。雄花绿色，花被片卵形，花药黄色；雌花序球形，花被片长圆形，暗绿色，花柱长。聚花果短椭圆形，成熟时红色或暗紫色。花期 3~4 月，果期 4~5 月。

【适宜生境】生于海拔 500~1000m 的石灰岩山地或林缘及荒地。

【资源状况】分布于福贡、泸水等地。常见。

【入药部位】叶（鸡桑）。

【功能主治】清热解表。用于感冒咳嗽。

大果榕

馒头果、大无花果、波罗果

Ficus auriculata Lour.

【标本采集号】533324180911859LY

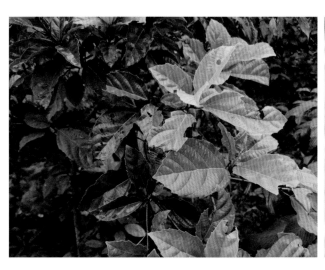 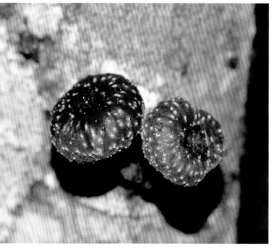

【形态特征】乔木或小乔木。树皮灰褐色，粗糙。叶互生，叶片厚纸质，广卵状心形，边缘具整齐细锯齿，仅于中脉及侧脉有微柔毛，背面多被开展短柔毛。榕果簇生于树干基部或老茎短枝上，梨形或扁球形至陀螺形；瘦果有黏液。花期8月至翌年3月，果期5~8月。

【适宜生境】生于海拔130~1700（~2100）m的低山沟谷潮湿雨林中。

【资源状况】分布于贡山、福贡、泸水等地。常见。

【入药部位】果（大果榕）。

【功能主治】催乳，补气，生血。用于乳汁不通，气血虚弱。

垂叶榕 细叶榕、小叶榕、垂榕
Ficus benjamina L.

【标本采集号】5329290472

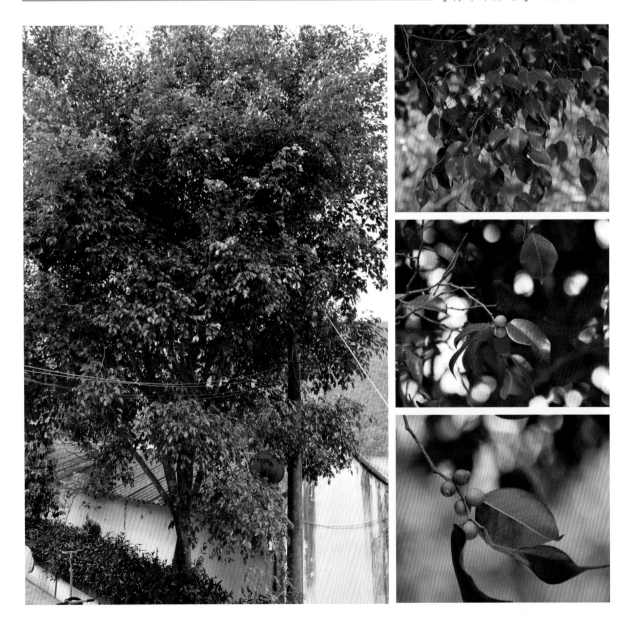

【形态特征】乔木。树皮灰色。叶片薄革质，卵形或卵状椭圆形，全缘，叶脉两面凸起。榕果成对或单生叶腋，基部缢缩成柄，球形或扁球形，光滑，熟时红色或黄色，雄花、瘿花、雌花同生一榕果内；瘦果卵状肾形，短于花柱，花柱近侧生，柱头膨大。花期8~11月。

【适宜生境】生于海拔500~800m的湿润杂木林中。

【资源状况】分布于兰坪等地。偶见。

【入药部位】枝、叶和乳汁（垂叶榕）。

【功能主治】枝、叶：通经活血。用于月经不调，跌打损伤。乳汁：行气，消肿，散瘀。用于跌打肿痛。

无花果 奶浆果、挣桃、对嘴果
Ficus carica L.

【标本采集号】3229010696

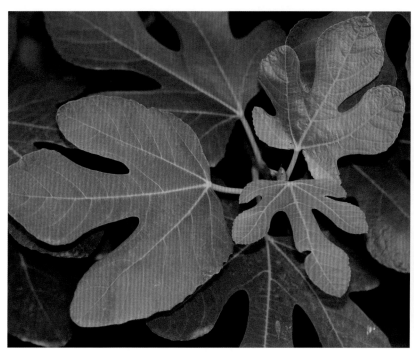
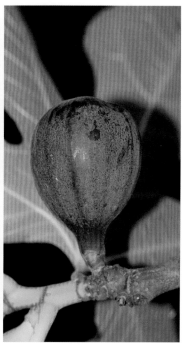

【形态特征】落叶灌木。叶互生，叶片厚纸质，广卵圆形，长宽近相等，边缘具不规则钝齿，表面粗糙，背面密生细小钟乳体及短柔毛。雌雄异株，雄花、瘿花同生于一榕果内壁。榕果单生叶腋，梨形，成熟时紫红色或黄色，基生苞片3，卵形；瘦果透镜状。花、果期5~7月。

【资源状况】栽培于泸水等地。

【入药部位】果（无花果）。

【功能主治】健胃清肠，消肿解毒。用于泄泻，痢疾，便秘，痔疮，咽喉痛，痈肿，癌肿。

雅 榕 小叶榕、万年青
Ficus concinna (Miq.) Miq.

【标本采集号】5329290974

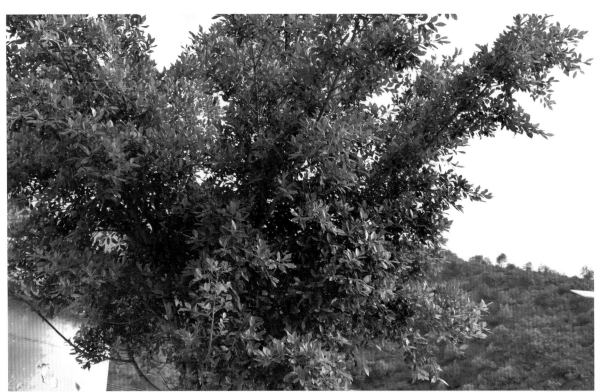

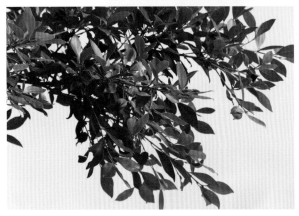

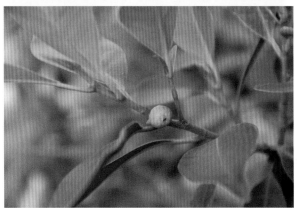

【形态特征】乔木。叶片窄卵状椭圆形，全缘，先端短尖或渐尖，基部楔形，两面无毛。榕果成对腋生或 3~4 个簇生于无叶小枝叶腋，球形；雄花、瘿花、雌花同生于榕果内壁；榕果基部苞片早落，无总柄或总柄长不及 5mm。花、果期 3~6 月。

【适宜生境】生于海拔 800~2000m 的密林或村寨附近。

【资源状况】分布于玉龙等地。偶见。

【入药部位】根（小叶榕）。

【功能主治】祛风除湿，行气活血。用于风湿痹痛，胃痛，阴挺，跌打损伤。

菱叶冠毛榕　*Ficus gasparriniana* Miq. var. *laceratifolia* (Levl. et Vant.) Corner

【标本采集号】5329291077

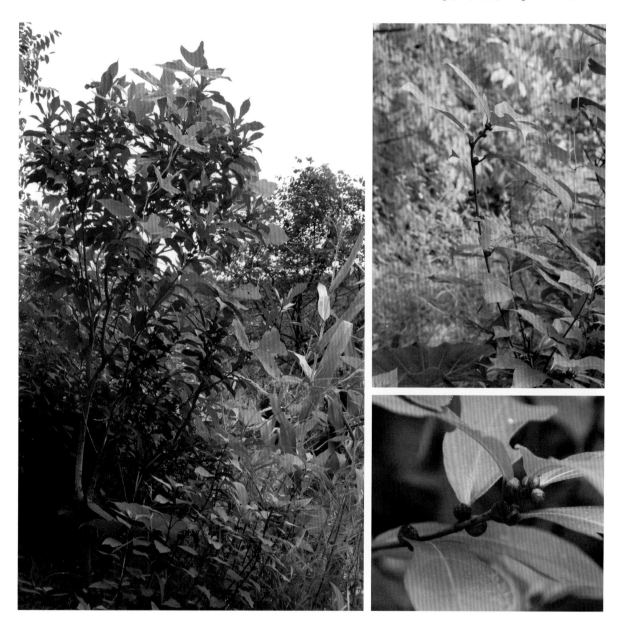

【形态特征】灌木。叶片倒卵形，厚纸质至亚革质，叶背白绿色，叶上半部具数个不规则齿裂。榕果单生叶腋，球形。雌花无梗，花被4片，长卵形，具黄色腺点，子房球形；瘿花花被片4~5，线状披针形，集中在孔口，雄蕊2~3枚。花期5~7月。

【适宜生境】生于海拔600~1300m的山脚、路边灌丛中。

【资源状况】分布于福贡、泸水等地。常见。

【入药部位】根（树地瓜根）。

【功能主治】清热解毒，敛疮。用于赤白痢疾，淋证，瘰疬，痔疮。

尖叶榕 奶浆树
Ficus henryi Warb. ex Diels

【标本采集号】5333241812061272LY

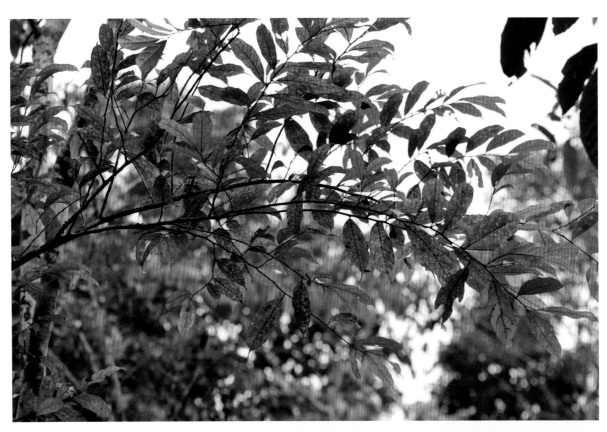

【形态特征】乔木。幼枝黄褐色，无毛。叶片长圆状披针形，两面均被点状钟乳体。雌雄异株；雄花集生榕果内壁孔口或散生，具长梗，花被片4~5，白色或黄色，倒披针形，被微毛。榕果单生叶腋，球形或椭圆形。榕果橙红色；瘦果卵圆形，光滑，背面龙骨状。花期5~6月，果期7~9月。

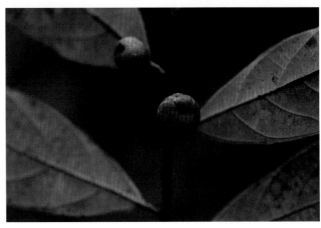

【适宜生境】生于海拔600~1300（~1600）m的山地疏林中或溪沟潮湿地。

【资源状况】分布于贡山、兰坪等地。常见。

【入药部位】果（奶浆树果）。

【功能主治】清热利湿，解毒消肿。用于痔疮。

壶托榕 瘦柄榕

Ficus ischnopoda Miq.

【标本采集号】5333241812021140LY

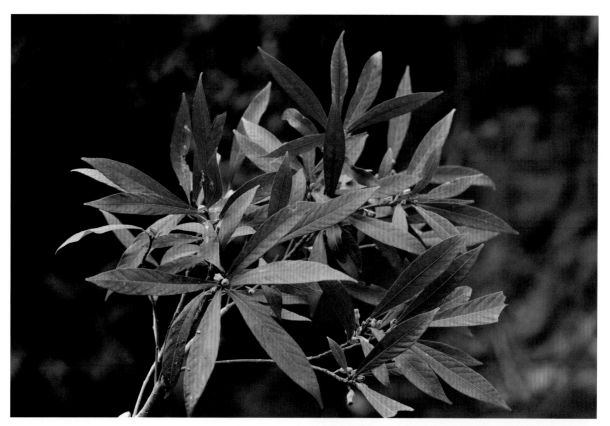

【形态特征】小乔木或灌木。叶近枝顶集生，椭圆状披针形，全缘。榕果单生叶腋，稀成对腋生，或生于落叶枝上，圆锥形或纺锤形，具纵棱和短柄。雌雄异株，雌花具梗，花被片 3~4。雄花生于榕果内壁近口部，倒披针形；瘿花近无梗，花被片 4。瘦果肾形，稍具小瘤。花、果期 5~8 月。

【适宜生境】生于海拔 160~1600（~2200）m 的河滩地带和灌丛中。

【资源状况】分布于贡山、福贡等地。偶见。

【入药部位】全株（壶托榕）。

【功能主治】清热解毒，舒筋活络。用于跌打损伤，小儿惊风，风湿麻木。

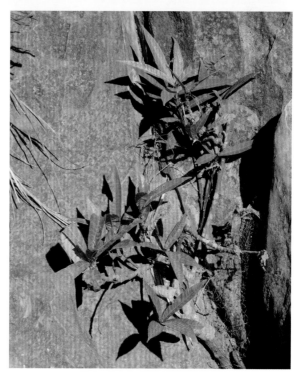

舶梨榕 大青树
Ficus pyriformis Hook. et Arn.

【标本采集号】5329291051

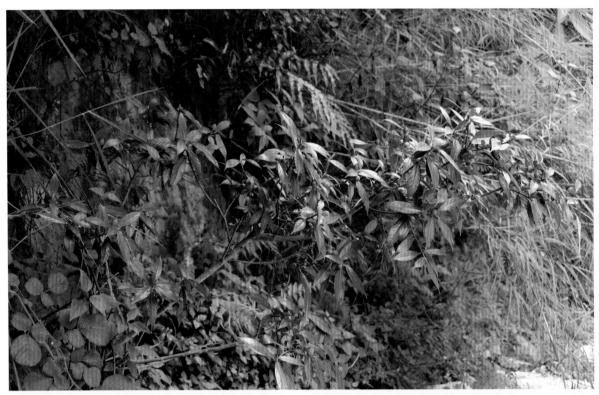

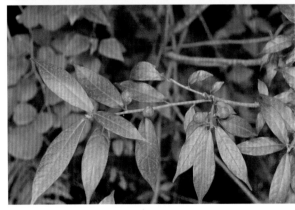
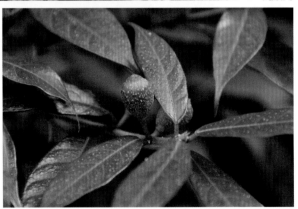

【形态特征】灌木。小枝被糙毛。叶片倒卵状披针形，全缘。榕果单生叶腋，梨形，具白斑。雌雄异株，雌花生于榕果内壁，花被片 3~4；雄花集生榕果口部，披针形；瘿花花被片 4，线形。瘦果具瘤体。花期 12 月至翌年 6 月。

【适宜生境】生于溪边林下潮湿地带。

【资源状况】分布于泸水等地。偶见。

【入药部位】茎（舶梨榕）。

【功能主治】清热利水，止痛。用于小便淋沥，尿路感染，水肿，胃脘痛，腹痛。

鸡嗉子榕 鸡嗉子果、鸡嗉子

Ficus semicordata Buch. -Ham. ex J. E. Sm.

【标本采集号】5333241812061297LY

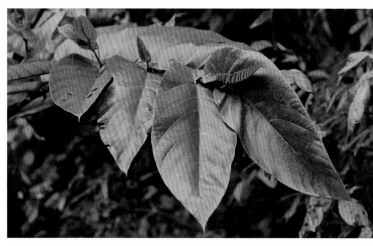
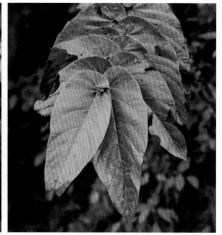

【形态特征】乔木。叶片纸质，长圆状披针形，具细锯齿或全缘，下面密被硬毛及黄褐色小突点。榕果生于老茎发出的无叶小枝，球形，紫红色，被硬毛。雄花生于榕果内壁近口部，红色，倒披针形；瘿花花被片线状披针形；雌花基部具 1 苞片。瘦果宽卵形，顶端一侧微缺，微具瘤体。花期 5~10 月。

【适宜生境】生于路旁、林缘或沟谷。

【资源状况】分布于贡山、泸水等地。常见。

【入药部位】果或叶。

【功能主治】清热解毒，利水，杀虫。用于肝炎，腹水，蛔虫病，烧烫伤。

地　果 野地瓜藤、过山龙、地瓜藤

Ficus tikoua Bur.

【标本采集号】5333241812021071LY

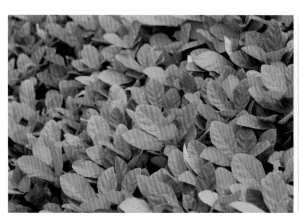
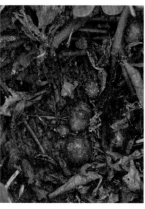
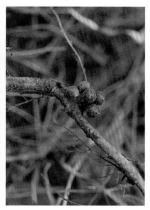

【形态特征】匍匐木质藤本。茎节膨大，不定根细长。叶片坚纸质，倒卵状椭圆形，边缘圆锯齿。榕果成对或簇生于匍匐茎上，常埋于土中，球形至卵球形。雄花生榕果内壁孔口部，无柄，花被片 2~6；雌花生另一植株榕果内壁，有短柄。瘦果卵球形，表面有瘤体，柱头 2 裂。花期 5~6 月，果期 7 月。

【适宜生境】生于荒地、草坡或岩石缝中。

【资源状况】分布于维西、贡山、兰坪、玉龙等地。常见。

【入药部位】全株、根、隐花果（地枇杷）。

【功能主治】全株：清热利湿。用于小儿消化不良，急性胃肠炎，痢疾，胃及十二指肠溃疡，尿路感染，白带异常，感冒，咳嗽，风湿筋骨疼痛。根：清热利湿；用于泄泻，黄疸，瘰疬，痔疮，遗精。隐花果：清热解毒，涩精止遗。用于咽喉肿痛，遗精滑精。

绿黄葛树 大叶榕、黄葛树
Ficus virens Ait.

【标本采集号】5329320013

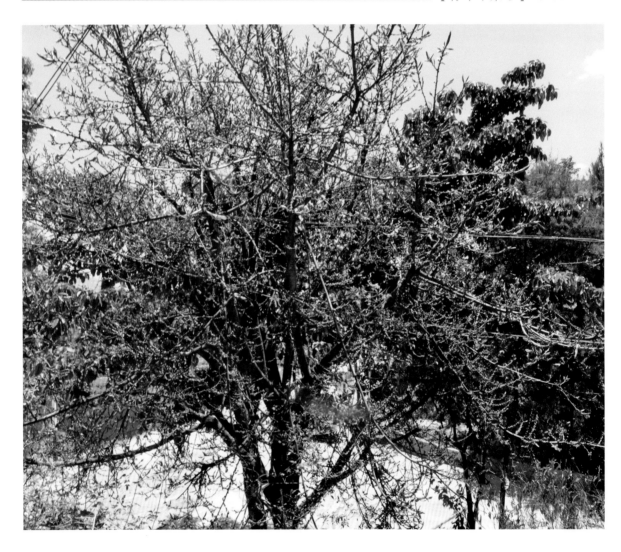

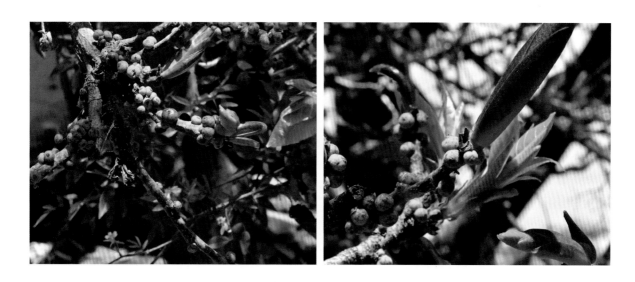

【**形态特征**】落叶或半落叶乔木，具板根或支柱根，幼时附生。叶片薄革质，卵状披针形或椭圆状卵形。榕果单生或成对腋生，或簇生叶腋，球形，熟时紫红色，具间生刚毛。雄花、瘿花、雌花生于同一榕果内。瘦果具皱纹。花期 4~8 月。

【**适宜生境**】生于海拔 300~1000（~2100）m 的疏林内、溪边。

【**资源状况**】分布于玉龙等地。偶见。

【**入药部位**】根、叶（绿黄葛树）。

【**功能主治**】根：祛风除湿，清热解毒。用于风湿骨痛，感冒，扁桃体炎，结膜炎。叶：消肿止痛。外用跌打肿痛。

荨麻科

序叶苎麻 水苏麻、米麻、野麻藤
Boehmeria clidemioides Miq. var. *diffusa* (Wedd.) Hand. -Mazz.

【标本采集号】5333241812051193LY

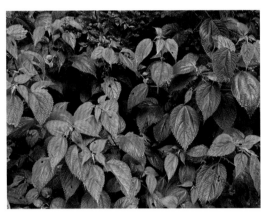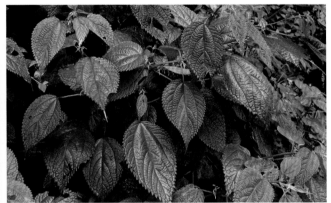

【形态特征】多年生草本或亚灌木。叶片纸质，卵形至长圆形，中部以上具齿。团伞花序单生叶腋，或组成穗状花序，常雌雄异株；花被片4，椭圆形至狭倒卵形；雄花下部合生，具4雄蕊及退化雌蕊；雌花顶端具小齿。花期6~8月。

【适宜生境】生于海拔300~2400m的丘陵或低山山谷林中、林边、灌丛中、草坡或溪边。

【资源状况】分布于贡山、福贡、泸水等地。常见。

【入药部位】全草或根（叶序苎麻）。

【功能主治】祛风除湿。用于风湿痹痛。

微柱麻 小米麻草、水苏麻、地水麻
Chamabainia cuspidata Wight

【标本采集号】5329290692

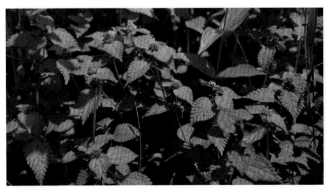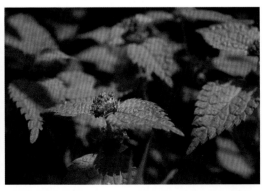

【形态特征】草本。茎常为紫色；茎枝和叶柄具刚毛，有时具长绒毛、混合毛。叶对生，在同一节上等大；托叶斜三角形，膜质，先端短尖；叶片卵形、菱形，很少狭卵形。花被筒倒卵形。瘦果近椭圆球形。花期 6~8 月，果期 8~11 月。

【适宜生境】生于海拔 1000~2900m 的林缘、灌丛、山谷、溪边和岩石上。

【资源状况】分布于德钦、贡山、福贡、泸水等地。常见。

【入药部位】全草（微柱麻）。

【功能主治】行气止痛，止血生肌，利湿。用于刀伤，痢疾。

长叶水麻 麻叶树、水珠麻
Debregeasia longifolia(Burm. f.) Wedd.

【标本采集号】533324180818358LY

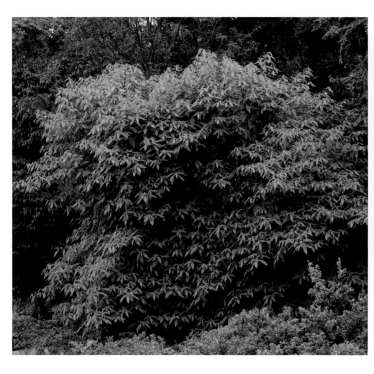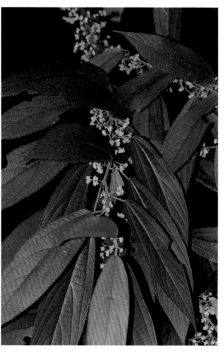

【形态特征】小乔木或灌木。叶片长圆状或倒卵状披针形，边缘具细牙齿或细锯齿，上面疏生细糙毛，有泡状隆起。雌雄异株，稀同株，团伞花簇直径 3~4mm。瘦果带红色或金黄色，干时变铁锈色，葫芦状。花期 7~9 月，果期 9 月至翌年 2 月。

【适宜生境】生于海拔 500~3200m 山谷、溪边两岸灌丛和森林的湿润处。

【资源状况】分布于维西、贡山、福贡、泸水等地。常见。

【入药部位】全草（长叶水麻）。

【功能主治】祛风除湿，清热解毒，止咳。用于风湿肿痛，无名肿毒。

水 麻 水麻叶、沙连泡、赤麻
Debregeasia orientalis C. J. Chen

【标本采集号】5334210204

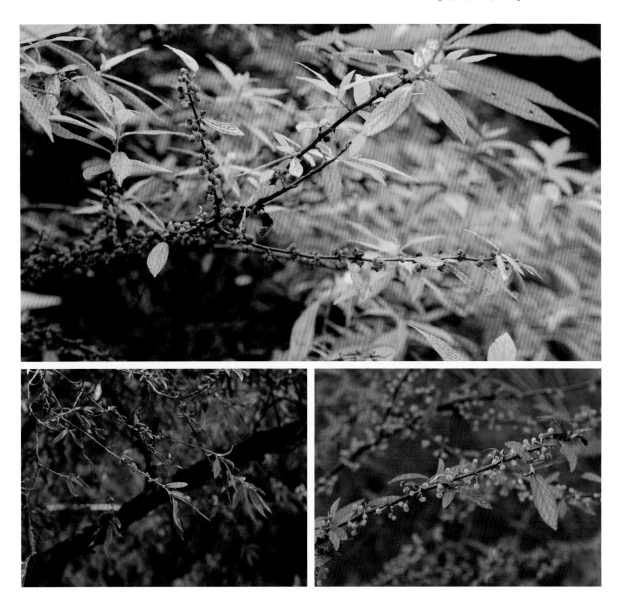

【形态特征】灌木。叶片长圆状狭披针形或条状披针形。雌雄异株，稀同株；花序二回二歧分枝或二叉分枝，具短梗或无梗，每分枝的顶端各生一球状团伞花簇。瘦果小浆果状，倒卵形，鲜时橙黄色，宿存花被肉质，紧贴于果实。花期3~4月，果期5~7月。

【适宜生境】生于海拔300~2800m溪谷河流两岸的潮湿地区。

【资源状况】分布于香格里拉、德钦、维西、贡山、泸水、兰坪、玉龙等地。常见。

【入药部位】枝叶（冬里麻）。

【功能主治】疏风止咳，清热透疹，化瘀止血。用于外感咳嗽，咯血，小儿急惊风，麻疹不透，跌打伤肿，妇女腹中包块，外伤出血。

骤尖楼梯草 半边扇、冷水草
Elatostema cuspidatum Wight

【标本采集号】2353290637

【形态特征】草本。叶近无柄，叶片斜椭圆形或斜长圆形，先端骤尖，基部不等大，具齿；托叶白色，线形或线状披针形。雌雄同株或异株；雄花序托长圆形或近圆形，雄花4基数；雌花序托椭圆形或近圆形，花被片不明显。瘦果窄椭圆状球形。花期5~8月。

【适宜生境】生于海拔900~2800m的山谷沟边石隙或林下。

【资源状况】分布于贡山、福贡、泸水等地。常见。

【入药部位】全草（骤尖楼梯草）。

【功能主治】祛风除湿，清热解毒。用于风湿痹痛，无名肿毒。

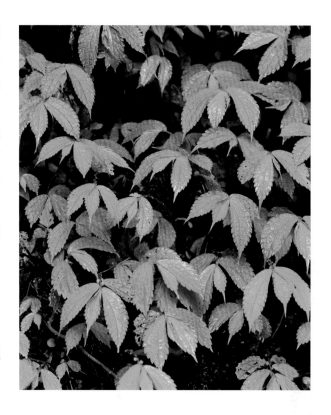

楼梯草 半边伞、养血草、鹿角七
Elatostema involucratum Franch. et Sav.

【标本采集号】5334211118

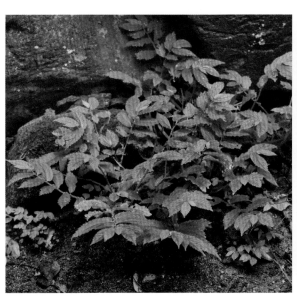 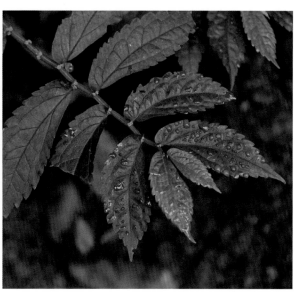

【形态特征】多年生草本。根状茎肉质。叶无柄或近无柄，叶片草质，斜倒披针状长圆形或斜长圆形，有时稍镰状弯曲，叶脉羽状。花序雌雄同株或异株。瘦果卵球形，有少数不明显纵肋。花期5~10月。

【适宜生境】生于海拔200~2000m的山谷沟边石上、林中或灌丛中。

【资源状况】分布于香格里拉、维西等地。偶见。

【入药部位】全草（赤车使者）。

【功能主治】清热解毒，活血，消肿。用于发热，赤白痢疾，黄疸，风湿痹痛，淋证，水肿，经闭，无名肿毒，痄腮，缠腰火丹，毒蛇咬伤，跌打损伤，骨折。

异叶楼梯草 羽裂楼梯草、锈毛楼梯草
Elatostema monandrum (D. Don) Hara

【标本采集号】2353290536

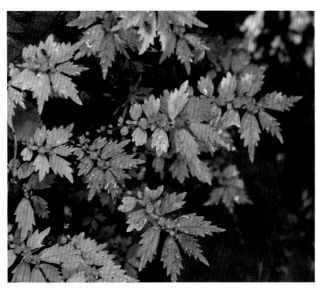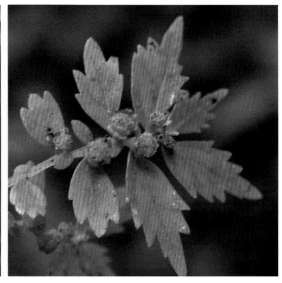

【形态特征】小草本。茎常不分枝，下部有白色疏柔毛，有极稀疏的小软鳞片。叶多对生；叶片斜楔形、斜椭圆形或斜披针形，边缘上部或中部以上有稀疏牙齿，钟乳体明显，稀疏。花序雌雄异株。瘦果有梗，狭长椭圆球形或纺锤形。花期6~8月。

【适宜生境】生于海拔1900~2800m的山地林中、沟边、阴湿石上，有时附生乔木树干上。

【资源状况】分布于维西、贡山、泸水等地。常见。

【入药部位】根茎（石螃蟹）。

【功能主治】清利湿热，消肿解毒。用于风湿疼痛，赤白痢疾，无名肿毒，跌打扭伤。

托叶楼梯草　托叶冷水花
Elatostema nasutum Hook. f.

【标本采集号】5329290298

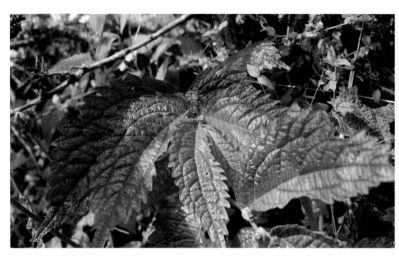
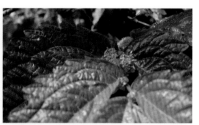
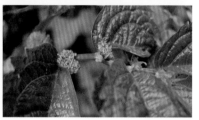

【形态特征】草本。茎直立或渐升。叶片草质，斜椭圆形或斜椭圆状卵形，基部狭侧近楔形，宽侧心形或近耳形，边缘在狭侧中部、宽侧基部之上有牙齿，钟乳体不明显，稀疏或稍密。花序雌雄异株。瘦果椭圆球形。花期7~10月。

【适宜生境】生于海拔600~2400m的山地林下或草坡阴处。

【资源状况】分布于贡山、福贡等地。偶见。

【入药部位】全草（托叶楼梯草）。

【功能主治】清热解毒，接骨。用于骨髓炎。

钝叶楼梯草　*Elatostema obtusum* Wedd.

【标本采集号】5333241812041179LY

【形态特征】草本。茎平卧或渐升。叶片斜倒卵形或斜倒卵状椭圆形。雌雄异株；雄花序有梗，苞片卵形，退化雌蕊三角形；雌花序无梗，生茎上部叶腋，苞片狭长圆形，常骤尖，退化雄蕊近圆形。瘦果狭卵球形，稍扁，光滑。花期6~9月。

【适宜生境】生于海拔1300~3000m的林下湿地或山谷石隙。

【资源状况】分布于德钦、维西、贡山、泸水、兰坪等地。常见。

【入药部位】全草（钝叶楼梯草）。

【功能主治】清热解毒，祛瘀止痛。用于风湿疼痛，无名肿毒。

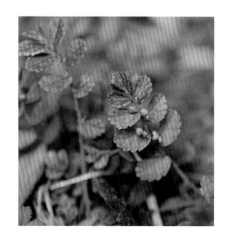

小叶楼梯草 绒茎楼梯草、西南楼梯草
Elatostema parvum (Bl.) Miq.

【标本采集号】5333241812021093LY

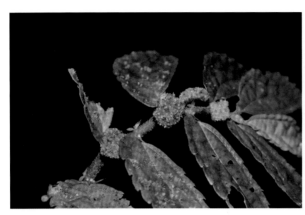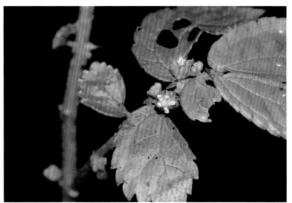

【形态特征】草本。茎直立或渐升，下部常卧地生根，密被反曲糙毛。叶片斜倒卵形至斜长圆形，有时稍镰状弯曲，顶端渐尖或急尖，基部斜楔形，边缘有锯齿，钟乳体多少明显且密。花序雌雄同株或异株。瘦果狭卵球形。花期 7~8 月。

【适宜生境】生于海拔 1000~2800m 的山地林下、石上或沟边。

【资源状况】分布于贡山等地。偶见。

【入药部位】全草（小叶楼楼草）。

【功能主治】清热拔毒。外用于跌打损伤，疥疮。

大蝎子草 大荨麻、虎掌荨麻、掌叶蝎子草
Girardinia diversifolia (Link) Friis

【标本采集号】5307210203

【形态特征】草本。茎具 5 棱，生刺毛和细糙毛或伸展的柔毛，多分枝，下部常木质化。叶片宽卵形、扁圆形或五角形。雌雄异株或同株；雄花序多次二叉状分枝排成总状或近圆锥状，雌花序总状或近圆锥状，稀长穗状。瘦果近心形，稍扁，熟

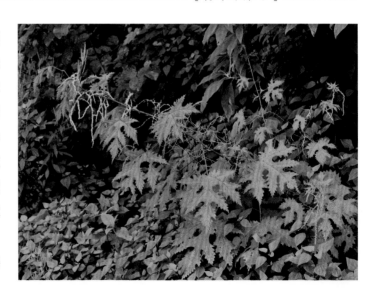

时棕黑色，被粗疣点。花期 9~10 月，果期 10~11 月。

【适宜生境】生于山谷、溪旁、山地林边或疏林下。

【资源状况】分布于贡山、泸水、玉龙等地。常见。

【入药部位】全草（大蝎子草）。

【功能主治】祛痰，利湿，解毒。用于伤风咳嗽，胸闷痰多，肤痒，疮毒。

糯米团 糯米草、小粘药、红头带
Gonostegia hirta (Bl.) Miq.

【标本采集号】5334210660

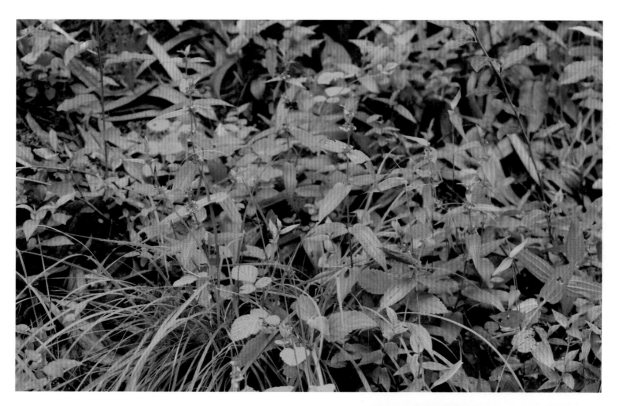

【形态特征】草本。茎蔓生、铺地或渐升，有时基部木质。叶对生；叶片草质或纸质，宽披针形至狭披针形、狭卵形、稀卵形或椭圆形。团伞花序腋生，通常两性，有时单性，雌雄异株。瘦果卵球形，白色或黑色，有光泽。花期 5~9 月。

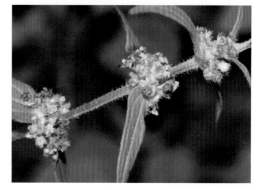

【适宜生境】生于海拔 1500~2700m 的丘陵或低山林中、灌丛中、沟边草地。

【资源状况】分布于香格里拉、德钦、维西、贡山、福贡、泸水、兰坪、玉龙等地。常见。

【入药部位】带根全草（糯米藤）。

【功能主治】清热解毒，健脾消积，利湿消肿，散瘀止血。用于乳痈，肿毒，痢疾，消化不良，食积腹痛，疳积，带下病，水肿，小便不利，痛经，跌打损伤，咯血，吐血，外伤出血。

珠芽艾麻 零余子荨麻、铁秤铊、火麻
Laportea bulbifera (Sieb. et Zucc.) Wedd.

【标本采集号】530724180901981LY

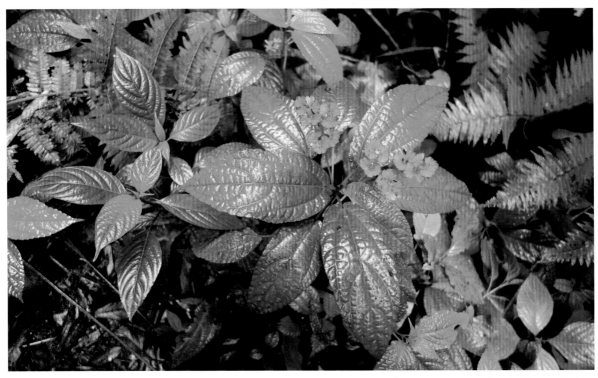

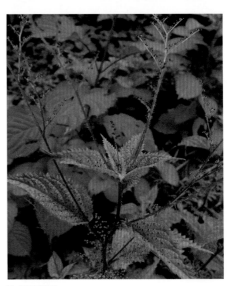

【形态特征】草本。根数条，丛生，纺锤状，红褐色。茎下部多少木质化。叶片卵形至披针形，有时宽卵形。花序雌雄同株，稀异株，圆锥状，序轴上生短柔毛和稀疏的刺毛。瘦果圆状倒卵形或近半圆形，偏斜，扁平，光滑，有紫褐色细斑点。花期 6~8 月，果期 8~12 月。

【适宜生境】生于海拔 1000~2400m 的山坡林下或林缘路边半阴坡湿润处。

【资源状况】分布于德钦、维西、贡山、福贡、泸水、兰坪等地。常见。

【入药部位】块根（野绿麻根）。

【功能主治】祛风除湿，调经。用于风湿关节痛，皮肤瘙痒，月经不调。

假楼梯草 梗盘花麻、头花苎麻、水苋菜
Lecanthus peduncularis (Wall. ex Royle) Wedd.

【标本采集号】533324180910801LY

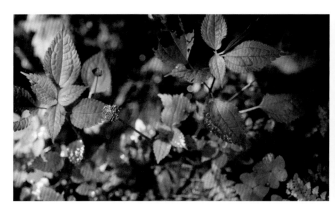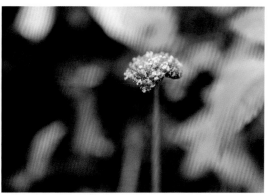

【形态特征】草本。茎肉质，下部常匍匐。叶片同对的常不等大，卵形，稀卵状披针形，边缘有牙齿或牙齿状锯齿，被毛，钟乳体条形。花序雌雄同株或异株，单生于叶腋，具盘状花序托。瘦果椭圆状卵形，熟时褐灰色，表面散生疣点，上部背腹侧有一条略隆起的脊。花期 7~8 月，果期 9~10 月。

【适宜生境】生于海拔 1300~2700m 的山谷林下阴湿处。

【资源状况】分布于贡山、福贡、泸水等地。常见。

【入药部位】全草（簕管草）。

【功能主治】润肺止咳。用于肺热咳嗽，阴虚久咳，咯血。

大叶冷水花 异被冷水花、接骨风、白淋草
Pilea martinii (Levl.) Hand. -Mazz.

【标本采集号】5334210665

【形态特征】草本。茎肉质。叶片近膜质，同对的常不等大，卵形至卵状披针形，两侧常不对称。花雌雄异株，有时同株；花序聚伞圆锥状，单生于叶腋。瘦果狭卵形，顶端歪斜，两侧微扁，熟时带绿褐色，光滑。花期 5~9 月，果期 8~10 月。

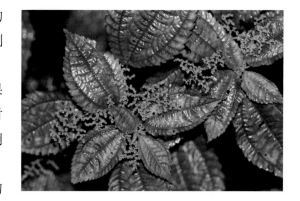

【适宜生境】生于海拔 1100~3500m 的山坡林下沟旁阴湿处。

【资源状况】分布于香格里拉、维西、贡山、泸水等地。常见。

【入药部位】全草（到老嫩）。

【功能主治】清热解毒，祛瘀止痛，利尿消肿。用于无名肿毒，跌打骨折，小便不利，水肿。

冷水花 水麻叶、山羊血、白山羊
Pilea notata C. H. Wright

【标本采集号】5329290795

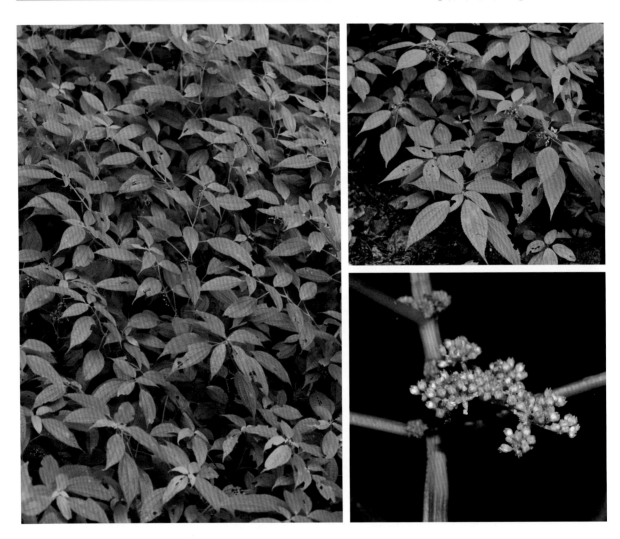

【形态特征】草本，具匍匐茎。茎肉质，密布条形钟乳体。叶片纸质，狭卵形、卵状披针形或卵形，钟乳体条形。雌雄异株；雄花序聚伞总状，团伞花簇疏生；雌聚伞花序较短而密集。瘦果小，卵圆形，熟时绿褐色，有明显刺状小疣点突起。花期6~9月，果期9~11月。

【适宜生境】生于海拔300~1500m的山谷、溪旁或林下阴湿处。

【资源状况】分布于福贡等地。常见。

【入药部位】全草（冷水花）。

【功能主治】清热利湿。用于黄疸，肺结核。

石筋草 蛇踝节、石稔草、六月冷
Pilea plataniflora C. H. Wright

【标本采集号】5333241812061295LY

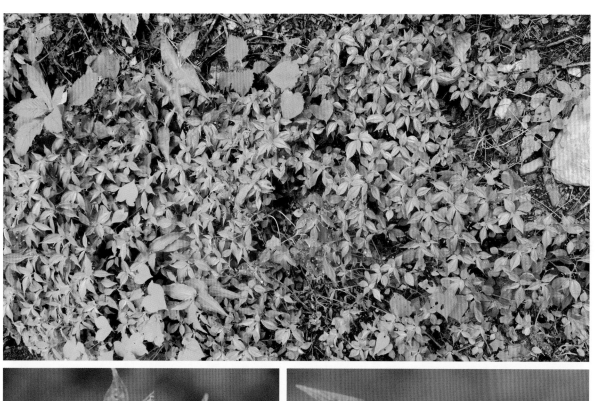

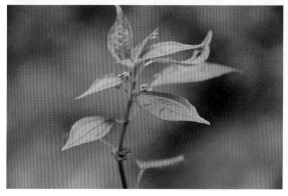
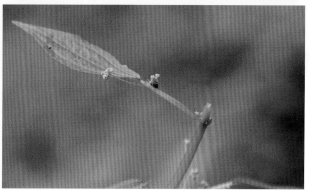

【形态特征】草本。根状茎匍匐，多少木质化；根纤维状。茎肉质。叶片薄纸质或近膜质，卵形至椭圆状披针形，全缘，有时波状，下面常呈细蜂巢状，疏生腺点，钟乳体梭形。花序聚伞圆锥状。瘦果卵形，顶端稍歪斜，双凸透镜状，熟时深褐色，有细疣点。花期（4~）6~9月，果期7~10月。

【适宜生境】生于海拔200~2400m的半阴坡路边灌丛石上或石缝内，有时生于疏林下湿润处。

【资源状况】分布于贡山、福贡等地。常见。

【入药部位】全草（石筋草）。

【功能主治】舒筋活络，消肿利尿，止痛。用于风寒湿痹，筋骨疼痛，手足麻木，肾炎水肿，尿闭，类风湿病，肝炎。

透茎冷水花 肥肉草、直苎麻、野麻
Pilea pumila (L.) A. Gray

【标本采集号】2353290642

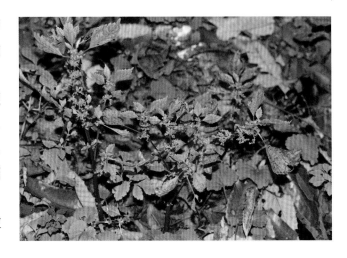

【形态特征】草本。叶片近膜质，菱状卵形或宽卵形，先端渐尖或钝尖，基部常宽楔形，有牙齿，稀近全缘，两面疏生透明硬毛，钟乳体线形。花序蝎尾状，密集。瘦果三角状卵圆形，扁，常有稍隆起褐色斑点。花期6~8月，果期8~10月。

【适宜生境】生于海拔 400~2200m 的山坡林下或岩石缝的阴湿处。

【资源状况】分布于香格里拉、维西、玉龙等地。常见。

【入药部位】全草或根茎（透茎冷水花）。

【功能主治】利尿解热，解毒。用于糖尿病，尿路感染，急性肾炎，尿道炎，子宫脱垂，子宫内膜炎，赤白带下，跌打损伤，痈肿初起，毒蛇咬伤。

粗齿冷水花 扁化冷水花、宫麻、紫绿草
Pilea sinofasciata C. J. Chen

【标本采集号】5334210329

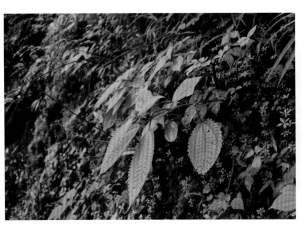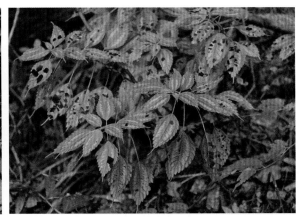

【形态特征】草本。茎肉质，几乎不分枝。叶片同对近等大，椭圆形、卵形、椭圆状或长圆状披针形，稀卵形。花雌雄异株或同株；花序聚伞圆锥状，具短梗，长不过叶柄。瘦果圆卵形，顶端歪斜，熟时常有细疣点。花期6~7月，果期8~10月。

【适宜生境】生于海拔 700~2500m 的山坡林下阴湿处。

【资源状况】分布于香格里拉、维西、贡山、泸水等地。常见。

【入药部位】全草（紫绿麻）。

【功能主治】祛风活血，清热解毒，理气止痛。用于发热，扁桃体炎，胃痛，鹅口疮，消化不良，接骨，风湿疼痛。

菱叶雾水葛 济地燕、济把燕
Pouzolzia elegans Wedd. var. *delavayi* (Gagn.) W. T. Wang

【标本采集号】5334210632

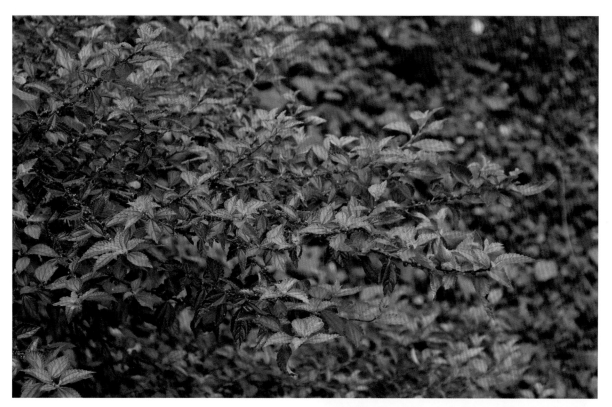

【形态特征】灌木，高 0.5~1.5cm。叶片卵形或宽卵形，长 1~4cm，宽 0.9~2.4cm。团伞花序腋生，单性或两性，雌雄异株，直径 2~5mm。雄花花瓣片 4，舟状椭圆形；雄蕊 4，退化雄蕊长约 1mm。雌花花被纺锤形或菱形，柱头丝状。瘦果小浆果状，宿存花被肉质紧贴于果实。花期 3~4 月，果期 5~7 月。

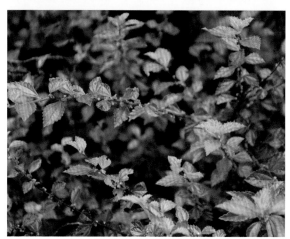

【适宜生境】生于海拔约 1900~2200m 间山地灌丛中。

【资源状况】分布于香格里拉等地。偶见。

【入药部位】全株（水鸡油）。

【功能主治】清热解毒，排脓通淋。用于疮疡痈疽，乳痈，风火牙痛，痢疾，泻泄，淋证，白浊。

红雾水葛 红水麻、青白麻叶、小粘榔
Pouzolzia sanguinea (Bl.) Merr.

【标本采集号】533324180818359LY

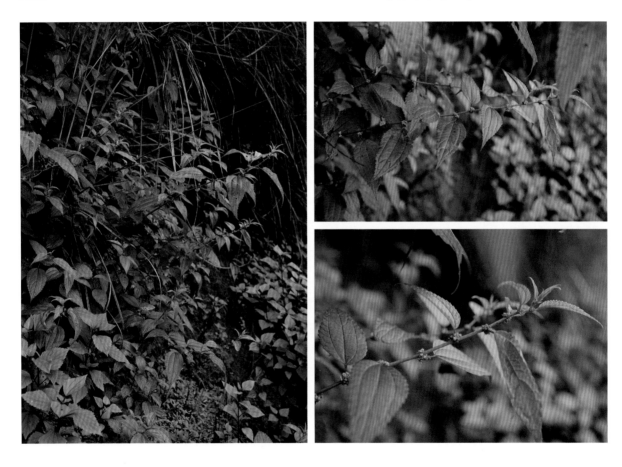

【形态特征】灌木，高达 3 m。小枝被糙毛。叶互生，叶片窄卵形、椭圆状卵形或卵形，稀披针形，先端渐尖，基部圆，宽楔形或楔形，具牙齿，两面被糙毛。花单性或两性，团伞花序直径 2~6mm。瘦果卵球形，淡黄色，有光泽。花期 4~8 月，果期 5~10 月。

【适宜生境】生于海拔 1000~2300m 的低山山谷、山坡林边、灌丛或沟边。

【资源状况】分布于贡山、福贡、泸水等地。常见。

【入药部位】叶、根（大粘药）。

【功能主治】祛风除湿，舒筋活络，清热解毒。用于风湿筋骨疼痛，跌打损伤，乳腺炎，疮疖红肿，热淋，湿热泄泻，骨折。

藤 麻 金玉叶、虾公菜、虾火菜
Procris wightiana Wall. ex Wedd.

【标本采集号】5333241812051254LY

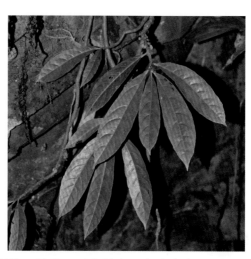

【形态特征】草本。茎肉质，无毛。叶片狭长圆形或长椭圆形，边缘有少数浅齿或波状，钟乳体稍明显或明显。雄花序常生于雌花序之下，簇生，有短丝状花序梗，花少；雌花序簇生。瘦果褐色，狭卵形，扁，常有多数小条状突起或近光滑。

【适宜生境】生于海拔1100~2000m的山地林中石上，有时附生于大树上。

【资源状况】分布于贡山、泸水等地。常见。

【入药部位】全草、茎叶（眼睛草）。

【功能主治】全草：解毒，散瘀消肿。外用于骨折，跌打损伤，烫伤，无名肿毒，皮肤溃疡。茎叶：清热解毒，退翳明目。用于角膜云翳，急性结膜炎；外用于水火烫伤。

小果荨麻 无刺茎荨麻
Urtica atrichocaulis (Hand. -Mazz.) C. J. Chen

【标本采集号】5329320020

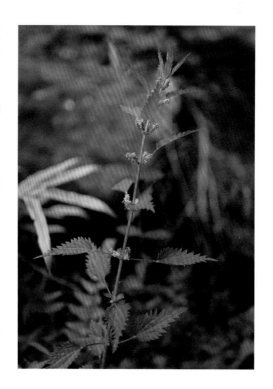

【形态特征】草本。根状茎木质化；茎纤细，四棱形，被毛。叶片卵形或狭卵形，边缘有锯齿，两面被毛，钟乳体点状。雌雄同序，花被合生，外被糙毛；退化雌蕊碗状，透明，柱头残余；雌花小。瘦果卵形，双凸透镜状，光滑。花期5~7月，果期7~9月。

【适宜生境】生于海拔300~2600m的山脚路旁、山谷或沟边。

【资源状况】分布于德钦、维西、福贡、玉龙等地。常见。

【入药部位】全草（小果荨麻）。

【功能主治】祛风通络，平肝定惊，消积通便，解毒。用于风湿痹痛，产后抽风，小儿惊风，小儿麻痹后遗症，高血压，消化不良，大便不通，荨麻疹，跌打损伤，虫蛇咬伤。

宽叶荨麻
哈拉海、蝎子草、螫麻子

Urtica laetevirens Maxim.

【标本采集号】3229010203

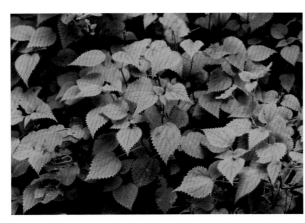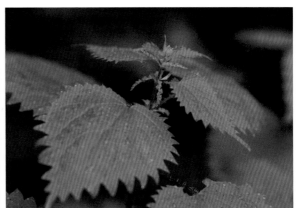

【形态特征】多年生草本。茎纤弱。单叶对生，叶片卵形或披针形，托叶条状披针形。雄花序生于茎上部，雌花序生于茎下部，柱头画笔状。瘦果卵形，稍扁。花期6~8月，果期8~9月。

【适宜生境】生于海拔800~3700m的林下山谷。

【资源状况】分布于德钦、维西等地。常见。

【入药部位】果及全草（螫麻）。

【功能主治】祛风定惊，消食通便。用于风湿关节痛，产后抽风，小儿惊风，小儿麻痹后遗症，消化不良，大便不通；外用于荨麻疹初起，蛇咬伤。

滇藏荨麻
云南荨麻、嫩麻、钱麻

Urtica mairei Levl.

【标本采集号】533324180418006LY

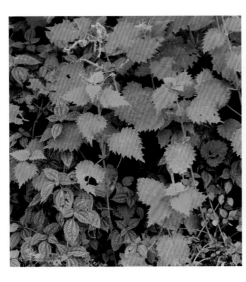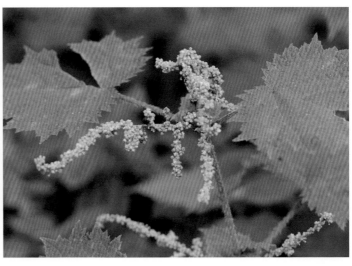

【**形态特征**】草本。叶片常宽卵形，先端短尖，基部心形，叶缘具缺刻状重牙或小牙齿，钟乳体点状、短杆状。雌雄同株；花序圆锥状，雄花序生于下部，雌花序生于上部。瘦果长圆形，稍扁。花期 7~8 月，果期 9~10 月。

【**适宜生境**】生于海拔 1500~3400m 的林下潮湿处。

【**资源状况**】分布于维西、贡山、泸水、玉龙等地。常见。

【**入药部位**】果、全草（钱麻）。

【**功能主治**】祛风除湿，活血，止痛止痒。用于风湿麻木，关节痛，劳伤疼痛，疝痛，水肿，毒蛇咬伤，皮肤瘙痒，小儿惊风吐乳，妇女产后体虚。

铁青树科

青皮木
鸡白柴、茶条树、万把刀
Schoepfia jasminodora Sieb. et Zucc.

【标本采集号】5329290249

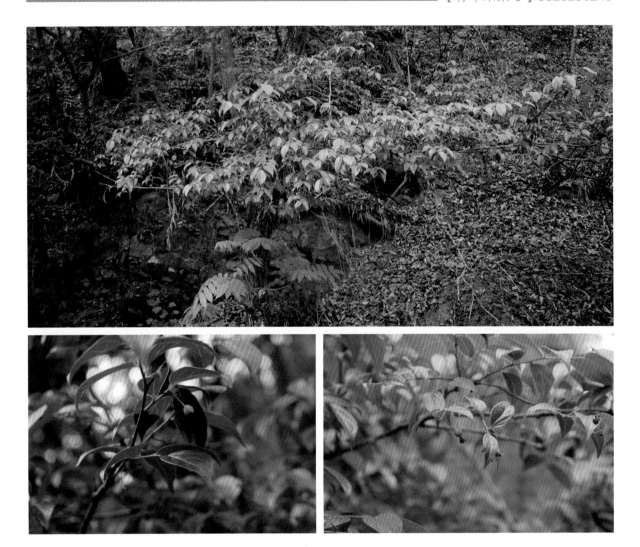

【**形态特征**】小乔木或灌木。树皮灰褐色。叶片卵形或长卵形，顶端近尾状或长尖，基部圆形，稀微凹或宽楔形。果椭圆状或长圆形，成熟时几全部为增大成壶状的花萼筒所包围，增大的花萼筒外部紫红色。花期 3~5 月，果期 4~6 月。

【**适宜生境**】生于海拔 500~1000m 的山谷、沟边、山坡、路旁的密林或疏林中。

【**资源状况**】分布于德钦、维西、福贡、兰坪等地。常见。

【**入药部位**】全株（脆骨风）。

【**功能主治**】散瘀，祛风除湿，消肿止痛。用于风湿关节痛，跌打肿痛，腰痛，产后腹痛。

檀香科

沙　针　<small>小青香、香疙瘩、干香树</small>
Osyris quadripartita Salzm. ex Decne.

【标本采集号】5334210203

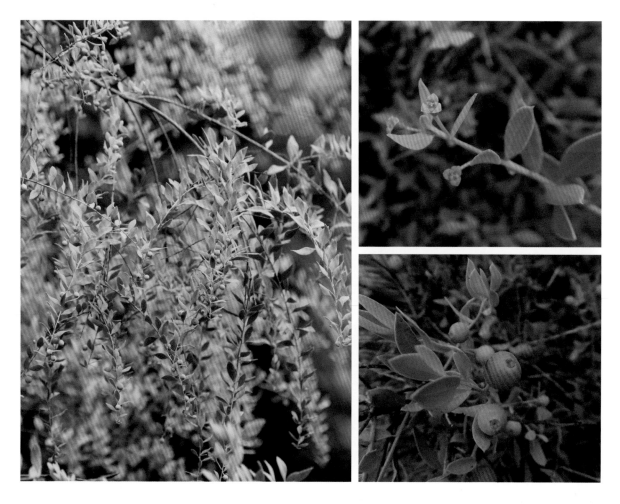

【形态特征】灌木或小乔木。叶片薄革质，椭圆状披针形或椭圆状倒卵形，有短尖头，基部渐狭，下延而成短柄。花小；雄花 2~4 朵集成小聚伞花序；雌花单生，偶 4 朵或 3 朵聚生。核果近球形，顶端有圆形花盘残痕，成熟时橙黄色至红色，干枯后浅黑色。花期 4~6 月，果期 10 月。

【适宜生境】生于海拔 600~2700m 的灌丛中。

【资源状况】分布于香格里拉、德钦、维西、玉龙等地。常见。

【入药部位】根、叶（干檀香）。

【功能主治】消炎解毒，安胎，止血，接骨，调经，解表。用于咳嗽，胃痛，外伤出血，骨折，月经不调，皮肤疥癣，疮毒。

檀 梨 油葫芦、麂子果
Pyrularia edulis (Wall.) A. DC.

【标本采集号】5334210203

【形态特征】小乔木或灌木。叶片纸质或带肉质，常光滑，无泡状隆起，卵状长圆形，很少呈倒卵状长圆形。雄花集成总状花序，顶生或腋生；雌花或两性花单生，子房棒状，被短柔毛。核果梨形，基部骤狭，与果柄相接，顶端近截形，有脐状突起；外果皮肉质并有黏胶质。花期12月至翌年4月，果期8~10月。

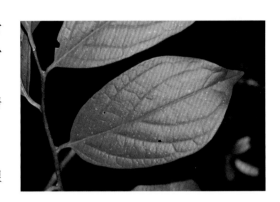

【适宜生境】生于海拔1200~2700m的常绿阔叶林中。

【资源状况】分布于泸水等地。常见。

【入药部位】种子油、茎皮（檀梨）。

【功能主治】种子油：用于烧伤、烫伤等。茎皮：外用于跌打损伤。

长叶百蕊草 九仙草、九龙草、酒仙草
Thesium longifolium Turcz.

【标本采集号】5334210203

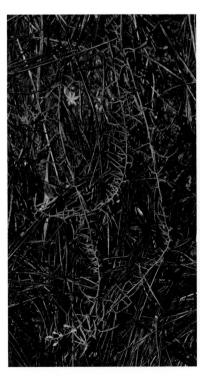
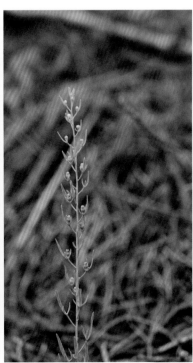
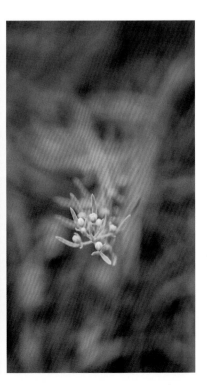

【**形态特征**】草本。茎簇生，有明显的纵沟。叶无柄，线形，两端渐尖。总状花序腋生或顶生；花黄白色，钟状。坚果近球形或椭圆状，黄绿色，表面偶有分叉的纵脉（棱）。花、果期 6~7 月。

【**适宜生境**】生于海拔 1200~2000m 的沙壤草甸。

【**资源状况**】分布于香格里拉、德钦等地。常见。

【**入药部位**】全草、根（九仙草）。

【**功能主治**】解表清热，祛风止痉。用于感冒，中暑，小儿肺炎，惊风。

滇西百蕊草 *Thesium ramosoides* Hendrych

【**标本采集号**】5334210088

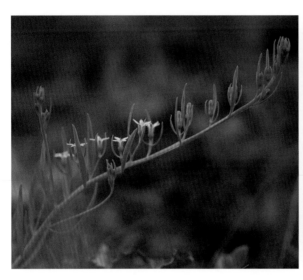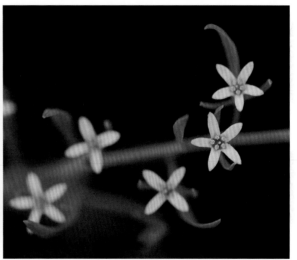

【**形态特征**】多年生草本。根圆锥形。叶密生，线形。圆锥花序分枝少，疏离；苞片狭线形；花白色，花冠浅宽钟状，具短梗。坚果椭圆形，具短梗及明显纵直纹。花期 3~4 月。

【**适宜生境**】生于海拔 2000~3200m 的松林或草坡灌丛。

【**资源状况**】分布于德钦、维西等地。偶见。

【**入药部位**】全草（滇西百蕊草）。

【**功能主治**】清热，通脉。用于脉热，心脏病。

桑寄生科

五蕊寄生 寄生、茶寄生、泊桐寄生
Dendrophthoe pentandra (L.) Miq.

【标本采集号】3229010197

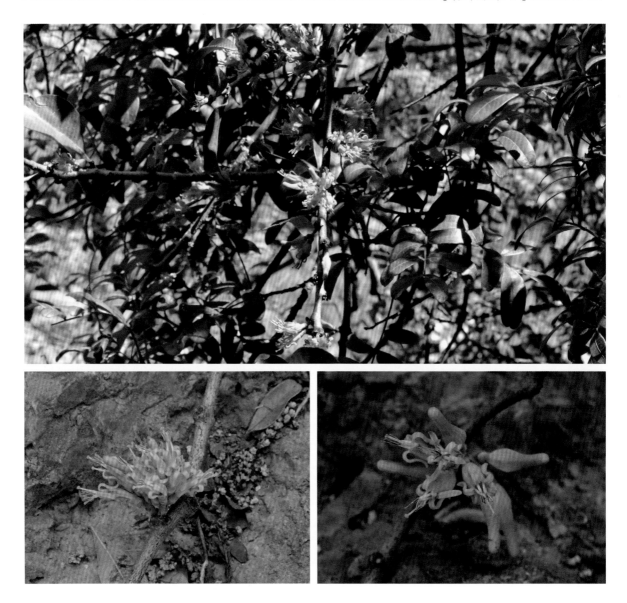

【形态特征】灌木。小枝具散生皮孔；芽密被灰色短星状毛。叶革质，互生或在短枝上近对生，叶形多样，披针形至近圆形，常为椭圆形。总状花序，花初呈青白色，后变红黄色。果卵球形，顶部较狭，红色，果皮被疏毛或平滑。花、果期12月至翌年6月。

【适宜生境】生于海拔20~700（~1600）m的平原或山地常绿阔叶林中，寄生于乌榄、白榄、木油桐、杧果、黄皮、木棉、榕树等多种植物上。

【资源状况】分布于贡山、福贡、泸水等地。常见。

【入药部位】全株（乌榄寄生）。

【功能主治】益血，安胎。用于痢疾，腰痛，虚痨，肺结核。

鞘　花 枫木鞘花、杉寄生、枫本寄生
Macrosolen cochinchinensis (Lour.) Van Tiegh.

【标本采集号】2353290146

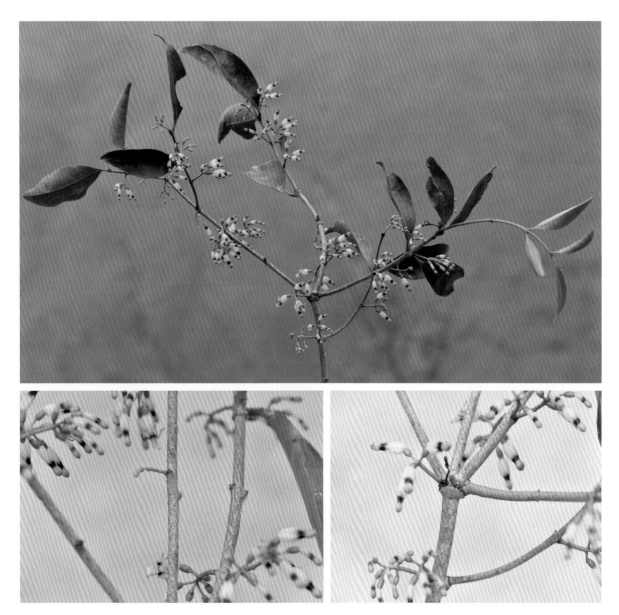

【形态特征】灌木。小枝灰色，具皮孔。叶片革质，阔椭圆形至披针形，有时卵形，顶端急尖或渐尖，基部楔形或阔楔形，中脉在上面扁平，在下面凸起。总状花序，1~3 个腋生；花冠橙色。果近球形，橙色，果皮平滑。花期 2~6 月，果期 5~8 月。

【适宜生境】生于海拔 20~1600m 的平原或山地常绿阔叶林中，寄生于壳斗科、山茶科、桑科植物或枫香、油桐、杉树等多种植物上。

【资源状况】分布于贡山、福贡、泸水等地。常见。

【入药部位】茎枝（杉寄生）。

【功能主治】祛风湿，补肝肾，活血止痛，止咳。用于风湿痹痛，腰膝酸痛，头晕目眩，脱发，跌打损伤，痔疮肿痛，咳嗽，咯血，痢疾。

红花寄生 柠檬寄生、柏寄生、桑寄生
Scurrula parasitica L.

【标本采集号】5334211151

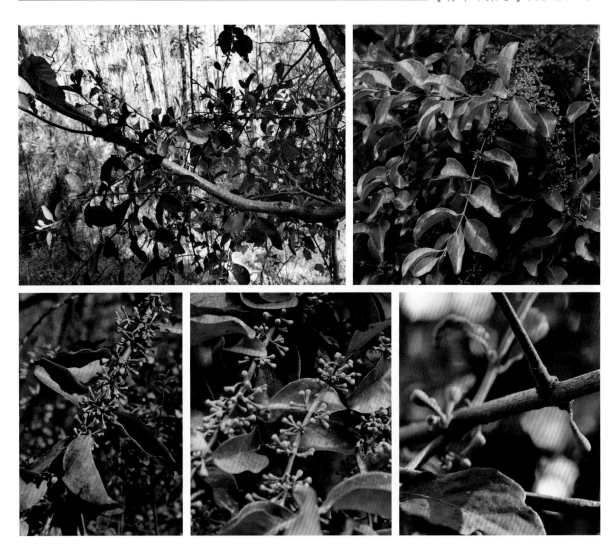

【形态特征】灌木。嫩枝、叶密被锈色星状毛，后无毛。叶对生或近对生，叶片厚纸质，卵形或长卵形。总状花序 1~2（3），腋生或生于小枝落叶腋部，被褐色毛；花红色，密集。果梨形，下部缢缩，呈长柄状，红黄色，平滑。花、果期 10 月至翌年 1 月。

【**适宜生境**】生于海拔 20~1000（~2800）m 的沿海平原或山地常绿阔叶林中，寄生于柚树、橘树、柠檬、黄皮、桃树、梨树，或山茶科、大戟科、夹竹桃科、榆科、无患子科等植物上，稀寄生于云南油杉、干香柏上。

【**资源状况**】分布于香格里拉、贡山等地。常见。

【**入药部位**】带叶茎枝（红花寄生）。

【**功能主治**】祛风湿，强筋骨，活血解毒。用于风湿痹痛，腰膝酸痛，胃痛，乳少，跌打损伤，疮疡肿毒。

梨果寄生 马桑寄生
Scurrula philippensis (Cham. et Schlecht.) G. Don

【标本采集号】533324180910782LY

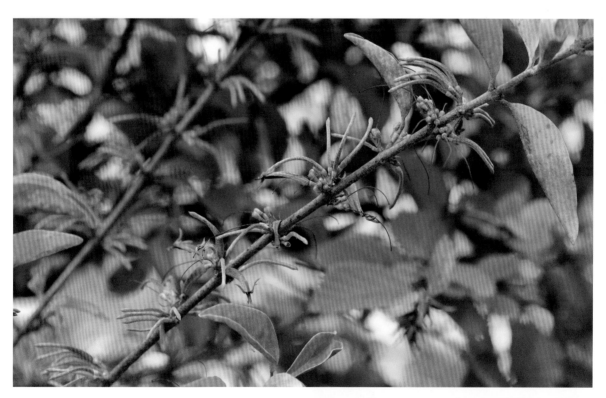

【**形态特征**】灌木。嫩枝、叶、花序和花均密被星状毛。叶对生，叶片薄革质或纸质，卵形或长圆形，下面被绒毛。总状花序，1~3 个腋生；花红色，密集。果梨形，近基部渐狭，被疏星状毛。花期 6~9 月，果期 11~12 月。

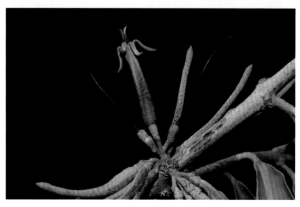

【适宜生境】生于海拔 1200~2900m 的山地阔叶林中，常寄生于楸树、油桐、桑树或壳斗科植物上。

【资源状况】分布于香格里拉、贡山等地。常见。

【入药部位】带叶茎枝（马桑寄生）。

【功能主治】祛风除湿，化痰开窍，活血止痛。用于风湿痹痛，腰膝酸痛，精神分裂症，偏头痛，跌打损伤。

松柏钝果寄生 松寄生、油杉寄生
Taxillus caloreas (Diels) Danser

【标本采集号】5334210011

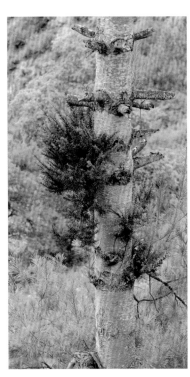 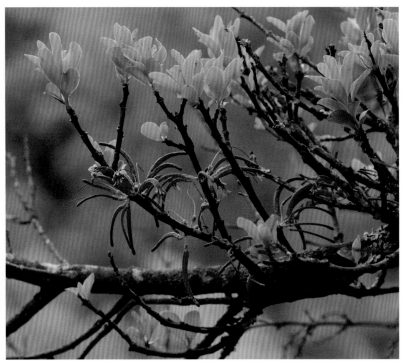

【形态特征】灌木。叶互生或簇生于短枝上，叶片革质，近匙形或线形，顶端圆钝，基部楔形，干枯后暗褐色。伞形花序，1~2 个腋生，具花 2~3 朵，花鲜红色。果近球形，紫红色。花期 7~8 月，果期翌年 4~5 月。

【适宜生境】生于海拔 900~2800（~3100）m 的山地针叶林或针阔混交林中，寄生于松属、油杉属、铁杉属、云杉属或雪松属植物上。

【资源状况】分布于香格里拉、德钦、维西等地。常见。

【入药部位】带叶茎枝（松寄生）。

【功能主治】祛风除湿，行气止痛，化痰止咳，杀虫止痒。用于风湿痹痛，胃痛，痰湿咳嗽，疥癞瘙痒，皮肤湿疹。

柳叶钝果寄生

桑寄生、柳寄生、马桑寄生

Taxillus delavayi (Van Tiegh.) Danser

【标本采集号】5334210247

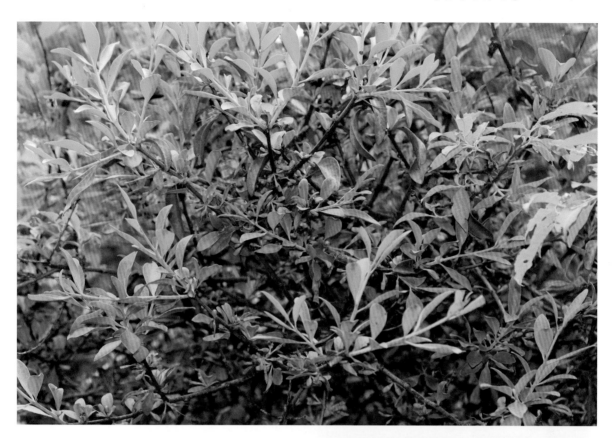

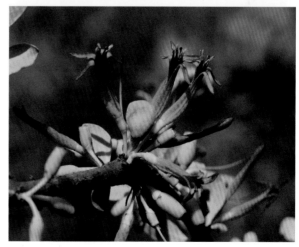

【形态特征】灌木。叶互生，有时近对生或数枚簇生于短枝上，革质，卵形、长卵形、长椭圆形或披针形。伞形花序，1~2 个腋生或生于小枝已落叶腋部，具花 2~4，花红色。果椭圆状，黄色或橙色。花期 2~7 月，果期 5~9 月。

【适宜生境】生于海拔（1500~）1800~3500m 的高原或山地阔叶林或针阔混交林中，寄生于花楸、山楂、樱桃、梨树、桃树、马桑，或柳属、桦属、栎属、槭属、杜鹃属等植物，稀寄生于云南油杉上。

【资源状况】分布于香格里拉、德钦、维西、贡山、福贡、泸水、兰坪等地。常见。

【入药部位】带叶茎枝（柳树寄生）。

【功能主治】祛风湿，补肝肾，止血，安胎。用于头晕目眩，腰膝疼痛，风湿麻木，崩漏，胎动不安。

桑寄生
桑上寄生、寄生、四川桑寄生
Taxillus sutchuenensis (Lecomte) Danser

【标本采集号】5329290722

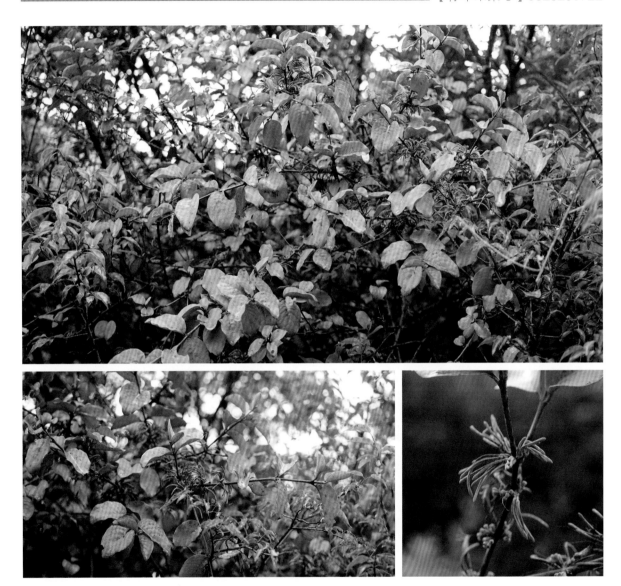

【形态特征】灌木。叶近对生或互生，革质，卵形至椭圆形，先端圆钝，基部近圆。总状花序，1~3 个生于小枝已落叶腋部或叶腋，具花 3~4，花密集，呈伞形，红色。果椭圆状，黄绿色，果皮具颗粒状体。花期 6~8 月。

【适宜生境】生于海拔 500~1900m 的山地阔叶林中，寄生于桑树、梨树、李树、梅树、油茶、厚皮香、漆树、核桃，或栎属、柯属、水青冈属、桦属、榛属等植物。

【资源状况】分布于维西等地。常见。

【入药部位】枝叶（桑寄生）。

【功能主治】补肝肾，强筋骨，祛风湿，安胎。用于风湿痹痛，腰膝酸软，筋骨无力，崩漏经多，妊娠漏血，胎动不安，高血压。

滇藏钝果寄生
桑上寄生、梨寄生、野花椒寄生
Taxillus thibetensis (Lecomte) Danser

【标本采集号】3229010068

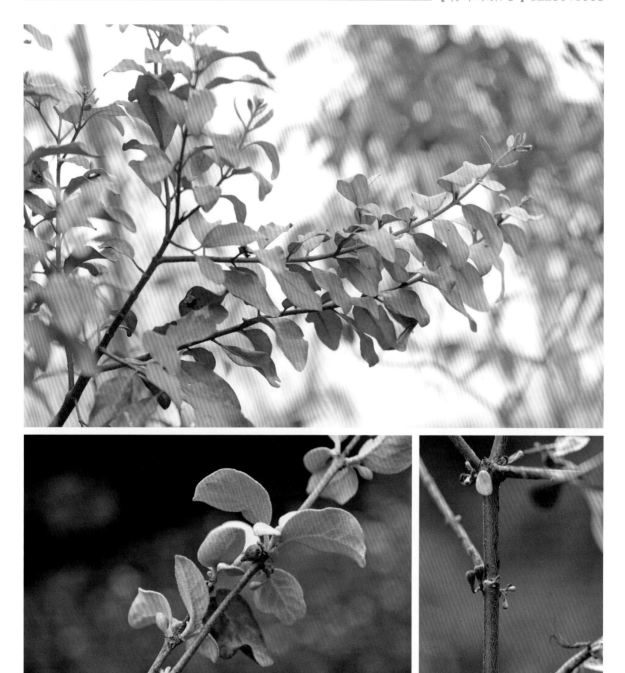

【形态特征】灌木。嫩枝、叶密被星状毛。叶对生，革质，卵形或长卵形，叶缘浅波状。伞形花序，2~3 个簇生于叶腋，具花 3~5，花序和花均密被黄褐色或褐色绒毛；花红色。果卵球形或椭圆状，浅黄色，果皮具颗粒状体，被疏毛。花期 5~9 月，果期 8~10 月。

【适宜生境】生于海拔 1700~2700（~3000）m 的山地阔叶林中，常寄生于梨树、柿树、板栗、李树，或栎属植物上。

【资源状况】分布于德钦、维西、贡山等地。常见。

【入药部位】带叶茎枝（牛筋刺寄生）。

【功能主治】清肺热，利小便。用于肺热咳嗽，湿热淋证。

槲寄生 冬青、寄生子、台湾槲寄生
Viscum coloratum (Kom.) Nakai

【标本采集号】5334210034

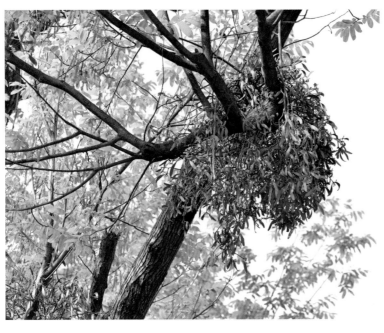
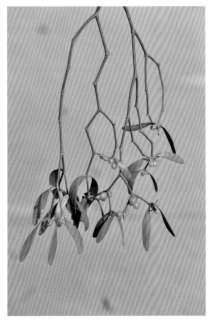

【形态特征】灌木。叶对生，稀 3 枚轮生；叶片革质，长椭圆形至椭圆状披针形。雌雄异株；花序顶生或腋生于茎叉状分枝处；雄花序聚伞状，雌花序聚伞式穗状。果球形，具宿存花柱，成熟时淡黄色或橙红色，果皮平滑。花期 4~5 月，果期 9~11 月。

【适宜生境】生于海拔 500~1400（~2000）m 的阔叶林中，寄生于榆、杨、柳、桦、栎、梨、李、苹果、枫杨、赤杨，或椴属植物上。

【资源状况】分布于香格里拉等地。常见。

【入药部位】带叶茎枝（槲寄生）。

【功能主治】祛风湿，补肝肾，强筋骨，安胎。用于风湿痹痛，腰膝酸软，筋骨无力，崩漏经多，妊娠漏血，胎动不安，头晕目眩。

蛇菰科

川藏蛇菰　*Balanophora fargesii* (Tiegh.) Harms

【标本采集号】5334210541

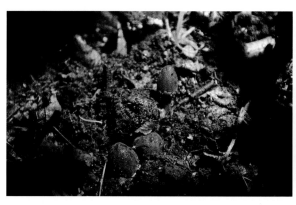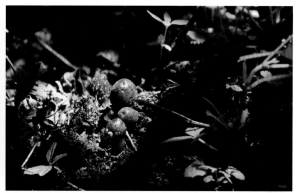

【形态特征】草本。根状茎常呈球状卵圆形，黄褐色，略分枝，表面有颗粒状小疣瘤和黄色星芒状皮孔，常有纵褶。花茎长 7~12cm，通常红黄色；花雌雄同株（序）；花序头状；雄花着生于花序基部；雌花密集于花序上。花期 7~8 月。

【适宜生境】生于海拔 2700~3100m 的松林、杉林、栎林、桦林中。

【资源状况】分布于香格里拉等地。偶见。

【入药部位】全草（川藏蛇菰）。

【功能主治】祛风止痛，活血消肿，理气健胃，解毒。用于痈疖肿毒，跌打损伤，乳腺炎，风湿骨痛，神经性头痛，经闭，胃痛，痢疾，刀伤，黄疸，痔疮，风湿水肿，胸闷心悸等。

筒鞘蛇菰　葛花、寄生黄、鹿仙草
Balanophora involucrata Hook. f.

【标本采集号】5334210525

【形态特征】草本。根状茎肥厚，干时脆壳质，近球形，不分枝或偶分枝，黄褐色，很少呈红棕色，表面密集颗粒状小疣瘤和浅黄色或黄白色星芒状皮孔。花茎大部呈红色，很少呈黄红色；花雌雄异株（序）；花序均呈卵球形。花期 7~8 月。

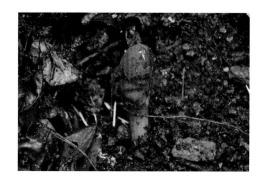

【适宜生境】生于海拔 2300~3600m 的云杉、铁杉和栎木林中。

【资源状况】分布于香格里拉、德钦、贡山等地。偶见。

【入药部位】全草（寄生黄）。

【功能主治】行气健胃，清热利湿，补肾涩精，润肺止咳，活血止血。用于肺热咳嗽，脘腹疼痛，黄疸，痔疮肿痛，跌打损伤，咯血，月经不调，崩漏，外伤出血，头昏，遗精。

多蕊蛇菰 木菌子、土苁蓉、鸡心七
Balanophora polyandra Griff.

【标本采集号】5329290601

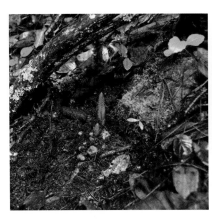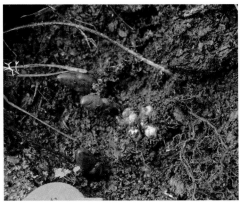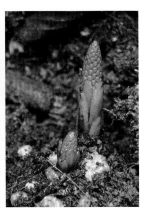

【形态特征】草本。全株带红色至橙黄色。根状茎块茎状，常分枝，表面有纵纹，密被颗粒状小疣瘤并疏生带灰白色的星芒状小皮孔。花茎深红色；雌雄异株（序）；雄花序圆柱状；雌花序卵圆形或长圆状卵形。花期 8~10 月。

【适宜生境】生于海拔 1000~2500m 的密林下。

【资源状况】分布于贡山等地。偶见。

【入药部位】全草（通天蜡烛）。

【功能主治】清热解毒，止血，滋阴补胃。用于血虚，出血，淋病。

蓼 科

金荞麦 天荞麦、赤地利、苦荞头
Fagopyrum dibotrys (D. Don) Hara

【标本采集号】5334210638

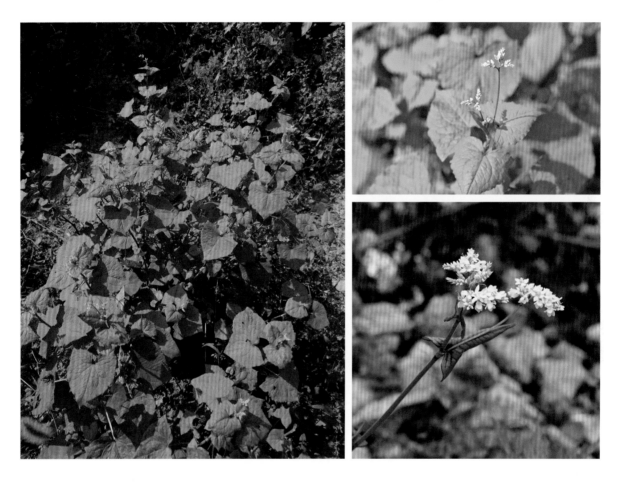

【**形态特征**】草本。茎直立。叶片三角形，基部心形或截形，叶柄粗壮，托叶鞘筒状，膜质，顶端偏斜。花序伞房状，分枝稀疏，花序偏轴一侧，花被白色或绿色。瘦果宽卵形，黑褐色。花期 7~8 月，果期 10 月。

【**适宜生境**】生于海拔 3300m 以下的山坡，灌丛。

【**资源状况**】分布于香格里拉、福贡、玉龙等地。常见。

【**入药部位**】根茎（金荞麦）、茎叶（金荞麦茎叶）。

【**功能主治**】根茎：清热解毒，活血消痈，祛风除湿。用于肺痈，肺热咳嗽，痢疾，风湿痹痛，跌打损伤，痈肿疮毒，蛇虫咬伤。茎叶：清热解毒，健脾利湿，祛风通络。用于肺痈，喉咙肿痛，肝炎腹胀，消化不良，痢疾，痈疽肿痛，瘰疬，蛇虫咬伤，风湿痹痛，头风痛。

荞 麦 甜麦、驳骨莲、三角丹
Fagopyrum esculentum Moench

【标本采集号】5334210662

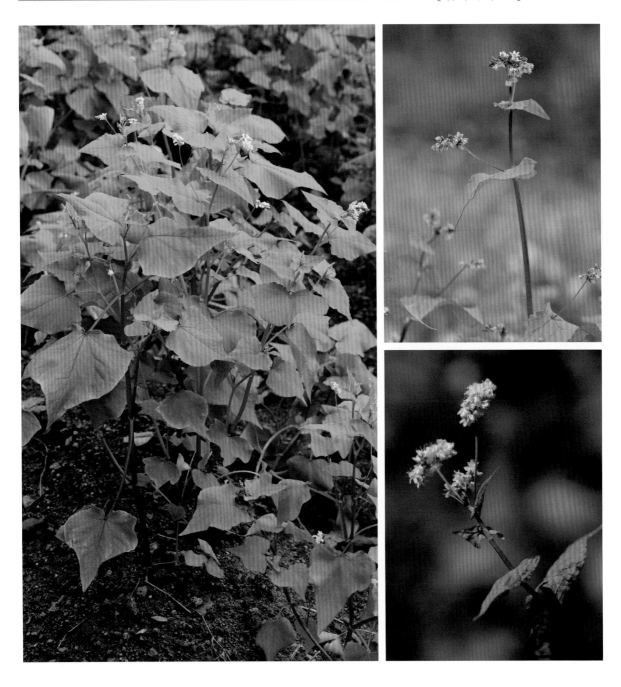

【形态特征】一年生草本。叶片三角形或卵状三角形，沿叶脉具乳头状突起。花序总状或伞房状；花被5深裂，白色或淡红色，花被片椭圆形。瘦果卵形，具3锐棱，顶端渐尖，暗褐色，无光泽，比宿存花被长。花期5~9月，果期6~10月。

【适宜生境】生于荒地、路边。

【资源状况】分布于香格里拉、德钦、维西、贡山、福贡、泸水等地。常见。

【入药部位】种子（荞麦）、茎叶（荞麦秸）、叶（荞麦叶）。

【功能主治】种子：健胃消积，下气宽肠，解毒敛疮。用于肠胃积滞，泄泻，痢疾，绞肠痧，白带异常，自汗，盗汗，疱疹，丹毒，痈疽，发背，瘰疬，烫火伤。茎叶：下气消积，清热解毒，止血，降压。用于噎膈，消化不良，痢疾，白带异常，痈肿，烫伤，咯血，紫癜，高血压，糖尿病并发视网膜炎。叶：利耳目，下气，止血，降血压。用于眼目昏糊，耳鸣重听，嗳气，紫癜，高血压。

苦荞麦 菠麦、乌麦、花荞

Fagopyrum tataricum (L.) Gaertn.

【标本采集号】5334210758

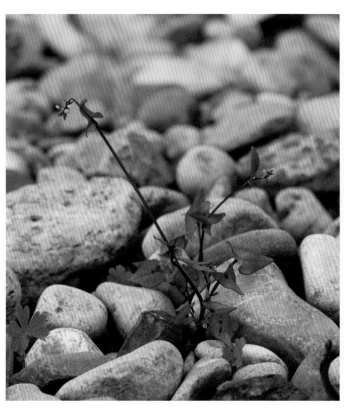
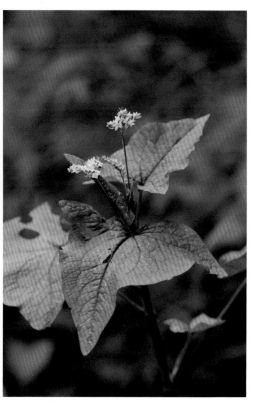

【形态特征】草本。茎有细纵棱，一侧具乳头状突起。叶片宽三角形，沿叶脉具乳头状突起。总状花序，花稀疏；花被 5 深裂，白色或淡红色，花被片椭圆形。瘦果长卵形，具 3 棱及 3 条纵沟，黑褐色，无光泽，比宿存花被长。花期 6~9 月，果期 8~10 月。

【适宜生境】生于海拔 500~3900m 的田边、路旁、山坡、河谷。

【资源状况】分布于香格里拉、德钦等地。常见。

【入药部位】根及根茎（苦荞头）、苦荞皮（苦荞壳）。

【功能主治】根及根茎：理气止痛，健脾利湿。用于胃痛，消化不良，腰腿疼痛，跌打损伤。苦荞皮：明目。可作枕头填充物。

硬枝野荞麦 硬枝万年荞
Fagopyrum urophyllum (Bur. et Franch.) H. Gross

【标本采集号】5329320030

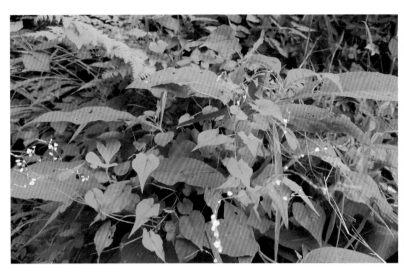
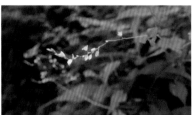
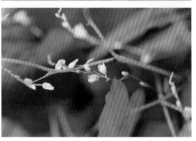

【形态特征】半灌木。老枝木质，红褐色，稍开裂。叶片箭形或卵状长三角形，基部宽箭形，沿叶脉具短柔毛。花序圆锥状，顶生；花被5深裂，白色。瘦果宽卵形，具3锐棱，黑褐色，有光泽。花期7~9月，果期9~11月。

【适宜生境】生于海拔900~2800m的土坡林缘、山谷灌丛。

【资源状况】分布于福贡等地。偶见。

【入药部位】根茎（硬枝野荞麦）。

【功能主治】清热解毒，活血散瘀。用于肺痈，肺热咳嗽，风湿痹痛，跌打损伤。

齿叶蓼 赤地胆、绛头、血地胆
Fallopia denticulata (Huang) A. J. Li

【标本采集号】5329320031

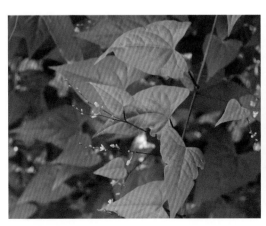
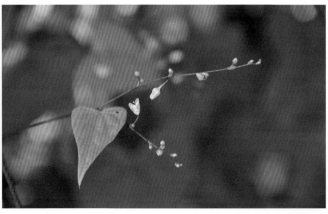

【形态特征】草本。根状茎肥厚，近球形；茎缠绕，具纵棱，疏生小突起，中空，基部稍木质化。叶片卵状三角形，边缘浅波齿状或近全缘，沿叶脉具小突起。花序圆锥状，稀疏；花被白色或淡绿色，花被片长椭圆形。瘦果未见。花期 8~9 月。

【适宜生境】生于海拔 2450m 的山坡灌丛。

【资源状况】分布于德钦等地。偶见。

【入药部位】块根（酱头）。

【功能主治】健脾和中，清热解毒，调经止血。用于消化不良，胃痛，痢疾，月经不调，崩漏，外伤出血。

何首乌 多花蓼、紫乌藤、夜交藤
Fallopia multiflora (Thunb.) Haraldson

【标本采集号】5334211107

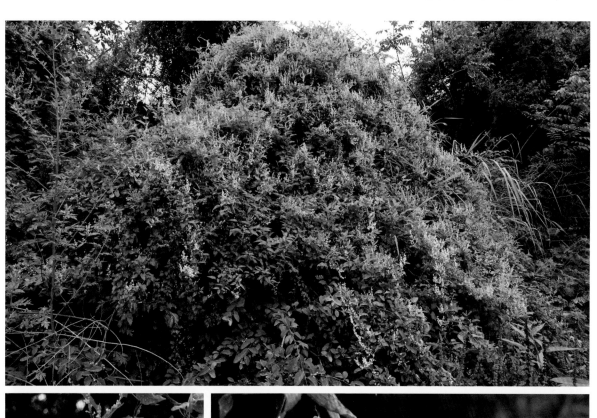

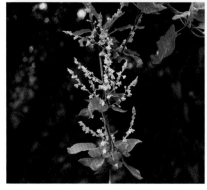
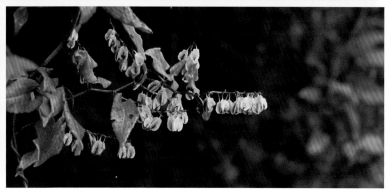

【形态特征】草本。块根肥厚，长椭圆形，黑褐色。茎缠绕，多分枝，具纵棱。叶片卵形或长卵形，全缘。圆锥花序；花被5深裂，白色或淡绿色，花被片椭圆形，外面3片较大，背部具翅。瘦果卵形，具3棱，黑褐色，有光泽，包于宿存花被内。花期8~9月，果期9~10月。

【适宜生境】生于海拔200~3000m的山谷灌丛、山坡林下、沟边石隙。

【资源状况】分布于香格里拉、泸水、玉龙等地。常见。

【入药部位】块根（何首乌）、藤茎（首乌藤、夜交藤）、叶（何首乌叶）。

【功能主治】块根：解毒，消痈，润肠通便。用于瘰疬疮痈，风疹瘙痒，肠燥便秘，高脂血症。制何首乌：补肝肾，益精血，乌须发，强筋骨。用于血虚萎黄，眩晕耳鸣，须发早白，腰膝酸软，肢体麻木，崩漏带下，久疟体虚，高脂血症。叶：解毒散结，杀虫止痒。用于疮疡，瘰疬，疥癣。藤茎：养血安神，祛风通络。用于失眠多梦，血虚身痛，风湿痹痛；外用于皮肤瘙痒。

山 蓼　肾叶山蓼、酸浆草、鹿蹄叶
Oxyria digyna (Linn.) Hill

【标本采集号】5334210977

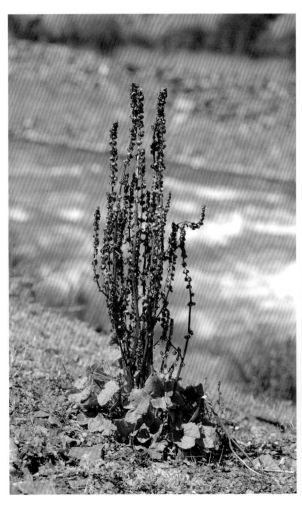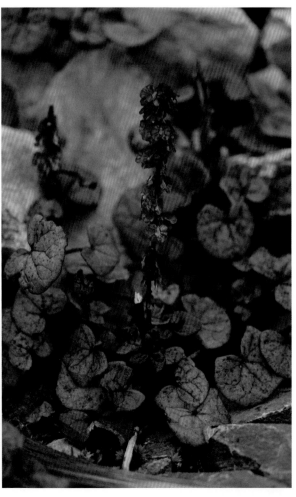

【形态特征】草本。根状茎粗壮；茎直立，单生或数条自根状茎发出。基生叶肾形或圆肾形，近全缘，下面沿叶脉具极稀疏短硬毛。圆锥花序分枝极稀疏，花两性。瘦果卵形，双凸镜状，两侧边缘具膜质翅，连翅外形近圆形，顶端凹陷，基部心形。花期 6~7 月，果期 8~9 月。

【适宜生境】生于海拔 1700~4900m 的高山山坡及山谷砾石滩。

【资源状况】分布于香格里拉、德钦、维西、贡山等地。常见。

【入药部位】根茎（山蓼）。

【功能主治】止泻，止痛。用于腹泻，咳嗽，胃痛。

中华山蓼 金边莲、红马蹄窝、酸猪草
Oxyria sinensis Hemsl.

【标本采集号】5334210017

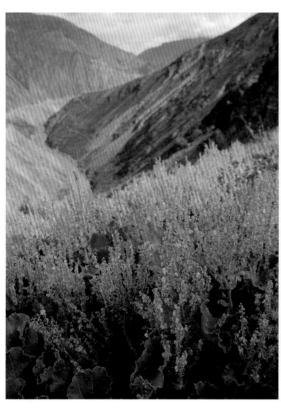
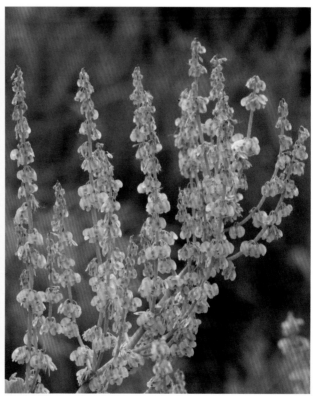

【形态特征】草本。根状茎粗壮，木质。无基生叶，茎生叶圆心形或肾形，边缘呈波状，下面沿叶脉疏生短硬毛，具 5 条基出脉。圆锥花序；花被片 4。瘦果宽卵形，双凸镜状，两侧边缘具翅。花期 4~5 月，果期 5~6 月。

【适宜生境】生于海拔 1600~3800m 的山坡、山谷路旁。

【资源状况】分布于香格里拉、德钦、维西等地。常见。

【入药部位】根（红马蹄乌）。

【功能主治】收涩止痢，活血通经，舒筋活络。用于痢疾，跌打损伤，腰腿痛，五劳七伤。

萹 蓄 _{扁竹、竹叶草}
Polygonum aviculare L.

【标本采集号】5334210908

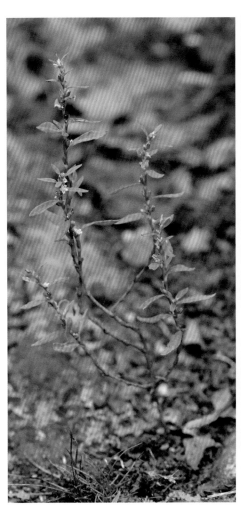 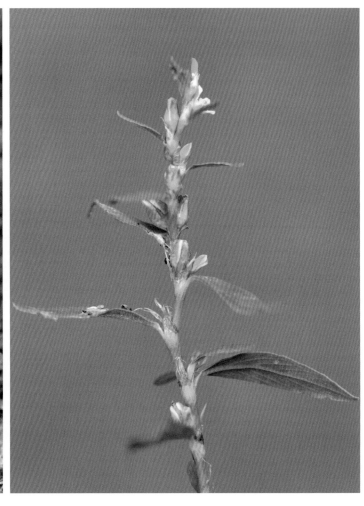

【形态特征】草本。茎自基部多分枝，具纵棱。叶片椭圆形、狭椭圆形或披针形，全缘。花单生或数朵簇生于叶腋；花被5深裂，花被片椭圆形，绿色，边缘白色或淡红色。瘦果卵形，具3棱，黑褐色，密被由小点组成的细条纹。花期5~7月，果期6~8月。

【适宜生境】生于海拔10~4200m的田边路、沟边湿地。

【资源状况】分布于香格里拉、德钦、玉龙等地。常见。

【入药部位】地上部分（萹蓄）。

【功能主治】利水通淋，杀虫止痒。用于淋证，黄疸，带下病，泻痢，蛔虫病，蛲虫病，钩虫病，妇女阴蚀，皮肤湿疮。

长梗蓼 美穗拳参
Polygonum calostachyum Diels

【标本采集号】LGD-WX-209

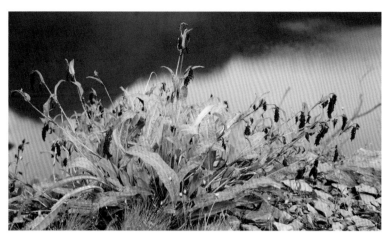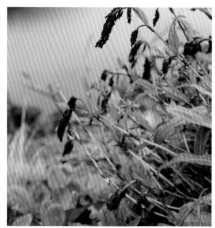

【形态特征】草本。根状茎粗壮，黑褐色；茎直立，粗壮，不分枝。基生叶椭圆形，革质，边缘叶脉增厚，外卷。总状花序穗状，疏松，俯垂；花被 5 深裂，紫红色，长椭圆形。瘦果长椭圆形，具 3 棱，黄褐色，有光泽。花期 7~8 月，果期 9~10 月。

【适宜生境】生于海拔 3000~5000m 的山坡草地、山坡石缝。

【资源状况】分布于香格里拉、德钦、维西、贡山、福贡等地。常见。

【入药部位】根茎（长梗蓼）。

【功能主治】止寒泻，止痛。用于泻痢，腹痛。

钟花蓼 *Polygonum campanulatum* Hook. f.

【标本采集号】3229010381

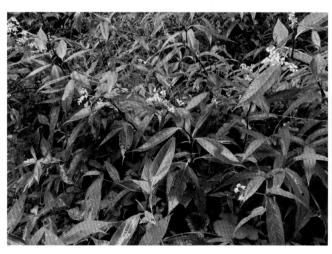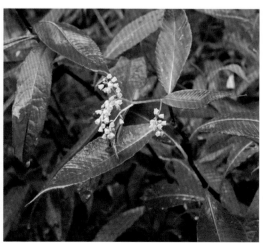

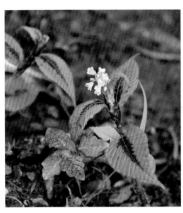 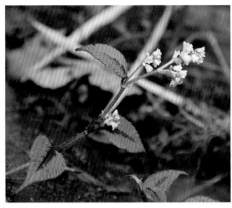 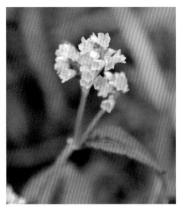

【形态特征】草本。茎分枝，被毛。叶片长卵形或宽披针形，基部宽楔形或近圆形，疏被柔毛，叶脉毛较密。圆锥花序；花被 5 深裂，淡红色或白色，花被片倒卵形。瘦果宽椭圆形，具 3 棱，黄褐色。花期 7~8 月，果期 9~10 月。

【适宜生境】生于海拔 2100~4000m 的山坡、沟谷湿地。

【资源状况】分布于德钦、维西、贡山、泸水等地。常见。

【入药部位】全草（猪蓼草）。

【功能主治】润肺止咳，清热解毒，活血。用于肺热咳嗽，咯血，劳热多汗，失眠，无名肿毒，阴疽瘰疬。

绒毛钟花蓼 神血宁、花荞莲、节节红
Polygonum campanulatum Hook. f. var. *fulvidum* Hook. f.

【标本采集号】5329290647

【形态特征】草本。茎分枝，疏被柔毛。叶片长卵形或宽披针形，下面密生黄褐色绒毛。圆锥花序；花被 5 深裂，淡红色或白色，花被片倒卵形。瘦果宽椭圆形，具 3 棱，黄褐色。花期 7~8 月，果期 9~10 月。

【适宜生境】生于海拔 1400~4100m 的山坡、山沟路旁。

【资源状况】分布于香格里拉、德钦、维西、贡山、福贡、泸水、兰坪等地。

【入药部位】全草（猪蓼子草）。

【功能主治】清热解毒，活血散瘀，止血。用于疮肿，阴疽，瘰疬，毒蛇咬伤，牙痛，中暑，痢疾，跌打损伤，外伤出血。

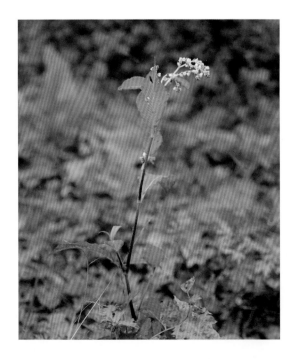

头花蓼　四季红、青影子、小红蓼
Polygonum capitatum Buch. -Ham. ex D. Don

【标本采集号】5333241904161393LY

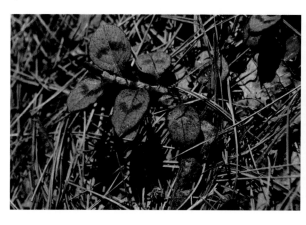
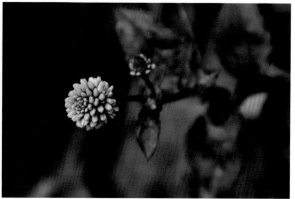

【形态特征】草本。茎匍匐，丛生。叶片卵形或椭圆形，全缘具腺毛，两面疏生腺毛，上面有时具黑褐色新月形斑点。头状花序单生或成对顶生；花被 5 深裂，淡红色。瘦果长卵形，具 3 棱，黑褐色，密生小点，微有光泽。花期 6~9 月，果期 8~10 月。

【适宜生境】生于海拔 600~3500m 的山坡、山谷湿地，常成片生长。

【资源状况】分布于德钦、维西、贡山、福贡、玉龙等地。常见。

【入药部位】全草（石辣蓼）。

【功能主治】解毒，散瘀，利尿通淋。用于痢疾，肾盂肾炎，膀胱炎，尿路结石，风湿痛，跌打损伤，疮疡湿疹。

革叶蓼　马蜂七、拳参、鸡爪大王
Polygonum coriaceum Sam.

【标本采集号】533324180825406LY

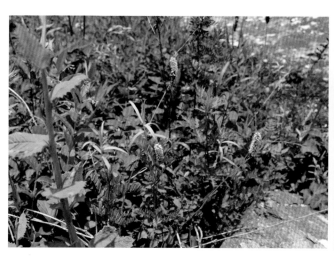
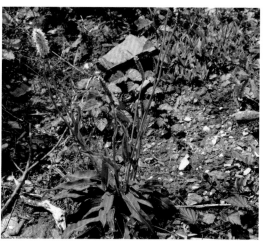

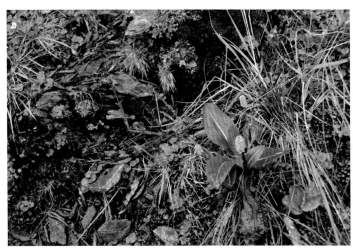 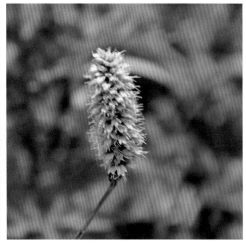

【形态特征】草本。根状茎粗壮，弯曲，黑褐色；茎直立，不分枝。基生叶卵状椭圆形或卵状披针形，革质。总状花序呈穗状，紧密，顶生；花被紫红色，5深裂。瘦果卵形，具3棱，黄褐色，有光泽。花期7~8月，果期9~10月。

【适宜生境】生于海拔2800~5000m的山坡草丛、灌丛、林缘。

【资源状况】分布于香格里拉、德钦、维西、贡山、福贡、泸水等地。常见。

【入药部位】根茎（革叶蓼）。

【功能主治】清热解毒。用于急性细菌性痢疾，口腔炎，牙龈炎，痈肿，痔疮，火伤。

匐枝蓼 红伸筋草、大活血、蜈蚣草
Polygonum emodi Meisn.

【标本采集号】3229010681

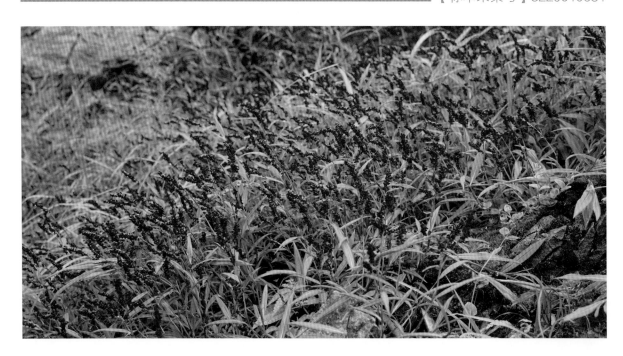

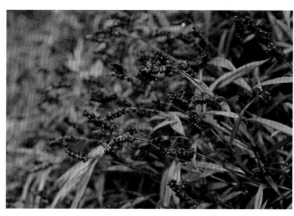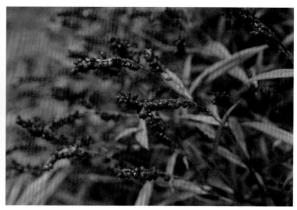

【形态特征】小灌木。树皮黑棕色。叶片狭披针形或宽披针形；托叶鞘管状，膜质，先端锐尖，开裂，不具缘毛。穗状花序顶生，疏松；花被紫红色，5 深裂。瘦果藏在宿存花被内，棕色，卵圆形，具三棱。花期 5~11 月，果期 6~11 月。

【适宜生境】生于海拔 1300~3000m 的山坡、灌木丛、森林的岩石裂缝。

【资源状况】分布于泸水等地。偶见。

【入药部位】全草（红藤蓼）。

【功能主治】舒筋活血。用于跌打损伤，风湿痛。

细茎蓼 *Polygonum filicaule* Wall. ex Meisn.

【标本采集号】5334210408

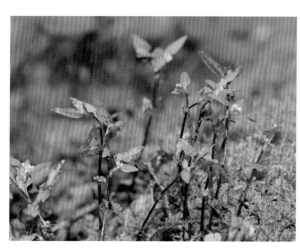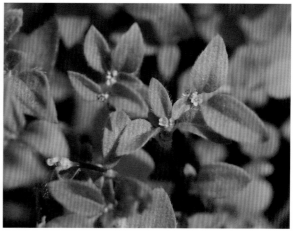

【形态特征】草本。茎细弱，丛生，多分枝，疏生糙伏毛，节部具倒生毛。叶片卵形或披针形卵形，全缘，具缘毛，被糙伏毛。头状花序；花被 5 深裂，白色或淡红色，花被片椭圆形。瘦果椭圆形，3 棱，顶端尖，黄褐色，微有光泽，稍突出于花被之外。花期 7~8 月，果期 9~10 月。

【适宜生境】生于海拔 2000~4000m 的山坡草地，山谷灌丛。

【资源状况】分布于香格里拉、德钦、维西、贡山、福贡等地。常见。

【入药部位】根茎（细茎蓼）。

【功能主治】清热解毒，散结消肿。用于肺痈，肺热咳嗽，风湿痹痛，跌打损伤。

冰岛蓼 傲加措布哇
Koenigia islandica L.

【标本采集号】LGD-XGLL055

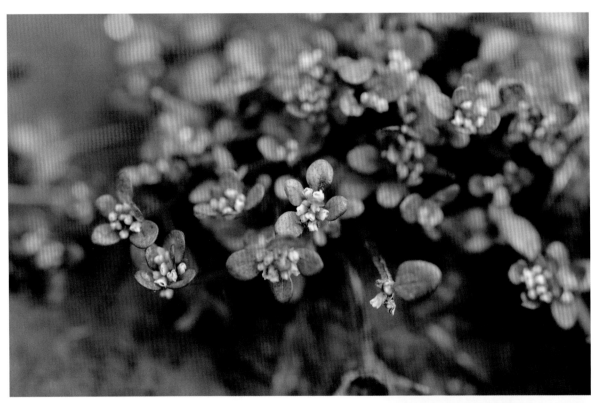

【形态特征】草本。茎匍匐，丛生。叶片近圆形或肾形，长 1.5~3cm，宽 1.8~2.8cm，边缘密生长缘毛；托叶鞘短，褐色。伞房状聚伞花序顶生；花被 5 深裂，白色或淡黄色，被片宽倒卵形；雄蕊 6~8；花柱 3。瘦果长椭圆形，有 3 棱，黄褐色，无光泽。花期 7~8 月，果期 8~9 月。

【适宜生境】生于海拔 3500~4800m 的山坡草地、山顶草甸。

【资源状况】分布于香格里拉、德钦、贡山等地。偶见。

【入药部位】全草（傲加措布哇）。

【功能主治】活血调经。用于月经不调，习惯性流产。

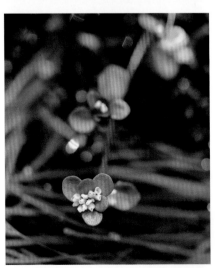

水　蓼

辣蒿、蓼蓼花、辣蓼子棵

Polygonum hydropiper L.

【标本采集号】5334210909

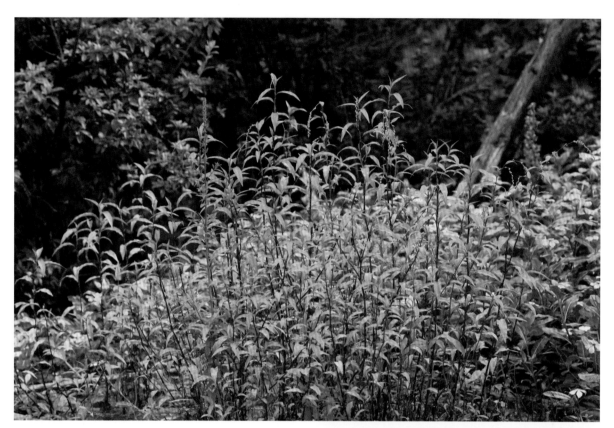

【形态特征】草本。茎红紫色，无毛，节常膨大。叶互生，类披针形，托鞘膜质筒形。穗状花序顶生或腋生，细弱；苞片漏斗状；花被卵形或长圆形，淡绿色或淡红色。瘦果扁卵形，表面有黑色小点。花、果期 6~10 月。

【适宜生境】生于海拔 3500m 以下的湿地、浅水中。

【资源状况】分布于香格里拉、德钦、维西、贡山、福贡、泸水、兰坪等地。常见。

【入药部位】地上部分（水蓼、辣蓼草）。

【功能主治】祛风利湿，消滞，散瘀，止痛，杀虫。用于痢疾，泄泻，食滞，疳积，湿疹，顽癣，风湿痛，跌打损伤。

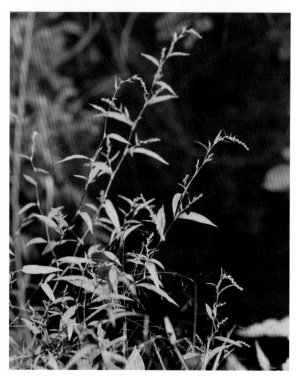

蚕茧草 紫蓼、水咙蚣、香烛干子
Polygonum japonicum Meisn.

【标本采集号】5329320037

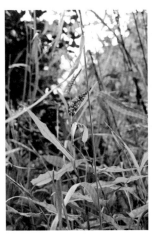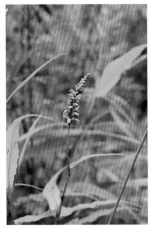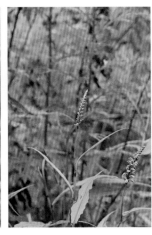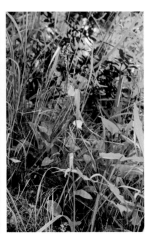

【形态特征】草本。茎直立，无毛或疏被平伏硬毛。叶薄革质，披针形，疏被平伏硬毛，具刺状缘毛。穗状花序长 6~12cm；花被 5 深裂，白色或淡红色，花被片长椭圆形。瘦果卵形，3 棱或双凸，包于宿存花被内。花期 8~10 月，果期 9~11 月。

【适宜生境】生于海平面到海拔 1700m 的沼泽地区、沟边、溪边或河岸。

【资源状况】分布于福贡等地。偶见。

【入药部位】全草（蚕茧草）。

【功能主治】解毒，止痛，透疹。用于疮疡肿痛，诸虫咬伤，腹泻，痢疾，腰膝疼痛，麻疹透发不畅。

酸模叶蓼 水红子、水红花子、水蓼
Polygonum lapathifolium L.

【标本采集号】3229010134

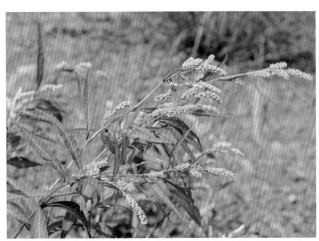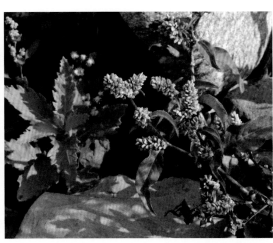

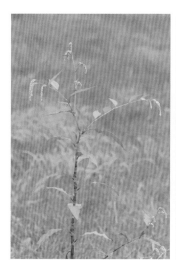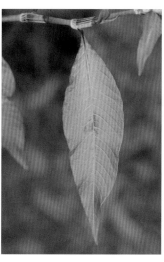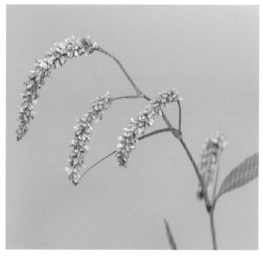

【**形态特征**】草本。叶片披针形或宽披针形，上面常具黑褐色新月形斑点，托叶鞘顶端平截。数个穗状花序组成圆锥状，花序梗被腺体；花被4（5）深裂，淡红色或白色，花被片椭圆形，顶端分叉，外弯。瘦果宽卵形，黑褐色。花期6~8月，果期7~9月。

【**适宜生境**】生于海拔30~3900m的田边、路旁、水边、荒地或沟边湿地。

【**资源状况**】分布于德钦等地。常见。

【**入药部位**】全草（大马蓼）。

【**功能主治**】清热解毒，利湿止痒。用于肠炎，痢疾；外用于湿疹，颈淋巴结结核。

小头蓼 蓼子草
Polygonum microcephalum D. Don

【**标本采集号**】2353290427

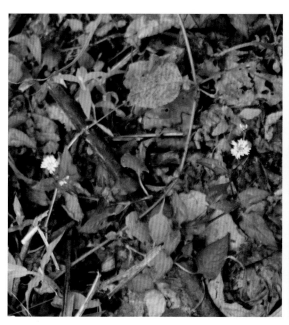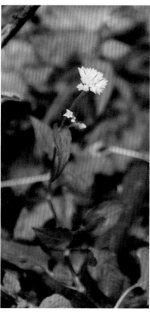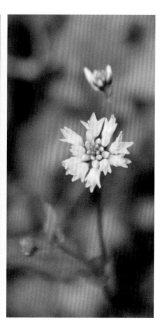

【形态特征】草本。叶片宽卵形或三角状卵形，全缘，稀掌状深裂叶；叶柄基部有时具叶耳；托叶鞘筒状，顶端截形。头状花序对生；花被 5 深裂，白色。瘦果具 3 棱，宽卵形。花期 5~9 月，果期 7~11 月。

【适宜生境】生于海拔 1000~2000m 的山坡林下、山谷草丛。

【资源状况】分布于贡山、福贡、兰坪等地。常见。

【入药部位】全草（小头蓼）。

【功能主治】清热解毒。用于腹泻。

绢毛蓼 高山蓼、卷毛蓼、旁古契
Polygonum molle D. Don

【标本采集号】5329290691

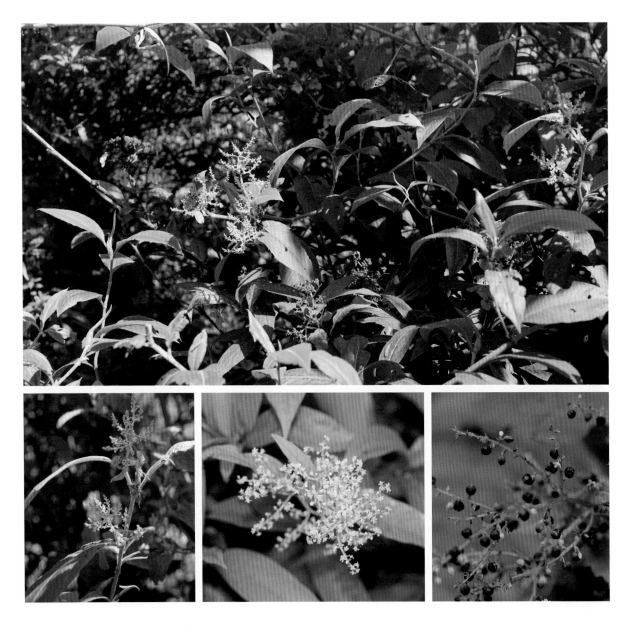

【**形态特征**】半灌木。茎节部毛较密。叶片椭圆形或椭圆状披针形，被绢毛；叶柄粗壮，密生柔毛；托叶鞘膜质，深褐色，偏斜，具柔毛。大型圆锥花序顶生；花被片 5 深裂，白色；雄蕊 8；花柱 3，柱头头状。瘦果卵形，具 3 棱。花、果期 7~12 月。

【**适宜生境**】生于海拔 1300~3200m 的山坡林下、山谷草地。

【**资源状况**】分布于贡山、福贡、泸水等地。常见。

【**入药部位**】全草（绢毛蓼）。

【**功能主治**】活血调经，止痛。用于月经不调，小腹胀痛。

小蓼花　水湿蓼、匍茎蓼
Polygonum muricatum Meisn.

【标本采集号】3229010863

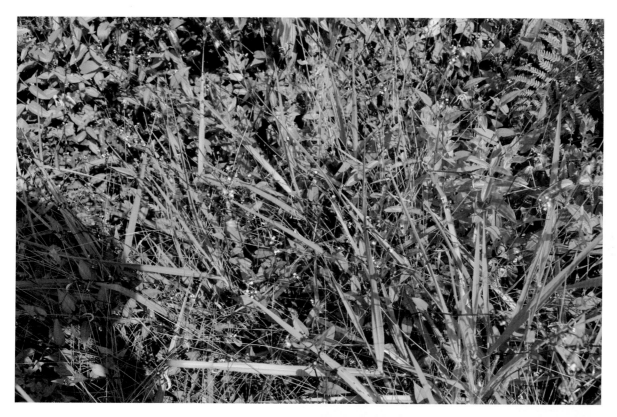

【**形态特征**】草本。茎沿棱疏被倒生皮刺。叶片卵形或长圆状卵形，沿中脉具倒生皮刺或糙伏毛，边缘密生缘毛。短穗状圆锥花序；花被 5 深裂，白色或淡红色。瘦果长 2~2.5mm，包于宿存花被内。花期 7~8 月，果期 9~10 月。

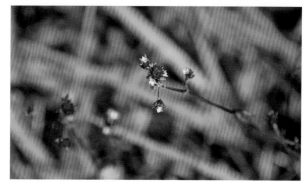

【适宜生境】生于海拔 50~3300m 的山谷水边、田边湿地。

【资源状况】分布于维西等地。偶见。

【入药部位】全草（小蓼花）。

【功能主治】清热解毒，祛风除湿，活血止痛。用于疮痈肿毒，头疮脚癣，皮肤瘙痒，痢疾，风湿痹痛，腰痛，神经痛，跌打损伤，瘀血肿痛，月经不调。

尼泊尔蓼 头状蓼、水荞麦、山谷蓼
Polygonum nepalense Meisn.

【标本采集号】5334210354

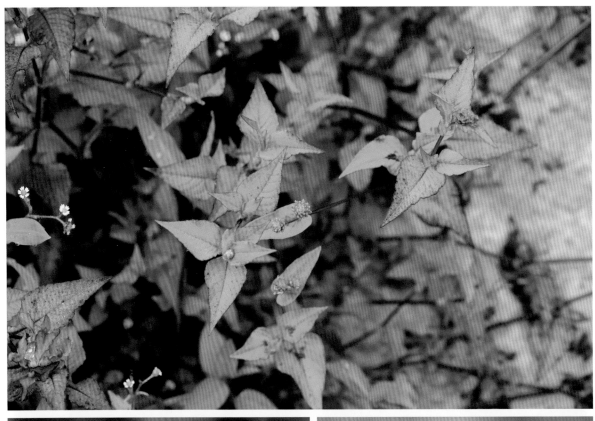

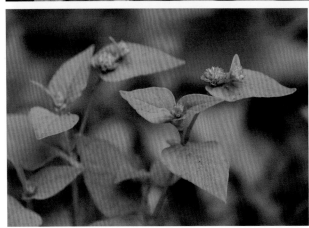

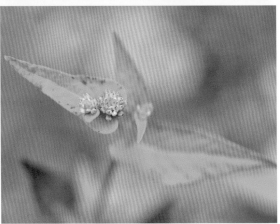

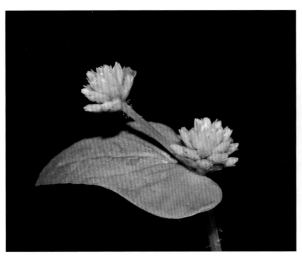
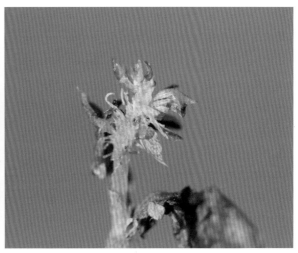

【形态特征】草本。茎无毛或在节部疏生腺毛。茎下部叶卵形或三角状卵形，疏生黄色透明腺点。头状花序；花被通常 4 裂，淡紫红色或白色，花被片长圆形，顶端圆钝。瘦果宽卵形，双凸镜状，黑色，密生洼点。花期 5~8 月，果期 7~10 月。

【适宜生境】生于海拔 200~4000m 的山坡草地、山谷路旁。

【资源状况】分布于香格里拉、德钦、维西、贡山、福贡、泸水、兰坪等地。常见。

【入药部位】全草（猫儿眼睛）。

【功能主治】清热解毒，除湿通络。用于赤白痢疾，关节疼痛，咽喉肿痛，目赤，牙龈肿痛。

铜钱叶蓼 *Polygonum nummularifolium* Meisn.

【标本采集号】5334210058

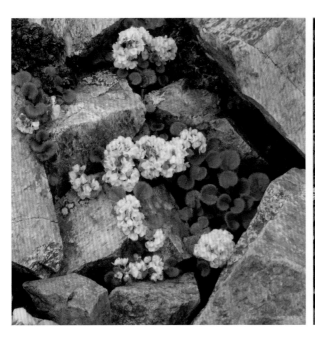
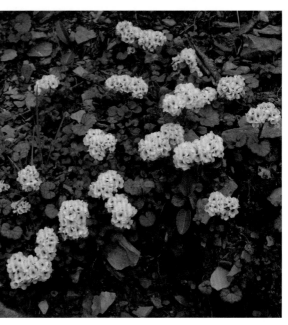

【形态特征】多年生矮小草本。茎匍匐，<u>丛生</u>，节间较短，节部生根。叶片圆形或肾状圆形，近全缘，生缘毛。花序伞房状，顶生，常成对，花被 5 深裂，白色，花被片椭圆形，大小近相等。瘦果宽卵形，双凸镜状，黄褐色，稍带光泽。花期 8~9 月，果期 9~10 月。

【适宜生境】生于海拔 3300~4800m 的山坡草地。

【资源状况】分布于香格里拉、德钦、贡山等地。常见。

【入药部位】全草（铜钱叶蓼）。

【功能主治】活血调经。用于月经不调，习惯性流产。

草血竭 草血结、回头草、土血竭
Polygonum paleaceum Wall.

【标本采集号】5334210082

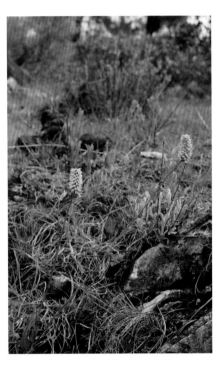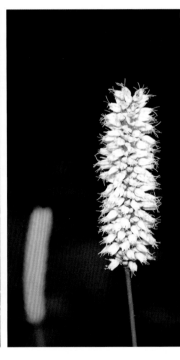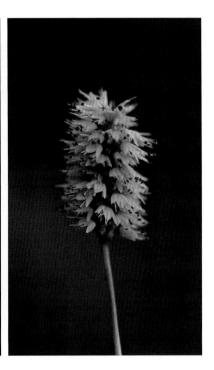

【形态特征】草本。根状茎肥厚，弯曲，黑褐色；茎直立，不分枝，单生或 2~3 条。基生叶革质，狭长圆形或披针形，全缘，脉端增厚，微外卷。总状花序呈穗状，花被 5 深裂，淡红色或白色，花被片椭圆形。瘦果卵形，具 3 锐棱，有光泽，包于宿存花被内。花期 7~8 月，果期 9~10 月。

【适宜生境】生于海拔 1500~3500m 的山坡草地、林缘。

【资源状况】分布于香格里拉、德钦、维西、贡山等地。常见。

【入药部位】根茎（草血竭）。

【功能主治】散血止血，下气止痛。用于慢性胃炎，胃、十二指肠溃疡，食积，癥瘕积聚，月经不调，水肿，跌打损伤，外伤出血。

杠板归

河白草、湖白草、拉狗蛋
Polygonum perfoliatum L.

【标本采集号】533324180919952LY

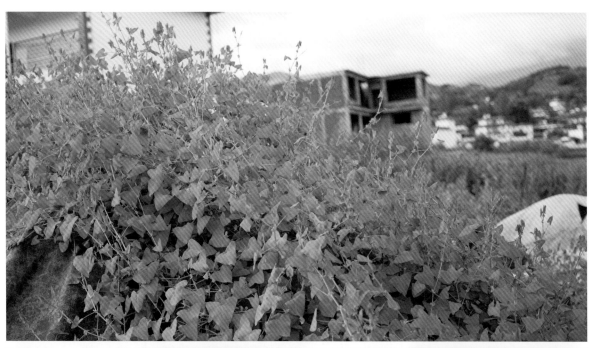

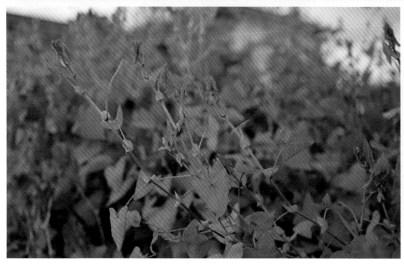

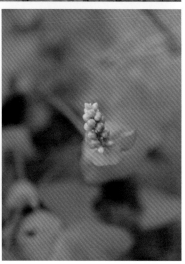

【形态特征】一年生攀缘草本。茎沿棱疏生倒刺。叶片三角形，基部近平截，下面沿叶脉疏生皮刺，托叶鞘叶状。花序短穗状；花被5深裂，白绿色，花被片椭圆形，果时增大，深蓝色。瘦果球形，黑色。花期6~8月，果期7~10月。

【适宜生境】生于海拔80~2300m的田边、路旁、山谷湿地。

【资源状况】分布于贡山、福贡、泸水等地。常见。

【入药部位】全草（杠板归）。

【功能主治】清热解毒，利尿消肿，止咳。用于水肿，黄疸，泄泻，疟疾，顿咳，湿疹，疥癣。

习见蓼 米子蓼
Polygonum plebeium R. Br.

【标本采集号】2353290864

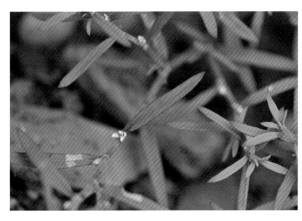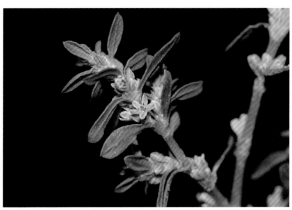

【形态特征】草本。茎平卧，具纵棱，沿棱具小突起。叶片狭椭圆形或倒披针形。花3~6，簇生叶腋；花被5深裂，花被片长椭圆形，绿色，背部稍隆起，边缘白色或淡红色。瘦果宽卵形，具3锐棱或双凸镜状，黑褐色，平滑，有光泽。花期5~8月，果期6~9月。

【适宜生境】生于海拔30~2200m的田边、路旁、水边湿地。

【资源状况】分布于香格里拉、泸水等地。常见。

【入药部位】全草（小萹蓄）。

【功能主治】利水通淋，化浊杀虫。用于恶疮疥癣，淋浊，蛔虫病。

多穗蓼 辣蓼、水蓼、多穗假虎杖
Polygonum polystachyum Wall. ex Meisn.

【标本采集号】5334210510

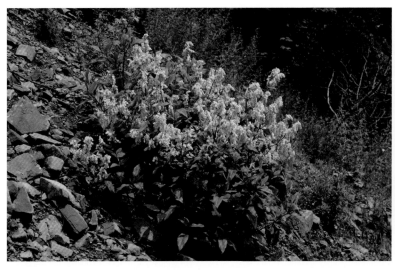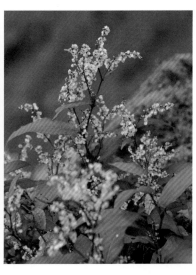

【形态特征】半灌木。茎直立，多分枝，具纵棱。叶片宽披针形或长圆状披针形，上面疏生短柔毛，下面密生白色短柔毛。花序圆锥状；花被 5 深裂，白色或淡红色，开展。瘦果卵形，具 3 棱，黄褐色，平滑。花期 8~9 月，果期 9~10 月。

【适宜生境】生于海拔 2700~4500m 的山坡灌丛，山谷湿地。

【资源状况】分布于香格里拉、德钦、贡山、泸水等地。常见。

【入药部位】根。

【功能主治】清大小肠热、腑热，止泻。用于"加乃"病，泻痢，腹内痼疾。

羽叶蓼
花扁担、土三七、散血莲
Polygonum runcinatum Buch. -Ham. ex D. Don

【标本采集号】533324180828517LY

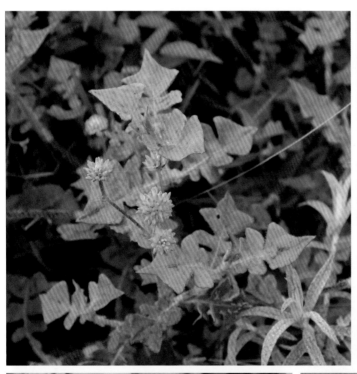
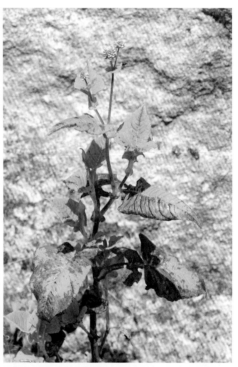
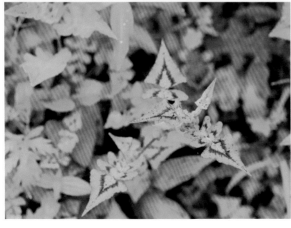
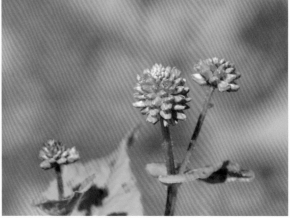

【形态特征】草本。茎节被倒生平伏毛。叶羽裂，顶生裂片三角状卵形，疏被糙伏毛，具缘毛。头状花序直径 1~1.5cm，常成对，花序梗被腺毛；花被 5 深裂，淡红或白色。瘦果卵形，具 3 棱，黑褐色，包于宿存花被内。花期 4~8 月，果期 6~10 月。

【适宜生境】生于海拔 1200~3900m 的山坡草地、山谷路旁。

【资源状况】分布于香格里拉、德钦、维西、贡山、福贡、泸水、兰坪等地。常见。

【入药部位】根及全草（小晕药）。

【功能主治】清热解毒，活血消肿。用于痢疾，白带异常，血热头痛，血崩，经闭，虚火咳嗽，赤白痢，痈毒恶疮。

赤胫散
花蝴蝶、荞子莲、大荞花草
Polygonum runcinatum Buch. -Ham. ex D. Don var. *sinense* Hemsl.

【标本采集号】533324180828490LY

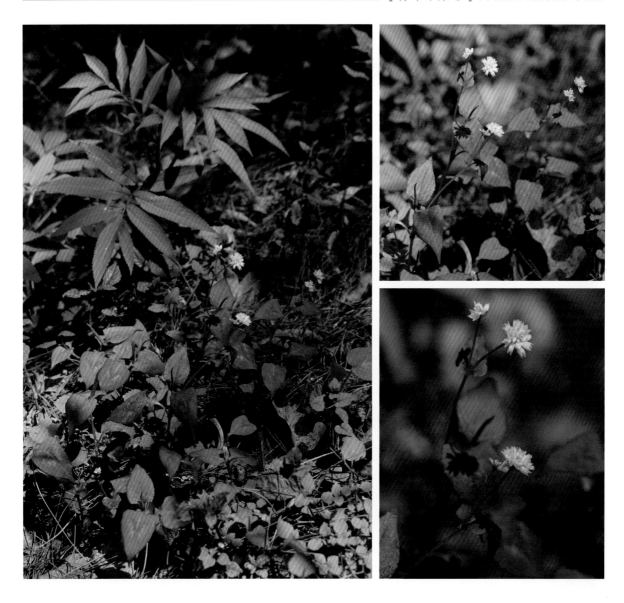

【形态特征】草本。根茎细长。叶片三角状卵形，腰部内陷，稍下延至叶柄。茎部通常有一对裂片。头状花序直径 5~7mm，有花数朵至 10 余朵，整个头状花序再集成圆锥状。瘦果球状三棱形，先端稍尖，褐色，表面有点状突起。花期 6~7 月，果期 7~9 月。

【适宜生境】生于海拔 800~3900m 的山坡草地、山谷灌丛。

【资源状况】分布于德钦、维西、贡山、福贡、泸水、兰坪等地。常见。

【入药部位】根、全草（赤胫散）。

【功能主治】清热解毒，活血舒筋。用于痢疾，泄泻，赤白带下，经闭，痛经，乳痈，疮疖，无名肿毒，毒蛇咬伤，跌打损伤，腰痛。

翅柄蓼 滇拳参、石风丹
Polygonum sinomontanum Samuelss.

【标本采集号】3229010947

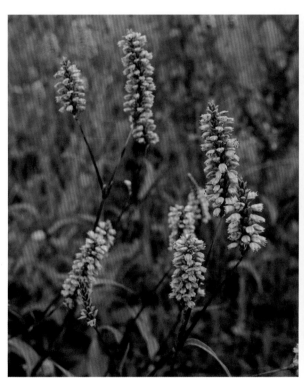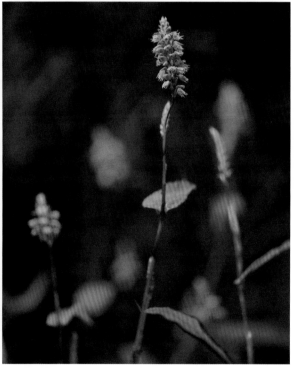

【形态特征】草本。根状茎粗壮，黑褐色；茎直立，常数条。基部叶近革质，宽披针形或披针形。总状花序呈穗状，顶生，花被 5 深裂，红色，花被片长圆形。瘦果宽椭圆形，具 3 棱，褐色，长 3~4mm，有光泽，包于宿存花被内。花期 7~8 月，果期 9~10 月。

【适宜生境】生于海拔 2500~3900m 的山坡草地、山谷灌丛。

【资源状况】分布于香格里拉、德钦、维西、贡山、福贡、兰坪等地。常见。

【入药部位】根茎（冉普喀图）。

【功能主治】止泻，止痛。用于腹泻，咳嗽，胃痛。

支柱蓼 紫参七、鸡血七、九龙盘
Polygonum suffultum Maxim.

【标本采集号】5329320043

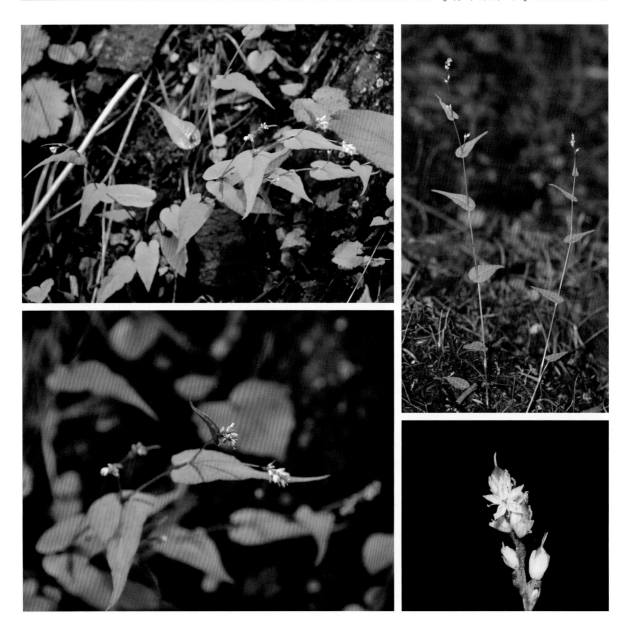

【形态特征】草本。根状茎念珠状，黑褐色。基生叶卵形或长卵形，基部心形，疏生短缘毛。穗状花序长 1~2cm；花被 5 深裂，白色或淡红色，花被片倒卵形或椭圆形。瘦果宽椭圆形，具 3 棱，黄褐色。花期 6~7 月，果期 7~10 月。

【适宜生境】生于山坡路旁、林下湿地及沟边。

【资源状况】分布于香格里拉、德钦、维西、贡山等地。常见。

【入药部位】根状茎（支柱蓼）。

【功能主治】散瘀止血，理气止痛。用于跌打损伤，便血，痢疾，脱肛，崩漏，外伤出血。

珠芽蓼 山谷子、猴娃七、山高粱
Polygonum viviparum L.

【标本采集号】5334210293

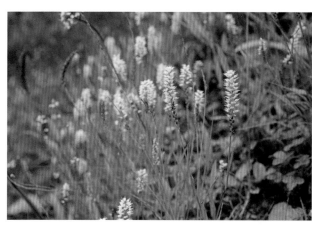 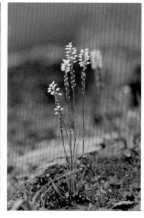 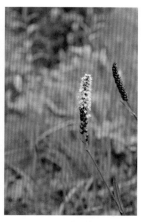

【形态特征】草本。根状茎粗壮，弯曲。基生叶长圆形或卵状披针形，边缘脉端增厚，外卷；具长叶柄；茎生叶较小，披针形，近无柄。总状花序穗状，顶生，紧密，下部生珠芽；花被5深裂，白色或淡红色，花被片椭圆形。瘦果卵形，具3棱，深褐色，有光泽，包于宿存花被内。花期5~7月，果期7~9月。

【适宜生境】生于海拔1200~5100m的山坡林下、高山或亚高山草甸。

【资源状况】分布于香格里拉、德钦、维西、贡山、福贡、泸水等地。常见。

【入药部位】根茎（蝎子七）。

【功能主治】清热解毒，止血，活血。用于咽喉肿痛，乳蛾，痈疮肿毒，湿热泄泻，痢疾，赤白带下，吐血，衄血，崩漏，肠风下血，外伤出血，跌打损伤，腰痛，关节疼痛。

虎杖 酸汤杆、花斑竹、大叶蛇总管
Reynoutria japonica Houtt.

【标本采集号】5329320045

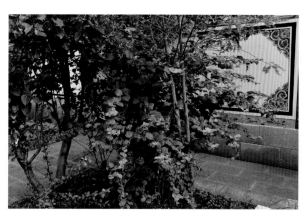 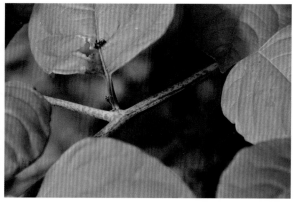

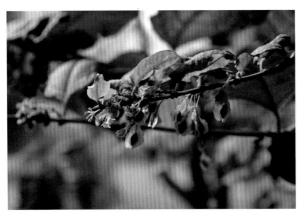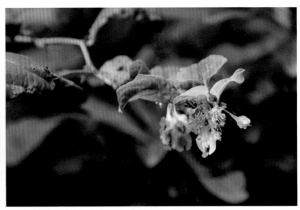

【形态特征】草本。根状茎粗壮；茎粗壮，具明显的纵棱，具小突起，散生红色或紫红斑点。叶片宽卵形或卵状椭圆形，近革质，全缘，疏生小突起。圆锥花序腋生；花被 5 深裂，淡绿色。瘦果卵形，具 3 棱，黑褐色，有光泽。花期 8~9 月，果期 9~10 月。

【适宜生境】生于海拔 140~2000m 的山坡灌丛、山谷、路旁、田边湿地。

【资源状况】分布于玉龙等地。偶见。

【入药部位】根茎及根（虎杖）。

【功能主治】祛风利湿，散瘀定痛，止咳化痰。用于关节痹痛，湿热黄疸，经闭，癥瘕，咳嗽痰多，水火烫伤，跌打损伤，痈肿疮毒。

苞叶大黄 水黄、大苞大黄、葛叶大黄
Rheum alexandrae Batal.

【标本采集号】5334210342

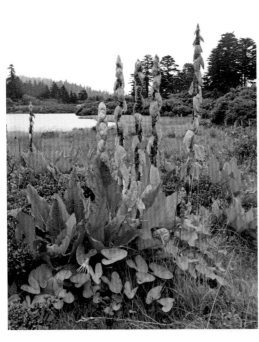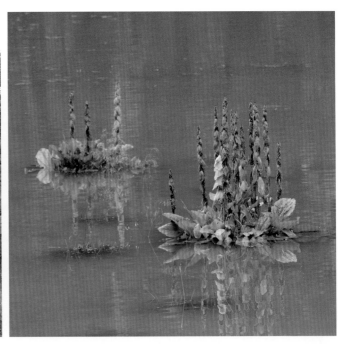

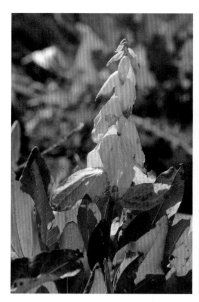 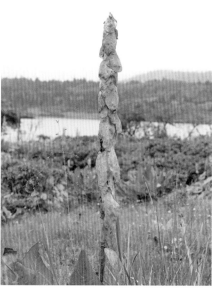 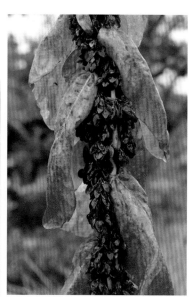

【形态特征】草本。根状茎及根直而粗壮，内部黄褐色；茎单生，不分枝，粗壮挺直，常为黄绿色。基生叶 4~6 片，茎生叶及叶状苞片多数。花序分枝腋生，直立总状，花小，绿色，数朵簇生。果实菱状椭圆形，顶端微凹，基部楔形或宽楔形。花期 6~7 月，果期 9 月。

【适宜生境】生于海拔 3000~4500m 的山坡草地。

【资源状况】分布于香格里拉等地。偶见。

【入药部位】根（水黄）。

【功能主治】清热解毒，泻下，化瘀，止血。用于湿热黄疸，热结便秘，经闭，痛经，痢疾，外伤出血。

拉萨大黄 *Rheum lhasaense* A. J. Li et P. G. Hsiao

【标本采集号】5334210298

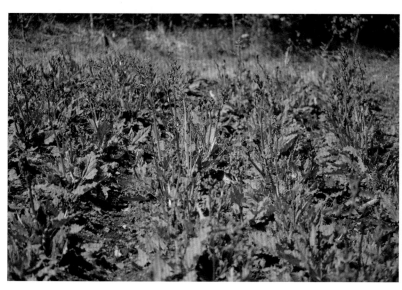 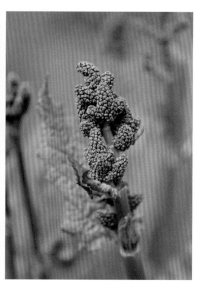

【形态特征】草本。根部折断面粉白色。茎除节部具短粗毛外常光滑。基生叶长三角形或三角状卵形，较少为窄卵形，下面被短硬毛。窄圆锥花序，分枝稀疏，只下部具二次分枝，苞片极短小；花被片宽卵形，淡绿色，边缘紫色。果实近圆形或方圆形，翅窄，纵脉在翅的中部偏外。花期 7~8 月，果期 9~10 月。

【适宜生境】生于海拔 4200~4600m 的山坡草地。

【资源状况】分布于香格里拉等地。偶见。

【入药部位】根茎（拉萨大黄）。

【功能主治】泻热通肠，凉血解毒，逐瘀通经。用于实热便秘，积滞腹痛，泻痢不爽，湿热黄疸。

牛尾七 小黄
Rheum forrestii Deils

【标本采集号】5334210279

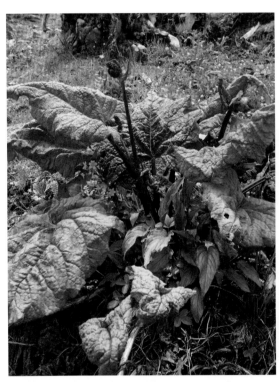 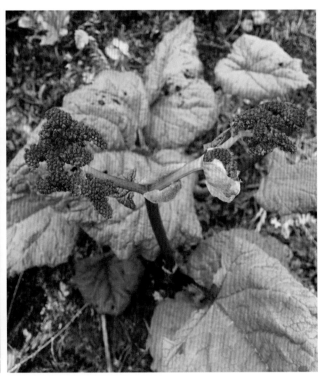

【形态特征】草本。根较粗壮，内部土黄色。基生叶 3~5 片，叶片宽卵形或卵圆形，全缘，具不明显波皱，下面密被黄白色硬毛。圆锥花序窄尖塔形，自中部以上分枝，花密集簇生，花蕾倒卵形，黄绿色。果实极宽椭圆形或近圆形，棕色。花期 6~7 月，果期 8~9 月。

【适宜生境】生于海拔 3000~4000m 的山坡或草丛中。

【资源状况】分布于香格里拉、德钦等地。偶见。

【入药部位】根（红牛尾七）。

【功能主治】清热解毒，舒筋活血，止血。用于跌打损伤，咽喉肿痛，痈肿疮毒，便血，外伤出血。

丽江大黄 黑七、雪三七

Rheum likiangense Sam.

【标本采集号】5334210492

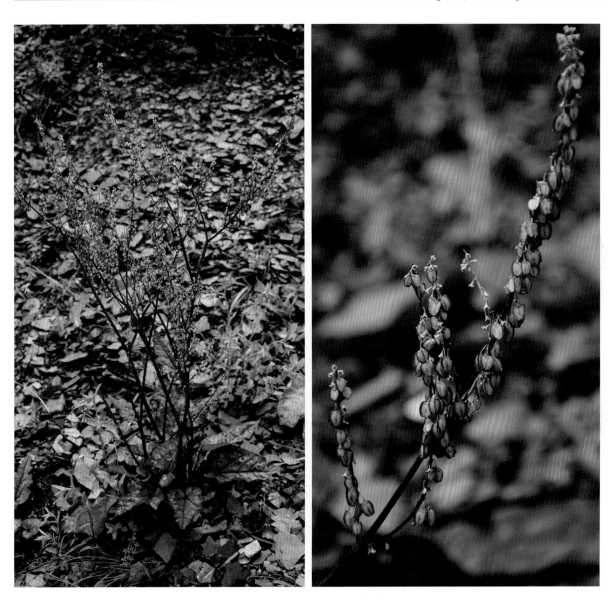

【**形态特征**】草本。茎基部密被白色硬毛，近节处尤密，果时常渐稀疏或近无毛。茎生叶 2~4 片，近革质，叶片宽阔，宽卵形、卵圆形或几近圆形，全缘，下面常暗紫色，密被白色粗毛。圆锥花序，分枝 1~2 次，被白色粗毛；花数朵簇生，花被片白绿色。果实卵形或卵圆形。花期 7 月前后，果期 8~9 月。

【**适宜生境**】生于海拔 2500~4000m 的高山林下或灌丛草甸。

【**资源状况**】分布于香格里拉等地。偶见。

【**入药部位**】根（雪三七）。

【**功能主治**】活血止血，消肿止痛，清热解毒。用于外伤出血，跌打损伤，痢疾。

塔 黄 高山大黄
Rheum nobile Hook. f. et Thoms.

【标本采集号】5334210439

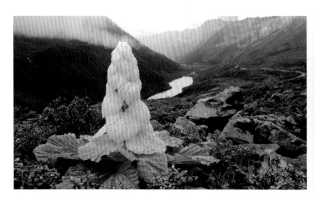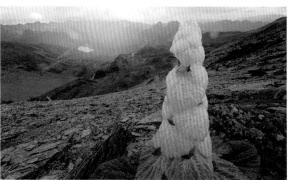

【形态特征】草本。根状茎及根长而粗壮；茎单生不分枝，粗壮挺直，具细纵棱。基生叶数片，莲座状，具多数茎生叶，大型，圆形，近革质，全缘或稍不规则。花5~9朵簇生，关节位于中部或稍近下部，无毛。果实宽卵形或卵形，稍厚，纵脉靠近翅的边缘，深褐色。花期6~7月，果期9月。

【适宜生境】生于海拔4000~4800m的高山石滩及湿草地。

【资源状况】分布于香格里拉、福贡等地。偶见。

【入药部位】根茎（塔黄）。

【功能主治】泻实热，破积滞，行瘀血。用于实热便秘，谵语发狂，食积痞滞，痢疾，腹痛里急后重，湿热发黄，水肿，目赤头痛，经闭；外用于痈肿疔毒，烫火伤等。

药用大黄 土大黄、川大黄、紫茎大黄
Rheum officinale Baill.

【标本采集号】3229010374

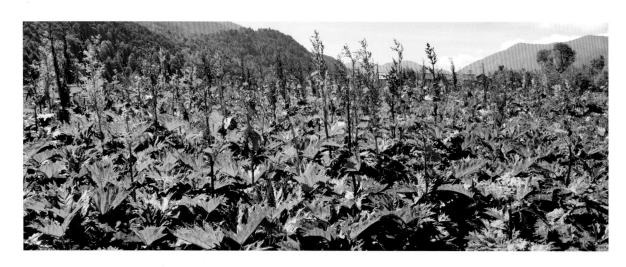

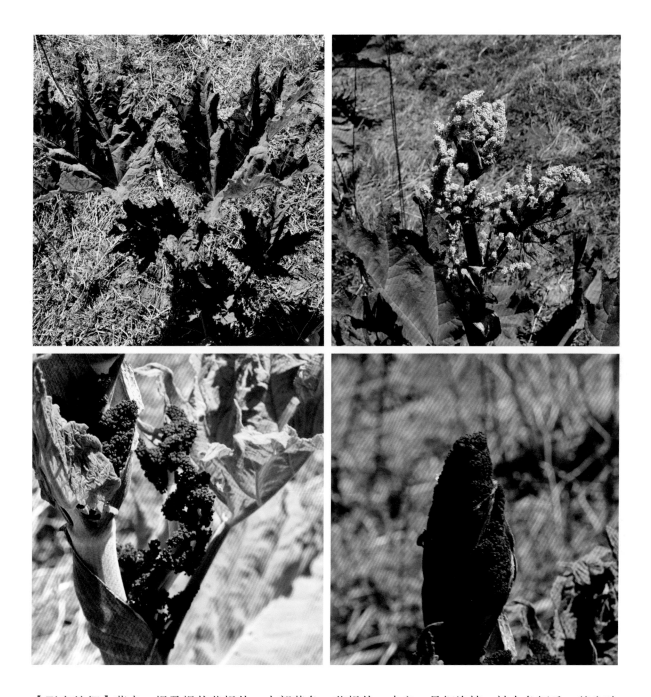

【**形态特征**】草本。根及根状茎粗壮，内部黄色；茎粗壮，中空，具细沟棱，被白色短毛。基生叶大型，叶片近圆形，掌状浅裂，裂片大齿状三角形。大型圆锥花序，花4~10朵成簇互生，绿色或黄白色。果实长圆状椭圆形，顶端圆，中央微下凹，基部浅心形。花期5~6月，果期8~9月。

【**适宜生境**】生于海拔1200~4000m的山沟或林下。

【**资源状况**】分布于贡山、福贡等地。偶见。

【**入药部位**】根及根茎（大黄）。

【**功能主治**】泻热通便，凉血解毒，逐瘀通经。用于实热便秘，积滞腹痛，泻痢不爽，湿热黄疸，血热吐衄，目赤，咽喉痛，瘀血经闭，跌打损伤。

掌叶大黄 君木扎、君只、金木
Rheum palmatum L.

【标本采集号】5329320046

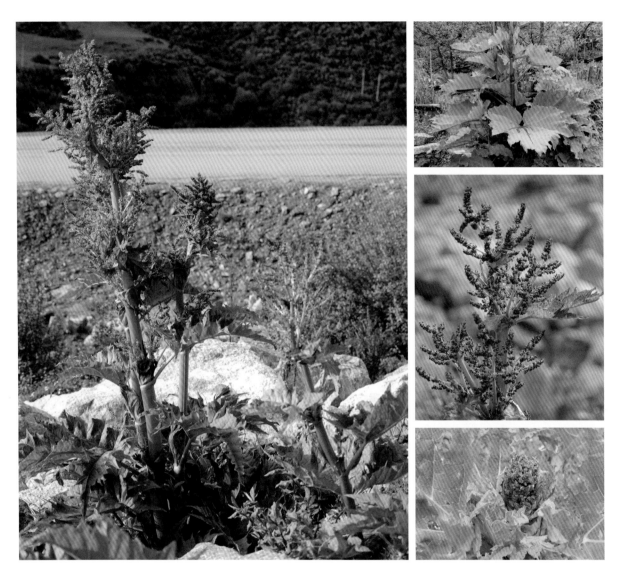

【形态特征】草本。根及根状茎粗壮木质。叶片基部近心形，常成掌状 5 深裂，基出脉多为 5 条，叶面粗糙或具乳突状毛，叶背及边缘密被短毛。大型圆锥花序；花小，通常为紫红色，有时黄白色。果实矩圆状椭圆形到矩圆形，两端均下凹。果期果序的分枝直而聚拢。花期 6 月，果期 8 月。

【适宜生境】生于海拔 1500~4400m 的山坡或山谷湿地。

【资源状况】栽培于三江并流区。

【入药部位】根及根茎（大黄）。

【功能主治】泻热通便，凉血解毒，逐瘀通经。用于实热便秘，积滞腹痛，泻痢不爽，湿热黄疸，血热吐衄，目赤，咽喉痛，瘀血经闭，跌打损伤。

酸 模 遏蓝菜、酸溜溜
Rumex acetosa L.

【标本采集号】5334210556

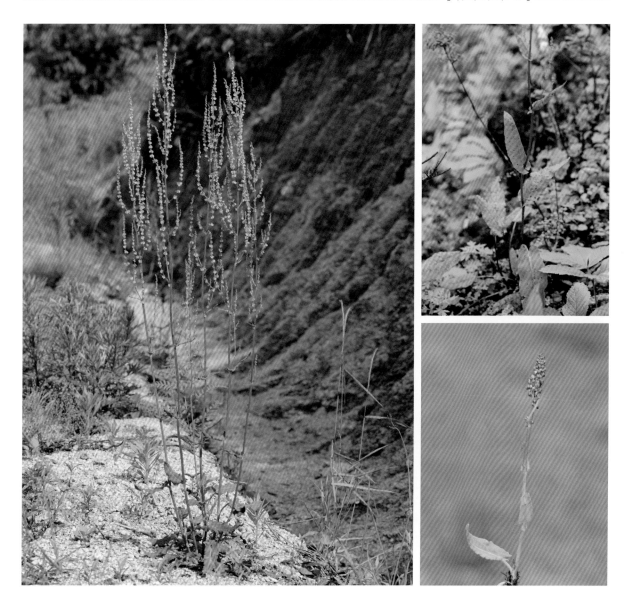

【形态特征】草本。根为须根。茎直立，具深沟槽，常不分枝。基生叶和茎下部叶箭形，全缘或微
　　　　　　波状。花序狭圆锥状，顶生，分枝稀疏；花单性，雌雄异株。瘦果椭圆形，具3锐棱，
　　　　　　两端尖，黑褐色，有光泽。花期5~7月，果期6~8月。

【适宜生境】生于海拔400~4100m的山坡、林缘、沟边、路旁。

【资源状况】分布于香格里拉、维西、福贡等地。常见。

【入药部位】根（酸模）。

【功能主治】凉血止血，解毒，通便，杀虫。用于痢疾，便秘，内痔出血；外用于疥癣，疔疮，神
　　　　　　经性皮炎，湿疹。

齿果酸模 土大黄、土王根、牛舌头棵

Rumex dentatus L.

【标本采集号】2353290069

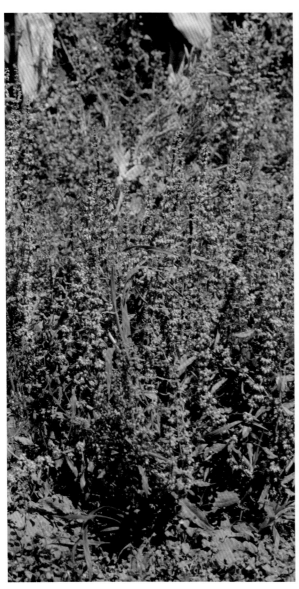
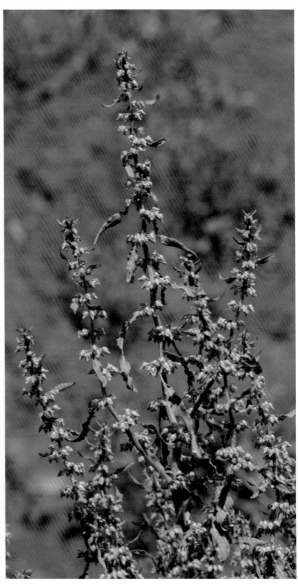

【形态特征】草本。茎直立，具浅沟槽。茎下部叶长圆形或长椭圆形，顶端圆钝或急尖，基部圆形或近心形，边缘浅波状，茎生叶较小。圆锥花序，多花，轮状排列，花轮间断。瘦果卵形，具3锐棱，两端尖，黄褐色，有光泽。花期5~6月，果期6~7月。

【适宜生境】生于海拔30~2500m的沟边湿地、山坡路旁。

【资源状况】分布于玉龙等地。偶见。

【入药部位】叶（牛舌草）。

【功能主治】清热解毒，杀虫止痒。用于乳痈，疮疡肿毒，疥癣。

戟叶酸模 大酸浆草、大酸酸、草麻黄
Rumex hastatus D. Don

【标本采集号】5334210016

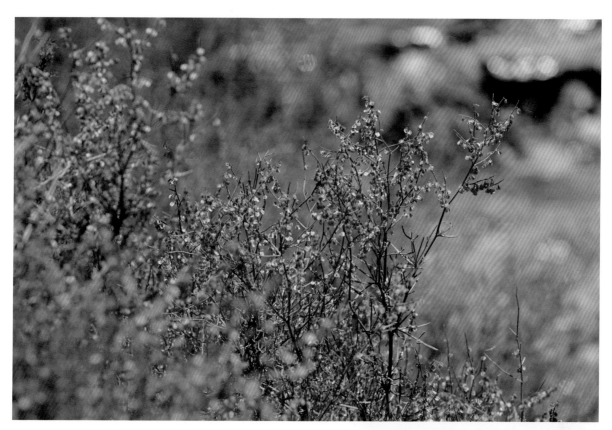

【形态特征】灌木。叶互生或簇生，戟形，近革质。花序圆锥状，顶生，分枝稀疏；花杂性，花被片6，2轮；雌花外花被片椭圆形，果时反折，内花被片果时增大，圆形或肾状圆形，膜质，半透明，淡红色，基部具极小的小瘤。瘦果卵形，具3棱，褐色，有光泽。花期4~5月，果期5~6月。

【适宜生境】生于海拔600~3200m的沙质荒坡、山坡阳处。

【资源状况】分布于香格里拉、德钦、维西等地。常见。

【入药部位】根、全草（川滇土大黄、土麻黄）。

【功能主治】根：止血，止泻，解毒。用于血崩，食积腹泻，跌打损伤。全草：发汗解表，润肺止咳。用于感冒，咳嗽，痰喘，水肿。

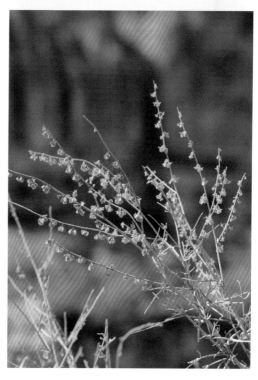

羊蹄

秃头菜、大头黄、羊耳朵

Rumex japonicus Houtt.

【标本采集号】5329320048

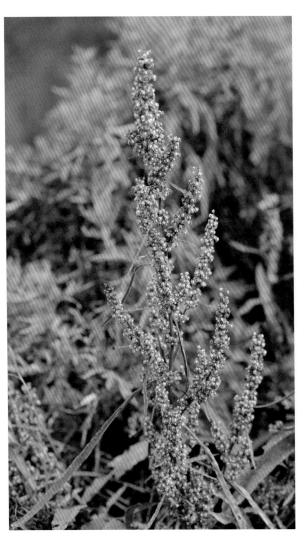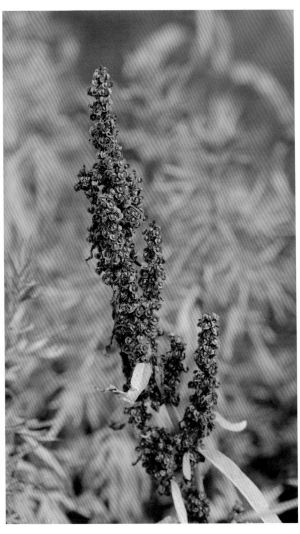

【形态特征】草本。基生叶长圆形或披针状长圆形，边缘微波状，下面沿叶脉具小凸起；茎上部叶狭长圆形。花序圆锥状，花两性，多花轮生；花被片6，淡绿色。瘦果宽卵形，具3锐棱，两端尖，暗褐色，有光泽。花期5~6月，果期6~7月。

【适宜生境】生于海拔30~3400m的田边路旁、河滩、沟边湿地。

【资源状况】分布于玉龙等地。偶见。

【入药部位】根（羊蹄）、叶（羊蹄叶）、果（羊蹄实）。

【功能主治】根：清热解毒，凉血止血，杀虫止痒。用于大便秘结，吐血，肠风便血，痔血，崩漏，疥癣，痈疮肿毒，跌打损伤。叶：凉血止血，通便，解毒消肿，杀虫止痒。用于肠风便血，便秘，小儿疳积，痈疮肿毒，疥癣。果：凉血止血，通便。用于赤白痢疾，崩漏，便秘。

尼泊尔酸模 尼泊尔羊蹄
Rumex nepalensis Spreng.

【标本采集号】5329320049

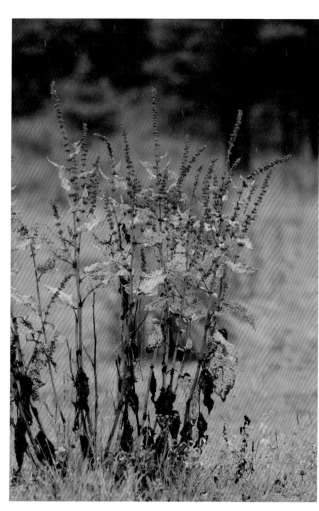
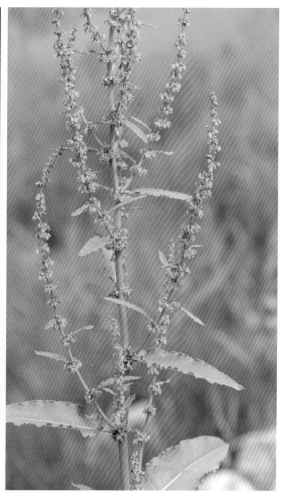

【形态特征】草本。根粗壮。茎直立，具沟槽。基生叶长圆状卵形；茎生叶卵状披针形。花序圆锥状；花两性；外轮花被片椭圆形，内花被片果时增大，宽卵形。瘦果卵形，具 3 锐棱，褐色，有光泽。花期 4~5 月，果期 6~7 月。

【适宜生境】生于海拔 1000~4300m 的山坡路旁、山谷草地。

【资源状况】分布于香格里拉、德钦、维西、贡山、福贡、玉龙等地。常见。

【入药部位】根（羊蹄）、叶（羊蹄叶）、果（羊蹄实）。

【功能主治】根：清热解毒，凉血止血，杀虫止痒。用于大便秘结，吐血，肠风便血，痔血，疥癣，痈疮肿毒，跌打损伤。叶：凉血止血，通便，解毒消肿，杀虫止痒。用于肠风便血，便血，小儿疳积，痈疮肿毒，疥癣。果：凉血止血，通便。用于赤白痢疾，漏下，便秘。

商陆科

商 陆 章柳、见肿消、王母牛
Phytolacca acinosa Roxb.

【标本采集号】5334210639

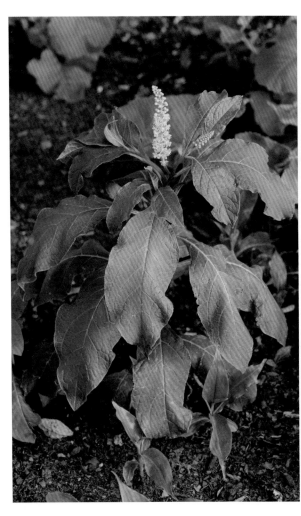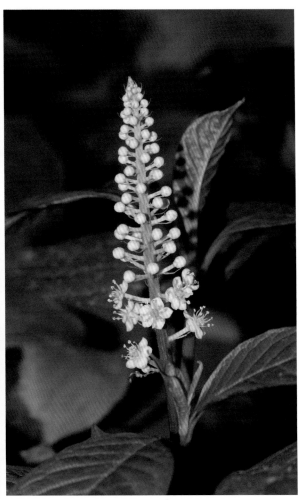

【形态特征】草本。根肥大，肉质，倒圆锥形，外皮淡黄色或灰褐色，内面黄白色。茎肉质，有纵沟，绿色或红紫色。叶片椭圆形至披针状椭圆形。总状花序顶生，或与叶对生，圆柱状，直立；花被片5，白色、黄绿色，椭圆形、卵形或长圆形。浆果扁球形，熟时黑色。花期5~8月，果期6~10月。

【适宜生境】生于海拔500~3400m的沟谷、山坡林下、林缘路旁。

【资源状况】分布于香格里拉、德钦、维西、贡山、福贡、泸水、玉龙等地。常见。

【入药部位】根（商陆）。

【功能主治】逐水消肿，通利二便，解毒散结。用于水肿胀满，二便不通；外用于痈肿疮毒。

垂序商陆

花商陆、白癫鸡婆、土鸡母

Phytolacca americana L.

【标本采集号】3229010420

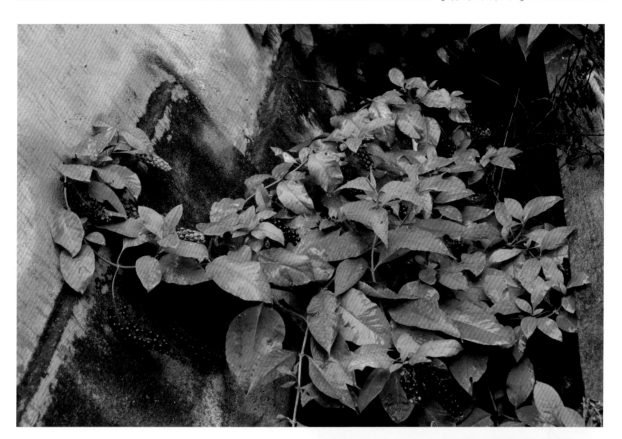

【形态特征】草本。根粗壮，肥大，倒圆锥形。茎直立，圆柱形，有时带紫红色。叶片椭圆状卵形或卵状披针形，顶端急尖，基部楔形。总状花序顶生或侧生。果序下垂；浆果扁球形，熟时紫黑色。花期 6~8 月，果期 8~10 月。

【适宜生境】生于疏林下、路旁和荒地。

【资源状况】分布于贡山等地。常见。

【入药部位】根（商陆）。

【功能主治】逐水消肿，通利二便，解毒散结。用于水肿胀满，二便不通；外用于痈肿疮毒。

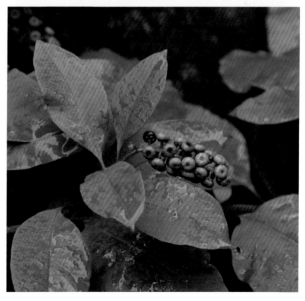

多雄蕊商陆

多蕊商陆、多药商陆
Phytolacca polyandra Batalin

【标本采集号】5334211115

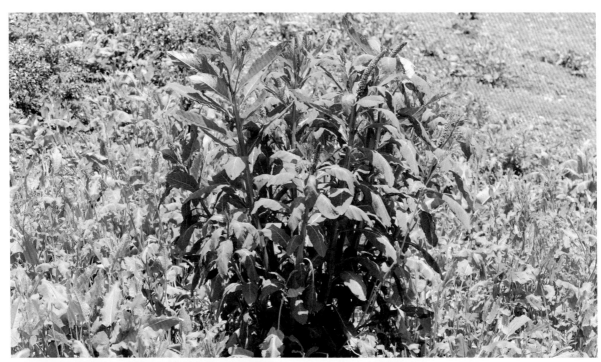

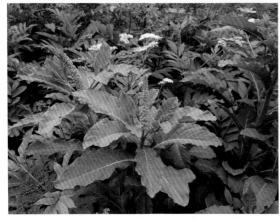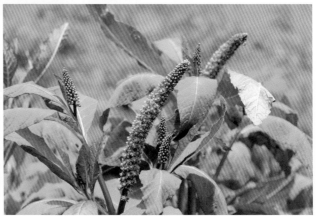

【形态特征】草本。叶片椭圆状披针形或椭圆形，具腺体状的短尖头。总状花序顶生或与叶对生，圆柱状，直立；花被片5，开花时白色，以后变红，长圆形。浆果扁球形，干后果皮膜质，贴附种子。花期5~8月，果期6~9月。

【适宜生境】生于海拔1100~3000m的山坡林下、山沟、河边、路旁。

【资源状况】分布于香格里拉、德钦、维西等地。常见。

【入药部位】根。

【功能主治】泻下逐水。用于肾炎水肿，肝硬化，腹水，胸腹积水。

紫茉莉科

光叶子花 宝巾、簕杜鹃、小叶九重葛
Bougainvillea glabra Choisy

【标本采集号】5333241906121410LY

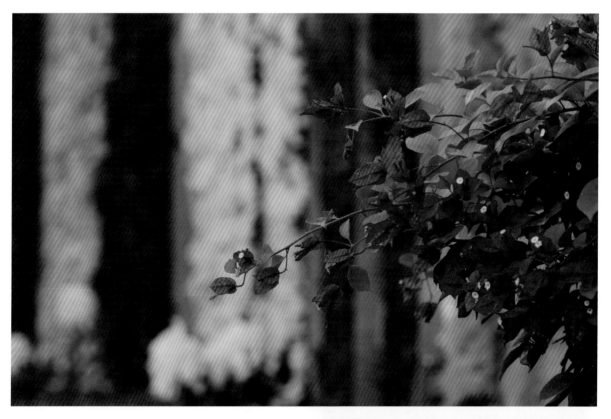

【形态特征】藤状灌木。茎粗壮，枝下垂，无毛或疏生柔毛；刺腋生。叶片纸质，卵形或卵状披针形。花顶生，常3朵簇生；苞片叶状，紫色或洋红色，长圆形或椭圆形；花被筒长2cm。瘦果有5棱。花期冬春间。

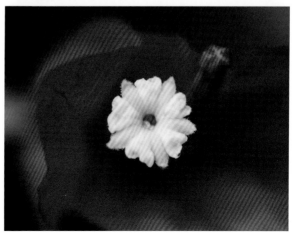

【适宜生境】生于温暖、湿润和强光的环境，植株适应强。

【资源状况】分布于贡山等地。常见。

【入药部位】花（叶子花）。

【功能主治】调和气血，收涩止带。用于赤白带下，月经不调。

紫茉莉 胭脂花、粉豆花、夜饭花
Mirabilis jalapa L.

【标本采集号】3229010742

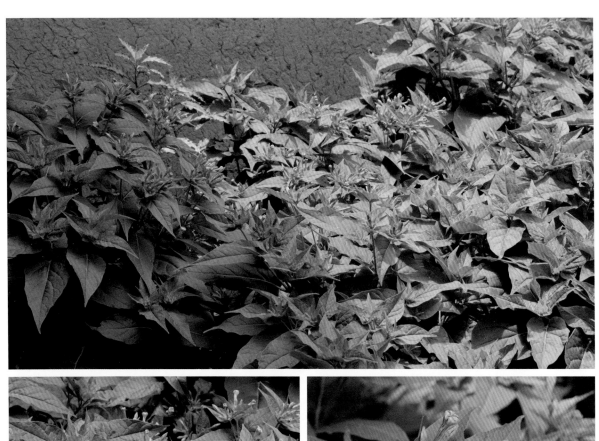

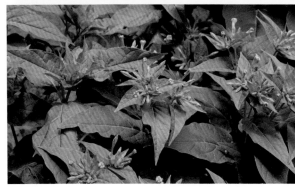
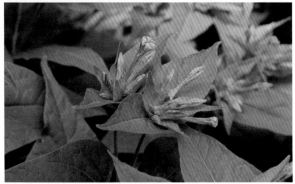

【形态特征】草本。根肥粗。叶片卵形或卵状三角形，顶端渐尖，基部截形或心形，全缘，脉隆起。花常数朵簇生枝端；花被紫红色、黄色、白色或杂色，高脚碟状。瘦果球形，革质，黑色，表面具皱纹。花期6~10月，果期8~11月。

【适宜生境】我国南北各地常栽培。

【资源状况】分布于德钦等地。常见。

【入药部位】根（紫茉莉）、叶（紫茉莉叶）、花（紫茉莉花）、果（紫茉莉子）。

【功能主治】根：清热利湿，解毒活血。用于热淋，白浊，水肿，赤白带下，关节肿痛，痈疮肿毒，乳痈，跌打损伤。叶：清热解毒，祛风渗湿，活血。用于痈肿疮毒，疥癣，跌打损伤。花：润肺，凉血。用于咯血。果：清热利湿解毒。用于脓疱疮。

山紫茉莉 八朱、东亚紫茉莉、猪婆蔓
Oxybaphus himalaicus Edgew.

【标本采集号】3229011030

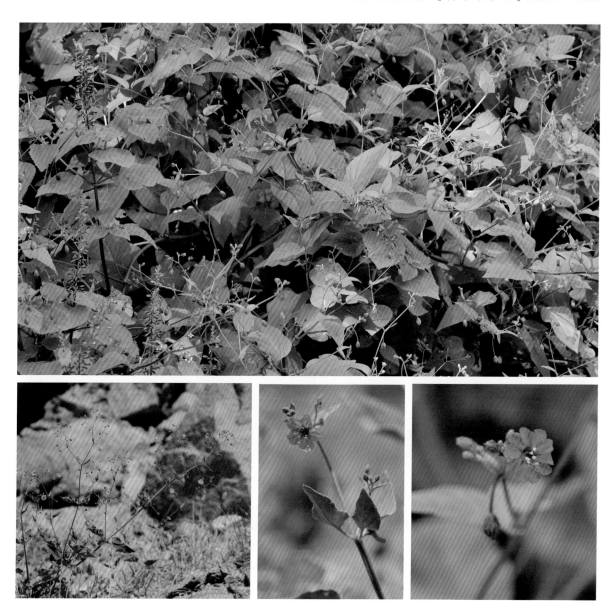

【形态特征】草本，高 60~120cm。根粗壮，筒状，表面灰棕色至棕褐色，断面具同心性环纹。叶对生，叶片类卵圆形，长 5~7.5cm，宽 3.8~6.3cm。圆锥花序，疏松，花序梗长，每花具 1 钟形总苞；萼片筒形，花冠蔷薇红色，檐部开展，雄蕊 4。果实椭圆形，长 8mm，黑色。花期 5~8 月。

【适宜生境】生于海拔 2000~4000m 的草坡、沟谷、地边。

【资源状况】分布于香格里拉、德钦、兰坪、玉龙等地。偶见。

【入药部位】根（喜马拉雅紫茉莉）。

【功能主治】补益脾肾，利水。用于肾炎水肿，淋证。

番杏科

粟米草 鸭脚爪子草、朱子草、仔仁
Mollugo stricta L.

【标本采集号】5329320051

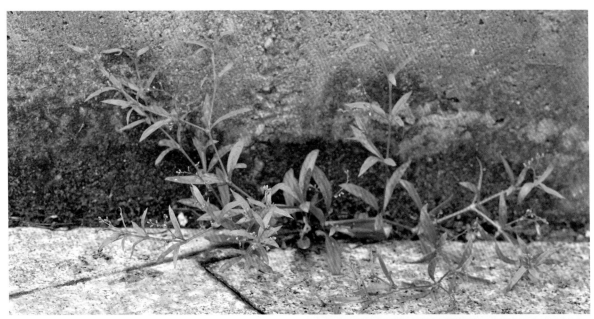

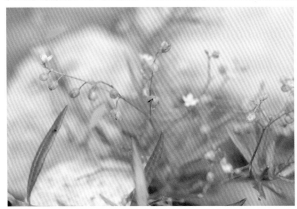
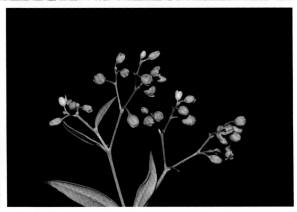

【形态特征】草本。茎纤细，多分枝，有棱角；老茎通常淡红褐色。叶片披针形或线状披针形。花极小，组成疏松聚伞花序。蒴果近球形，种子多数，肾形，栗色，具多数颗粒状凸起。花期 6~8 月，果期 8~10 月。

【适宜生境】生于空旷荒地、农田和海岸沙地。

【资源状况】分布于贡山、泸水等地。偶见。

【入药部位】全草（粟花草）。

【功能主治】清热解毒，利湿。用于腹痛泄泻，感冒咳嗽，皮肤风疹；外用于结膜炎，疮疖肿毒。

马齿苋科

马齿苋
马苋、五行草、长命菜
Portulaca oleracea L.

【标本采集号】3229011023

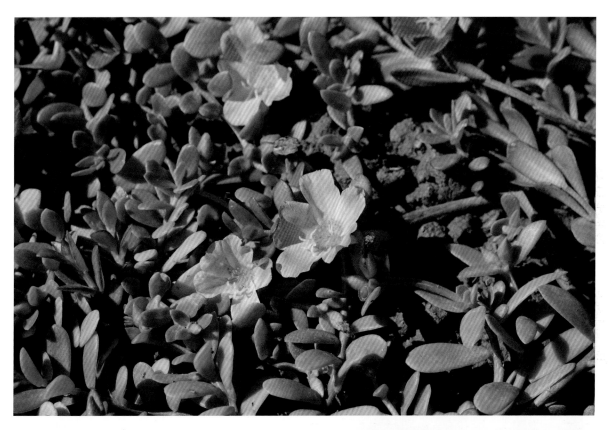

【形态特征】草本。茎平卧或斜倚，伏地铺散，多分枝，圆柱形，淡绿色或带暗红色。叶互生，有时近对生；叶片扁平，肥厚，倒卵形，似马齿状，全缘。花无梗，常 3~5 朵簇生枝端，午时盛开；花瓣 5，稀 4，黄色，倒卵形。蒴果卵球形，盖裂。花期 5~8 月，果期 6~9 月。

【适宜生境】生于菜园、农田、路旁。

【资源状况】分布于德钦、泸水、玉龙等地。常见。

【入药部位】全草（马齿苋）、种子（马齿苋子）。

【功能主治】全草：清热解毒，凉血止血。用于热痢脓血，热淋，带下病，痈肿恶疮，丹毒。种子：明目，清肝，化湿。用于青盲白翳，泪囊炎。

土人参
地洋参、参草、力参
Talinum paniculatum (Jacq.) Gaertn.

【标本采集号】533324180817336LY

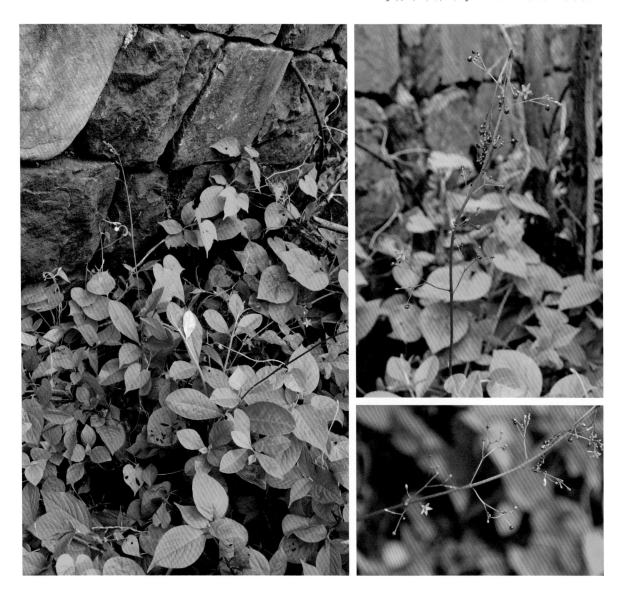

【形态特征】草本。主根粗壮，圆锥形，断面乳白色。茎直立，肉质，基部近木质。叶互生或近对生，叶片稍肉质，倒卵形或倒卵状长椭圆形，全缘。圆锥花序较大形，常二叉状分枝；花瓣粉红色或淡紫红色。蒴果近球形，3 瓣裂，坚纸质。花期 6~8 月，果期 9~11 月。

【适宜生境】生于阴湿地。

【资源状况】分布于贡山、福贡、泸水等地。常见。

【入药部位】根（土人参）、叶（土人参叶）。

【功能主治】根：补中益气，润肺生津。用于气虚乏力，体虚自汗，脾虚泄泻，肺燥咳嗽。叶：通乳汁，消肿毒。用于乳汁不足，痈肿疔毒。

落葵科

落葵薯 潺菜、红鸡屎藤、胭脂菜
Anredera cordifolia (Tenore) Steenis

【标本采集号】533324180818344LY

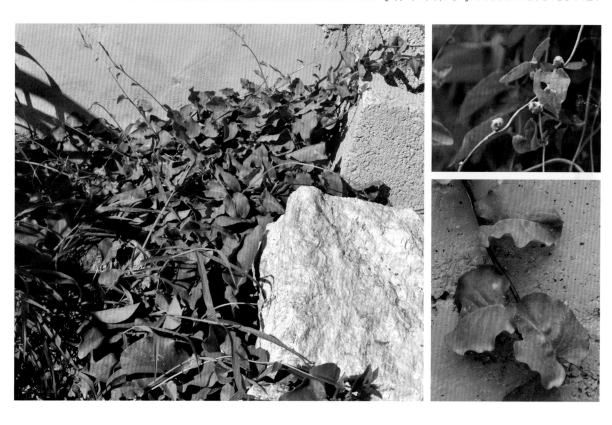

【形态特征】缠绕藤本。叶片卵形至近圆形，稍肉质，腋生小块茎（珠芽）。总状花序，多花，花序轴纤细下垂；花被片白色，渐变黑，卵形至椭圆形；雄蕊白色，花丝顶端在芽中反折，伸出花外。果实、种子未见。花期6~10月。

【适宜生境】生于沟谷边、河岸岩石上、村旁墙垣、荒地或灌丛中。

【资源状况】分布于贡山等地。偶见。

【入药部位】小块茎（藤三七）。

【功能主治】滋补，壮腰膝，消肿散瘀。用于腰膝痹痛，病后体虚，跌打损伤，骨折。

石竹科

髯毛无心菜 髯毛蚤缀、鸡肠子
Arenaria barbata Franch.

【标本采集号】5334210426

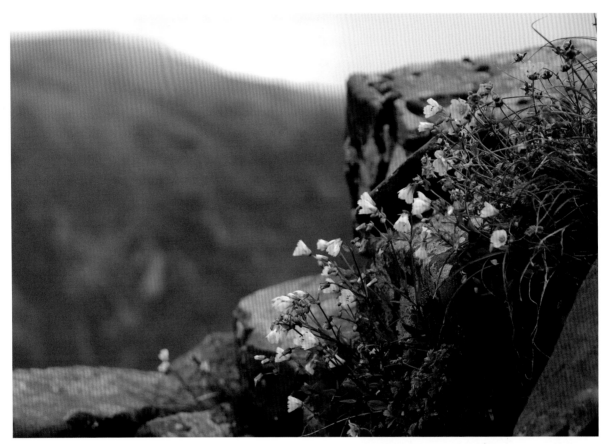

【形态特征】草本。根簇生，纺锤状或圆锥状。茎带褐色，常单生，密被腺毛。叶片长圆形或长圆状倒卵形，两面密被腺毛，边缘具白色长缘毛。二歧状聚伞花序；花瓣 5，白色或粉红色，长为萼片的 2 倍以上，顶端流苏状。蒴果 4 裂。花、果期 7~9 月。

【适宜生境】生于海拔 2400~4800m 的高山草甸和流石滩，以及林间草地和灌丛中。

【资源状况】分布于香格里拉、德钦等地。偶见。

【入药部位】根（须花参）。

【功能主治】补肾壮阳。用于肾虚腰痛。

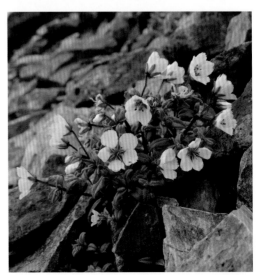

雪灵芝 短瓣雪灵芝

Arenaria brevipetala Y. W. Tsui et L. H. Zhou

【标本采集号】5334210133

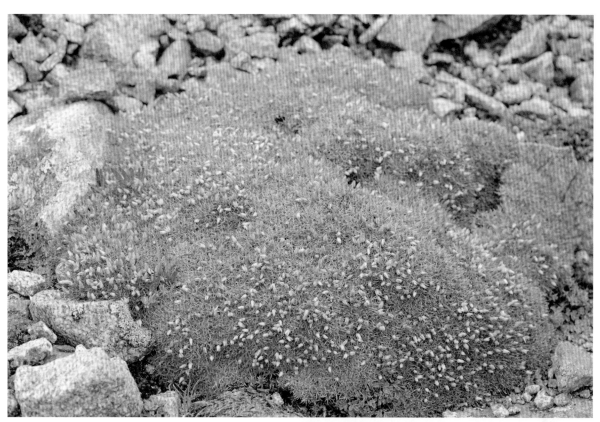

【形态特征】草本。主根粗壮，木质化。茎下部密集枯叶。叶片针状线形；顶端锋芒状，边缘狭膜质，内卷；基部膜质，抱茎，上面凹入，下面凸起。花 1~2 朵，生于枝端；花瓣 5，卵形，白色；花盘杯状，具腺体 5。花期 6~8 月。

【适宜生境】生于海拔 3400~4600m 的高山草甸和碎石带。

【资源状况】分布于香格里拉等地。偶见。

【入药部位】根。

【功能主治】清肺热，止咳，降血压，滋补。用于肺病，淋病，淋巴结结核，子宫疾病。

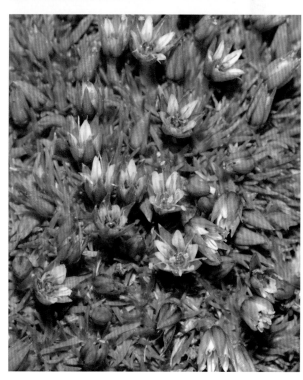

大理无心菜　川西无心菜、戴氏蚤缀
Arenaria delavayi Franch.

【标本采集号】5334210998

【形态特征】草本。根粗，圆锥形，肉质，下部分枝。茎丛生，纤细，常微带紫色，被疏腺柔毛。叶片长圆形、椭圆形、匙形、卵形或卵状披针形，质较厚，上面多少具小疣状凸起。聚伞花序具3~5花；花瓣5，白色。蒴果与宿存萼近等长，顶端4裂。花、果期7~9月。

【适宜生境】生于海拔3600~4000m的山地。

【资源状况】分布于香格里拉、德钦、维西、贡山等地。偶见。

【入药部位】全草（大理无心菜）

【功能主治】消肿解毒。用于妇科病，关节肿痛。

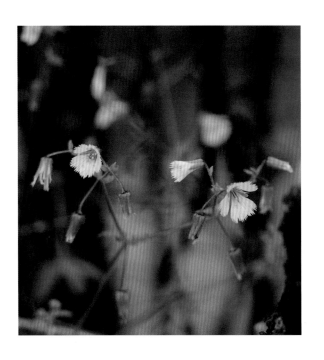

无心菜　雀儿蛋、鸡肠子草、谷精草
Arenaria serpyllifolia L.

【标本采集号】5329290068

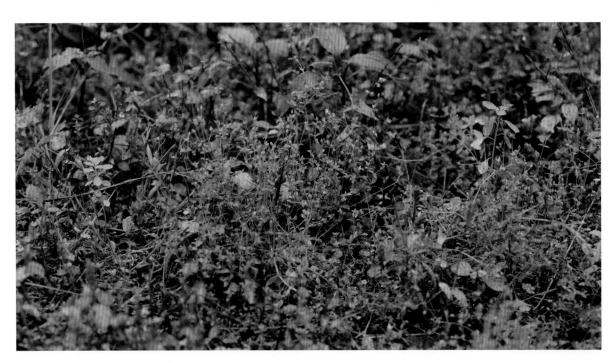

【形态特征】草本。主根细长，支根较多而纤细。茎丛生，密生白色短柔毛。叶片卵形，基部狭，无柄，边缘具缘毛，叶背具 3 脉。聚伞花序，具多花；花瓣 5，白色。蒴果卵圆形，顶端 6 裂。花期 6~8 月，果期 8~9 月。

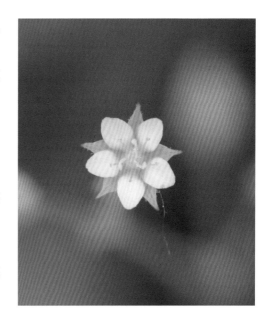

【适宜生境】生于海拔 550~3980m 的沙质或石质荒地、田野、园圃、山坡草地。

【资源状况】分布于香格里拉、德钦、维西、贡山、福贡等地。常见。

【入药部位】全草（小无心菜）。

【功能主治】清热，明目，止咳。用于肺结核，急性结膜炎，脸腺炎，咽喉痛，蛇咬伤。

云南无心菜 云南蚤缀
Arenaria yunnanensis Franch.

【标本采集号】5334210958

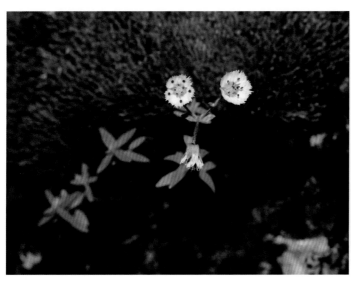
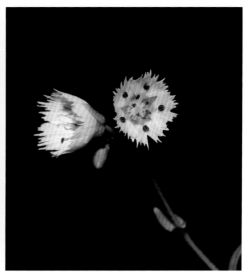

【形态特征】草本。根纺锤形。茎细，多分枝，上部一侧被紫色节腺毛。叶片长圆形、狭卵形或披针形，边缘具缘毛。圆锥状聚伞花序具多花；花瓣 5，白色，长圆形或倒卵形，顶端缝状裂。蒴果稍短于宿存萼，4 裂。花、果期 7~9 月。

【适宜生境】生于海拔 2900~3800m 的高山针叶林林缘、山坡草地。

【资源状况】分布于香格里拉、德钦、维西等地。常见。

【入药部位】全草（云南蚤缀）。

【功能主治】消肿解毒。用于妇科病，关节肿痛。

卷 耳

田卷耳、欧斗

Cerastium arvense L.

【标本采集号】5329290505

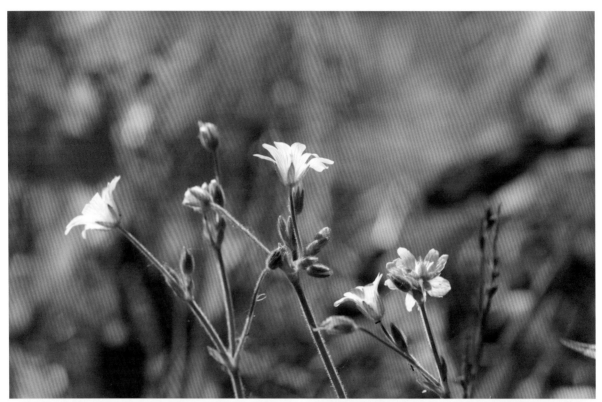

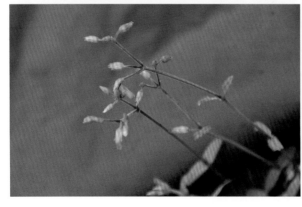
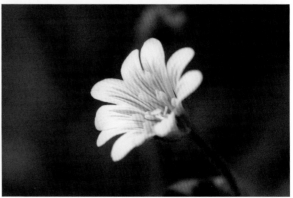

【形态特征】草本。茎疏丛生，基部匍匐，上部直立，绿色带淡紫红色，下部被向下侧毛，上部兼有腺毛。叶片线状披针形，基部楔形，抱茎，疏被柔毛。聚伞花序具 3~7 花。蒴果圆筒形，具 10 齿。花期 5~8 月，果期 7~9 月。

【适宜生境】生于海拔 1200~2600m 的高山草地、林缘或丘陵区。

【资源状况】分布于兰坪等地。偶见。

【入药部位】全草（田野卷耳）。

【功能主治】滋阴补阳。用于阴阳亏虚证。

狗筋蔓 白牛膝、抽筋草、筋骨草
Cucubalus baccifer L.

【标本采集号】5334211030

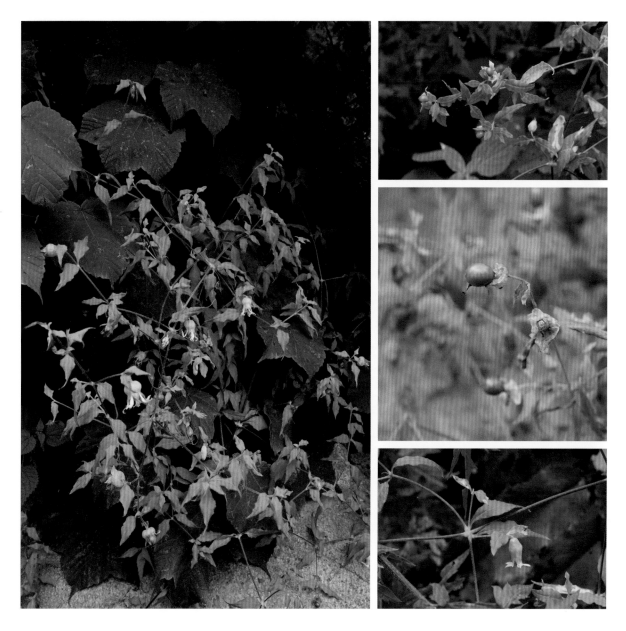

【形态特征】草本。根簇生，稍肉质。茎铺散，俯仰，分枝。叶对生，叶片卵形或卵状披针形。花两性，单生，具 1 对叶状苞片，或成疏圆锥花序；花瓣 5，白色，爪狭长，瓣片 2 裂。蒴果球形，呈浆果状，后期干燥，薄壳质，不规则开裂。花期 7~8 月，果期 8~9 月。

【适宜生境】生于森林灌丛间、湿地及河边。

【资源状况】分布于香格里拉、维西、贡山等地。常见。

【入药部位】带根全草（狗筋蔓）。

【功能主治】活血定痛，接骨生肌。用于跌打损伤，骨折，风湿骨痛，月经不调，瘰疬，痈疽。

石 竹 巨麦、石柱子花、石竹子
Dianthus chinensis L.

【标本采集号】3229010784

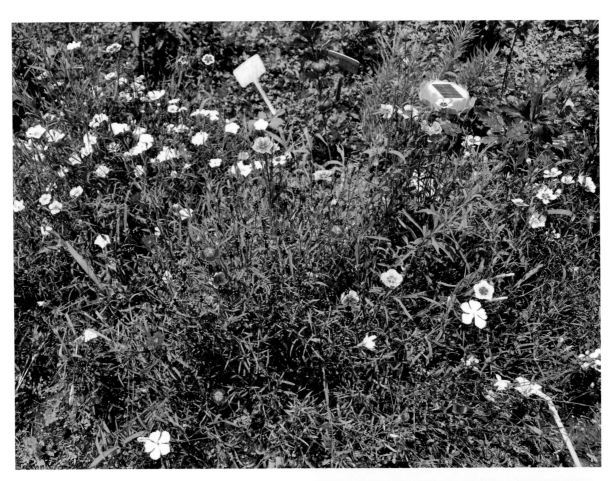

【形态特征】草本。全株无毛，带粉绿色。茎疏丛生。叶片线状披针形，先端渐尖，基部稍窄，全缘或具微齿。花单生或成聚伞花序；花瓣紫红、粉红、鲜红或白色，先端不整齐齿裂，喉部具斑纹，疏生髯毛。花期5~6月，果期7~9月。

【适宜生境】生于草原和山坡草地。

【资源状况】分布于香格里拉等地。偶见。

【入药部位】地上部分（瞿麦）。

【功能主治】利尿通淋，活血通经。用于热淋，血淋，石淋，小便不通，淋沥涩痛，月经闭止。

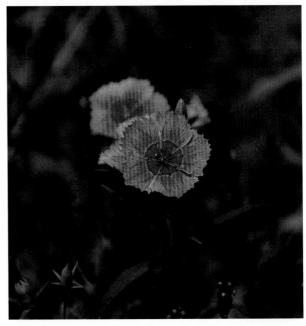

荷莲豆草

河乳豆草、乳豆草、串莲草

Drymaria diandra Bl. Bijdr.

【标本采集号】533324180910822LY

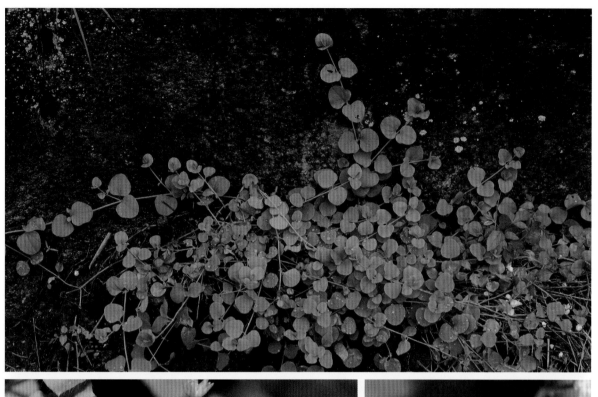

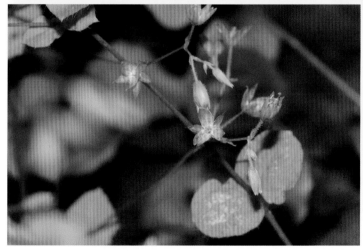

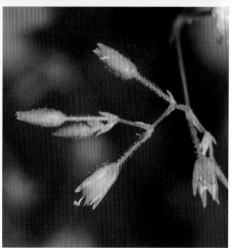

【形态特征】草本。根纤细。茎匍匐，丛生，纤细，无毛。叶片卵状心形，顶端凸尖，具3~5基出脉。聚伞花序顶生；花瓣白色，倒卵状楔形。蒴果卵形，3瓣裂。花期4~10月，果期6~12月。

【适宜生境】生于海拔200~1900（~2400）m的山谷、杂木林缘。

【资源状况】分布于贡山、泸水等地。常见。

【入药部位】全草（荷莲豆菜）。

【功能主治】清热解毒，利尿通便，活血消肿。用于慢性肾炎，小儿疳积，肝炎，疮痈肿毒。

鹅肠菜 脚皮菜、鹅蛋菜、土海带
Myosoton aquaticum (L.) Moench

【标本采集号】5329320059

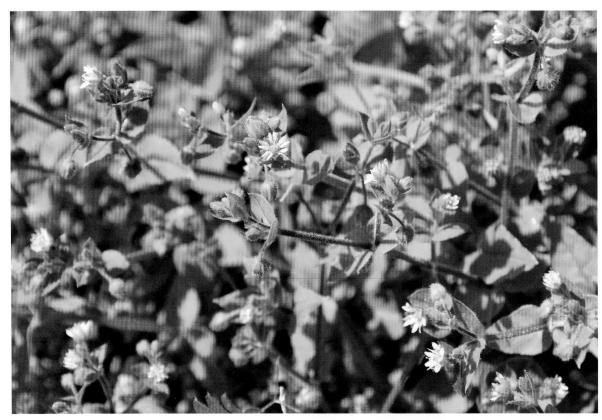

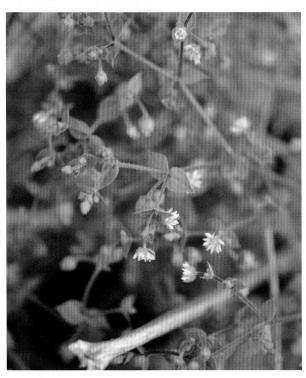

【形态特征】草本。茎上升，多分枝，上部被腺毛。叶片卵形或宽卵形，有时边缘具毛。顶生二歧聚伞花序；花瓣白色，2深裂至基部，裂片线形或披针状线形。蒴果卵圆形，稍长于宿存萼。花期5~8月，果期6~9月。

【适宜生境】生于海拔350~2700m的河流两旁冲积沙地的低湿处或灌丛林缘和水沟旁。

【资源状况】分布于贡山、福贡等地。常见。

【入药部位】全草（鹅肠菜）。

【功能主治】清热解毒，散瘀消肿。用于肺热咳喘，痢疾，痈疽，月经不调，小儿疳积。

金铁锁 昆明沙参、独钉子、土人参
Psammosilene tunicoides W. C. Wu et C. Y. Wu

【标本采集号】5334210570

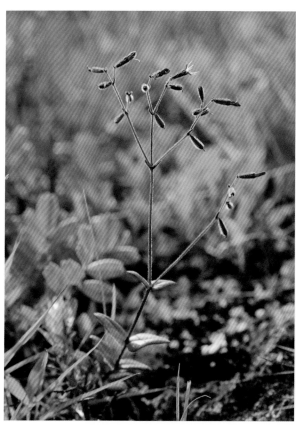 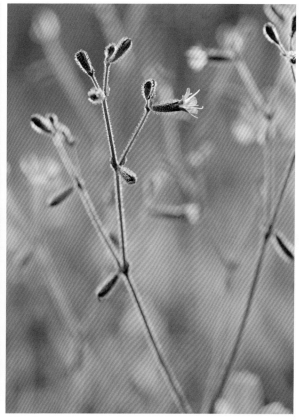

【形态特征】草本。根长倒圆锥形，棕黄色，肉质。茎铺散，平卧，二叉状分枝，常带紫绿色，被柔毛。叶片卵形，被柔毛。三歧聚伞花序密被腺毛；花瓣紫红色，狭匙形，全缘。蒴果棒状。花期 6~9 月，果期 7~10 月。

【适宜生境】生于金沙江和雅鲁藏布江沿岸海拔 2000~3800m 的砾石山坡或石灰质岩石缝中。

【资源状况】分布于香格里拉、德钦、维西、玉龙等地。偶见。

【入药部位】根（金铁锁）。

【功能主治】祛风活血，散瘀止痛。用于跌打损伤，风湿疼痛，胃痛；外用于创伤出血。

评 述

1.药用历史　金铁锁始载于明代兰茂《滇南本草》，谓："金铁锁，味辛、辣，性大温，有小毒，吃之令人多吐。专治面寒疼，胃气、心气疼，攻疮痈，排脓。"清代吴其浚《植物名实图考》蔓草卷载："金铁锁生昆明山中。柔蔓拖地，对叶如指，厚脆，仅露直纹一缕。夏开小淡红花，五瓣，极细，独根横纹，颇似沙参，壮大或如萝卜，亦有数根攒生者。"根据上述记载考证，金铁锁为石竹科金铁锁属植物金铁锁的根。其性温，味辛，有毒。能散瘀镇痛，祛风除湿，消炎排脓。用于跌打损伤，刀枪伤，筋骨疼痛，风湿痛，胃寒痛，面寒痛；外用治疮疖，蛇咬伤，外伤出血等症。

2. 商品规格　以身干、条粗、质硬、表面黄褐色或灰褐色、无须根、断面显粉性者为佳。按1996年版、2005年版《云南省药材标准》规定金铁锁的醇（45%）溶性浸出物不得少于40%。

3. 化学成分　主要含齐墩果烷型五环三萜皂苷、环肽类、氨基酸、有机酸等成分。

蔓孩儿参 蔓假繁缕

Pseudostellaria davidii (Franch.) Pax

【标本采集号】5334210683

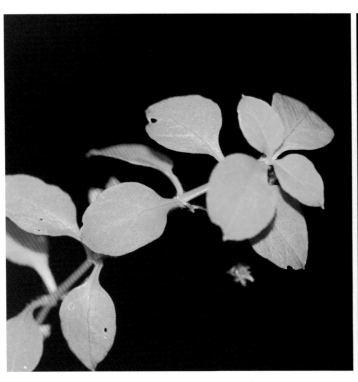 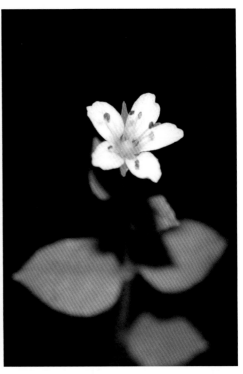

【形态特征】草本，块根纺锤形。茎匍匐，细弱。叶片卵形或卵状披针形。花单生于茎中部以上叶腋；萼片披针形，外面沿中脉被柔毛；花瓣白色，长倒卵形，全缘。蒴果宽卵圆形。花期5~7月，果期7~8月。

【适宜生境】生于混交林、杂木林下、溪旁或林缘石质坡。

【资源状况】分布于香格里拉等地。偶见。

【入药部位】全草、块根（蔓孩儿参）。

【功能主治】补气益血，生津，健脾。用于肺虚咳嗽，脾虚泄泻，病后体虚，食欲不振，小儿出虚汗，心悸，口干。

漆姑草 瓜槌草、珍珠草、星宿草
Sagina japonica (Sw.) Ohwi

【标本采集号】5334210920

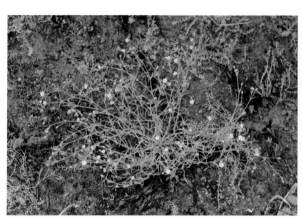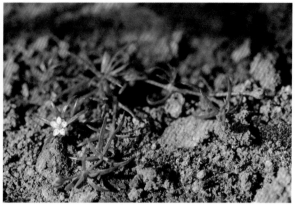

【形态特征】草本，上部被稀疏腺柔毛。茎丛生，稍铺散。叶片线形，顶端急尖，无毛。花小形，单生枝端；花瓣5，狭卵形，稍短于萼片，白色，顶端圆钝，全缘。蒴果卵圆形，微长于宿存萼，5瓣裂。花期3~5月，果期5~6月。

【适宜生境】生于海拔600~3800（~4000）m的河岸沙质地、撂荒地或路旁草地。

【资源状况】分布于香格里拉、德钦、维西、贡山、泸水、玉龙等地。常见。

【入药部位】全草（漆姑草）。

【功能主治】凉血解毒，杀虫止痒。用于漆疮，秃疮，湿疹，丹毒，瘰疬，无名肿毒，毒蛇咬伤，鼻渊，龋齿痛，跌打内伤；鲜叶揉汁外用于漆疮。

掌脉蝇子草 马利筋女娄菜、腺花女娄菜、老鹳筋
Silene asclepiadea Franch.

【标本采集号】5329320061

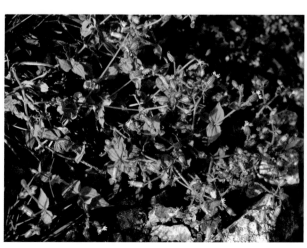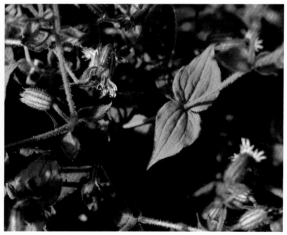

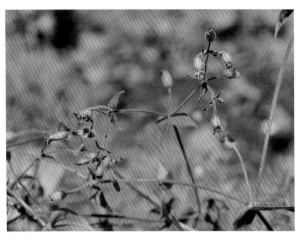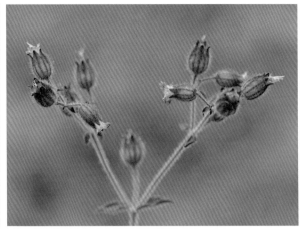

【形态特征】草本。根簇生，圆柱形。茎铺散，多分枝。叶片宽卵形或卵状披针形，边缘粗糙或具缘毛。二歧聚伞花序，大型，花直立；花瓣淡紫色或白色，瓣片 4 裂。蒴果卵圆形，短于宿萼。花期 7~8 月，果期 8~10 月。

【适宜生境】生于海拔 1300~3900m 的灌丛草地或林缘。

【资源状况】分布于德钦、维西等地。常见。

【入药部位】根。

【功能主治】祛风除湿，通经，解毒。用于风湿痹痛，经闭，疮疡。

西南蝇子草 纯淳三七、桔梗
Silene delavayi Franch.

【标本采集号】5329320064

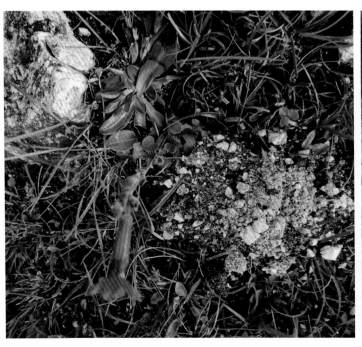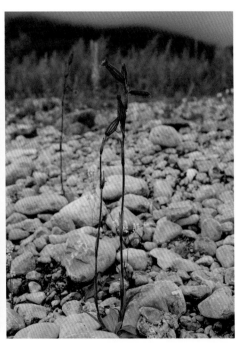

【形态特征】草本。根圆锥状。<u>茎疏丛生</u>，不分枝，密被腺柔毛。基生叶椭圆状披针形，基部渐狭成长柄状，边缘具缘毛；茎生叶披针形，带紫色。聚伞花序具多数花；花瓣红色或深紫色。蒴果长圆状卵形。花期7~8月，果期9~10月。

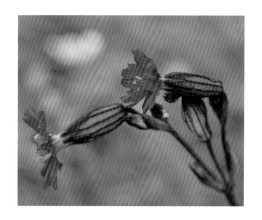

【适宜生境】生于海拔（2300）2800~3800m 的高山草地。

【资源状况】分布于玉龙等地。常见。

【入药部位】根（凉三七）。

【功能主治】解热止痛。用于感冒，跌打损伤。

隐瓣蝇子草 <small>无瓣女娄菜</small>
Silene gonosperma (Rupr.) Bocquet

【标本采集号】3229011047

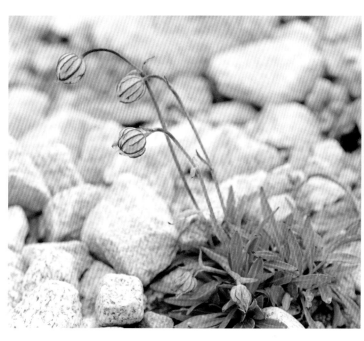

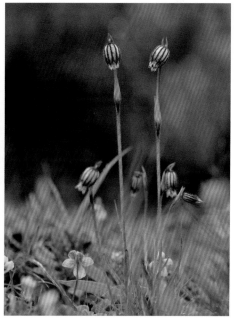

【形态特征】草本。根粗壮，常具多头根颈。茎不分枝，上部被腺毛和黏液。基生叶线状倒披针形；茎生叶 1~3 对，无柄，叶片披针形。花单生，稀 2~3 朵，俯垂；花瓣暗紫色，内藏，稀微露出花萼，爪楔形，具圆耳，瓣片凹缺或浅 2 裂。蒴果椭圆状卵形，10 齿裂。花期 6~7 月，果期 8 月。

【适宜生境】生于海拔（1600~）3000~4400m 的高山草甸。

【资源状况】分布于德钦等地。偶见。

【入药部位】全草（隐瓣蝇子草）。

【功能主治】泻下通便。用于便秘，喉痛，黄疸。

细蝇子草　瞿麦、癞头参、黄金铁
Silene gracilicaulis C. L. Tang

【标本采集号】5334210784

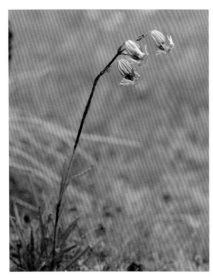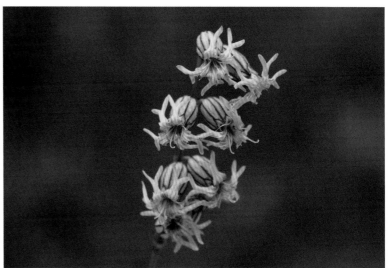

【形态特征】草本。根粗壮，稍木质。基生叶线状倒披针形，宽 2~5mm；茎生叶线状披针形，比基生叶小，基部半抱茎。总状花序，花多数，对生，稀呈假轮生；花瓣白色或灰白色，下面带紫色，爪倒披针形，无毛，耳呈三角状。蒴果长圆状卵形。花期 7~8 月，果期 8~9 月。

【适宜生境】生于海拔 3000~4000m 的多砾石草地或山坡。

【资源状况】分布于香格里拉、德钦等地。偶见。

【入药部位】根或地上部分（九头草）。

【功能主治】清热，止血，通经。用于小便不利，血淋，崩漏，经闭。

大花蝇子草　花女娄菜、金蝴蝶
Silene grandiflora Franch.

【标本采集号】5329320065

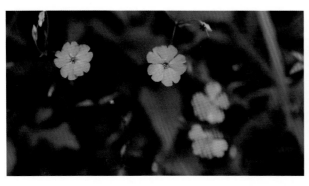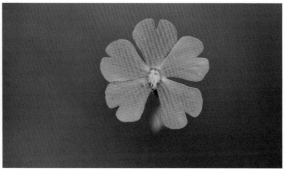

【形态特征】草本。茎俯仰，分枝，被短柔毛。叶片披针形或狭披针形，两面微粗糙。二歧聚伞花序疏松；花瓣红色，爪狭倒披针形，无毛，具耳，瓣片倒心形，浅 2 裂，裂片半圆形。蒴果卵状长圆形，比宿存萼短。花期 7~8 月。

【适宜生境】生于海拔 2000m 的灌丛草地。

【资源状况】分布于玉龙等地。偶见。

【入药部位】全草（大花蝇子草）。

【功能主治】清热解毒，止痛，通淋。用于小便不利，尿痛。

喜马拉雅蝇子草 _{苏巴}
Silene himalayensis (Rohrb.) Majumdar

【标本采集号】5334211001

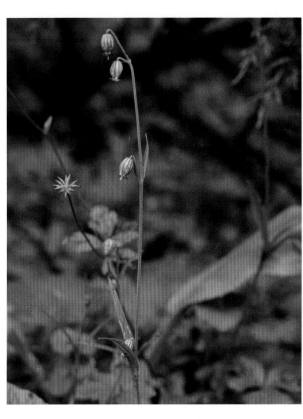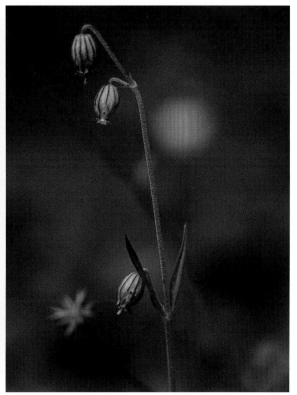

【形态特征】草本。根粗壮。茎纤细，直立。基生叶狭倒披针形；茎生叶 3~6 对，叶片披针形或线状披针形。总状花序，常具花 3~7 朵；花微俯垂；花瓣暗红色，不露或微露出花萼，爪楔形，无毛，耳不明显，瓣片浅 2 裂。蒴果卵形。花期 6~7 月，果期 7~8 月。

【适宜生境】生于海拔 2000~5000m 的灌丛间或高山草甸。

【资源状况】分布于香格里拉、德钦等地。常见。

【入药部位】带花全草（喜马拉雅蝇子草）。

【功能主治】健脾，利尿，通乳，调经，补血。用于水肿，经闭。

变黑蝇子草 变黑女娄菜
Silene nigrescens (Edgew.) Majumdar

【标本采集号】5334211058

【形态特征】草本。根粗壮。茎丛生，单一。基生叶莲座状，叶片线形或狭倒披针形；茎生叶常 2~4，叶片线形或狭披针形。花单生，稀 2 或 3 朵；花瓣露出花萼 3~5mm，爪匙状倒卵形，具耳，基部具绵毛状缘毛，瓣片轮廓宽倒卵形，黑紫色。蒴果近圆球形，顶端 5 齿裂。花、果期 7~9 月。

【适宜生境】生于海拔 3800~4200m 的高山草甸。

【资源状况】分布于香格里拉、德钦等地。常见。

【入药部位】全草（变黑蝇子草）。

【功能主治】清热解毒。用于肺病。

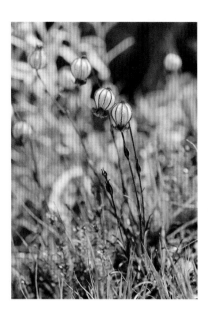

宽叶蝇子草 阔叶女娄菜
Silene platyphylla Franch.

【标本采集号】5334210522

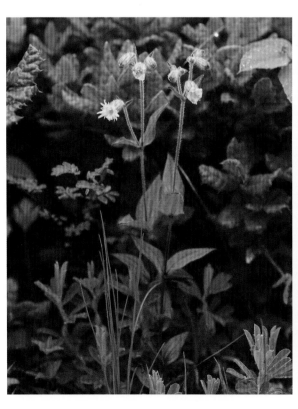
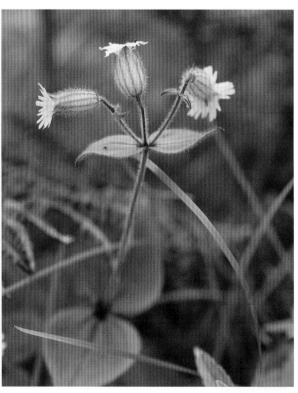

【形态特征】草本。根圆柱形。茎俯仰，多分枝。叶片卵形，下面被粗毛，边缘具缘毛，具 3 或 5 基出脉。二歧聚伞花序稀疏；花瓣淡红色，爪倒披针形，微露出花萼，瓣片轮廓倒卵形，深 2 裂，达瓣片的中部。蒴果卵形，比宿存萼短。花期 6~8 月，果期 8~9 月。

【适宜生境】生于海拔 2400~2650（~3190）m 的林缘或灌丛中。

【资源状况】分布于香格里拉等地。偶见。

【入药部位】全草（宽叶蝇子草）。

【功能主治】清热，消炎。用于肺炎。

粘萼蝇子草 瓦草、滇白前、青骨藤
Silene viscidula Franch.

【标本采集号】5329290392

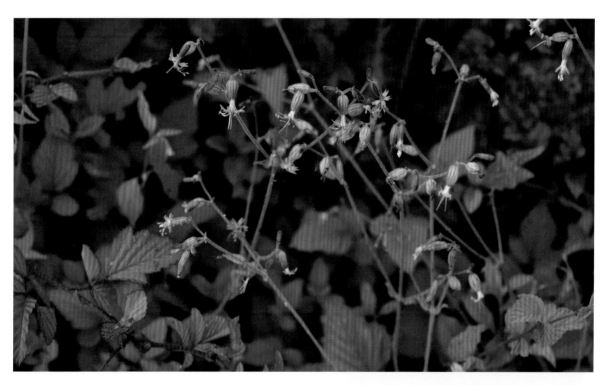

【形态特征】草本。根簇生，圆柱形。茎俯仰。叶片椭圆形。二歧聚伞花序，大型，密被腺柔毛和黏液；花直立；花瓣淡红色，爪倒披针形，耳不明显，瓣片轮廓长圆形，深 2 裂。蒴果卵形，比宿存萼短。花期 7~8 月，果期 9~10 月。

【适宜生境】生于海拔（1200~）1450~3200m 的灌丛草地。

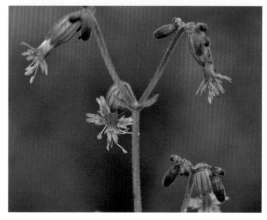

【资源状况】分布于德钦、维西、贡山、福贡、泸水、兰坪等地。常见。

【入药部位】根（粘毛瓦草）。

【功能主治】麻醉，消炎，止咳，利尿。用于肺热咳嗽，热淋，产后手术痛及宫缩痛，跌打风湿，刀伤，急性肠胃炎。

繁　缕
鹅肠菜、鹅耳伸筋、鸡儿肠
Stellaria media (L.) Cyr.

【标本采集号】5334210115

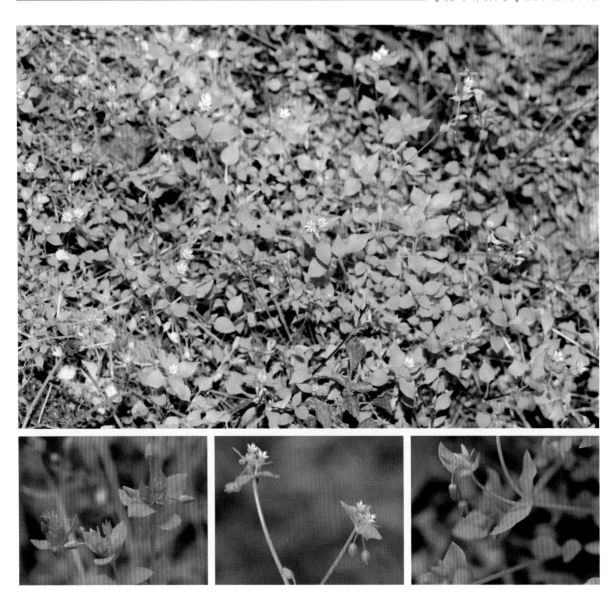

【形态特征】草本。茎常带淡紫红色，被 1（~2）列毛。叶片宽卵形或卵形，全缘；基生叶具长柄，上部叶常无柄或具短柄。疏聚伞花序顶生；花瓣白色，长椭圆形，比萼片短，深 2 裂，达基部，裂片近线形。蒴果卵形，稍长于宿存萼，顶端 6 裂。花期 6~7 月，果期 7~8 月。

【适宜生境】生于田间。

【资源状况】分布于香格里拉、德钦、维西、贡山等地。常见。

【入药部位】全草（繁缕）。

【功能主治】清热解毒，凉血消痈，活血止痛，下乳。用于痢疾，肠痈，肺痈，乳痈，疔疮肿毒，痔疮肿毒，出血，跌打伤痛，产后瘀滞腹痛，乳汁不下。

箐姑草 接筋草、筋骨草、抽筋草
Stellaria vestita Kurz

【标本采集号】530724180508011LY

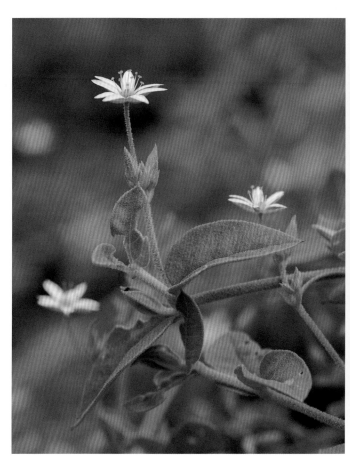
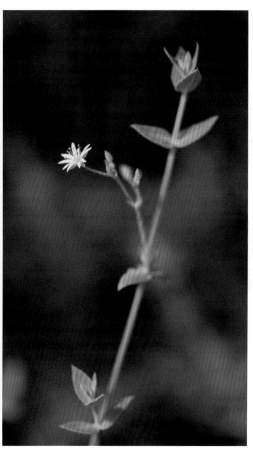

【形态特征】草本。根状茎铺散或俯仰，下部分枝，上部密被星状毛。叶片卵形或椭圆形，全缘，两面均被星状毛。聚伞花序疏散，具长花序梗，密被星状毛。蒴果卵萼形。花期4~6月，果期6~8月。

【适宜生境】生于海拔600~3600m的石滩或石隙中、草坡或林下。

【资源状况】分布于香格里拉、德钦、维西、贡山、福贡等地。常见。

【入药部位】全草。

【功能主治】平肝息风。用于肝风头痛，中风不语，口眼歪斜，小儿惊风。

千针万线草 麦参、大鹅肠菜、小胖药
Stellaria yunnanensis Franch.

【标本采集号】3229010582

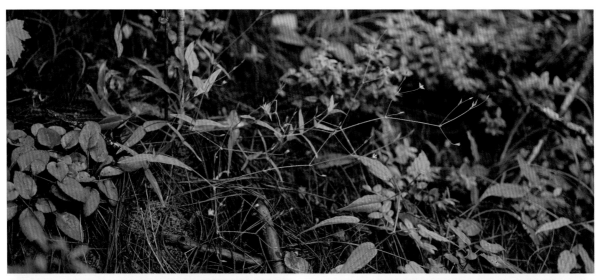

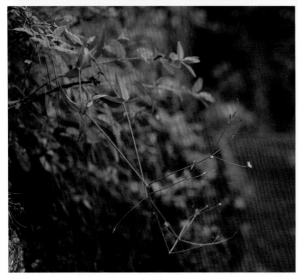
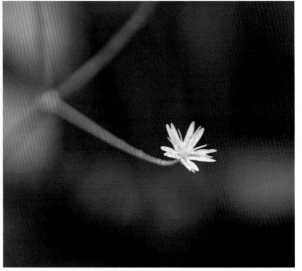

【形态特征】草本，高 30~80cm。根簇生，肉质，细纺锤形，黄棕色或黄白色。茎丛生，铺散，具 4 棱，二歧分枝，节部略膨大。单叶对生；无柄，叶片披针形或卵状披针形，长 3~5（~7）cm，宽 5~10（~15）cm。二歧聚伞花序顶生；花瓣 5，白色。蒴果卵圆形，6 瓣裂，外有宿存萼片。花期 7~8 月，果期 9~10 月。

【适宜生境】生于海拔 2000~4500m 的山坡、路旁或沟边草地。

【资源状况】分布于香格里拉、德钦、兰坪、玉龙等地。常见。

【入药部位】根（千针万线草）。

【功能主治】健脾补肾，养血，消肿。用于病后体虚，贫血，头晕，耳鸣，腰酸，遗精，月经不调，白带异常，小儿疳积。

麦蓝菜 对月草、灯笼草、留行子

Vaccaria segetalis (Neck.) Garcke

【标本采集号】5329290405

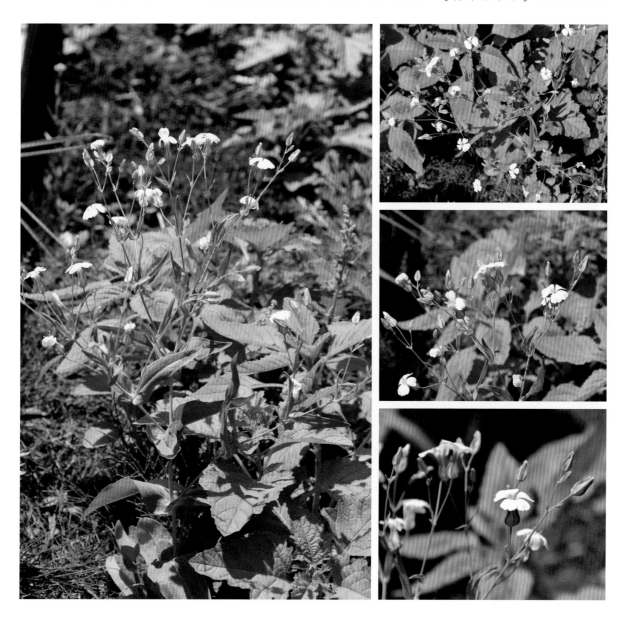

【形态特征】草本。茎单生，直立，上部分枝。叶片卵状披针形或披针形，基部圆形或近心形，微抱茎，具3基出脉。伞房花序稀疏；花瓣淡红色，爪狭楔形，淡绿色。蒴果宽卵形或近圆球形。花期5~7月，果期6~8月。

【适宜生境】生于草坡、撂荒地或麦田中。

【资源状况】分布于兰坪、玉龙等地。常见。

【入药部位】种子（王不留行）。

【功能主治】活血通经，下乳消肿。用于乳汁不下，经闭，痛经，乳痈肿痛。

藜 科

藜 灰苋菜、灰条菜、灰灰菜
Chenopodium album L.

【标本采集号】5329320071

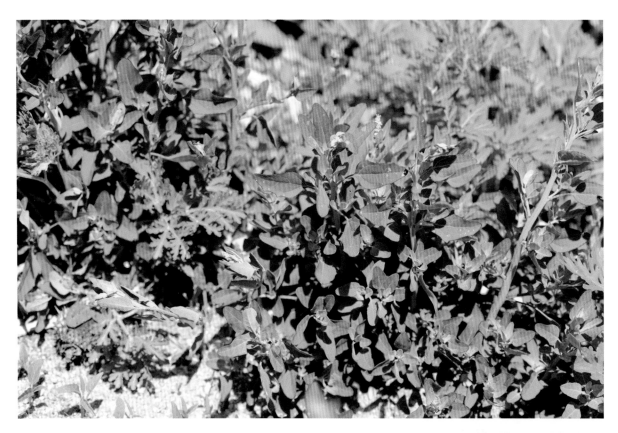

【形态特征】草本。茎具条棱及绿色或紫红色色条，多分枝。叶片菱状卵形至宽披针形，有时嫩叶的上面有紫红色粉，下面多少有粉，边缘具不整齐锯齿。花两性，花簇于枝上部排列成穗状或圆锥状花序。果皮与种子贴生。花、果期5~10月。

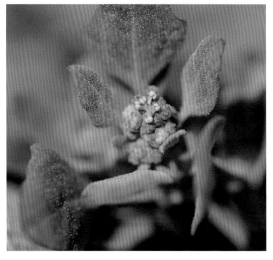

【适宜生境】生于路旁、荒地及田间。

【资源状况】分布于香格里拉、德钦、维西、贡山、兰坪、玉龙等地。常见。

【入药部位】幼嫩全草（藜）。

【功能主治】清热，利湿，杀虫。用于痢疾，腹泻，湿疮痒疹，毒虫咬伤。

土荆芥 臭草、臭蒿、臭荆芥
Chenopodium ambrosioides L.

【标本采集号】5329320072

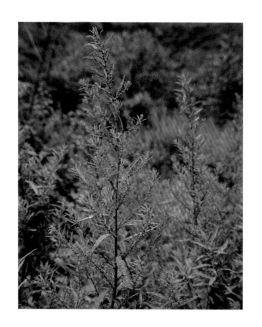

【形态特征】草本，有强烈香味。茎有色条及钝条棱。叶片矩圆状披针形至披针形，边缘具稀疏不整齐的大锯齿，叶背有散生油点。花两性或雌性，通常 3~5 个团集，生于上部叶腋；花被裂片 5，较少为 3，绿色。胞果扁球形。花期和果期的时间均较长。

【适宜生境】生于村旁、路边、河岸等处。

【资源状况】分布于维西、玉龙等地。常见。

【入药部位】全草（土荆芥）。

【功能主治】祛风，杀虫，通经，止痛。用于风湿痹痛，钩虫病，蛔虫病，痛经，经闭，皮肤湿疹，蛇虫咬伤。

菊叶香藜 总状花藜、菊叶刺藜
Chenopodium foetidum Schrad.

【标本采集号】5334210911

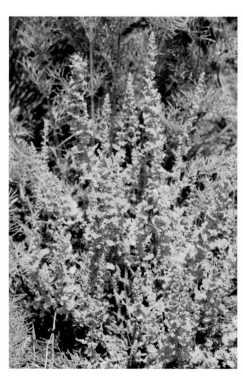

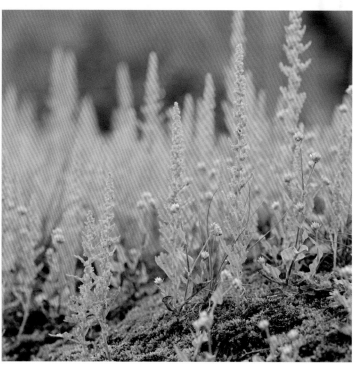

【形态特征】草本，有强烈气味。茎具绿色色条。叶片矩圆形，边缘羽状浅裂至羽状深裂。复二歧聚伞花序腋生；花两性；花被 5 深裂；裂片卵形至狭卵形，有狭膜质边缘，背面常有具刺状突起的纵隆脊，并有短柔毛和颗粒状腺体。胞果扁球形，果皮膜质。花期 7~9 月，果期 9~10 月。

【适宜生境】生于林缘草地、沟岸、河沿、农田。

【资源状况】分布于香格里拉等地。常见。

【入药部位】全草（菊叶香藜）。

【功能主治】祛风止痒，清热利湿，杀虫。用于喘息，炎症，痉挛，偏头痛，驱钩虫和蛔虫。

小 藜 土蚕药、灰田苋、粉菜草
Chenopodium serotinum L.

【标本采集号】5334210912

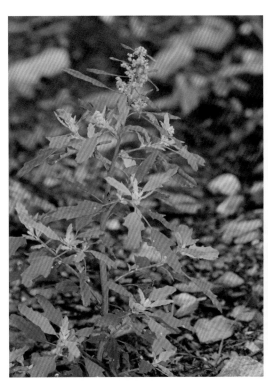
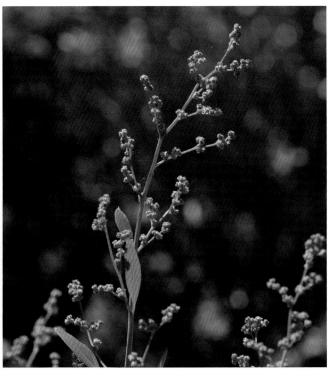

【形态特征】草本。茎具条棱及绿色色条。叶片卵状矩圆形，常三浅裂。花两性，数个团集，形成较开展的顶生圆锥状花序；花被近球形，5 深裂，裂片宽卵形，不开展，背面具微纵隆脊并有密粉。胞果包在花被内，果皮与种子贴生。花期 4~5 月，果期 5~7 月。

【适宜生境】生于荒地、道旁、垃圾堆等处。

【资源状况】分布于香格里拉、兰坪等地。常见。

【入药部位】全草（灰藜）。

【功能主治】清热利湿，止痒透疹。用于疮疡肿毒，疥癣风痒等。

苋　科

土牛膝　倒钩草、倒梗草、圭骨红
Achyranthes aspera Linn.

【标本采集号】5334210332

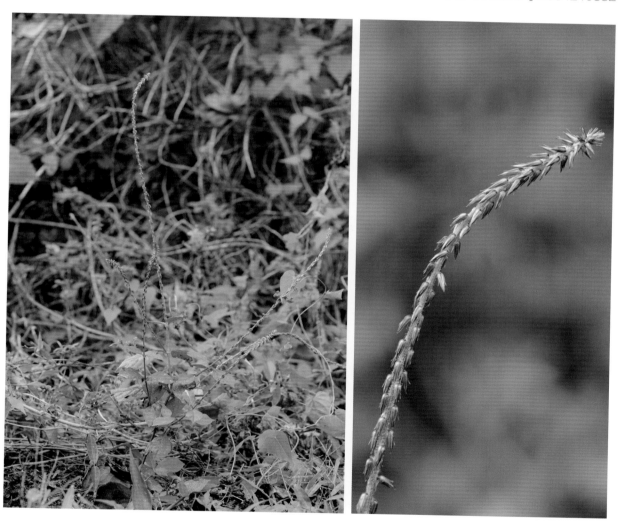

【形态特征】草本。根细长，土黄色。茎四棱形，分枝对生。叶片宽卵状倒卵形或椭圆状矩圆形，
　　　　　　具全缘或波状缘。穗状花序顶生，直立，花期后反折；花被片披针形，长渐尖，花后
　　　　　　变硬且锐尖，具 1 脉。胞果卵形。花期 6~8 月，果期 10 月。

【适宜生境】生于海拔 800~2300m 的山坡疏林或村庄附近空旷地。

【资源状况】分布于香格里拉、贡山、泸水、玉龙等地。常见。

【入药部位】根（倒扣草）。

【功能主治】解表清热，利湿。用于外感发热，咽喉肿痛，烦渴，风湿关节痛。

牛　膝　百倍、牛茎、脚斯蹬
Achyranthes bidentata Blume

【标本采集号】5334210664

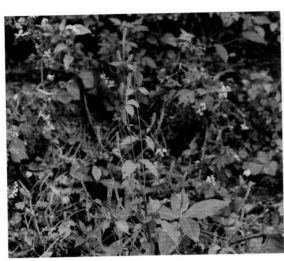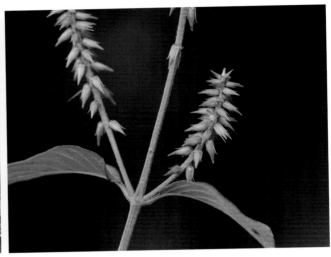

【形态特征】草本。根圆柱形，土黄色。茎四方形或有棱角，分枝对生。叶片椭圆形或椭圆披针形。穗状花序顶生及腋生，花被片披针形，光亮，顶端急尖，有 1 中脉。胞果矩圆形，黄褐色，光滑。花期 7~9 月，果期 9~10 月。

【适宜生境】生于海拔 200~1750m 的山坡林下。

【资源状况】分布于香格里拉、德钦、维西、贡山、福贡、泸水、兰坪等地。常见。

【入药部位】根（牛膝）。

【功能主治】补肝肾，强筋骨，逐瘀通经，引血下行。用于腰膝酸痛，筋骨无力，经闭癥瘕，肝阳眩晕。

喜旱莲子草　水花生、蟛蜞菊、水蕹菜
Alternanthera philoxeroides (Mart.) Griseb.

【标本采集号】5329290459

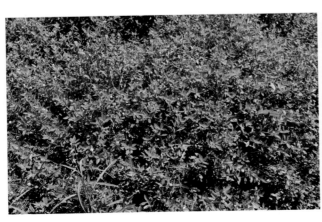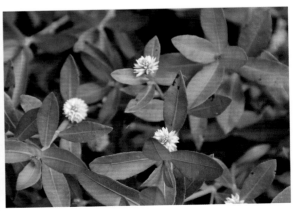

【形态特征】草本。茎基部匍匐，上部上升；幼茎及叶腋有白色或锈色柔毛。叶片矩圆形至倒卵状披针形，全缘，叶背有颗粒状突起。花密生成具总花梗的头状花序，球形，单生在叶腋；花被片矩圆形，白色。果实未见。花期 5~10 月。

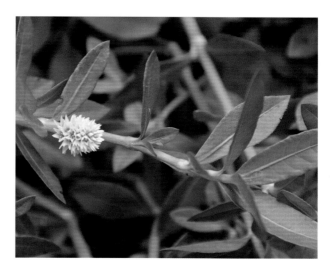

【适宜生境】生于池沼、水沟内。

【资源状况】分布于贡山等地。常见。

【入药部位】全草（空心莲子草）。

【功能主治】清热利尿，凉血解毒。用于流行性乙型脑类，流行性感冒初期，肺结核咯血，流行性出血热初期，麻疹；外用于湿疹，带状疱疹，疔疮，毒蛇咬伤。

刺花莲子草 地雷草

Alternanthera pungens H. B. K.

【标本采集号】5334210625

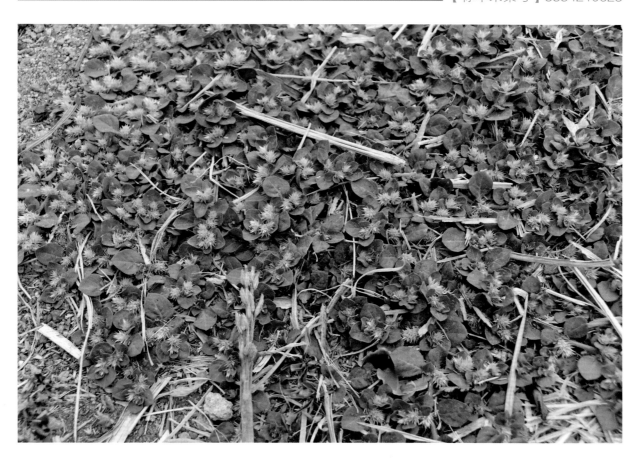

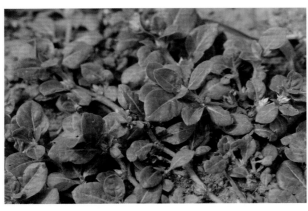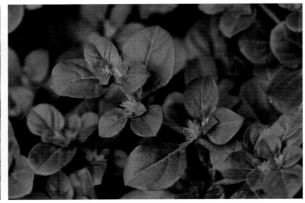

【形态特征】草本。茎披散匍匐，多分枝。叶片卵形至椭圆倒卵形。头状花序无总花梗，1~3 个腋生，白色，球形或矩圆形；花被片大小不等，凸形，两外花被片披针形，两内花被片小，环包子房，背部有丛毛。胞果宽椭圆形，褐色，极扁平，顶端截形或稍凹。花期 5 月，果期 7 月。

【适宜生境】生于路旁向阳处。

【资源状况】分布于香格里拉、德钦、泸水等地。常见。

【入药部位】全草（刺花莲子草）。

【功能主治】清热凉血，利水消肿。用于痢疾，鼻衄，咯血，便血，尿道炎，咽炎，乳腺炎，小便不利；外用拔毒止痒。

莲子草 水牛膝、节节花、白花仔
Alternanthera sessilis (L.) DC.

【标本采集号】5329320075

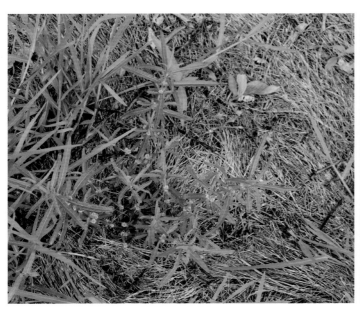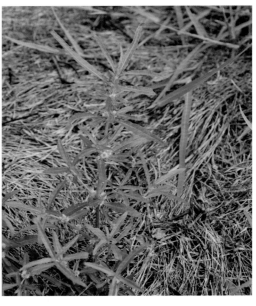

【形态特征】草本。圆锥根粗。茎节处有一行横生柔毛。叶片条状披针形至卵状矩圆形，全缘或有不明显锯齿。头状花序 1~4 个，腋生，初为球形，后渐成圆柱形；花被片白色。胞果倒心形，翅状，深棕色。花期 5~7 月，果期 7~9 月。

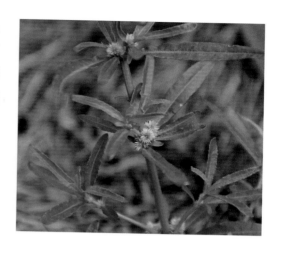

【适宜生境】生于村庄附近的草坡、水沟、田边、沼泽或海边潮湿处。

【资源状况】分布于泸水等地。常见。

【入药部位】全草（莲子草）。

【功能主治】清热凉血，利水消肿。用于痢疾，鼻衄，咯血，便血，尿道炎，咽炎，乳腺炎，小便不利；外用拔毒止痒，用于疮疖肿毒，湿疹，皮炎，体癣，毒蛇咬伤。

苋　老少年、老来少、三色苋
Amaranthus tricolor L.

【标本采集号】5334211162

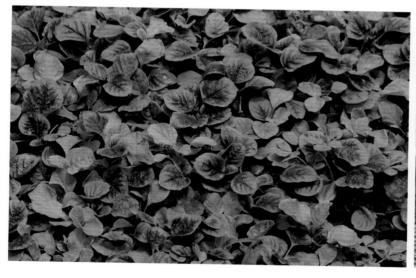

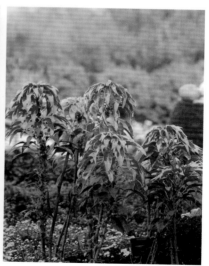

【形态特征】草本。茎粗壮，常分枝。叶片卵形至披针形，常呈红色、紫色或黄色，或部分绿色夹杂其他颜色。花簇腋生或顶生，球形，成下垂的穗状花序；花被片矩圆形，绿色或黄绿色。胞果卵状矩圆形，环状横裂，包裹在宿存花被片内。花期 5~8 月，果期 7~9 月。

【资源状况】栽培于香格里拉等地。

【入药部位】根、种子（苋菜）。

【功能主治】根：凉血解毒，止痢。用于细菌性痢疾，肠炎，红崩白带，痔疮。种子：清肝明目。用于角膜云翳，目赤肿痛。

皱果苋 野苋、绿苋、假苋菜
Amaranthus viridis L.

【标本采集号】5329320078

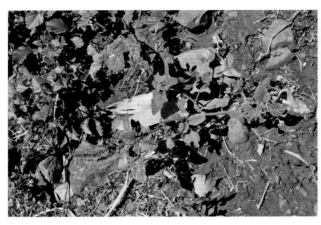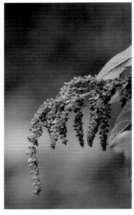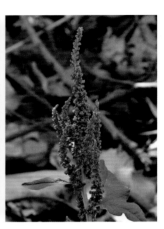

【形态特征】草本。叶片卵形、卵状矩圆形或卵状椭圆形，顶端有 1 芒尖，基部宽楔形或近截形，全缘或微呈波状缘。圆锥花序顶生，有分枝，由穗状花序形成。胞果扁球形，绿色，不裂，极皱缩。花期 6~8 月，果期 8~10 月。

【适宜生境】生于杂草地或田野间。

【资源状况】分布于玉龙等地。偶见。

【入药部位】全草及根（野苋菜）。

【功能主治】清热利湿。用于细菌性痢疾，肠炎，乳腺炎，痔疮肿痛。

青　葙 野鸡冠花、狗尾巴子、笔鸡冠子
Celosia argentea L.

【标本采集号】5329320079

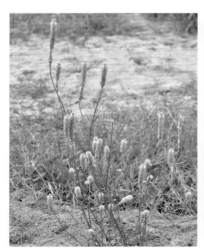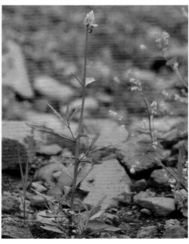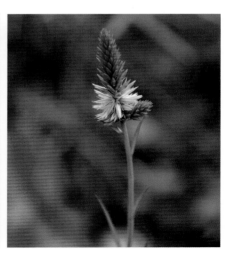

【形态特征】草本。茎直立，有分枝。叶片矩圆披针形、披针形或披针状条形，顶端具小芒尖。花多数，密生成塔状或圆柱状的穗状花序；花被片初为白色顶端带红色，或全部粉红色，后成白色。胞果卵形。花期 5~8 月，果期 6~10 月。

【适宜生境】生于海拔 1100m 的平原、田边、丘陵、山坡。

【资源状况】分布于香格里拉、泸水等地。常见。

【入药部位】种子（青葙子）。

【功能主治】清肝，明目，退翳。用于肝热目赤，眼生翳膜，视物昏花，肝火眩晕。

浆果苋
九层风、野苋菜藤、苋菜藤
Cladostachys frutescens D. Don

【标本采集号】3229011002

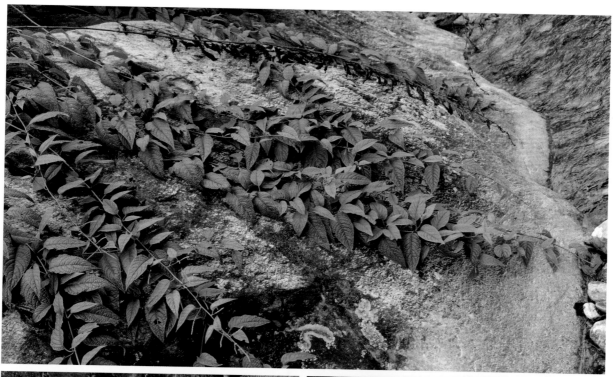

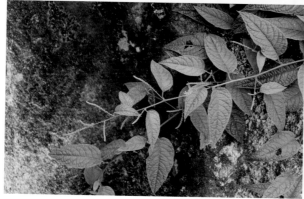

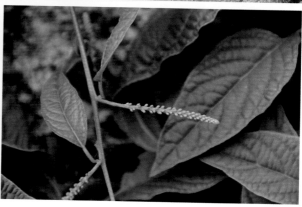

【形态特征】攀缘灌木。茎长 2~6 m，多下垂分枝。叶片卵形或卵状披针形，常不对称。圆锥花序；花被片绿色或带黄色，果时带红色。浆果近球形，红色，有 3 条纵沟。花、果期 10 月至翌年 3 月。

【适宜生境】生于海拔 100~2200m 的山坡林下或灌丛中。

【资源状况】分布于玉龙等地。偶见。

【入药部位】全株（九层风）。

【功能主治】祛风利湿，清热解毒。用于风湿痹痛，痢疾，泄泻。

头花杯苋 金河牛膝、千把钩、拐牛膝
Cyathula capitata Moq.

【标本采集号】3229011059

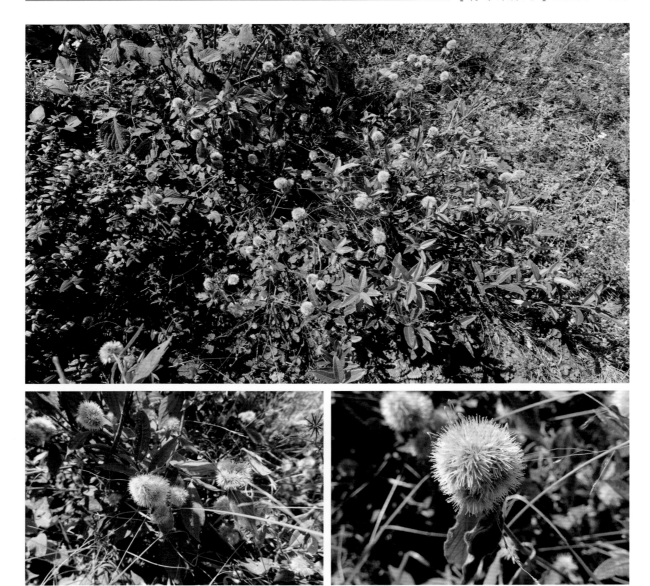

【形态特征】草本。根粗壮，灰褐色或棕红色。茎近四棱形。叶片纸质，宽卵形或倒卵状矩圆形。花丛为数次二歧聚伞花序，密集，呈花球团，球形或椭圆形，近单生或成短穗状花序；两性花花被片暗紫色；不育花花被片麦秆黄色。胞果矩圆状卵形，灰黄色。花期 8 月，果期 10 月。

【适宜生境】生于海拔 1700~2300m 的山坡杂木林下。

【资源状况】分布于贡山等地。偶见。

【入药部位】根（麻牛膝）。

【功能主治】祛风湿，逐瘀血。用于风寒湿痹，腰膝疼痛，血瘀经闭，产后恶露不净。

川牛膝 牛膝、拐膝、赛拐
Cyathula officinalis Kuan

【标本采集号】533324180914887LY

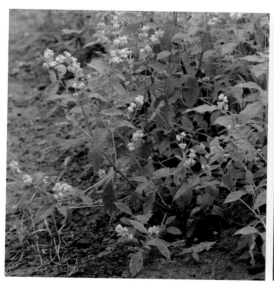 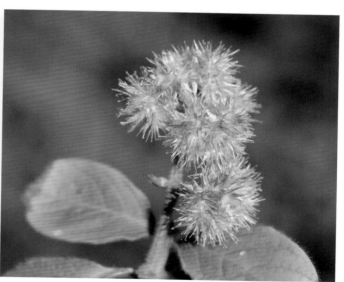

【形态特征】草本。根圆柱形，鲜时表面近白色，干后呈灰褐色或棕黄色。茎直立，稍四棱形。叶片椭圆形或窄椭圆形，全缘。花丛为 3~6 次二歧聚伞花序，密集，呈花球团，花球团淡绿色，干时近白色。胞果椭圆形或倒卵形，淡黄色。花期 6~7 月，果期 8~9 月。

【适宜生境】生于海拔 1500m 以上的地区。

【资源状况】分布于德钦、贡山、福贡等地。常见。

【入药部位】根（川牛膝）。

【功能主治】逐瘀通经，通利关节，利尿通淋。用于经闭癥瘕，胞衣不下，关节痹痛，足痿筋挛，尿血血淋，跌打损伤。

仙人掌科

梨果仙人掌 印度仙人掌、仙桃
Opuntia ficus-indica (Linn.) Mill.

【标本采集号】5329320080

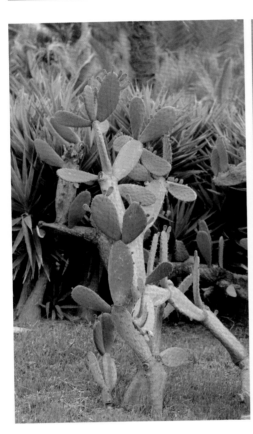
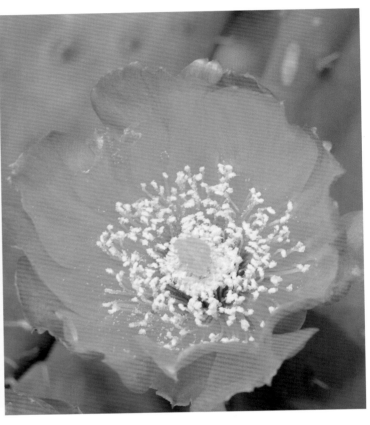

【形态特征】肉质灌木或小乔木。分枝多数，淡绿色至灰绿色，无光泽，宽椭圆形、倒卵状椭圆形至长圆形。叶锥形，绿色，早落。花辐状；萼状花被片深黄色或橙黄色；瓣状花被片深黄色、橙黄色或橙红色，倒卵形至长圆状倒卵形。浆果椭圆球形至梨形。种子肾状椭圆形。花期5~6月，果期7~9月。

【适宜生境】生于海拔600~2900m的干热河谷。

【资源状况】分布于玉龙等地。偶见。

【入药部位】根及茎（梨果仙人掌）、花。

【功能主治】根及茎：凉血解毒，清肺止咳。用于肺热咳嗽，肺痨咯血，痢疾、痔血、乳痈，疟腮，痈疮肿毒，疔疮疖肿、烫伤、毒蛇咬伤。花：利尿。用于前列腺增生。

仙人掌 仙巴掌、霸王树、火焰

Opuntia stricta (Haw.) Haw. var. *dillenii* (Ker-Gawl.) Benson

【标本采集号】5329320080

【形态特征】丛生肉质灌木。上部分枝宽倒卵形、倒卵状椭圆形或近圆形。叶钻形，绿色，早落。花辐状；萼状花被片宽倒卵形至狭倒卵形；花丝淡黄色。浆果倒卵球形，表面平滑无毛，紫红色。花期6~10月。

【适宜生境】生于河谷地区，常栽培于村庄、园边。

【资源状况】分布于香格里拉、玉龙等地。常见。

【入药部位】根及茎（仙人掌）、肉质茎中的浆汁凝结物（玉芙蓉）。

【功能主治】根及茎：行气活血，清热解毒，消肿止痛，健胃镇咳。用于胃痛，急性痢疾，咳嗽；外用于疖腮，痈疖肿毒，蛇咬伤，烧烫伤。肉质茎中的浆汁凝结物：清热凉血，养心安神。用于怔忡，便血，痔血，疔肿。

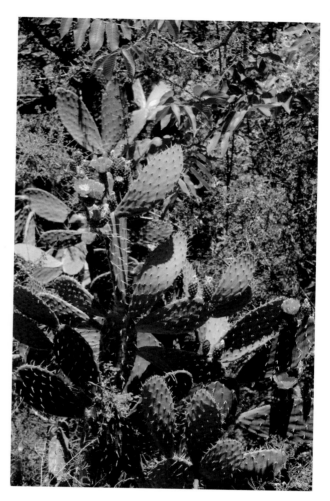

木兰科

厚 朴
根朴、如意卷厚朴、如意朴
Houpoea officinalis (Rehder & E. H. Wilson) N. H. Xia & C. Y. Wu

【标本采集号】3229010279

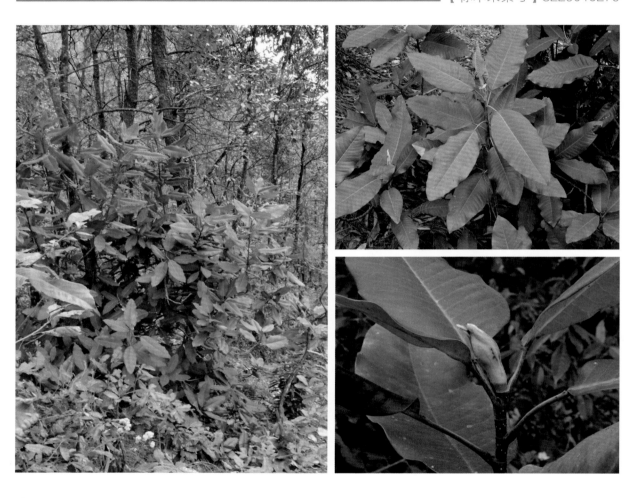

【形态特征】落叶乔木。树皮厚，褐色，不开裂。小枝粗壮；顶芽大，狭卵状圆锥形。叶大，近革质，7~9 片聚生于枝端，长圆状倒卵形，全缘，微波状。花白色，芳香。聚合果长圆状卵圆形；蓇葖具 3~4mm 的喙。花期 5~6 月，果期 8~10 月。

【适宜生境】生于海拔 300~1500m 的山地林间。

【资源状况】分布于贡山、玉龙等地。偶见。

【入药部位】干皮、根皮、枝皮（厚朴）、花（厚朴花）、果（厚朴果）。

【功能主治】干皮、根皮、枝皮：燥湿消痰，下气除满。用于湿滞伤中，脘痞吐泻，食积，气滞，腹胀便秘，痰饮喘咳。花：行气宽中，开郁化湿。用于肝胃气滞，胸脘胀闷，食欲不振，感冒咳嗽。果：消食，理气，散结。用于消化不良，胸脘胀闷，鼠瘘。

野八角 山八角、土大香、树八角
Illicium simonsii Maxim.

【标本采集号】533324180423085LY

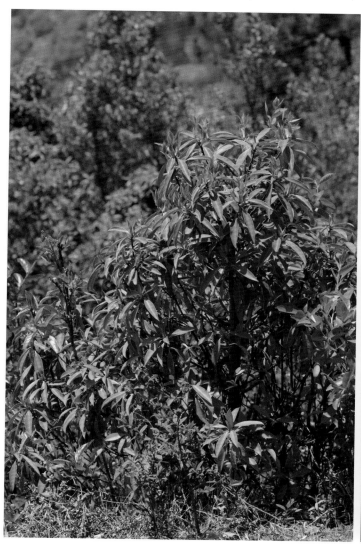
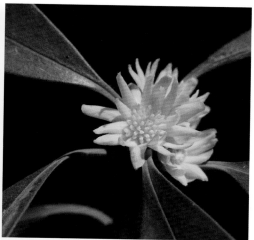
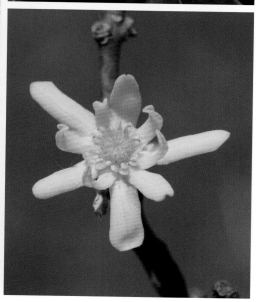

【形态特征】乔木。叶近对生或互生，有时 3~5 片聚生，革质，披针形至椭圆形，或长圆状椭圆形。花有香气，淡黄色，常密集于枝顶端，聚生。蓇葖 8~13 枚，先端具钻形尖头，长 3~7mm。花期几乎全年，多为 2~5 月，少数是 12 月至翌年 6 月，果期 6~10 月。

【适宜生境】生于海拔 1700~3200（~4000）m 的杂木林、灌丛或开阔处。

【资源状况】分布于贡山、泸水、福贡等地。常见。

【入药部位】叶、果（土八角）。

【功能主治】生肌杀虫。用于疮疡久溃，疥疮。

山玉兰
优昙花、山波萝、土厚朴
Magnolia delavayi Franch.

【标本采集号】5329290745

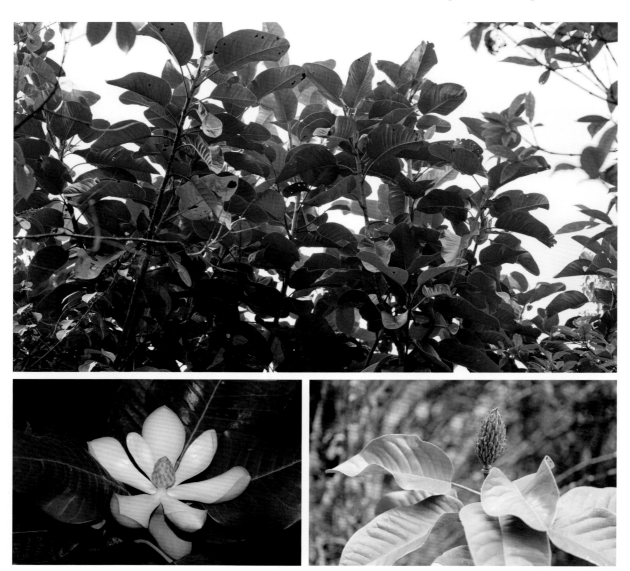

【形态特征】常绿乔木。树皮灰色或灰黑色，粗糙而开裂。叶厚革质，卵状长圆形，边缘波状。花芳香，杯状；花被片外轮 3 片，淡绿色，内两轮乳白色。聚合果卵状长圆体形，蓇葖狭椭圆体形，背缝线两瓣全裂，被细黄色柔毛，顶端缘外弯。花期 4~6 月，果期 8~10 月。

【适宜生境】生于海拔 1500~2800m 的石灰岩山地阔叶林或沟边较潮湿的坡地。

【资源状况】玉龙等地。偶见。

【入药部位】树皮（野厚朴）、花（野厚朴花）。

【功能主治】树皮：温中理气，健脾利湿。用于消化不良，慢性胃炎，腹胀，腹泻。花：清热，止咳，利尿。用于肺炎，支气管炎，鼻炎，尿道炎。

红色木莲 木莲花、小叶子厚朴、枝子皮
Manglietia insignis (Wall.) Bl.

【标本采集号】5333241812021106LY

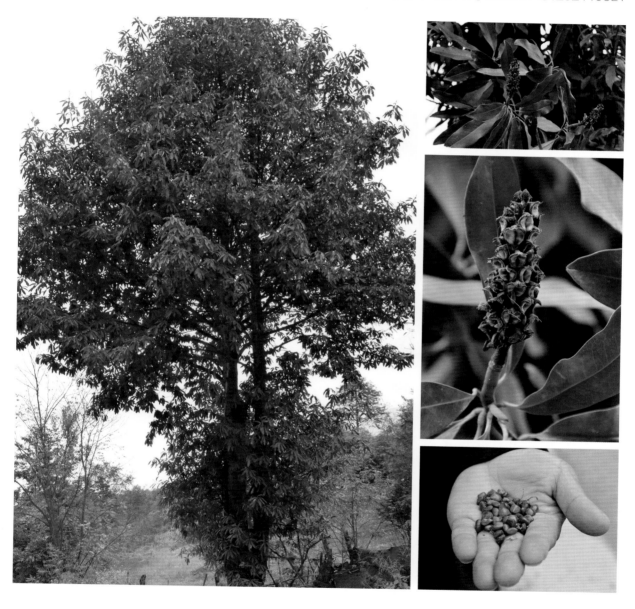

【**形态特征**】常绿乔木。叶革质，倒披针形至长圆状椭圆形。花芳香，花被片 9~12，外轮 3 片，褐色，腹面染红色或紫红色；中内轮 6~9 片，乳白色染粉红色。聚合果鲜时紫红色，卵状长圆形；蓇葖背缝全裂，具乳头状突起。花期 5~6 月，果期 8~9 月。

【**适宜生境**】生于海拔 900~1200m 的林间。

【**资源状况**】分布于维西、贡山等地。偶见。

【**入药部位**】树皮（红花木莲）。

【**功能主治**】燥湿健脾。用于脘腹痞满胀痛，宿食不化，呕吐，泄泻，痢疾。

西康玉兰 *Magnolia wilsonii* (Finet & Gagnep.) Rehder

【标本采集号】533324180424101LY

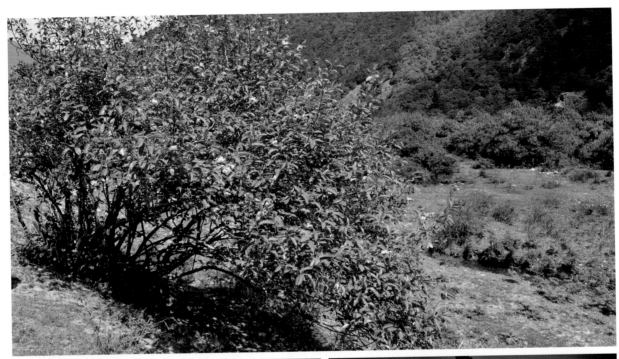

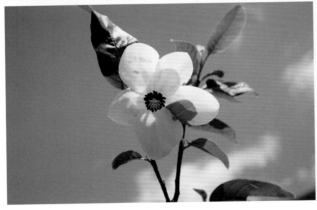
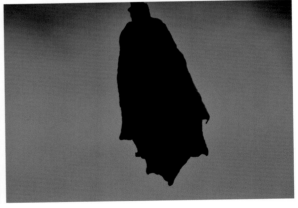

【形态特征】落叶灌木或小乔木。树皮灰褐色，具明显的皮孔。当年生枝紫红色，被褐色长柔毛，老枝灰色。叶片椭圆状卵形或长圆状卵形。花与叶同时开放，白色，芳香，初杯状，盛开成碟状。聚合果下垂，圆柱形，熟时红色后转紫褐色，蓇葖具喙。花期5~6月，果期9~10月。

【适宜生境】生于海拔1900~3300m的山林间。

【资源状况】分布于维西、贡山、兰坪等地。偶见。

【入药部位】树皮（川姜朴）。

【功能主治】行气化湿，温中止痛，降逆平喘。

白　兰　玉兰、缅桂花、白缅花
Michelia alba DC.

【标本采集号】5329290470

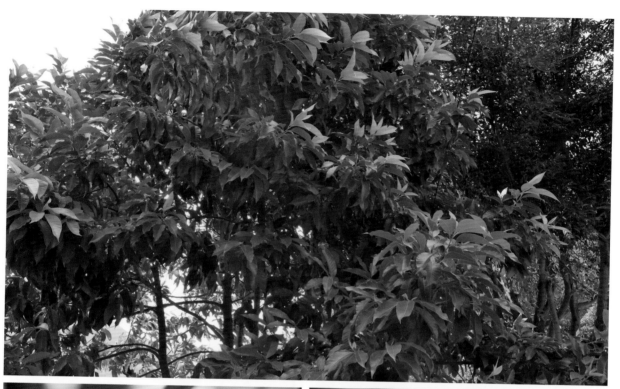

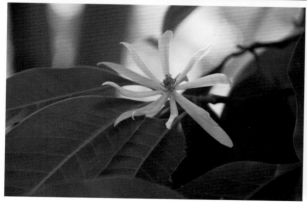
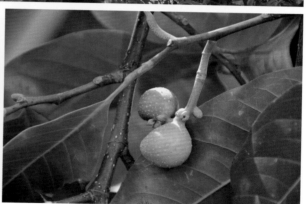

【形态特征】乔木。叶片薄革质，长椭圆形或披针状椭圆形。花白色，极香，花被片 10，披针形。
　　　　　聚合果蓇葖疏散，蓇葖革质，鲜红色。花期 4~9 月，夏季盛开，常不结实。

【适宜生境】生于温暖湿润的气候和肥沃疏松的土壤。

【资源状况】分布于贡山，多为栽培。常见。

【入药部位】花（白兰花）、叶（白兰花叶）。

【功能主治】花：化湿。用于胸闷，口渴，前列腺炎，白带异常。叶：利尿，止咳化痰。用于泌尿
　　　　　系统感染，小便不利，痈肿，支气管炎，百日咳。

滇藏五味子 小血藤、吹风散
Schisandra neglecta A. C. Smith

【标本采集号】533324180514209LY

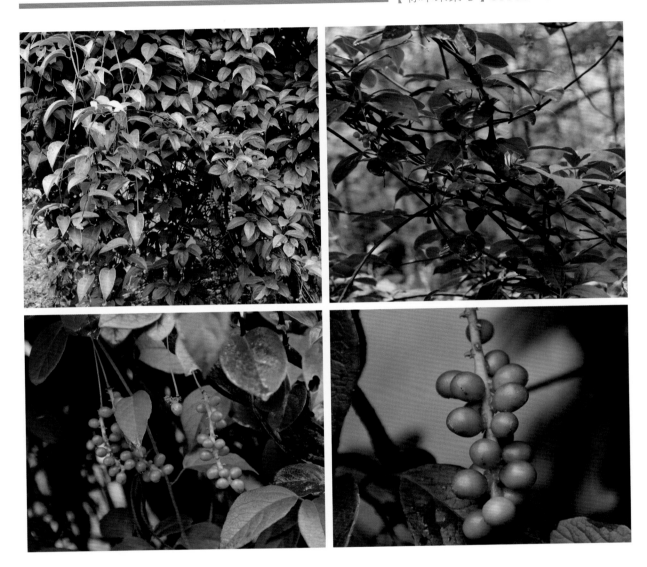

【形态特征】落叶木质藤本。叶片狭椭圆形至卵状椭圆形，下延至叶柄成极狭的膜翅，边缘具胼胝质齿尖的浅齿，或近全缘。雄花花被片 6~8，宽椭圆形、倒卵形或近圆形，外面的近纸质，最内面的近肉质；雌花花被片与雄花相似。聚合果果托长 6.5~11.5cm。花期 5~6 月，果期 9~10 月。

【适宜生境】生于海拔 1200~2500m 的山谷丛林或林间。

【资源状况】分布于香格里拉、德钦、维西、贡山、福贡等地。常见。

【入药部位】果（滇藏五味子）。

【功能主治】收敛固涩，益气生津，补肾宁心。用于久咳虚喘，梦遗滑精，遗尿尿频，久泻不止，自汗，盗汗，津伤口渴，短气脉虚，内热消渴，心悸失眠。

红花五味子　五味子、过山龙、五香血藤
Schisandra rubriflora (Franch.) Rehd. et wils.

【标本采集号】5334210063

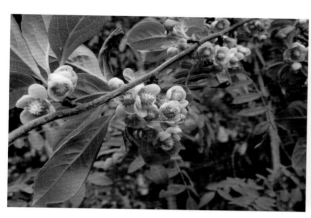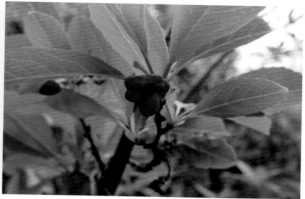

【形态特征】落叶木质藤本。叶片倒卵形至倒披针形，边缘具胼胝质齿尖的锯齿。花红色；雄花外
　　　　　　花被片有缘毛，椭圆形或倒卵形，最外及最内的花被片较小；雌花花梗及花被片与雄
　　　　　　花相似。聚合果轴粗壮；小浆果红色，椭圆体形或近球形。花期 5~6 月，果期 7~10 月。

【适宜生境】生于海拔 1000~1300m 的河谷、山坡林中。

【资源状况】分布于香格里拉、德钦、维西、贡山、兰坪、玉龙等地。常见。

【入药部位】藤茎（香血藤）、果（滇五味）。

【功能主治】藤茎：祛风除湿，活血止痛。用于风湿性关节炎。果：收敛固涩，益气生津，补肾宁心。
　　　　　　用于久嗽虚喘，梦遗滑精，遗尿尿频，久泻不止，自汗，盗汗，津伤口渴，短气脉虚，
　　　　　　内热消渴，心悸失眠。

樟　科

钝叶桂　假桂皮、土桂皮、老母猪桂皮
Cinnamomum bejolghota (Buch. -Ham.) Sweet

【标本采集号】533324180518246LY

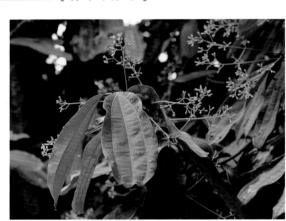

【形态特征】乔木。树皮青绿色，有香气。枝条常对生。叶近对生，叶片硬革质，椭圆状长圆形，先端钝，三出脉或离基三出脉。花黄色。果椭圆形，鲜时绿色。花期 3~4 月，果期 5~7 月。

【适宜生境】生于海拔 600~1780m 的山坡、沟谷的疏林或密林中。

【资源状况】分布于贡山等地。偶见。

【入药部位】树皮（大叶山桂）。

【功能主治】温中散寒，理气止痛，止血，接骨。用于胃寒疼痛，虚寒泄泻，风湿骨痛，腰肌劳伤，阳痿，经闭；外用于外伤出血，骨折，蛇咬伤。

樟　香樟、芳樟、油樟
Cinnamomum camphora (L.) Presl

【标本采集号】2353290562

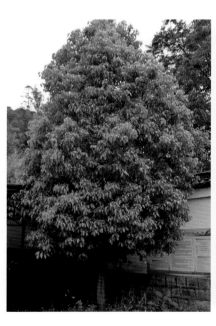
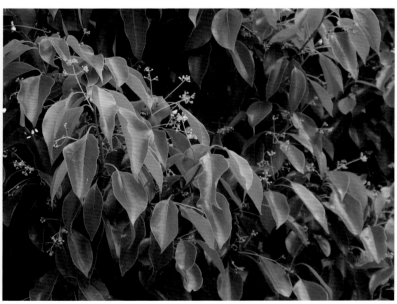

【形态特征】常绿大乔木。枝、叶及木材均有樟脑气味。树皮黄褐色。枝条圆柱形，淡褐色。叶互生，叶片卵状椭圆形，全缘，软骨质。圆锥花序腋生；花绿白色或带黄色。果卵球形或近球形，紫黑色。花期 4~5 月，果期 8~11 月。

【适宜生境】生于山坡或沟谷中。

【资源状况】栽培于泸水等地。

【入药部位】木材（樟木）、根（香樟根）、树皮（樟树皮）、叶（樟树叶）、果（樟木子）。

【功能主治】木材：祛风湿，行血气，利关节。用于跌打损伤，痛风，心腹胀痛，脚气，疥癣。根：温中止痛，辟秽和中，祛风除湿。用于胃脘疼痛，霍乱吐泻，风湿痹痛，皮肤瘙痒等。树皮：祛风除湿，暖胃和中，杀虫疗疮。用于风湿痹痛，胃脘疼痛，呕吐泄泻，脚气肿痛，跌打损伤，疥癣疮毒。叶：祛风，除湿，杀虫，解毒。用于风湿痹痛，胃痛，疮疡肿毒，皮肤瘙痒。果：祛风散寒，温胃中和，理气止痛。用于脘腹冷痛，寒湿吐泻，气滞腹胀，脚气。

云南樟　香樟、臭樟、果东樟

Cinnamomum glanduliferum (Wall.) Nees

【标本采集号】53332418120411157LY

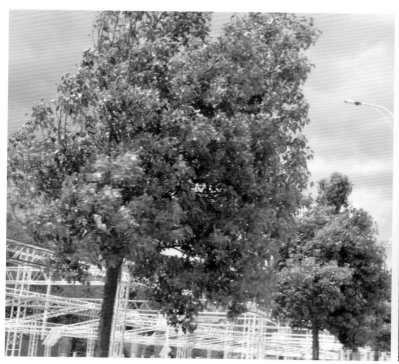

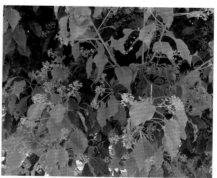

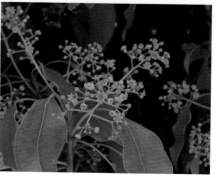

【**形态特征**】常绿乔木。树皮灰褐色，深纵裂，小片脱落；内皮红褐色，具有樟脑气味。叶互生，叶片椭圆形至卵状椭圆形或披针形，革质，羽状脉或偶有近离基三出脉。圆锥花序腋生；花淡黄色。果球形，黑色。花期 3~5 月，果期 7~9 月。

【**适宜生境**】生于海拔 1500~2500（3000）m 的山地常绿阔叶林中。

【**资源状况**】分布于德钦、维西、贡山、福贡等地。常见。

【**入药部位**】果或木材（臭樟）。

【**功能主治**】祛风散寒，理气止痛。用于感冒，中暑，支气管炎，食滞气胀，胃痛，腹泻胀痛，风湿关节痛。

假桂皮树 东京樟、美高量
Cinnamomum tonkinense (Lec.) A. Chev.

【标本采集号】5333241812021121LY

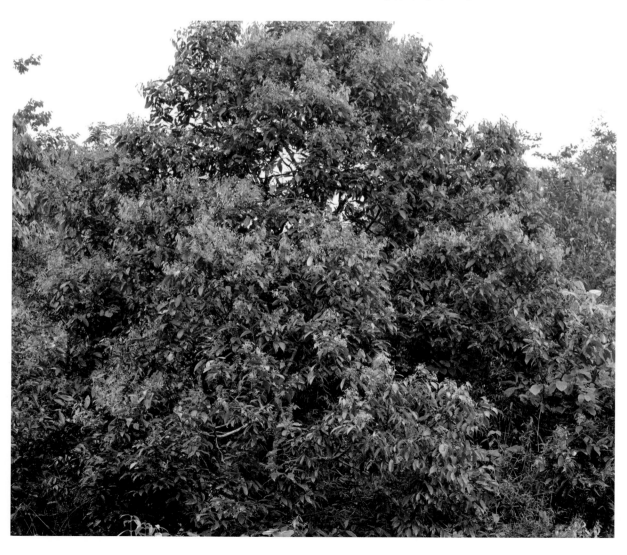

【形态特征】乔木。树皮灰褐色。叶互生或近对生，卵状长圆形、卵状披针形、长圆形，革质。圆锥花序短小，腋生或近顶生，常着生在远离枝端的叶腋，多花密集，分枝末端为 3 花的聚伞花序；花白色。果卵球形。花期 4~5 月，果期 10 月。

【适宜生境】生于海拔 1000~1800m 常绿阔叶林的潮湿处。

【资源状况】分布于贡山等地。偶见。

【入药部位】茎皮（越南樟皮）。

【功能主治】温经祛寒，止痛。用于肾虚腰痛，感冒，关节疼痛。

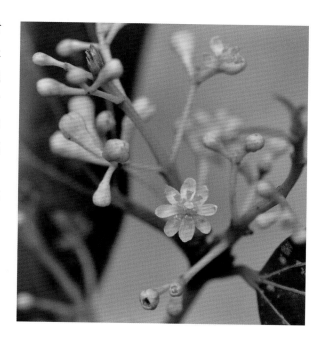

香面叶

香油果、朴香果、狗骨头

Lindera caudata (Nees) Hook. f.

【标本采集号】2353290665

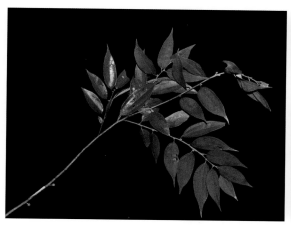
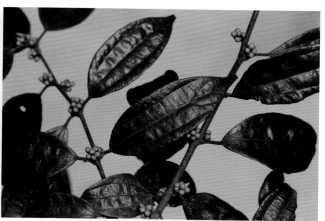

【形态特征】灌木或小乔木。树皮黑灰色。叶互生，叶片长卵形或椭圆状披针形，薄革质，上面干时褐色或绿褐色，下面近苍白色。伞形花序退化成每花序只有 1 朵花。果近球形，成熟时变黑紫色。花期 10 月至翌年 4 月，果期 3~10 月。

【适宜生境】生于海拔 700~2300m 的灌丛、疏林、路边、林缘等处。

【资源状况】分布于维西等地。常见。

【入药部位】根、皮、叶（香面叶）。

【功能主治】止血生肌，理气止痛。用于跌打损伤，外伤出血，胸痛，咳嗽。

香叶树 香果树、细叶假樟、千斤香
Lindera communis Hemsl.

【标本采集号】2353290753

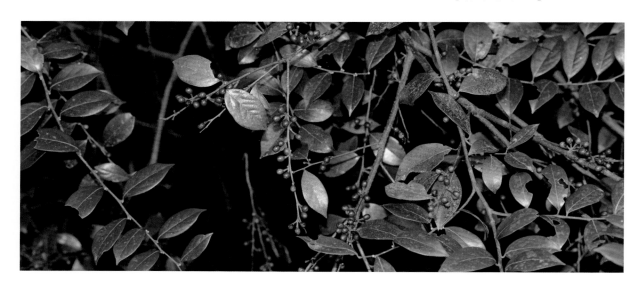

【形态特征】常绿灌木或小乔木。树皮淡褐色。叶互生，叶片常披针形、卵形或椭圆形，薄革质至厚革质，边缘内卷；羽状脉。伞形花序；雄花黄色，雌花黄色或黄白色。果卵形，有时略小而近球形，无毛，成熟时红色。花期 3~4 月，果期 9~10 月。

【适宜生境】生于干燥沙质土壤，散生或混生于常绿阔叶林中。

【资源状况】分布于维西、贡山、泸水等地。常见。

【入药部位】茎皮、叶（小粘叶）。

【功能主治】散瘀消肿，止血止痛，解毒。用于骨折，跌打肿痛，外伤出血，疮疖痈肿。

三桠乌药 甘橿、香丽木、猴楸树
Lindera obtusiloba Blume

【标本采集号】533324180819400LY

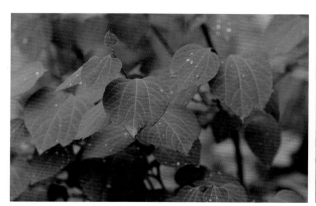
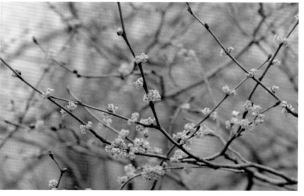

【形态特征】落叶乔木或灌木。树皮黑棕色。叶互生，近圆形至扁圆形，全缘或 3 裂，常明显 3 裂。伞形花序；花单性、异株，棕黄色；花被片 6；能育雄蕊 9。核果广椭圆形，成熟时红色，干时黑褐色，有毛。花期 3~4 月，果期 8~9 月。

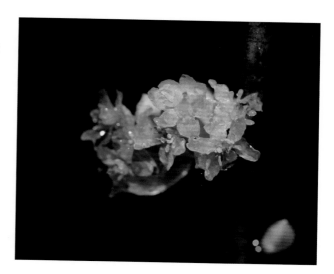

【适宜生境】生于海拔 20~3000m 的山谷、密林灌丛中。

【资源状况】分布于德钦、维西、贡山、福贡等地。常见。

【入药部位】树皮（三钻七）。

【功能主治】活血舒筋，散瘀消肿。用于跌打损伤，瘀血肿痛，疮毒。

三股筋香 三股筋、大香果、郎白达松洗
Lindera thomsonii Allen

【标本采集号】533324180910788LY

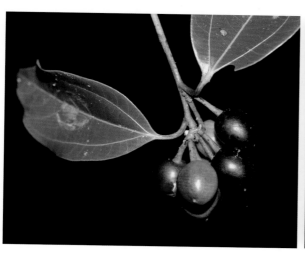 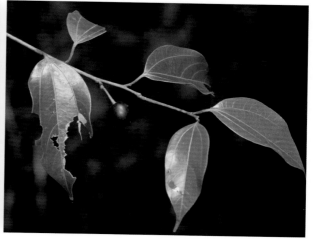

【形态特征】常绿乔木。枝条皮孔明显，幼枝密被绢毛。叶片卵形或长卵形，先端长尾尖，基部楔形或近圆形，三出脉或离基三出脉。雄伞形花序具花 3~10；雌伞形花序具花 4~12。果椭圆形，红至黑色。花期 2~3 月，果期 6~9 月。

【适宜生境】生于海拔 1100~2500（3000）m 的山地疏林中。

【资源状况】分布于维西、贡山、福贡、泸水等地。常见。

【入药部位】果（臭油果）。

【功能主治】祛风散寒，行血气，止痛。用于风寒感冒，胃腹寒痛，跌打损伤。

高山木姜子 *Litsea chunii* Cheng

【标本采集号】5329290666

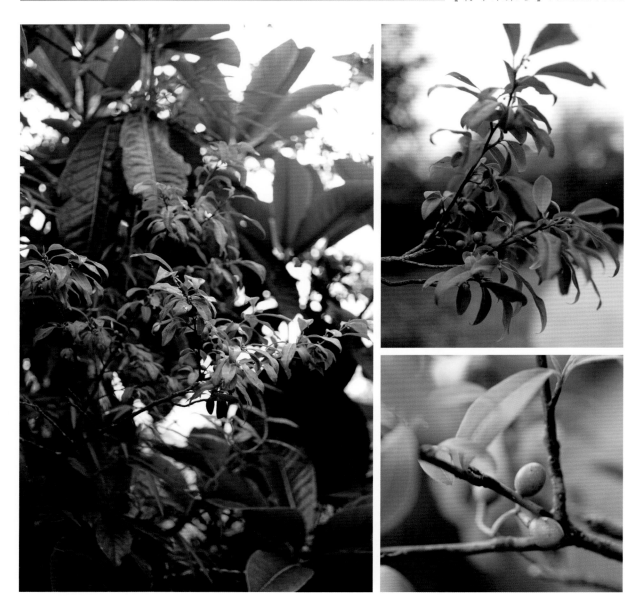

【形态特征】落叶灌木。叶互生，叶片椭圆形，椭圆状披针形，或椭圆状倒卵形，无毛或近无毛，基部楔形或圆形，先端锐尖或钝圆形。伞形花序单生。果卵圆形，花期 3~4 月，果期 7~8 月。

【适宜生境】生于海拔 1500~3400m 的向阳山坡、溪旁及灌丛中。

【资源状况】分布于德钦、维西、贡山、福贡、兰坪等地。常见。

【入药部位】果（高山木姜子）。

【功能主治】祛风散寒，理气止痛。用于风寒感冒，胃腹寒痛。

山鸡椒

荜澄茄、澄茄子、豆豉姜

Litsea cubeba (Lour.) Pers.

【标本采集号】533324180818357LY

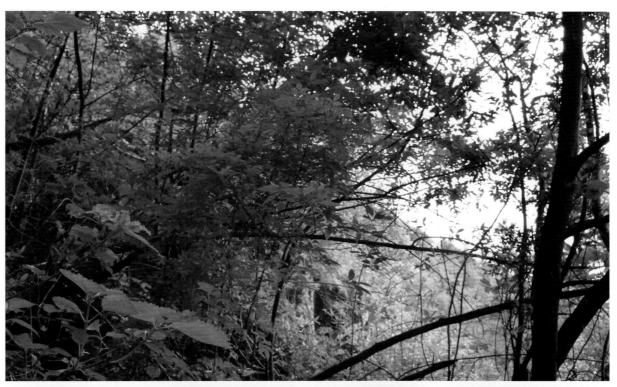

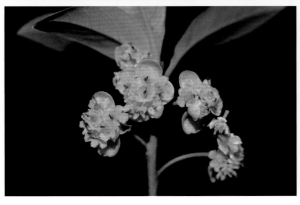

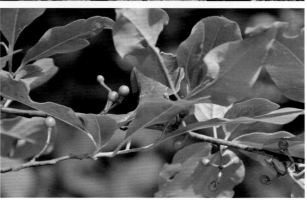

【形态特征】落叶小乔木或灌木状。枝、叶芳香，小枝无毛。叶互生，叶片披针形或长圆形。伞形花序单生或簇生；小花 4~6 朵，淡黄色；能育雄蕊 9，3 轮。浆果近球形，无毛，幼时绿色，成熟时黑色。花期 2~3 月，果期 7~8 月。

【适宜生境】生于海拔 500~3200m 的向阳山地、灌丛、疏林或林中路旁、水边。

【资源状况】分布于维西、贡山、福贡、泸水、兰坪等地。常见。

【入药部位】果（澄茄子）。

【功能主治】温中散寒，行气止痛。用于胃寒呕逆，脘腹冷痛，寒疝腹痛，寒湿，小便混浊。

黄丹木姜子 毛丹、红由、毛丹公
Litsea elongata (Wall. ex Nees) Benth. et Hook. f.

【标本采集号】533324180511190LY

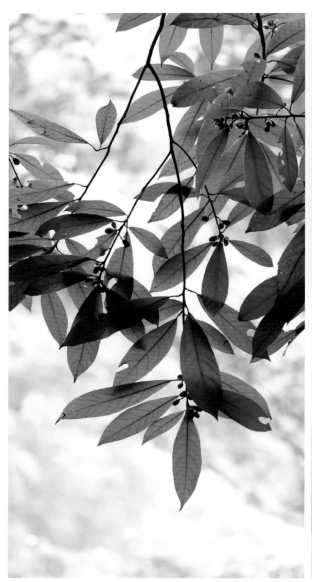
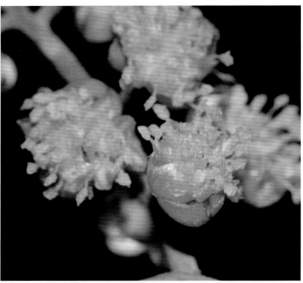
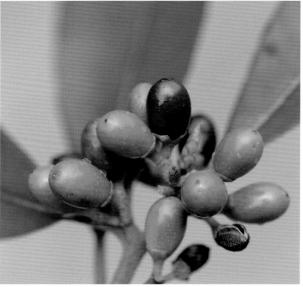

【形态特征】常绿乔木。叶互生，叶片长圆形至倒披针形。伞形花序单生，稀簇生；每一花序具4~5小花；花梗被绢状长柔毛；花被片卵形，能育雄蕊9~12；花丝被长柔毛。果长圆形，黑紫色；果托杯状。花期5~11月，果期翌年2~6月。

【适宜生境】生于海拔500~2000m的山坡路旁、溪旁、杂木林下。

【资源状况】分布于贡山、福贡、泸水等地。常见。

【入药部位】根（黄丹木姜子）。

【功能主治】祛风除湿。用于脘腹冷痛，胃寒呕逆，风湿痹痛。

假柿木姜子 毛蜡树、毛黄木、水冬瓜

Litsea monopetala (Roxb.) *Pers.*

【标本采集号】533324180912866LY

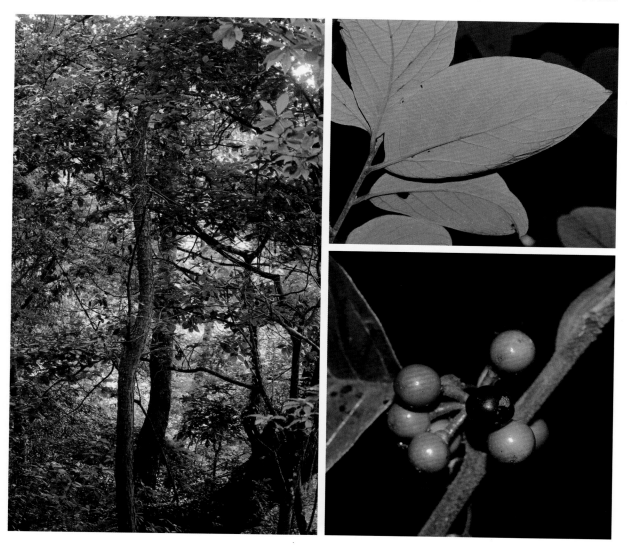

【形态特征】常绿乔木。叶互生，叶片宽卵形、倒卵形至卵状长圆形，先端钝或圆，偶有急尖，基部圆或急尖，薄革质，下面密被锈色短柔毛，羽状脉。伞形花序簇生叶腋；雄花花被片黄白色。果长卵形。花期 11 月至翌年 5~6 月，果期 6~7 月。

【适宜生境】生于海拔 200~1500m 的山坡灌丛或疏林中。

【资源状况】分布于德钦、贡山、泸水等地。常见。

【入药部位】叶（假柿木姜子）。

【功能主治】祛风除湿，行气，止痛。用于风湿痹痛，脘腹冷痛；外用于骨折，脱臼。

木姜子 木香子、山胡椒、猴香子
Litsea pungens Hemsl.

【标本采集号】533324180425102LY

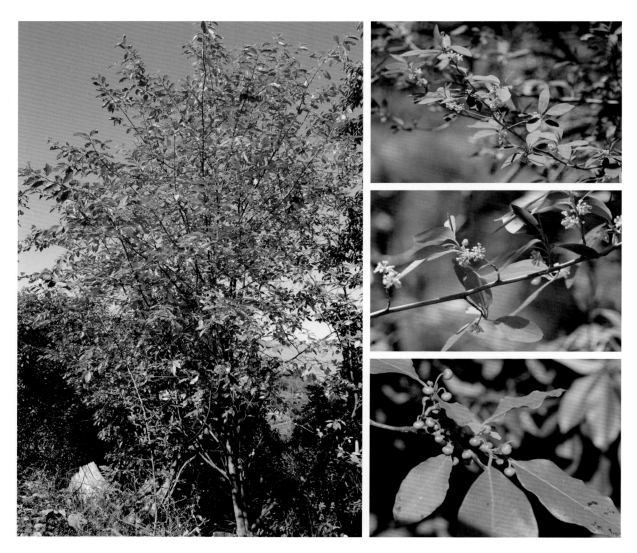

【形态特征】落叶小乔木。树皮灰白色。幼枝黄绿色，被柔毛，老枝黑褐色。叶互生，常聚生于枝顶，叶片披针形或倒卵状披针形，膜质，羽状脉。伞形花序腋生；花被裂片6，黄色。果球形，成熟时蓝黑色。花期3~5月，果期7~9月。

【适宜生境】生于海拔800~2300m的溪旁和山地阳坡杂木林中或林缘。

【资源状况】分布于德钦、维西、贡山、兰坪等地。常见。

【入药部位】果、叶（木椒根）。

【功能主治】祛风行气，健脾利湿。用于胸腹胀痛，消化不良，腹泻，中暑吐泻；外用于疮疡肿毒。

红叶木姜子

野春桂、油炸条、鸡油果

Litsea rubescens Lec.

【标本采集号】5334210180

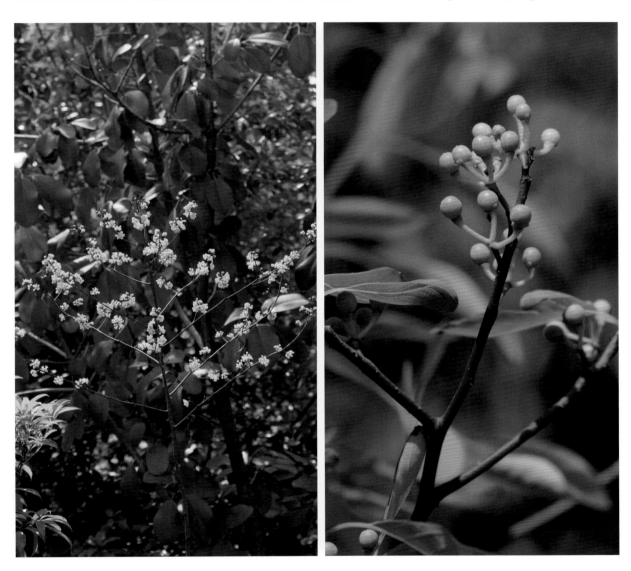

【形态特征】灌木或小乔木。叶互生，叶片椭圆形或披针状椭圆形，膜质。伞形花序腋生；花被裂片6，黄色，宽椭圆形，先端钝圆，外面中肋有微毛或近无毛，内面无毛。果球形，长8mm。花期3~4月，果期9~10月。

【适宜生境】生于海拔700~3800m的山谷常绿阔叶林中或林缘。

【资源状况】分布于香格里拉、德钦、维西、贡山、福贡、泸水、兰坪等地。常见。

【入药部位】果（辣姜子）。

【功能主治】祛风散寒，消食化滞。用于肠胃炎，胃寒腹痛，食滞腹胀。

红 楠 冬青、小楠木、小楠
Machilus thunbergii Sieb. et Zucc.

【标本采集号】5329290811

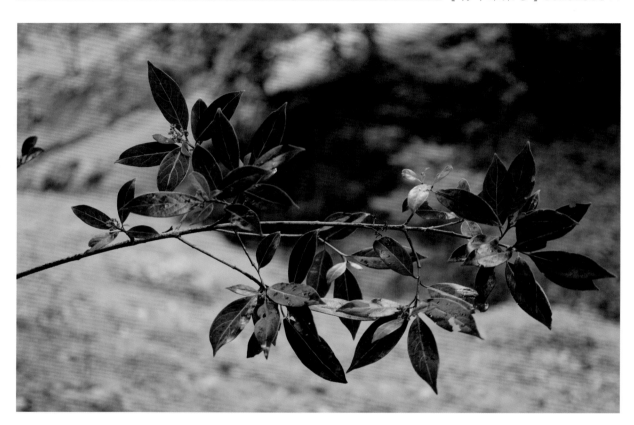

【形态特征】乔木。树皮黄褐色。老枝粗糙，嫩枝紫红色。叶片倒卵形至倒卵状披针形，革质，上面黑绿色，有光泽，叶背带粉白，中脉上面稍凹下，下面明显凸起。花序顶生或在新枝上腋生；花两性。果扁球形，直径8~10mm，初时绿色，后变黑紫色。花期2月，果期7月。

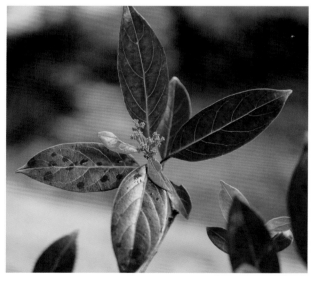

【适宜生境】生于海拔800m以下的山地阔叶混交林中。

【资源状况】分布于云龙等地。偶见。

【入药部位】根皮及树皮（红楠皮）。

【功能主治】温中顺气，舒经活血，消肿止痛。用于呕吐腹泻，小儿吐乳，胃呆食少，扭挫伤，转筋，足肿。

滇润楠　白香樟、铁香樟、香桂子
Machilus yunnanensis Lec.

【标本采集号】5329291044

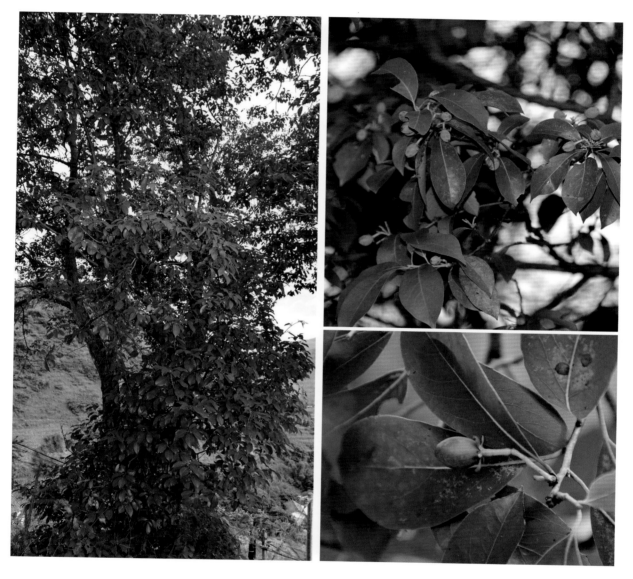

【**形态特征**】乔木。叶片倒卵形或倒卵状椭圆形，中脉在上面下半部凹下。花序长 2~9cm，多个生于短枝下部；花黄绿色或黄白色；花被片外面无毛，内面被毛。果椭圆形，黑蓝色，被白粉。花期 4~5 月，果期 6~10 月。

【**适宜生境**】生于海拔 1500~2000m 的湿润和土壤肥沃的山坡、常绿阔叶林中。

【**资源状况**】分布于维西、贡山等地。常见。

【**入药部位**】叶（云南冻青叶）及根、树皮、果。

【**功能主治**】叶：清热消炎，解毒消肿。用于跌打损伤，骨折，烧伤，腮腺炎，疮毒，风湿。根、树皮、果：温中行气，止痛。用于胃腹胀痛，急性胃肠炎。

白 楠 楠木、小楠木、楠树
Phoebe neurantha (Hemsl.) Gamble

【标本采集号】5329290802

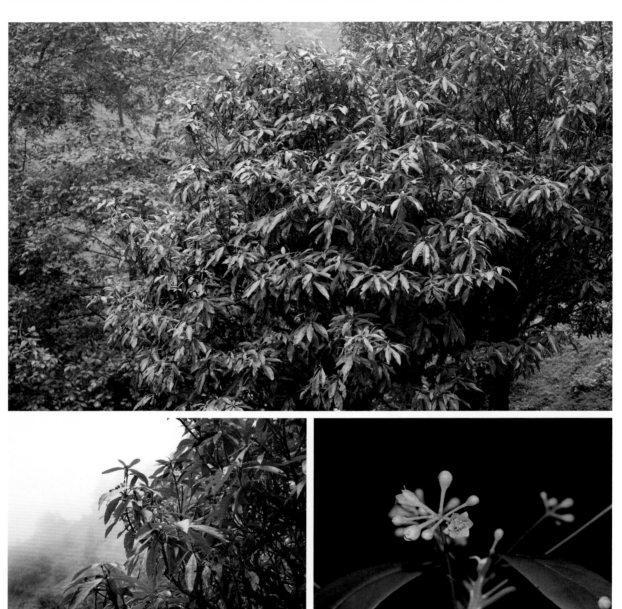

【形态特征】乔木或大灌木。叶片披针形或倒披针形，先端尾尖，基部渐窄下延。圆锥花序长 4~12cm，近顶端分枝，被柔毛。果卵圆形。花期 5 月，果期 8~10 月。

【适宜生境】生于海拔 700~2400m 的山地密林中。

【资源状况】分布于玉龙等地。偶见。

【入药部位】树皮、根皮（白楠）。

【功能主治】理气温中，利水消肿。用于胃脘寒痛，扭挫伤，肿痛等。

紫 楠　黄心楠、枇杷木、小叶嫩蒲柴
Phoebe sheareri (Hemsl.) Gamble

【标本采集号】3229010488

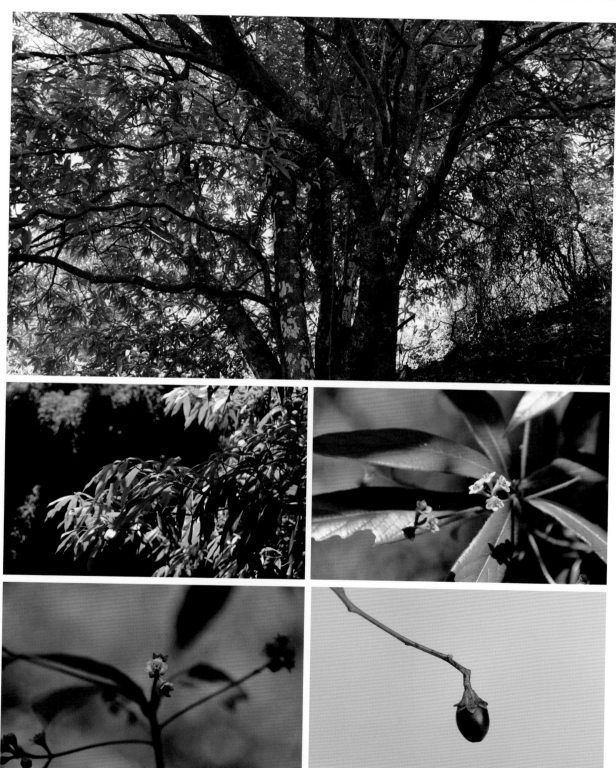

【**形态特征**】乔木。小枝、叶柄、花序及花被片密被黄褐色或灰黑色柔毛或绒毛。叶片倒卵形或椭
圆状倒卵形，下面密被黄褐色长柔毛。圆锥花序长 7~18cm，顶端分枝。果卵圆形。
花期 4~5 月，果期 9~10 月。

【**适宜生境**】生于海拔 1000m 以下的山地阔叶林中。

【**资源状况**】分布于泸水等地。偶见。

【**入药部位**】叶、根（紫楠）。

【**功能主治**】叶：顺气，暖胃，祛湿，散瘀。用于气滞脘腹胀痛，脚气水肿，转筋。根：活血祛瘀，
行气消肿，催产。用于跌打损伤，水肿腹胀，孕妇过月不产。

莲叶桐科

心叶青藤　牛尾参、毛叶血藤、小白袍
Illigera cordata Dunn

【标本采集号】5329320086

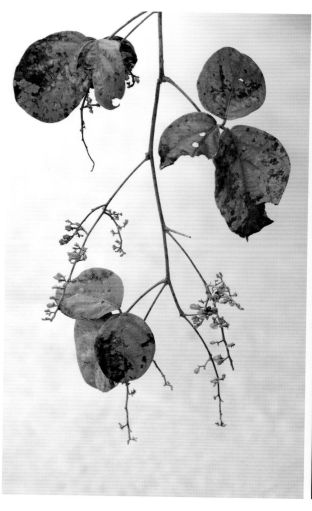
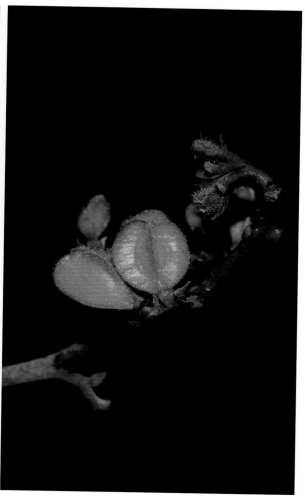

【形态特征】藤本。茎具纵向条纹。叶为指状，小叶 3 枚；小叶片卵形、椭圆形至长圆状椭圆形，纸质，全缘。聚伞花序较紧密地排列成近伞房状，生于叶腋。果 4 翅，2 大 2 小，具条纹，厚纸质。花期 5~6 月，果期 8~9 月。

【适宜生境】生于海拔（600~）1000~1900m 的山坡密林灌丛中。

【资源状况】分布于福贡等地。偶见。

【入药部位】根（心叶青藤）。

【功能主治】止痛，消肿，破瘀，通经。用于跌打损伤。

大花青藤 青藤、红豆七、通气跌打

Illigera grandiflora W. W. Sm. et J. F. Jeff.

【标本采集号】5329290436

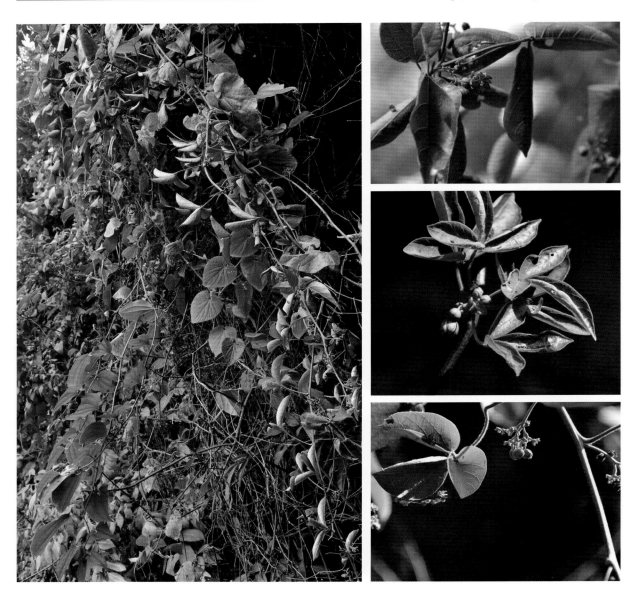

【形态特征】藤本。茎具槽棱，被黄褐色长柔毛。指状复叶有小叶 3 枚；小叶片纸质至近革质，卵形或倒卵形至披针状椭圆形，两侧偏斜。聚伞花序较紧密，腋生，较叶短，或组成圆锥花序而与叶近等长。果具 4 翅（稀 2~3 翅）。花期 6~8 月，果期 8~10 月。

【适宜生境】生于海拔 1300~2000（~3200）m 的林中。

【资源状况】分布于贡山、福贡、泸水等地。常见。

【入药部位】根或藤（红豆七）。

【功能主治】消肿解热，散瘀。用于跌打损伤，接骨。

领春木科

领春木　黄花树、扇耳树
Euptelea pleiosperma Hook. f. et Thoms.

【标本采集号】533324180509167LY

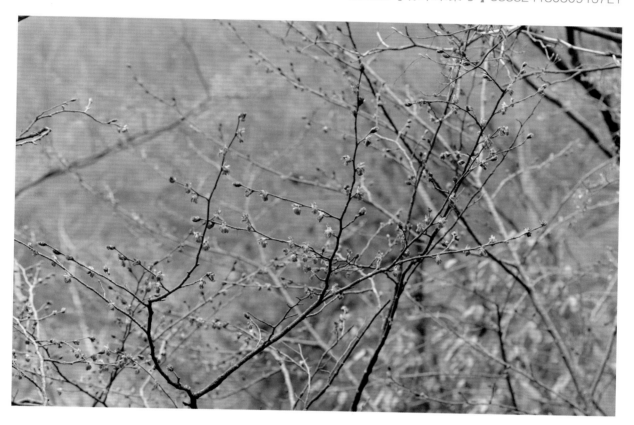

【形态特征】灌木或小乔木。树皮紫黑色或棕灰色。叶片卵形或近圆形，有 1 突生尾尖，长 1~1.5cm，边缘疏生顶端加厚的锯齿。花丛生；雄蕊 6~14；心皮 6~12 枚，离生。翅果长 5~10mm，宽 3~5mm，棕色。花期 4~5 月，果期 7~8 月。

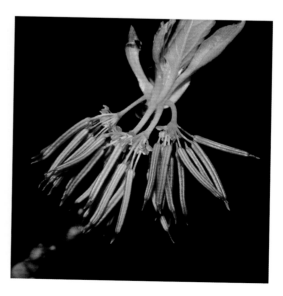

【适宜生境】生于海拔 900~3600m 的溪边杂木林中。

【资源状况】分布于维西、贡山等地。偶见。

【入药部位】树皮、花（领春木）。

【功能主治】清热，泻火。用于消痈，接骨。

毛茛科

乌 头 草乌叶、川乌、附子
Aconitum carmichaelii Debx.

【标本采集号】5333230313

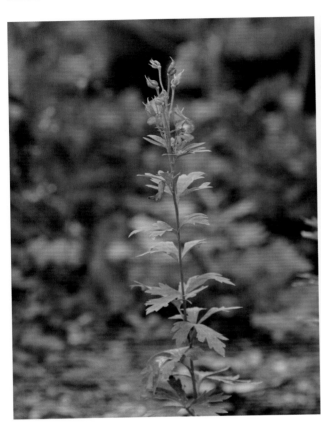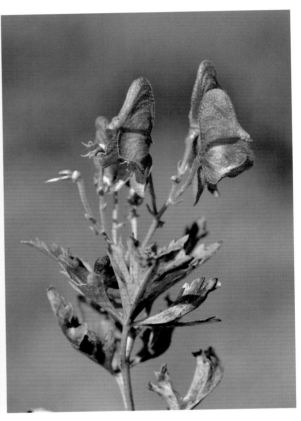

【形态特征】多年生草本。块根倒圆锥形。茎中部叶有长柄；叶片薄革质或纸质，五角形；叶柄疏被短柔毛。顶生总状花序；轴及花梗多少密被反曲而紧贴的短柔毛；下部苞片三裂，其他的狭卵形至披针形；小苞片生花梗中部或下部；萼片外面被短柔毛；雄蕊无毛或疏被短毛，花丝有2小齿或全缘；心皮3~5，子房疏或密被短柔毛。蓇葖果。花期9~10月。

【适宜生境】生于海拔2500~3500m的山地草坡或灌丛中。

【资源状况】分布于泸水、福贡等地。偶见。

【入药部位】母根（川乌）、子根的加工品（附子）。

【功能主治】母根：用于风寒湿痹，关节疼痛，心腹冷痛，寒疝作痛及麻醉止痛。子根的加工品：用于亡阳虚脱，肢冷脉微，心阳不足，胸痹心痛，虚寒吐泻，脘腹冷痛，肾阳虚衰，阳痿宫冷，阴寒水肿，阳虚外感，寒湿痹痛。

苍山乌头 七星草乌
Aconitum contortum Finet et Gagnep.

【标本采集号】32290101043

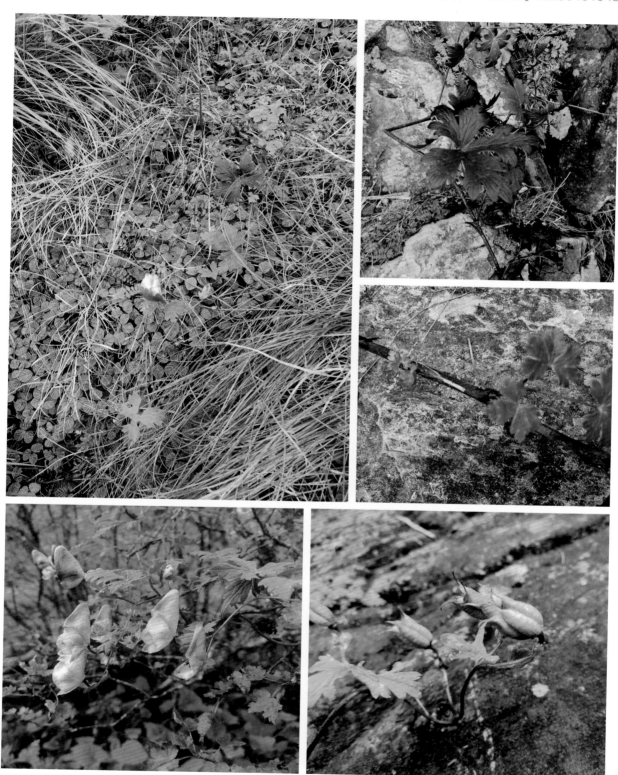

【形态特征】草本。块根胡萝卜形。茎直立或上部缠绕，中部以上分枝。叶片五角形，三全裂，中央全裂片菱形，顶端多少渐尖，侧全裂片斜扇形，不等二深裂。总状花序有花 2~5。蓇葖果长 1.4~1.8cm。花期 9~10 月，果期 10~11 月。

【适宜生境】生于海拔 3400m 的山地。

【资源状况】分布于云龙、大理等地。少见。

【入药部位】块根（苍山乌头）。

【功能主治】祛风除湿，散寒止痛。用于痹痛（以寒湿偏盛、周身骨节疼痛较甚者较为适宜），心腹冷痛，头风痛，偏头痛及跌打损伤疼痛等。

粗花乌头 *Aconitum crassiflorum* Hand. -Mazz.

【标本采集号】5334210858

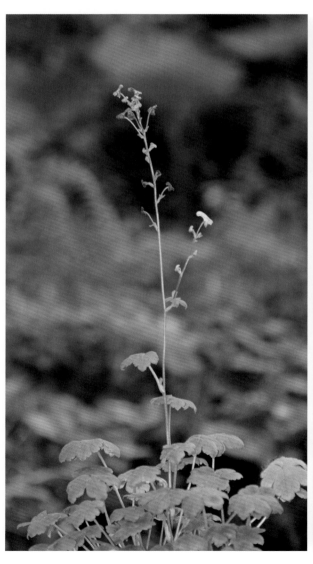
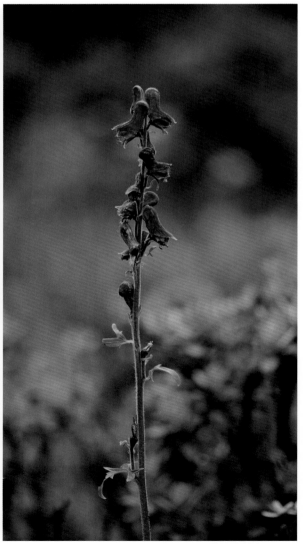

【形态特征】草本。根长约达 7cm，直径约达 1cm。茎生 2~3（~5）枚叶，花序之下有 1 条分枝。基生叶 2~3，茎下部叶有长柄；叶片圆肾形或肾形，三深裂稍超过中部，深裂片近邻接。总状花序，花稀疏排列；花瓣无毛，距通常比唇稍长，稍拳卷。花期 7~8 月。

【适宜生境】生于海拔 3200~4200m 的山地草坡、矮杜鹃灌丛或林下。

【资源状况】分布于香格里拉、德钦、维西等地。偶见。

【入药部位】根（粗花乌头）。

【功能主治】散寒止痛，舒筋活血。用于胃气痛，跌打损伤。

伏毛铁棒锤 铁棒锤、小草乌、两头尖
Aconitum flavum Hand. -Mazz.

【标本采集号】5334211083

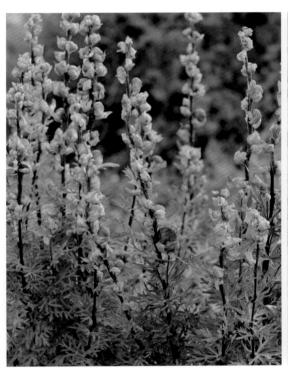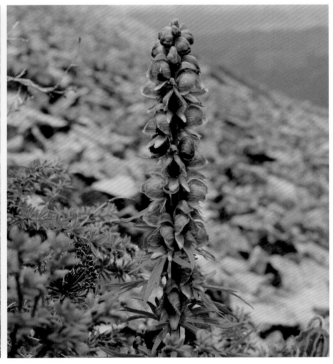

【形态特征】草本。块根胡萝卜形。茎密生多数叶，常不分枝。叶片宽卵形，基部浅心形，三全裂，全裂片细裂，末回裂片线形，边缘疏被短缘毛。顶生总状花序狭长，有花 12~25；花瓣疏被短毛，向后弯曲。蓇葖无毛。花期 8~9 月，果期 9~10 月。

【适宜生境】生于海拔 2000~3700m 的山地草坡或疏林下。

【资源状况】分布于香格里拉等地。常见。

【入药部位】块根（铁棒锤）、茎叶（铁棒锤茎叶）。

【功能主治】块根：祛风止痛，散瘀止血，消肿拔毒。用于风湿关节痛，牙痛，痛经，瘰疬，疮疡肿毒。茎叶：解毒，消肿止痛。用于跌打损伤，刀伤，痈肿，疮疖。

丽江乌头 黄草乌
Aconitum forrestii Stapf

【标本采集号】LGD-YL122

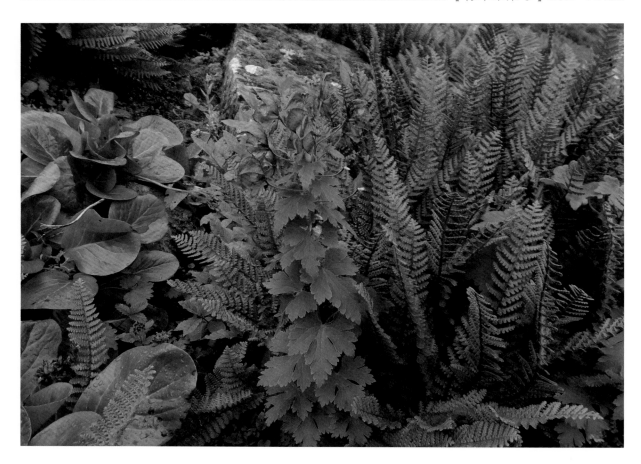

【形态特征】草本。块根圆锥形。叶片宽卵形或五角状卵形，基部心形，三深裂稍超过中部或至本身长度 4/5 处，深裂片近邻接。顶生总状花序多少狭长，具多数密集的花；花瓣无毛，顶端向外弯，二浅裂，半圆形，稍向后弯。花期 9 月，果期 10 月。

【适宜生境】生于海拔 3100m 一带的山地草坡或林边。

【资源状况】分布于玉龙等地。偶见。

【入药部位】块根（黄草乌）。

【功能主治】祛风除湿，温经止痛。用于风湿关节疼痛，跌打损伤。

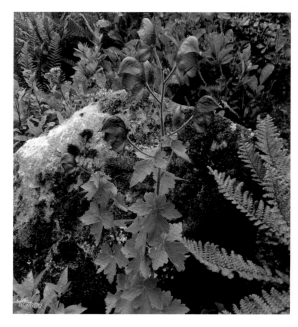

瓜叶乌头

藤乌、草乌、羊角七

Aconitum hemsleyanum Pritz.

【标本采集号】5334211083

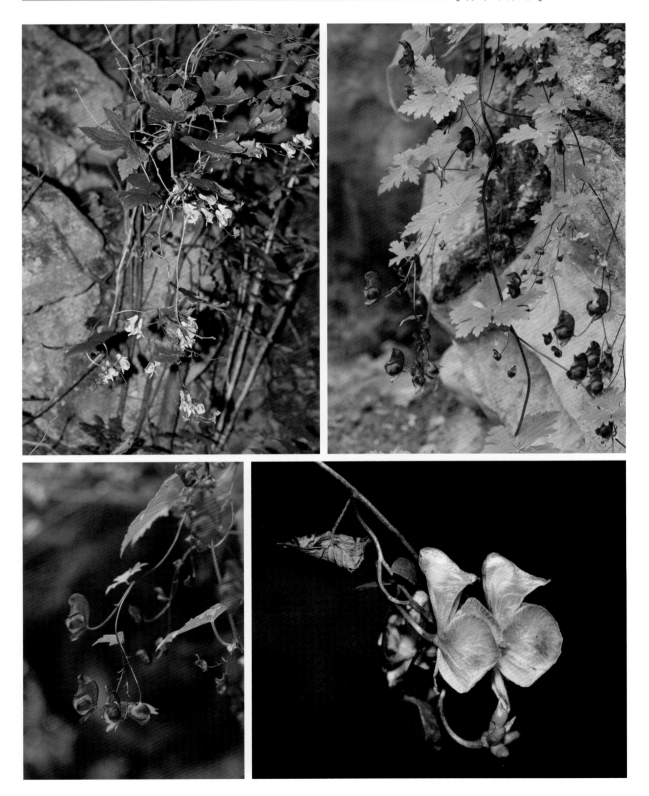

【形态特征】草本。块根圆锥形。茎缠绕，常带紫色，稀疏生叶，分枝。茎中部叶片五角形或卵状五角形，三深裂至距基部 0.9~3.2cm 处，中央深裂片梯状菱形或卵状菱形。总状花序生茎或分枝顶端，有花 2~6（~12）。蓇葖果直。花期 8~10 月，果期 9~11 月。

【适宜生境】生于海拔 2000~3700m 的山地草坡或疏林下。

【资源状况】分布于香格里拉、德钦、维西、玉龙等地。常见。

【入药部位】块根（藤乌头）。

【功能主治】活血镇痛，祛风除湿。用于风湿疼痛，跌打损伤；外用于无名肿毒，疥疮。

拳距瓜叶乌头 血乌、见血封喉

Aconitum hemsleyanum Pritz. var. *circinatum* W. T. Wang

【标本采集号】3229010948

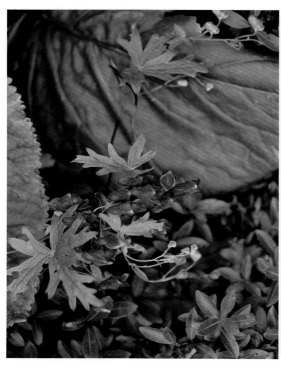 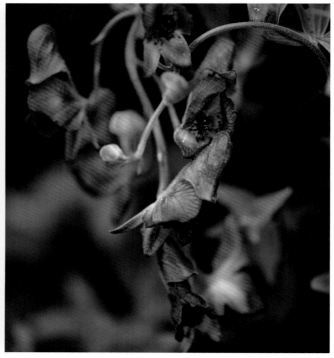

【形态特征】草本。块根圆锥形，茎缠绕。基生叶无；叶片掌状深裂至全裂，一回裂片浅裂至细裂。萼片深蓝色，上部常膨大，有短或长的距，上萼片通常高盔形，有时盔形；花瓣的瓣片大，距长 4~6mm，无毛。花期 8~10 月。果期 9~11 月。

【适宜生境】生于海拔 1700~2200m 的山地林中或灌丛中。

【资源状况】分布于维西等地。偶见。

【入药部位】块根（藤乌头）。

【功能主治】祛风除湿，活血行瘀。用于疥疮，无名肿毒，癣疮，跌打损伤。

缺刻乌头 *Aconitum incisofidum* W. T. Wang

【标本采集号】5334211082

【形态特征】草本。块根圆锥形。茎不分枝，等距离约生 14 枚叶。叶片圆五角形，三全裂近基部，中央全裂片菱形或宽菱形，二回近羽状深裂。顶生总状花序；花瓣无毛，爪顶部有时膝状弯曲，唇舌状，微凹，向后弯曲。蓇葖果长 1.1cm。花期 8~9 月，果期 9~10 月。

【适宜生境】生于海拔 3700~4000m 的山地冷杉林下。

【资源状况】分布于香格里拉等地。偶见。

【入药部位】块根（缺刻乌头）。

【功能主治】祛风除湿，活血镇痛。用于风湿痹痛。

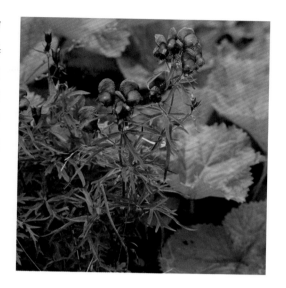

保山乌头 保山附片、小黑牛、水乌头
Aconitum nagarum Stapf

【标本采集号】5329291104

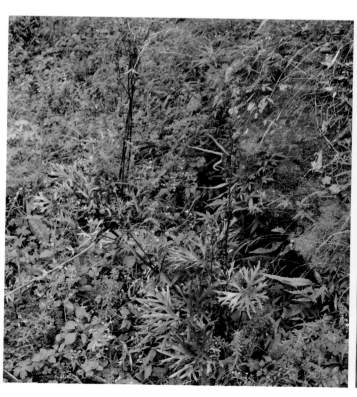

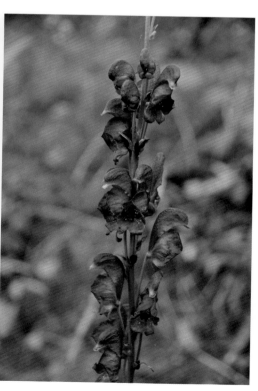

【形态特征】草本。块根近圆柱形。茎上部疏被弯曲并紧贴的短柔毛。基生叶及生于近茎基部的茎生叶均具长柄；叶片五角状肾形，三全裂，中全裂片菱形或倒卵状菱形。总状花序狭长，长 12~30cm，有花 6~25；心皮 5，子房密被白色短柔毛。花期 10 月，果期 11 月。

【适宜生境】生于海拔 1830~3000m 的山地草坡或灌丛中。

【资源状况】分布于维西等地。偶见。

【入药部位】子根（保山附片）。

【功能主治】祛风除湿，通络止痛。用于风寒湿痹，头痛。

小白撑 黄蜡一支蒿、白弩箭药、雪上一支蒿

Aconitum nagarum Stapf var. *heterotrichum* Fletch. et Lauener

【标本采集号】533324180424091LY

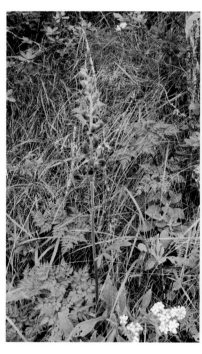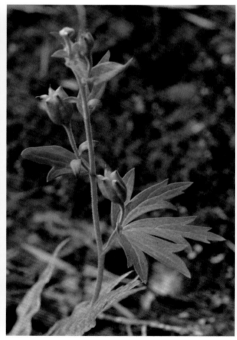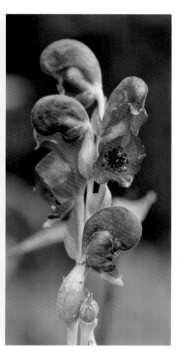

【形态特征】草本。块根圆柱形或圆锥形，常有子根，外皮深褐色。基生叶五角形。总状花序长，密生反曲的白色微柔毛和伸展的黄色腺毛；小苞片椭圆形，萼片紫蓝色，花瓣无毛。蓇葖果，多为 4 枚聚生。花期 10 月，果期 11 月。

【适宜生境】生于海拔 2550~3800m 的山地草坡。

【资源状况】分布于维西、贡山、泸水等地。偶见。

【入药部位】块根（小白撑）。

【功能主治】祛风散寒，活络止痛。用于腰肌劳损，风湿关节痛。

美丽乌头
热豆玛保、热噶达尼、旁阿玛保
Aconitum pulchellum Hand. -Mazz.

【标本采集号】5334210965

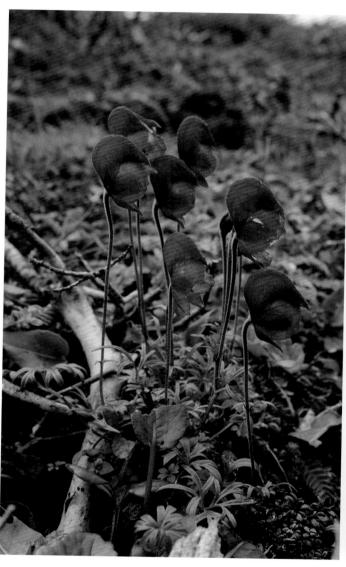
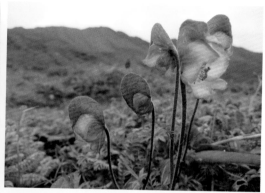
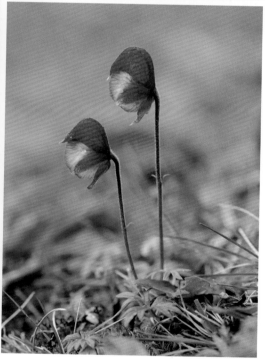

【形态特征】草本。块根小，倒圆锥形。茎不分枝。基生叶 2~3 枚，叶片圆五角形，三全裂或三深裂至近基部，末回裂片狭卵形或长圆状线形。总状花序伞房状，有 1~4 花；花瓣无毛，唇细长，反曲。花期 8~9 月，果期 9~10 月。

【适宜生境】生于海拔 3500~4500m 的山坡草地，常生于多石砾处。

【资源状况】分布于香格里拉、德钦、维西等地。常见。

【入药部位】块根（美丽乌头）。

【功能主治】活血祛瘀，活络止痛，清热解毒。用于腰肌劳损，风湿关节痛，食肉中毒、药物中毒等各种中毒症。

拟康定乌头 *Aconitum rockii* Fletcher et Lauener

【标本采集号】5334210988

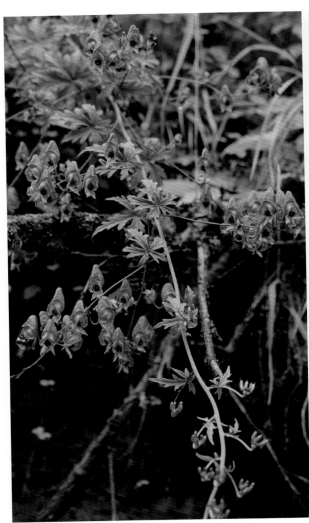 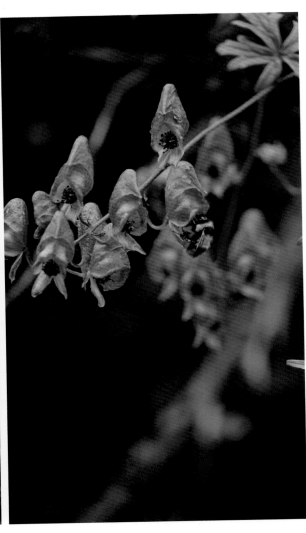

【形态特征】草本。块根圆锥形。茎密被伸展的短柔毛，等距生约 15 枚叶，不分枝或分枝。茎下部叶在开花时枯萎；叶片五角形，三深裂至距基部 5mm 处。总状花序；花瓣无毛，二浅裂，拳卷。花期 8~9 月。

【适宜生境】生于海拔 3900~4100m 的山地矮杜鹃灌丛中或灌丛边。

【资源状况】分布于香格里拉、德钦等地。偶见。

【入药部位】块根（拟康定乌头）。

【功能主治】祛风除湿，活血镇痛。用于风湿痹痛。

甘青乌头　山附子、辣辣草、翁格尔
Aconitum tanguticum (Maxim.) Stapf

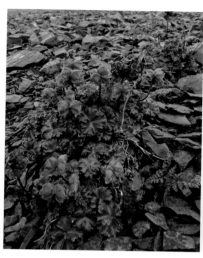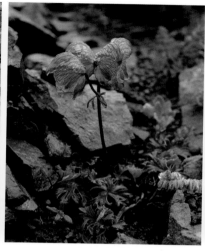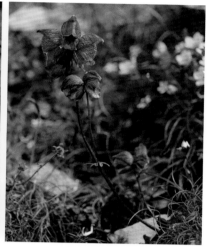

【形态特征】草本。块根小，纺锤形或倒圆锥形。基生叶 7~9 枚，有长柄；叶片圆形或圆肾形，三深裂至中部或中部以下，深裂片稍互相覆压。顶生总状花序有花 3~5；花瓣无毛，稍弯，瓣片极小，唇不明显，微凹，距短、直。蓇葖果长约 1cm。花期 7~8 月，果期 8~9 月。

【适宜生境】生于海拔 3200~4800m 的山地草坡或沼泽草地。

【资源状况】分布于香格里拉、德钦等地。偶见。

【入药部位】全草（榜嘎）。

【功能主治】清热解毒，止痛。用于肝炎，胆囊炎，肺炎，流行性感冒，食物中毒。

新都桥乌头　东俄洛乌头
Aconitum tongolense Ulbr.

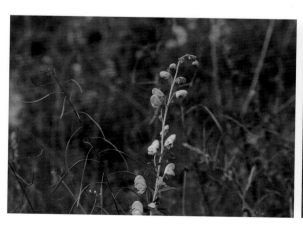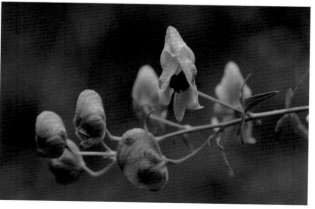

【形态特征】草本。块根圆锥形。茎疏被反曲的短柔毛。叶片五角形，基部心形，三全裂，中央全
裂片卵状菱形，侧全裂片斜扇形，不等二深裂近基部。总状花序狭，长达 25cm，有
花 10~13；上萼片镰刀形；距长 1~1.5mm；心皮 3。花期 7~8 月，果期 8~9 月。

【适宜生境】生于海拔 3800~4600m 的山地草坡。

【资源状况】分布于德钦等地。偶见。

【入药部位】叶、花、根（新都桥乌头）。

【功能主治】消炎，止痛，退热。用于风湿痛，发热性疼痛，头疼，牙痛，流行性感冒，炭疽病。

铁棒锤 铁牛七、雪上一支蒿、一枝箭
Aconitum pendulum Busch

【标本采集号】5334211083

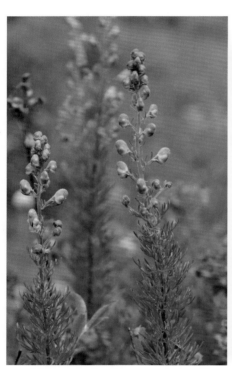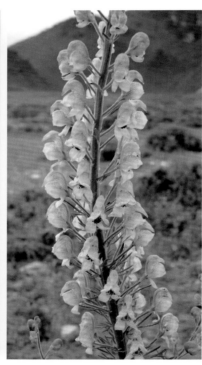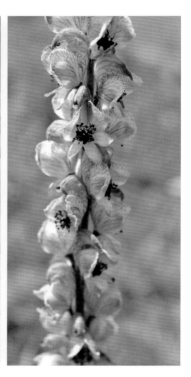

【形态特征】草本。块根倒圆锥形。茎无毛，只在上部疏被短柔毛，中部以上密生叶（间或叶较疏生），
不分枝或分枝。叶片形状似伏毛铁棒锤，宽卵形，小裂片线形，两面无毛。顶生总状花序，
有花 8~35；花瓣无毛或有疏毛。蓇葖果，长 1.1~1.4cm。花期 7~9 月，果期 8~10 月。

【适宜生境】生于海拔 2800~4500m 的山地草坡或林边。

【资源状况】分布于香格里拉等地。偶见。

【入药部位】块根（铁棒锤）。

【功能主治】祛风止痛，散瘀止血，消肿拔毒。用于风湿关节痛，牙痛，痛经，瘰疬，疮疡肿毒。

黄草乌
草乌、大草乌、藤乌、铜皮、乌头
Aconitum vilmorinianum Kom.

【标本采集号】5333210529

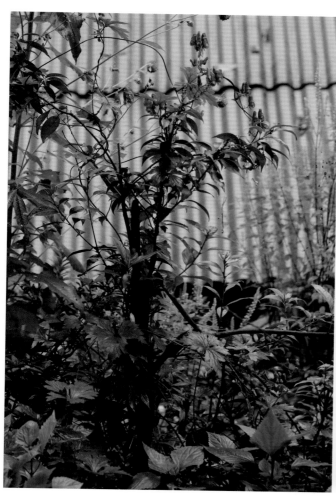

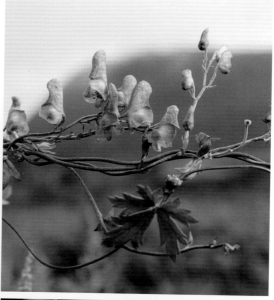

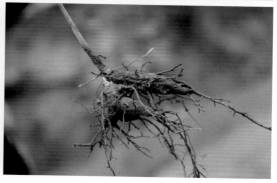

【形态特征】多年生草本。块根椭圆球形或胡萝卜形。茎疏被反曲的短柔毛或几无毛。叶片坚纸质，五角形，三全裂达基部或近基部，表面疏被紧贴的短柔毛。花序有 3~6 花；轴和花梗密被淡黄色反曲短柔毛；苞片线形；小苞片生花梗中部或下部，狭线形，密被短柔毛；萼片外面密被短柔毛，上萼片高盔形，与外缘形成向下展的喙。蓇葖果。花期 8~10 月。

【适宜生境】生于海拔 2100~2500m 的山地灌丛。

【资源状况】分布于泸水等地。偶见。

【入药部位】块根。

【功能主治】用于跌打损伤，风湿痛，手足厥冷。

短柱侧金盏花 水黄连、金山水黄连
Adonis brevistyla Franch.

【标本采集号】5334210277

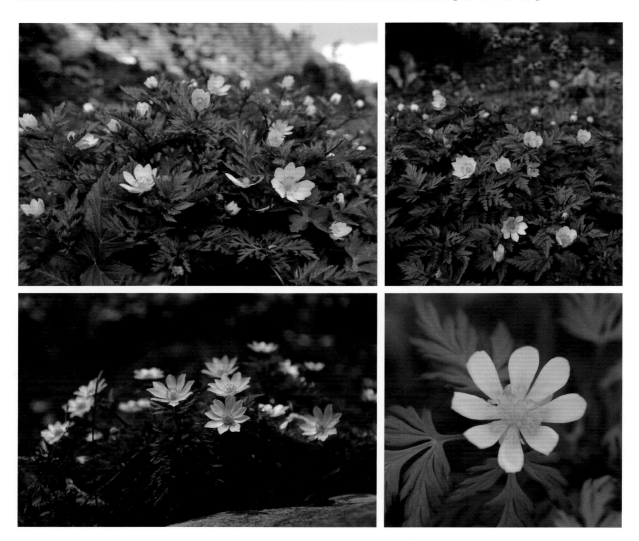

【形态特征】草本。根状茎直径达 8mm。茎常从下部分枝，基部有膜质鳞片。叶片五角形或三角状卵形，三全裂，全裂片有柄，末回裂片狭卵形，有锐齿。花瓣 7~10（~14），白色，有时带淡紫色，倒卵状长圆形或长圆形。瘦果倒卵形，疏被短柔毛，有短宿存花柱。花期 4~8 月，果期 5~10 月。

【适宜生境】生于海拔 1900~3500m 的山地草坡、沟边、林边或林中。

【资源状况】分布于香格里拉、维西等地。常见。

【入药部位】全草（短柱福寿草）。

【功能主治】清热解毒，强心镇静。用于黄疸，咳嗽，哮喘，解热毒。

罂粟莲花 *Anemoclema glauciifolium* (Franch.) W. T. Wang

【标本采集号】5334210610

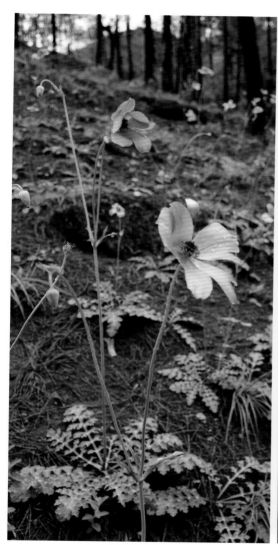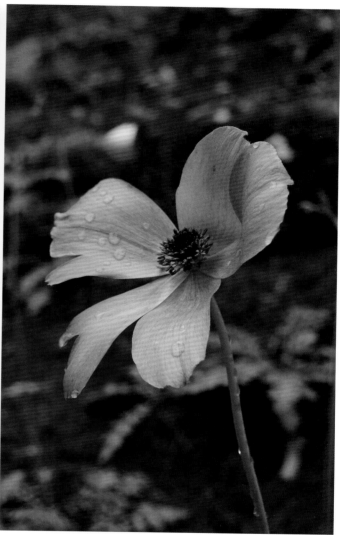

【**形态特征**】草本。叶片匙状长圆形或长圆形，一回裂片 3~8 对，近对生或互生，中部的近菱形，基部常沿羽轴下延，顶端钝，有短尖，羽状分裂，有 1~2 对裂片，表面疏被柔毛，背面沿羽轴密被长柔毛。聚伞花序有花 2~4。瘦果稍扁，密被长柔毛。花期 7~9 月。

【**适宜生境**】生于海拔 1750~3000m 的山地草坡或云南松林草地。

【**资源状况**】分布于香格里拉、玉龙等地。偶见。

【**入药部位**】根（罂粟莲花）。

【**功能主治**】活血祛瘀。用于接骨。

展毛银莲花 高山雪莲花、毛茛、小将军
Anemone demissa Hook. f. et Thomson

【标本采集号】5334210278

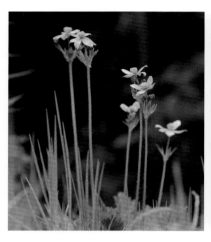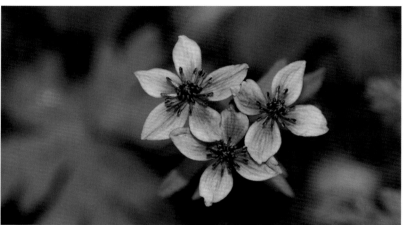

【形态特征】草本。基生叶 5~13，有长柄；叶片卵形，基部心形，三全裂，中全裂片菱状宽卵形，基部宽楔形，突缩成短柄，三深裂，深裂片浅裂，末回裂片卵形，顶端急尖。花葶 1~2（~3）。瘦果扁平，椭圆形或倒卵形。花期 6~7 月。

【适宜生境】生于海拔 3200~4600m 的山地草坡或疏林。

【资源状况】分布于香格里拉、德钦、维西、玉龙等地。常见。

【入药部位】籽、茎叶及根茎（垂枝莲）。

【功能主治】籽、茎叶：外用于体癣，创伤，防腐杀菌。根茎：截疟，疗疮。用于疟疾，恶疮。

疏齿银莲花 毛叶千紫花
Anemone obtusiloba D. Don subsp. *ovalifolia* Bruhl

【标本采集号】5334210107

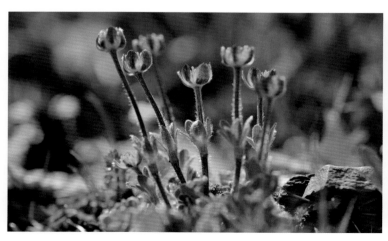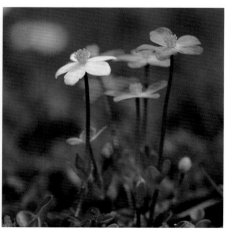

【形态特征】草本。基生叶 7~15，有长柄，多少密被短柔毛；叶片肾状五角形或宽卵形，基部心形，三全裂，两面通常多少密被短柔毛，脉平。花序有 1（~2）花，有开展的柔毛；萼片白色、蓝色或黄色。花期 5~7 月。

【适宜生境】生于高山草地或灌丛边。

【资源状况】分布于香格里拉、德钦等地。常见。

【入药部位】叶、花、果及全草（疏齿银莲花）。

【功能主治】叶、花、果：清热利湿，祛湿敛疮。用于病后体温低，淋证，关节积液，"黄水"疮，咳嗽痰喘。全草：止血。用于出血。

草玉梅　虎掌草、白花舌头草、汉虎掌
Anemone rivularis Buch. -Ham.

【标本采集号】5334210106

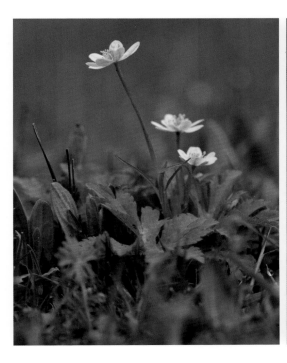
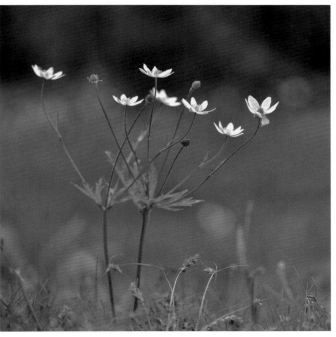

【形态特征】草本。根状茎木质。基生叶 3~5，有长柄；叶片肾状五角形，三全裂，中全裂片宽菱形或菱状卵形，三深裂，深裂片上部有少数小裂片和牙齿。聚伞花序；萼片 7~8，白色，倒卵形；花瓣无；雄蕊多数。瘦果狭卵球形，稍扁。花期 5~8 月，果期 6~9 月。

【适宜生境】生于山地草坡、小溪边或湖边。

【资源状况】分布于香格里拉、德钦、维西、贡山、兰坪等地。常见。

【入药部位】根（虎掌草）、叶（虎掌草叶）。

【功能主治】根：清热解毒，止咳祛痰，截疟。用于咽喉肿痛，咳嗽痰多，淋巴结炎，痢疾。叶：截疟，止痛。用于疟疾，牙痛。

湿地银莲花 *Anemone rupestris* Hook. f. et Thoms.

【标本采集号】5334210128

【**形态特征**】草本。根状茎短。基生叶 4~6，
有长柄；叶片卵形，基部心形，
三全裂，中全裂片宽菱形，末回
裂片狭卵形或线状披针形，侧
全裂片较小，常无柄，一或二回
三裂。花葶 1~3，近无毛。花期
6~8 月。

【**适宜生境**】生于海拔 2500~3000m 的山地草
坡或溪边。

【**资源状况**】分布于香格里拉、德钦、玉龙等
地。常见。

【**入药部位**】根茎和叶（湿地银莲花）。

【**功能主治**】清热解毒，消炎。用于喉炎，扁
桃体炎，肝炎，痢疾。

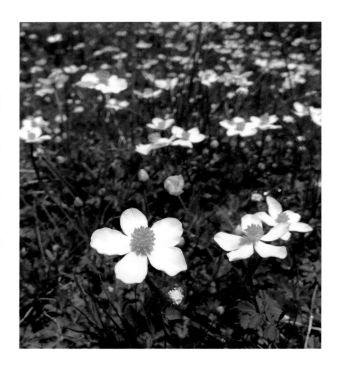

野棉花
满天星、清水胆、铁蒿
Anemone vitifolia Buch. -Ham. ex DC.

【标本采集号】5334211108

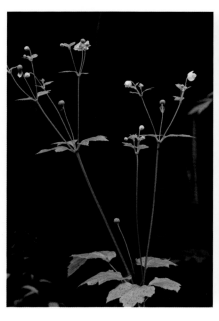
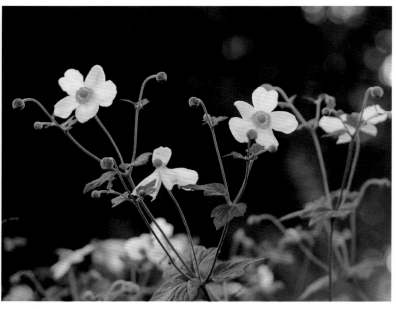

【**形态特征**】草本。根状茎木质。基生叶 2~5，有长柄；叶片心状卵形或心状宽卵形，顶端急尖，3~5 浅裂，背面密被白色短绒毛。花葶粗壮，有密或疏的柔毛；聚伞花序；萼片 5，倒卵形，白色或带粉红色。聚合果球形，瘦果有细柄，密被绵毛。花期 7~10 月，果期 8~11 月。

【**适宜生境**】生于山地草坡、沟边或疏林。

【**资源状况**】分布于香格里拉、德钦、维西、贡山、福贡、泸水、兰坪、玉龙等地。常见。

【**入药部位**】根茎（野棉花）。

【**功能主治**】祛风散瘀，利湿，驱虫，截疟。用于跌打损伤，风湿骨节痛，肠炎，痢疾，蛔虫病，疟疾，黄疸，胃寒痛，咳嗽气喘，内外伤出血。

直距耧斗菜 *Aquilegia rockii* Munz

【**标本采集号**】5334210291

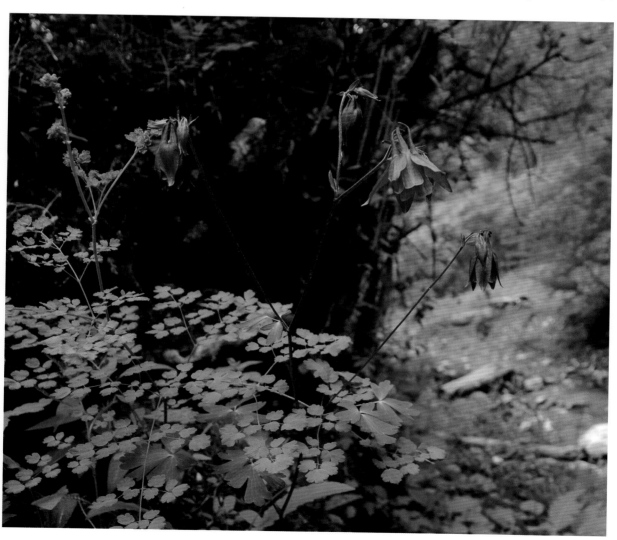

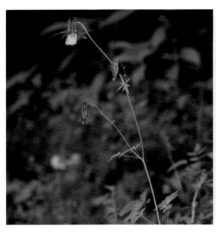
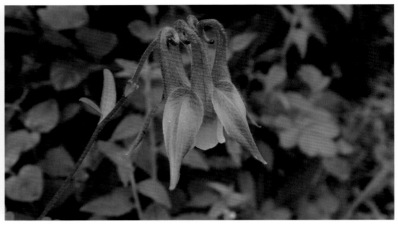

【形态特征】草本。根圆柱形，外皮黑褐色。茎基部被稀疏的短柔毛，上部密被腺毛，常分枝。基生叶少数，为二回三出复叶。花序有花 1~3；花瓣与萼片同色，顶端圆截形，直或末端微弯，被短柔毛。蓇葖果长 1.5~2.1cm，先端有长 5~7mm 的宿存花柱。花期 6~8 月，果期 7~9 月。

【适宜生境】生于海拔 2500~3500m 的山地杂木林下或路旁。

【资源状况】分布于香格里拉、德钦、维西、贡山等地。常见。

【入药部位】带根全草（直距耧斗菜）。

【功能主治】活血调经，凉血止血，清热解毒。用于痛经，崩漏，痢疾。

驴蹄草 蹄叶、马蹄草、土紫菀
Caltha palustris L.

【标本采集号】5334210602

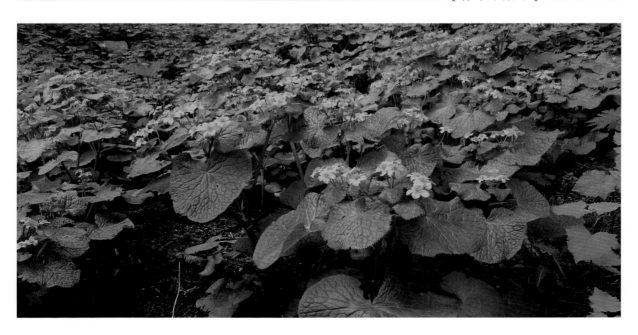

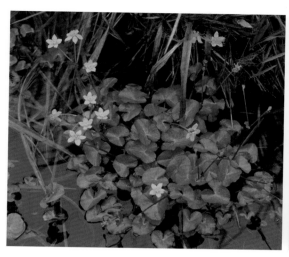
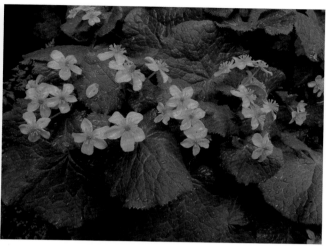

【形态特征】草本。有多数肉质须根。茎实心，具细纵沟。基生叶 3~7，有长柄；叶片圆形、圆肾形或心形，基部深心形或基部二裂片互相覆压，边缘全部密生正三角形小牙齿。茎或分枝顶部有由 2 朵花组成的单歧聚伞花序。蓇葖果具横脉，喙长约 1mm。花期 5~9 月，果期 6~10 月。

【适宜生境】生于海拔 1900~4000m 的山谷溪边或湿草甸，有时也生于草坡或林下较阴湿处。

【资源状况】分布于香格里拉、德钦、维西、贡山等地。常见。

【入药部位】全草（驴蹄草）。

【功能主治】祛风，解暑，活血消肿。用于伤风感冒，中暑发痧；外用于烧烫伤，毒蛇咬伤。

花葶驴蹄草
当喔呷热、紫菀、驴蹄草
Caltha scaposa Hook. f. et Thomson

【标本采集号】5334210227

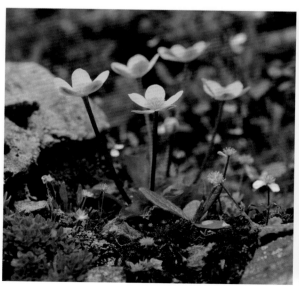
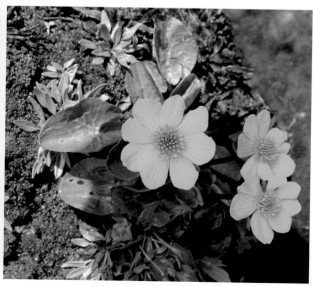

【形态特征】草本。具多数肉质须根。茎达 10 条。基生叶 3~10，有长柄；叶片心状卵形或三角状卵形，有时肾形。花单独生于茎顶部，或 2 朵形成单歧聚伞花序。蓇葖果具明显的横脉，喙长约 1mm。花期 6~9 月，果期 7~10 月。

【适宜生境】生于海拔 2800~4100m 的高山湿草甸或山谷沟边湿草地。

【资源状况】分布于香格里拉、德钦等地。常见。

【入药部位】全草（驴蹄草）。

【功能主治】驱风，解暑，活血消肿。用于伤风感冒，头风疼痛，中暑发痧，跌打损伤；外用于烧烫伤，毒蛇咬伤。

细茎驴蹄草 *Caltha sinogracilis* W. T. Wang

【标本采集号】5334210242

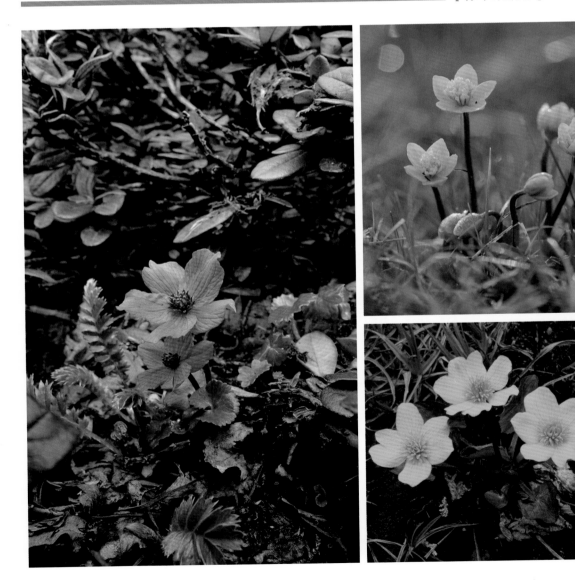

【形态特征】小草本，有肉质须根。茎单一或多达 7 条，直径不到 1mm，无叶，不分枝。叶常全部基生，有长柄；叶片草质，圆肾形或肾状心形，顶端圆形，基部深心形，边缘生浅圆牙齿或在下部生宽卵形牙齿。花单生于茎顶端。蓇葖果无柄，具不明显横脉，喙长约 0.8mm。花期 5~6 月，果期 6~8 月。

【适宜生境】生于海拔 3200~4000m 的溪边草地。

【资源状况】分布于香格里拉等地。偶见。

【入药部位】全草（细茎驴蹄草）。

【功能主治】祛风止痛，清热利湿，解毒。用于头风疼痛，风湿关节痛；外用于烧烫伤，毒蛇咬伤。

升　麻 臭麻、黑升麻、亳升麻
Cimicifuga foetida L.

【标本采集号】5334210513

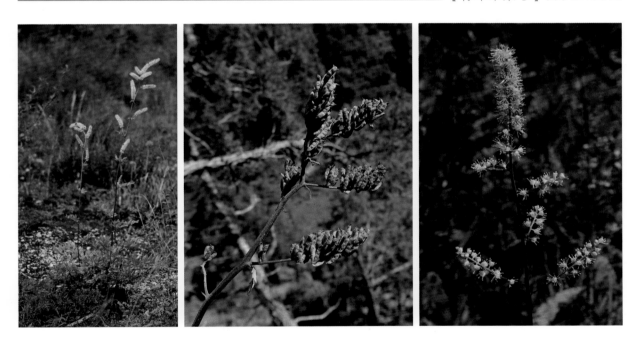

【形态特征】草本。根状茎粗壮，表面黑色，有许多内陷的圆洞状老茎残迹；茎微具槽，被短柔毛。叶为二至三回三出羽状复叶；茎下部叶的叶片三角形；顶生小叶具长柄，菱形。花序具分枝 3~20 条，轴密被灰色或锈色的腺毛及短毛。蓇葖果长圆形，有伏毛，顶端有短喙。花期 7~9 月，果期 8~10 月。

【适宜生境】生于海拔 1700~2300m 的山地林缘、林中或路旁草丛中。

【资源状况】分布于香格里拉、德钦、维西、贡山、玉龙等地。常见。

【入药部位】全草（升麻）。

【功能主治】发表透疹，清热解毒，升举阳气。用于风热头痛，齿痛，口疮，咽喉肿痛，阳毒发斑，脱肛，子宫脱垂。

星叶草 *Circaeaster agrestis* Maxim.

【标本采集号】5334210807

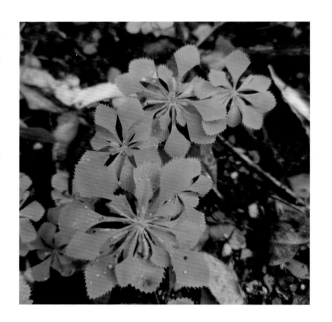

【形态特征】一年生小草本。宿存的 2 子叶和叶簇生；子叶线形或披针状线形，无毛；叶片菱状倒卵形、匙形或楔形，基部渐狭，边缘上部有小牙齿，齿顶端有刺状短尖。花小。瘦果狭长圆形或近纺锤形，有密或疏的钩状毛。偶尔无毛。花期 4~6 月，果期 5~8 月。

【适宜生境】生于山谷沟边、林中或湿草地。

【资源状况】分布于香格里拉、德钦等地。常见。

【入药部位】全草（星叶草）。

【功能主治】止痛，利痰。用于肺炎。

甘川铁线莲
美美隆、勒每雷、阿母辛败
Clematis akebioides (Maxim.) H. J. Veitch

【标本采集号】5334210301

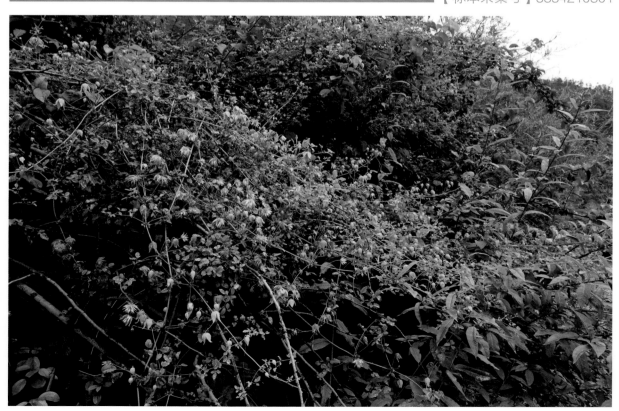

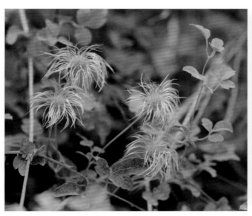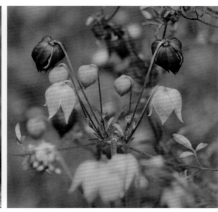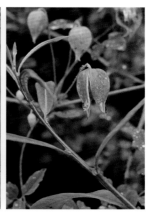

【形态特征】藤本。茎无毛，有明显的棱。一回羽状复叶，有 5~7 小叶；小叶片基部常 2~3 浅裂或深裂。花单生或 2~5 朵簇生。未成熟的瘦果倒卵形、椭圆形，被柔毛。花期 7~9 月，果期 9~10 月。

【适宜生境】生于高原草地、灌丛或河边。

【资源状况】分布于香格里拉、德钦等地。偶见。

【入药部位】藤茎（甘川铁线莲）。

【功能主治】清热，消炎，通经。用于消化不良，痢疾，喉痛，虫蛇咬伤。

小木通 淮通、淮木通
Clematis armandii Franch.

【标本采集号】3229010145

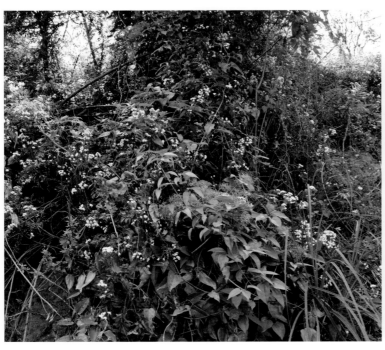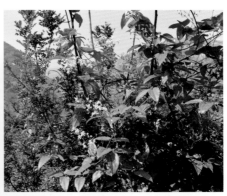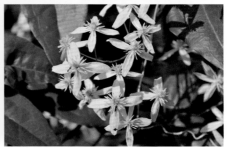

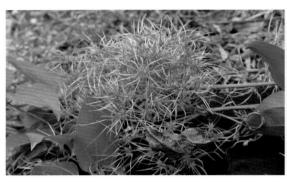
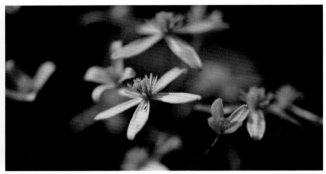

【形态特征】木质藤本。茎圆柱形，有纵条纹，小枝有棱。三出复叶；小叶片革质，卵状披针形、长椭圆状卵形至卵形，全缘。聚伞花序或圆锥状聚伞花序，腋生或顶生。瘦果扁，卵形至椭圆形，疏生柔毛。花期3~4月，果期4~7月。

【适宜生境】生于海拔800~2400m的山坡、山谷、路边灌丛、林边或水沟旁。

【资源状况】分布于泸水、兰坪等地。偶见。

【入药部位】藤茎（川木通）。

【功能主治】清热利尿，通经下乳。用于水肿，淋病，小便不通，关节痹痛，经闭乳少。

毛木通 山木通藤、山木通、小木通
Clematis buchananiana DC.

【标本采集号】533324180421074LY

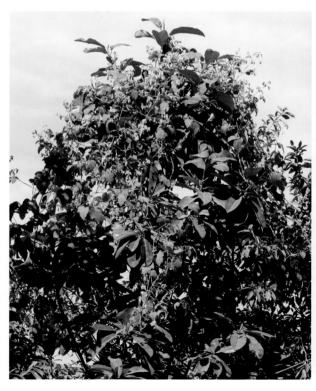
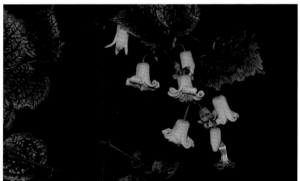
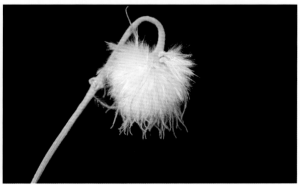

【形态特征】木质藤本。茎圆柱形，棕黑色或淡紫黑色，被黄色开展的长柔毛或绒毛。一回羽状复叶，小叶常 5 枚，小叶片卵圆形或宽卵形，边缘 3 浅裂或有粗的圆锯齿。聚伞圆锥花序腋生。瘦果卵圆形，扁平；宿存花柱羽毛状，长达 4cm。花期 10 月至翌年 1 月，果期 2~3 月。

【适宜生境】生于海拔 1200~2800m 的山区林边、沟边开阔地带的灌丛中。

【资源状况】分布于贡山、福贡、兰坪等地。常见。

【入药部位】藤茎（毛木通）。

【功能主治】消炎，利尿，止痛。用于扁桃体炎，咽喉炎，尿道炎，膀胱炎。

威灵仙 铁脚威灵仙、乌头力刚、九里火
Clematis chinensis Osbeck

【标本采集号】5329290142

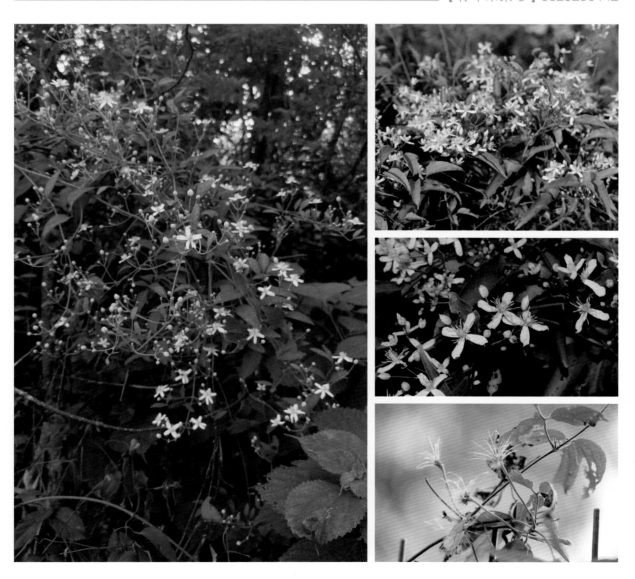

【形态特征】木质藤本。一回羽状复叶，有 5 小叶，有时 3 或 7；小叶片卵形至卵状披针形，或为线状披针形、卵圆形，全缘。常为圆锥状聚伞花序，多花。瘦果扁，3~7 个，卵形至宽椭圆形，有柔毛。花期 6~9 月，果期 8~11 月。

【适宜生境】生于海拔 150~1000m 的山坡、山谷灌丛或沟边、路旁草丛。

【资源状况】分布于云龙等地。偶见。

【入药部位】根、根茎（威灵仙）。

【功能主治】祛风除湿，通络止痛。用于风湿痹痛，肢体麻木，筋脉拘挛，屈伸不利，骨鲠咽喉。

金毛铁线莲 金丝木通、山棉花、花木通
Clematis chrysocoma Franch.

【标本采集号】5329320097

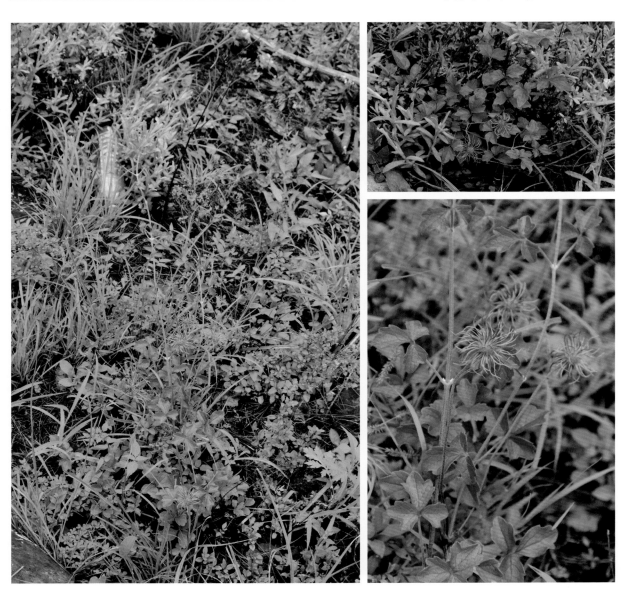

【形态特征】木质藤本，或呈灌木状。三出复叶，小叶片革质或薄革质，2~3 裂，两面密生绢状毛，边缘疏生粗牙齿，顶生小叶片卵形至菱状倒卵形。花 1~3（~5）朵与叶簇生，为聚伞花序或新枝上 1~2 朵花生叶腋。瘦果扁，卵形至倒卵形，有绢状毛。花期 4~7 月，果期 7~11 月。

【适宜生境】生于海拔 1000~3200m 的山坡、山谷的灌丛、林下、林边或河谷。

【资源状况】分布于兰坪、玉龙等地。偶见。

【入药部位】藤茎和根（金丝木通）、花。

【功能主治】藤茎和根：利尿消肿，祛风湿，活血化瘀。用于肾炎水肿，小便不利，风湿性关节炎，活血化瘀，经闭，跌打损伤，骨折。花：止血，止带。用于鼻衄，崩漏，白带异常；外用于烧烫伤。

合柄铁线莲　小木通、接骨草、木大通
Clematis connata DC.

【标本采集号】5329320096

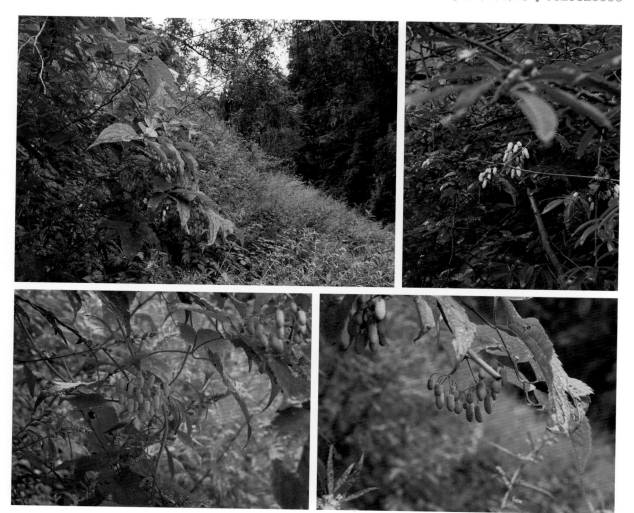

【形态特征】木质藤本。茎圆柱形，微有纵沟纹。一回羽状复叶，小叶（3~）5~7 枚；小叶片卵圆形或卵状心形，边缘有整齐的钝锯齿。聚伞花序或聚伞圆锥花序腋生，有花 11~15，稀仅有 3 花；花钟状。瘦果卵圆形，扁平，棕红色，边缘增厚，被短柔毛。花期 8~9 月，果期 9~10 月。

【适宜生境】生于海拔 2000~3400m 的江边、山沟边的云杉林下及杂木林中，攀缘于树冠上。

【资源状况】分布于德钦、维西、兰坪等地。常见。

【入药部位】藤茎。

【功能主治】祛寒，温胃，消痞肿。用于消胃寒，"培根"病，"黄水"病，包块，溃疡，腹泻等。

银叶铁线莲 叶芒嘎保
Clematis delavayi Franch.

【标本采集号】5334210743

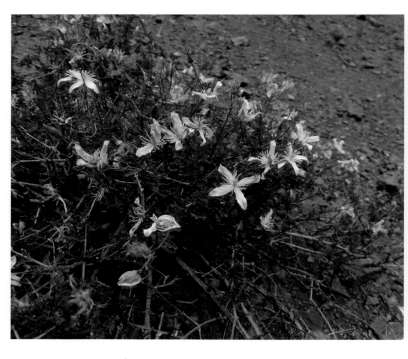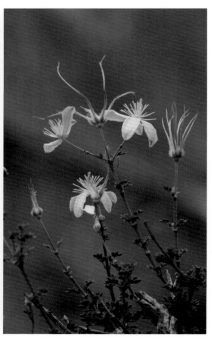

【形态特征】近直立小灌木。茎有棱，少分枝，老枝外皮呈纤维状剥落。一回羽状复叶对生，或数叶簇生；小叶片卵形至卵状披针形，全缘，下面密生短的绢状毛而呈银白色。常为圆锥状聚伞花序，多花，顶生。瘦果有绢状毛。花期 6~8 月，果期 10 月。

【适宜生境】生于海拔 2200~3200m 的山地、沟边、河边、路旁及山谷灌丛。

【资源状况】分布于香格里拉等地。偶见。

【入药部位】藤茎。

【功能主治】清热利尿，通经下乳。用于湿热癃闭，水肿，淋证，心火上炎之口舌生疮，湿热痹痛，关节不利，妇人经闭。

山木通　大叶光板力刚、过山照、九里花
Clematis finetiana Lévl. et Vant.

【标本采集号】3229010335

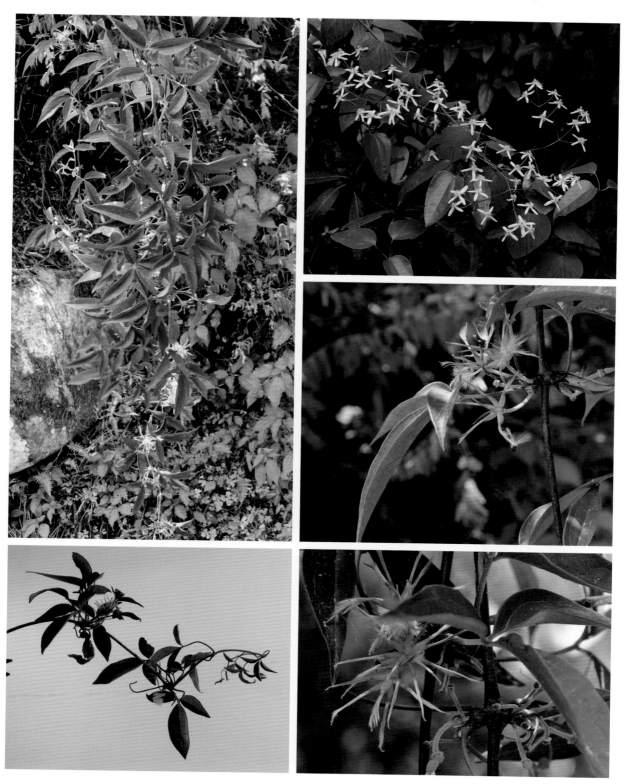

【形态特征】木质藤本。茎圆柱形，有纵条纹，小枝有棱。三出复叶，基部有时为单叶；小叶片薄革质或革质，卵状披针形、狭卵形至卵形，全缘。花常单生，或为聚伞花序、总状聚伞花序。瘦果镰刀状狭卵，有柔毛。花期 4~6 月，果期 7~11 月。

【适宜生境】生于海拔 700~1200m 的山坡疏林、溪边、路旁灌丛及山谷石缝中。

【资源状况】分布于福贡、玉龙等地。常见。

【入药部位】根（山木通根）、茎、叶（山木通）。

【功能主治】根：祛风湿，通经络，止痛。用于风湿关节肿痛，肠胃炎，疟疾，乳痈，牙疳，目生星翳。茎、叶：祛风活血，利尿通淋。用于关节肿痛，跌打损伤，小便不利，乳汁不通。

滇南铁线莲 黄毛铁线莲、拉巴子
Clematis fulvicoma Rehd. et Wils.

【标本采集号】5329290182

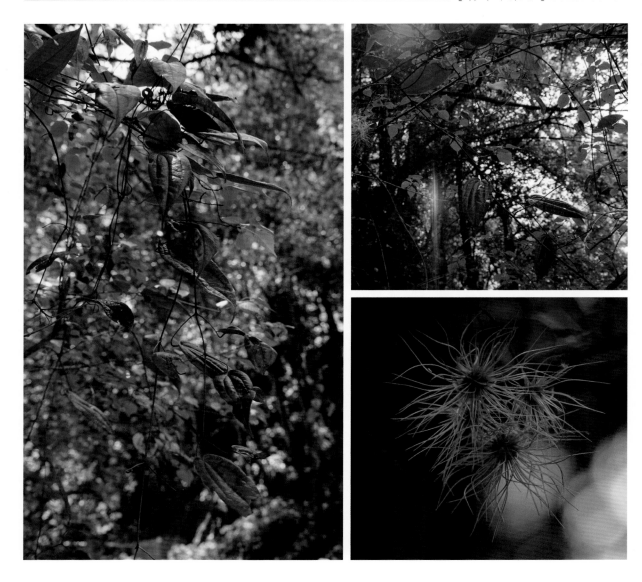

【形态特征】木质藤本。单叶对生；叶片亚革质，卵圆形，心形或宽卵状披针形，全缘，两面均微凸起，光滑无毛。圆锥状聚伞花序或总状聚伞花序。瘦果菱状椭圆形或卵圆形，棕褐色，上部边缘增厚，近无毛。花期 10~12 月，果期翌年 1~2 月。

【适宜生境】生于海拔 1000~1500m 的溪边、林下及灌丛，攀缘于其他树上。

【资源状况】分布于泸水等地。偶见。

【入药部位】全草（拉巴子）。

【功能主治】清热解毒，祛风除湿，消炎利水。用于风湿性关节炎，肠炎，肾炎水肿，淋痛，小便不利，虫疮久烂，难产。

小蓑衣藤 威灵仙、老龙须、串鼻龙
Clematis gouriana Roxb. ex DC.

【标本采集号】5334210729

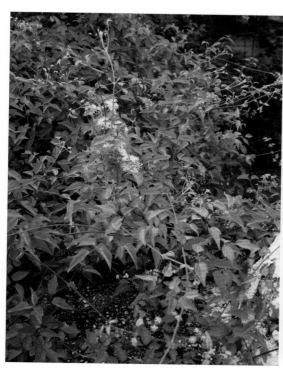
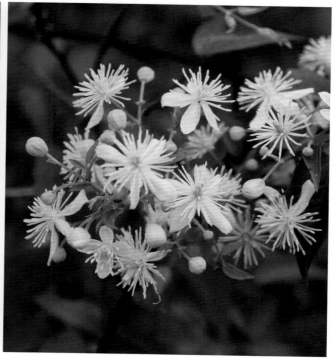

【形态特征】藤本。一回羽状复叶，有 5 小叶，有时 3 或 7，偶尔基部一对 2~3 小叶；小叶片纸质，卵形、长卵形至披针形，常全缘。圆锥状聚伞花序，多花。瘦果纺锤形或狭卵形，不扁，顶端渐尖，有柔毛。花期 9~10 月，果期 11~12 月。

【适宜生境】生于山坡、山谷灌丛或沟边、路旁。

【资源状况】分布于香格里拉等地。偶见。

【入药部位】茎及根（小花木通）。

【功能主治】行气活血，祛风湿，止痛。用于跌打损伤，瘀滞疼痛，风湿筋骨痛，肢体麻木。

薄叶铁线莲 *Clematis gracilifolia* Rehd. et Wils.

【标本采集号】2353290231

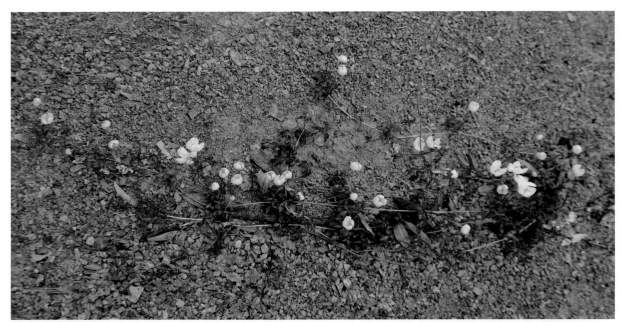

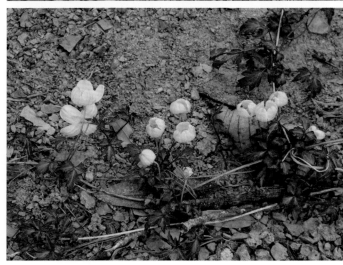

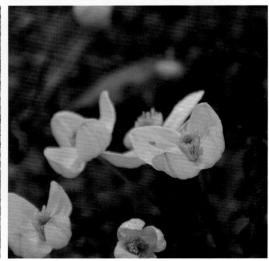

【形态特征】藤本。茎、枝圆柱形，有纵条纹，外皮紫褐色，老时剥落。三出复叶至一回羽状复叶，有 3~5 小叶；小叶片 3 裂或 2 裂至 3 全裂，小叶片或裂片纸质或薄纸质，卵状披针形至宽卵形。花 1~5 朵，与叶簇生。瘦果无毛，卵圆形，扁。花期 4~6 月，果期 6~10 月。

【适宜生境】生于山坡林中阴湿处或沟边。

【资源状况】分布于香格里拉、德钦等地。偶见。

【入药部位】全株（薄叶铁线莲）。

【功能主治】行气活血，祛风湿，止痛。用于腹胀，便结，风火牙痛，目翳；外用于虫蛇咬伤。

毛蕊铁线莲 小木通、丝瓜花、铃钟锯子力刚
Clematis lasiandra Maxim.

【标本采集号】533324180914893LY

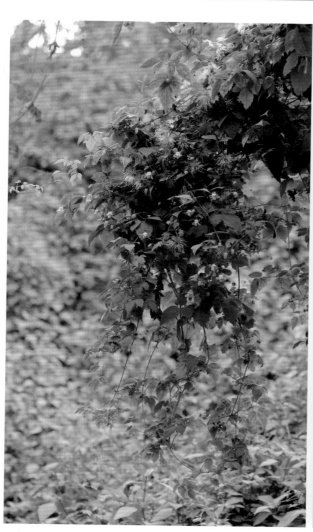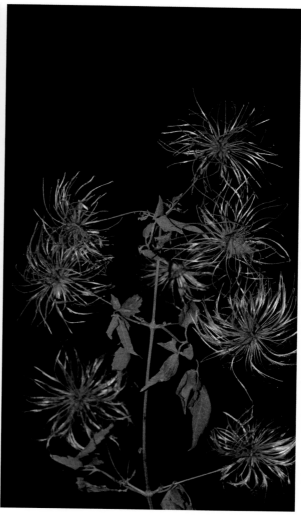

【形态特征】攀缘草质藤本。三出复叶、羽状复叶或二回三出复叶，小叶 3~9（~15）枚；小叶片卵状披针形或窄卵形，边缘有整齐的锯齿。聚伞花序腋生，常有花 1~3。瘦果卵形或纺锤形，棕红色，被疏短柔毛。花期 10 月，果期 11 月。

【适宜生境】生于海拔 2000~2800m 的沟边、山坡荒地及灌丛。

【资源状况】分布于维西、贡山、兰坪等地。常见。

【入药部位】茎藤或根（小木通）。

【功能主治】舒筋活络，清热利尿。用于筋骨疼痛，跌打损伤，水肿，热淋，小便不利，痈疮肿毒。

绣球藤 三角枫、淮木通、柴木通
Clematis montana Buch. -Ham. ex DC.

【标本采集号】5329320098

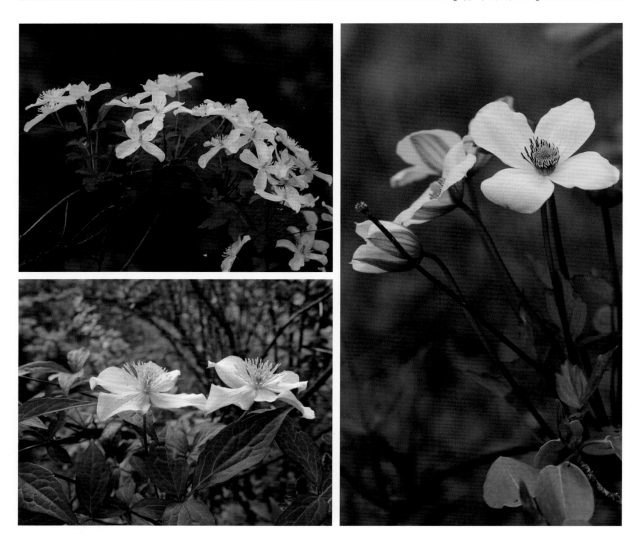

【形态特征】木质藤本。茎圆柱形，有纵条纹。三出复叶；小叶片卵形、宽卵形至椭圆形，顶端 3
裂或不明显，两面疏生短柔毛。花 1~6 朵，与叶簇生；萼片 4，开展，白色或外面带
淡红色。瘦果扁，卵形或卵圆形，无毛。花期 4~6 月，果期 7~9 月。

【适宜生境】生于山坡、山谷灌丛、林边或沟旁。

【资源状况】分布于香格里拉、德钦、维西、贡山、福贡、泸水、兰坪、玉龙等地。常见。

【入药部位】茎藤（川木通）。

【功能主治】清热利尿，通经下乳。用于水肿，淋病，小便不通，关节痹痛，经闭乳少。

钝萼铁线莲 木通藤、小木通、风藤草
Clematis peterae Hand. -Mazz.

【标本采集号】5329320099

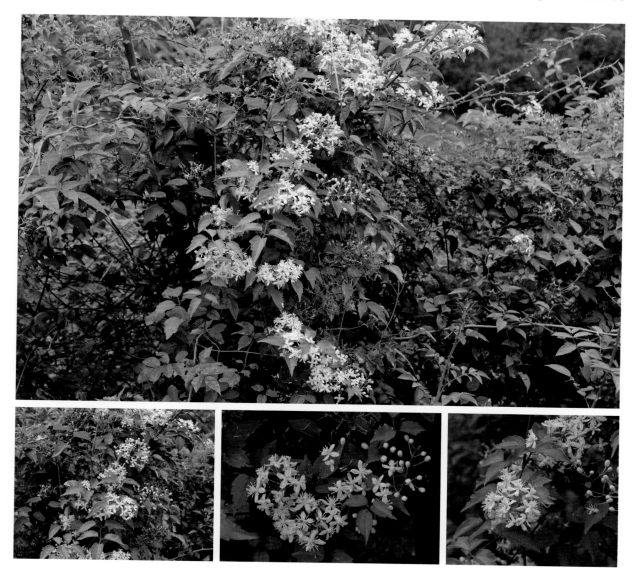

【形态特征】藤本。一回羽状复叶，有 5 小叶；小叶片卵形或长卵形，顶端常锐尖或短渐尖，基部圆形或浅心形，边缘疏生一至数个锯齿状牙齿或全缘。圆锥状聚伞花序，多花；萼片 4，开展，白色。瘦果卵形，稍扁平，无毛或近花柱处稍有柔毛。花期 6~8 月，果期 9~12 月。

【适宜生境】生于山坡、沟边杂木林中。

【资源状况】分布于德钦、维西、兰坪、玉龙等地。偶见。

【入药部位】藤茎（木通藤）。

【功能主治】清热利湿，活血止痛，健胃消食，清肝明目。用于跌打损伤，瘀滞疼痛，风湿筋骨痛，肢体麻木。

毛茛铁线莲
铁线牡丹、山棉花、回龙草
Clematis ranunculoides Franch.

【标本采集号】5334210735

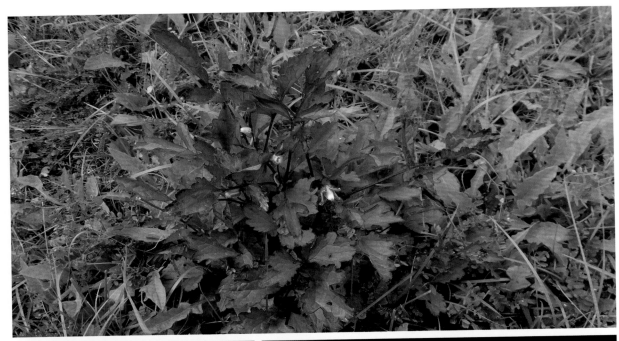

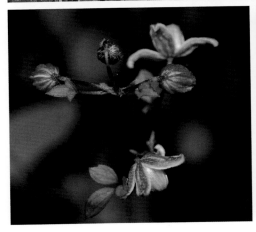

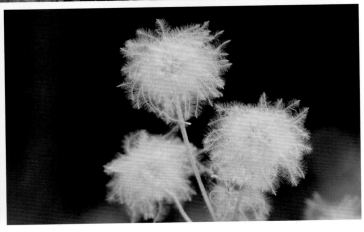

【形态特征】直立草本或草质藤本。根短而粗壮，木质，表面棕黑色，内面淡黄色。茎基部常四棱形，上部六棱形，有深纵沟。基生叶有长柄，茎生叶叶柄短，常为三出复叶；小叶片卵圆形至近圆形。聚伞花序腋生。瘦果纺锤形，两面凸起，棕红色，被短柔毛。花期9~10月，果期10~11月。

【适宜生境】生于海拔500~3000m的山坡、沟边、林下及灌丛。

【资源状况】分布于香格里拉、德钦、兰坪、玉龙等地。常见。

【入药部位】全草和根（小九头狮子草）。

【功能主治】清热解毒，利尿，祛瘀通络。用于疮痈疔肿，乳腺炎，水肿，小便不利，癃闭，跌打损伤。

长花铁线莲 木通

Clematis rehderiana Craib

【标本采集号】5334210536

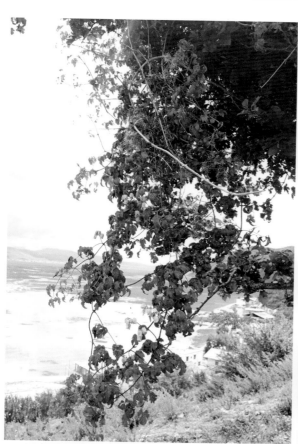
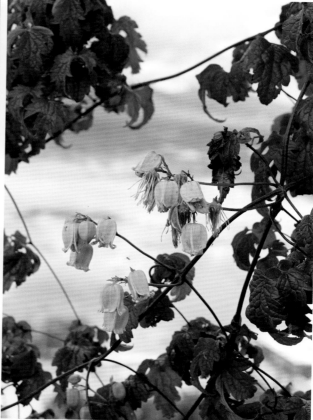
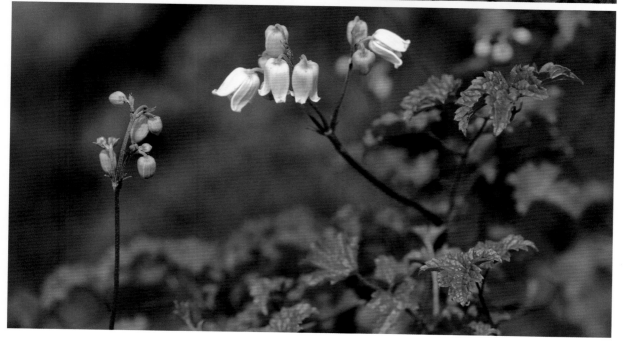

【形态特征】木质藤本。茎六棱形，有浅纵沟纹，淡黄绿色或微带紫红色，被稀疏曲柔毛。一至二回羽状复叶，小叶片宽卵圆形或卵状椭圆形，边缘 3 裂，有粗锯齿或有时裂成 3 小叶。聚伞圆锥花序腋生。瘦果扁平，宽卵形或近圆形，棕红色，边缘增厚，被短柔毛。花期 7~8 月，果期 9 月。

【适宜生境】生于阳坡、沟边及林边的灌丛。

【资源状况】分布于香格里拉、德钦等地。常见。

【入药部位】带花枝叶（长花铁线莲）。

【功能主治】清心降火，利尿。用于口舌生疮，乳汁不通，肠炎痢疾，肾炎，淋病。

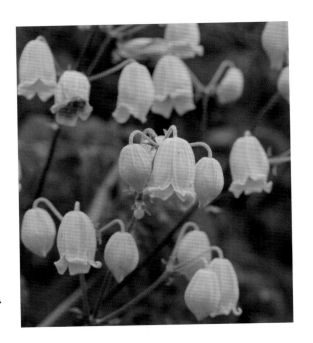

云南铁线莲
山木通、大叶木通、大花木通
Clematis yunnanensis Franch.

【标本采集号】533324180910806LY

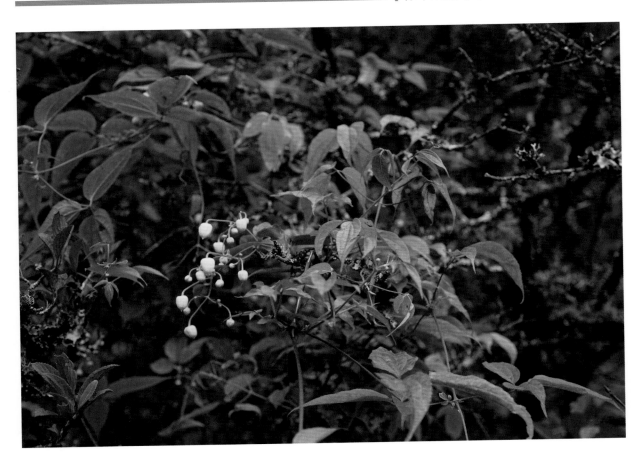

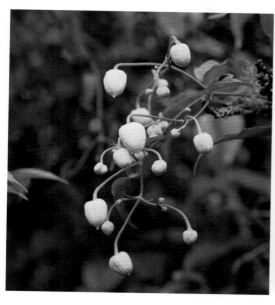
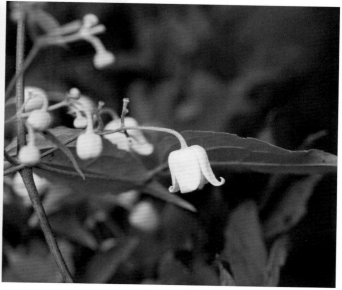

【形态特征】木质藤本。茎褐色，有细纵沟纹。三出复叶，小叶片卵状披针形或宽披针形，边缘有整齐的锯齿。聚伞花序腋生，常 3~7 花；花钟状；萼片 4 枚，白色或淡黄色。瘦果卵形，被短柔毛。花期 11~12 月，果期翌年 4~5 月。

【适宜生境】生于海拔 2000~3000m 的山谷、江边及山坡林边灌丛，攀缘于树枝上。

【资源状况】分布于维西、贡山、兰坪等地。常见。

【入药部位】全株（辣木通）。

【功能主治】祛风利湿，止痛，利尿。用于风湿筋骨痛，偏头痛，腰痛，小便不利；外用于头癣。

云南黄连 黄连、娘恣植雅巴
Coptis teeta Wall.

【标本采集号】533324180519288LY

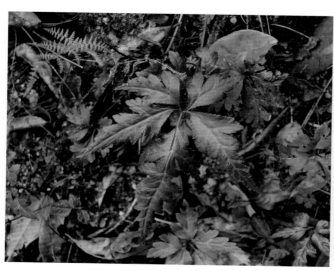
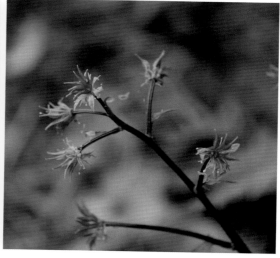

【形态特征】草本。根状茎黄色，节间密，生多数须根。叶片卵状三角形，三全裂，中央全裂片卵状菱形，3~6 对羽状深裂，边缘具带细刺尖的锐锯齿。花葶 1~2 条；多歧聚伞花序具花 3~4（~5）；萼片黄绿色，椭圆形。蓇葖果，长 7~9mm，宽 3~4mm。花期 5~6 月，果期 5~7 月。

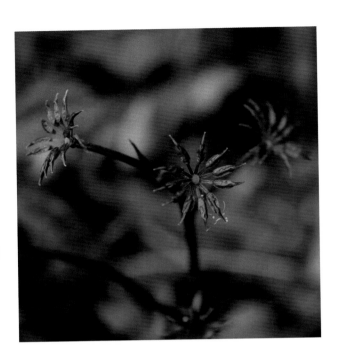

【适宜生境】生于海拔 1500~2300m 的高山寒湿的林荫下。

【资源状况】分布于维西、福贡、贡山等地。偶见。

【入药部位】根茎（黄连）。

【功能主治】清热燥湿，泻火解毒。用于湿热痞满，呕吐，泻痢，黄疸，高热神昏，心火亢盛，心烦不寐，血热吐衄，目赤，吞酸，牙痛，消渴，痈肿疔疮；外用于湿疹，湿疮，耳道流脓。

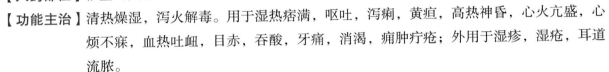

评　述

1. 药用历史　云黄连是传统中药黄连的主流品种之一，具有悠久的药用历史。早在 2000 多年前的秦汉时期，我国第一部药学专著《神农本草经》就将黄连列为上品，并有"味苦无毒。主治热气，目痛眦伤泣出，明目，肠澼腹痛下利，妇人阴中肿痛。久服令人不忘"之记载。此后，历代本草书籍皆有不同记述。明代兰茂《滇南本草》明确指出："滇连，一名云连，人多不识"，"黄色根，连结成条，此黄连功胜川连百倍，气味苦，寒，无毒"，"入心经兼入肝、胆、脾、大肠经；清火，除湿，消痞块，止痢疾；清肝胆火用吴萸拌炒，清上焦火宜酒炒，清中焦火姜汁炒，清下焦火盐水炒；气虚，心血不足，虚弱症忌服"。

2. 商品规格　1985 年以前分净连、毛连两个规格。净连：条粗洁净，无枝杆须根，色黄坚实，肥壮，单枝多者为佳。毛连：根条粗大结实，单枝多，外表黄色，断面红黄色，有须根、枝干。毛连据其所含须根枝杆及加工后所出的净货成数，分为毛货九成、八成、七成、六成、五成等五个等级。1985 年起，执行国家标准删除毛连规格等级，将净连分为两个等级，即根茎直径在 0.3cm 以上的为一等，以下的为二等。

3. 化学成分　主要含有萜类、甾体、配糖体、生物碱、糖、脂肪酸及酯和氨基酸。其中以萜类化合物的含量最为丰富。

宽距翠雀花　底木萨
Delphinium beesianum W. W. Smith

【标本采集号】LGD-XGLL087

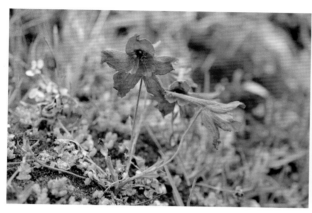 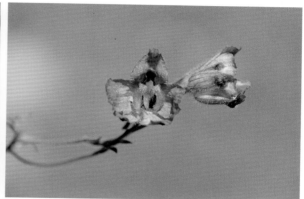

【形态特征】草本。茎与叶柄密被反曲的白色短柔毛。叶片近五角状圆形，三全裂，中央全裂片通常三深裂，深裂片线形；茎生叶渐变小。伞房花序有花 1~5；花瓣蓝色，顶端圆形；退化雄蕊蓝色；瓣片狭倒卵形，顶端啮蚀状、微凹或二浅裂，腹面有黄色髯毛。花期 9~11 月，果期 10~12 月。

【适宜生境】生于海拔 3500~4600m 的山地草坡或多石砾处。

【资源状况】分布于香格里拉、德钦等地。常见。

【入药部位】全草（宽距翠雀花）。

【功能主治】止痢，止痛，愈疮，敛"黄水"，除虱。用于腹泻，热痢，疮痈，"黄水"病，蚤虱。

滇川翠雀花　筛子花、草黄连、土黄连
Delphinium delavayi Franch.

【标本采集号】533324180819397LY

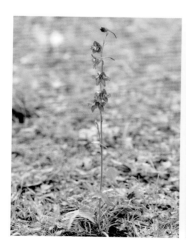 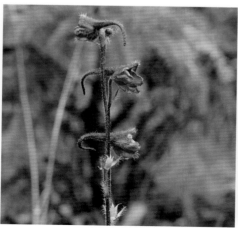 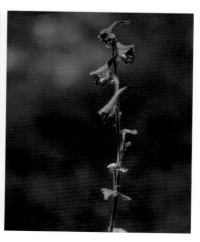

【形态特征】草本。茎与叶柄密被反曲的短糙毛，等距地生叶。叶片五角形，三深裂，中深裂片菱形，三浅裂，浅裂片有缺刻状小裂片和牙齿。总状花序狭长，常有多数花；花瓣蓝色，无毛；退化雄蕊蓝色；瓣片长方形，二浅裂，腹面有白色或黄色髯毛。蓇葖果长1.6~2.4cm。花期7~11月，果期8~12月。

【适宜生境】生于海拔2600~3600m的山地草坡或疏林中。

【资源状况】分布于香格里拉、德钦、维西、贡山、兰坪、玉龙等地。常见。

【入药部位】根。

【功能主治】祛风湿，止痛，镇惊。用于风湿痛，癫痫，蛔虫等。

短距翠雀花 *Delphinium forrestii* Diels

【标本采集号】LGD-XGLL70

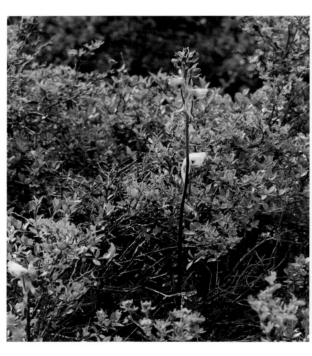
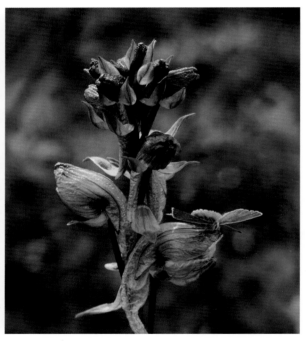

【形态特征】草本。茎粗壮，密被糙毛。基生叶和茎下部叶有长柄；叶片圆肾形，三深裂，深裂片相互多少覆压，中央深裂片倒卵状楔形或菱状楔形，三浅裂，边缘有不等大的钝牙齿。总状花序呈圆柱状或球状，具密集的花；上萼片的距常比萼片稍短；花瓣顶端微凹，无毛。花期8~10月，果期9~11月。

【适宜生境】生于海拔3800~4100m的山地多石砾山坡、陡崖或灌丛边多石处。

【资源状况】分布于香格里拉、德钦、维西等地。常见。

【入药部位】地上部分。

【功能主治】清热解毒。用于肺炎，感冒咳嗽，炭疽病；外用于皮肤病。

宝兴翠雀花 _{底木萨}
Delphinium smithianum Hand. -Mazz.

【标本采集号】5334211060

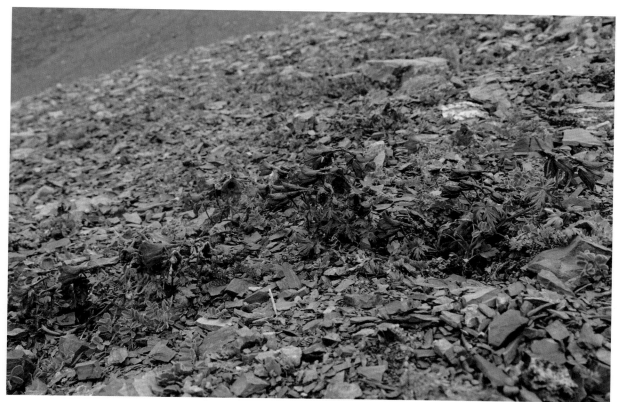

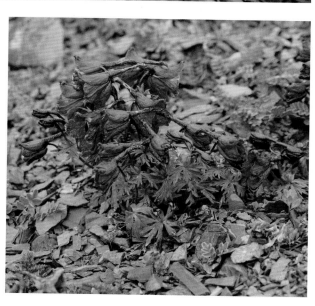

【形态特征】草本，高 10~15cm。茎被短柔毛，不分枝或有 1 枝。叶约 5，有长柄；叶片圆肾形或五角形。伞房花序有花 2~4；花瓣无毛，顶端微凹；退化雄蕊瓣片二浅裂，有时裂近中部，腹面中央有黄色髯毛，爪与瓣片近等长；雄蕊无毛；心皮 3，子房密被短柔毛。花期 7~8 月，果期 8~9 月。

【适宜生境】生于海拔 3500~4600m 的山地多石砾山坡。

【资源状况】分布于香格里拉等地。偶见。

【入药部位】全草（宝兴翠雀花）。

【功能主治】止痢，止痛，愈疮，除虱。用于腹泻，寒痢，热痢，小肠疼痛，"协日乌素"病，疮痈。

螺距翠雀花 雀果贝
Delphinium spirocentrum Hand. -Mazz.

【标本采集号】5334210860

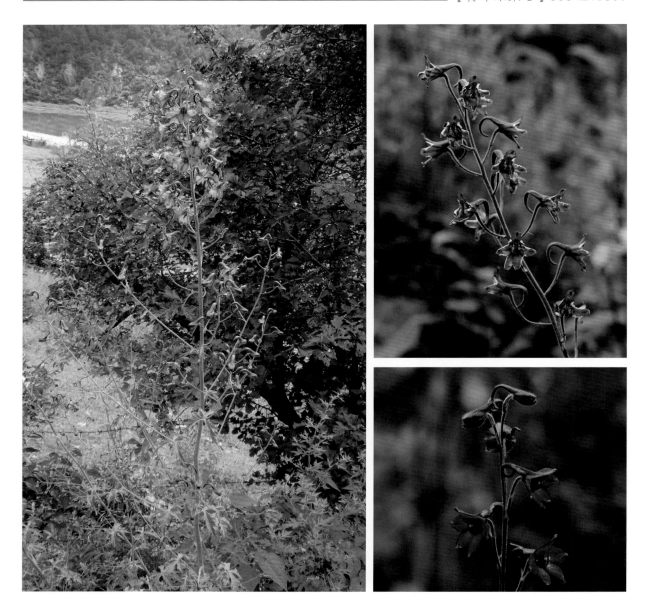

【形态特征】草本。茎与叶柄均被白色硬毛。叶片圆五角形，三深裂至本身长度 4/5 处，中央深裂片菱形，在中部三裂，二回裂片有缺刻状小裂片和卵形粗齿。总状花序狭长，有花 4~25；花瓣蓝色，无毛。花期 7~8 月，果期 8~9 月。

【适宜生境】生于海拔 3500~4200m 的山地草坡、林边或灌丛。

【资源状况】分布于香格里拉、维西、贡山、玉龙等地。常见。

【入药部位】花（螺距翠雀花）。

【功能主治】清热解毒。用于瘟疫时病，皮肤瘙痒等。

长距翠雀花　*Delphinium tenii* Levl.

【标本采集号】5334210931

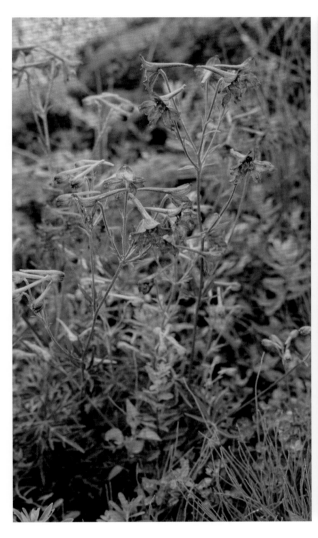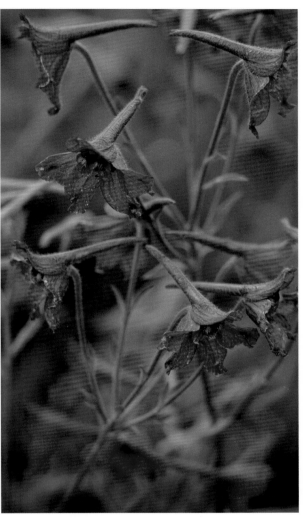

【形态特征】草本，高（25~）40~75cm。茎无毛。叶片五角状圆形或五角形，三深裂至距基部
　　　　　　1.5~3mm 处或近三全裂，中央一回裂片菱形，在中部三深裂，小裂片卵形至狭披针形
　　　　　　或线形。总状花序疏生数花；萼片距钻形，长 1.8~2.5cm；花瓣不分裂，无毛。蓇葖
　　　　　　果长 1.2~1.4cm。花期 7~10 月，果期 8~11 月。

【适宜生境】生于海拔 1850~3400m 的山地草坡或林边。

【资源状况】分布于香格里拉、德钦、维西、兰坪等地。常见。

【入药部位】地上部分（洛赞巴）。

【功能主治】清热，止泻，止痛。用于热泻，腹胀腹痛。

澜沧翠雀花 雀果贝
Delphinium thibeticum Finet et Gagn.

【标本采集号】5334211132

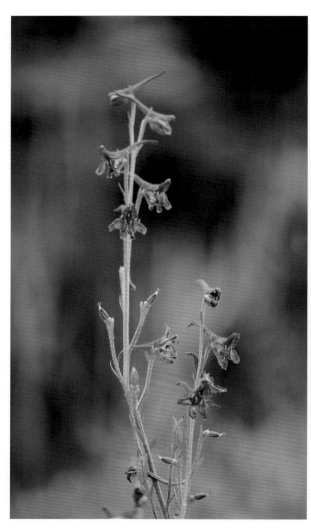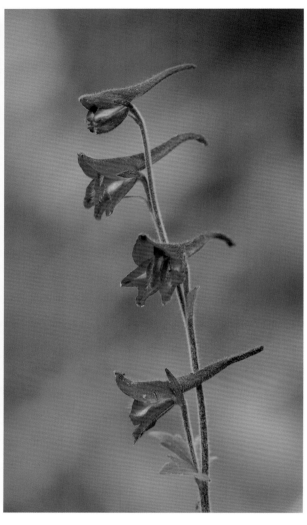

【形态特征】草本。茎常不分枝，被反曲的短柔毛。叶片近圆形或圆肾形，三全裂，中央全裂片近菱形，三深裂，二回裂片一至二回细裂，末回裂片狭卵形、狭披针形至披针状线形。总状花序狭长，有五至多朵花；花瓣蓝色，无毛。蓇葖果长 1.2~1.4cm。花期 8~9 月，果期 9~11 月。

【适宜生境】生于海拔 2800~3800m 的山地草坡或疏林。

【资源状况】分布于香格里拉、德钦、玉龙等地。常见。

【入药部位】花（澜沧翠雀花）。

【功能主治】清热解毒。用于瘟疫时病、皮肤瘙痒等。

毛翠雀花 嘎布得罗、白狼毒、抢把拿朵
Delphinium trichophorum Franch.

【标本采集号】5334211081

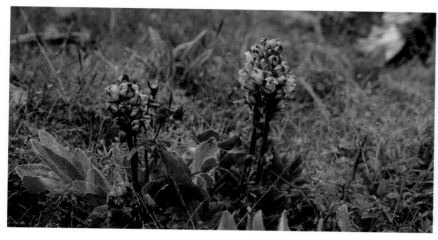
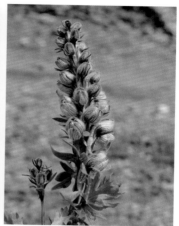

【形态特征】草本。茎被糙毛。叶片肾形或圆肾形，深裂片互相覆压或稍分开，两面被疏糙伏毛；茎中部叶 1~2，很小，有时无。总状花序狭长；花瓣顶端微凹或二浅裂，无毛，偶尔疏被硬毛；退化雄蕊瓣片卵形，二浅裂，无毛或有疏糙毛。蓇葖果长 1.8~2.8cm。花期 8~10 月，果期 9~11 月。

【适宜生境】生于高山草坡。

【资源状况】分布于香格里拉等地。常见。

【入药部位】全草（毛翠雀花）。

【功能主治】散风热，解毒。用于感冒发热，肺热咳嗽。

中甸翠雀花 *Delphinium yuanum* Chen

【标本采集号】5334210867

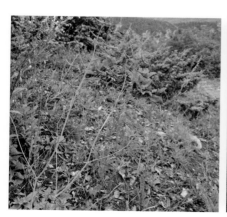
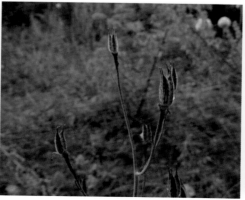
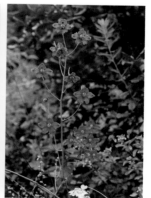

【形态特征】草本。叶片五角状圆形，三全裂几达基部，中央全裂片菱形，近羽状深裂，小裂片狭卵形至线状披针形，有时线形。顶生总状花序；花瓣蓝色，无毛，顶端圆形；退化雄蕊蓝色；瓣片与爪近等长，椭圆形或倒卵形，顶端微凹或二浅裂，腹面有黄色髯毛。花期 7 月，果期 8~9 月。

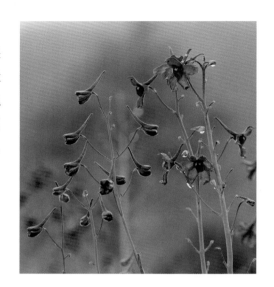

【适宜生境】生于海拔 3000m 的高山草地。

【资源状况】分布于香格里拉、德钦等地。偶见。

【入药部位】地上部分（中甸翠雀花）。

【功能主治】清热，止泻，止痛。用于热泻，腹痛腹胀。

粗距翠雀花 恰冈
Delphinium pachycentrum Hemsl.

【标本采集号】LGD-XGLL49

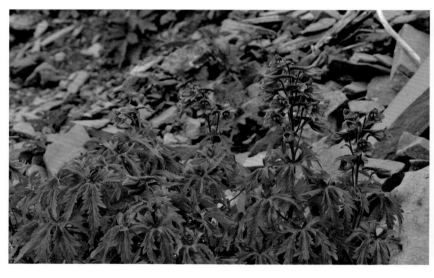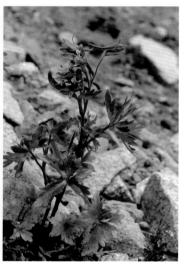

【形态特征】草本。茎粗壮，茎与叶柄、花梗均密被反曲的短柔毛，常不分枝。叶片五角形，三深裂至距基部 4mm 处，深裂片互相多少覆压，中央深裂片菱形或狭菱形，三裂，边缘有少数三角形锐齿。总状花序有 5~12 朵密集的花；花瓣蓝色，顶端圆形。蓇葖果长1.7~2.2cm。花期 7~8 月，果期 8~10 月。

【适宜生境】生于海拔 4000~4500m 的山地多石砾草坡。

【资源状况】分布于香格里拉等地。常见。

【入药部位】地上部分（粗距翠雀花）。

【功能主治】清热，止泻。用于肠热腹泻，痢疾，肝胆病。

鸦跖花 赛尔赛保
Oxygraphis glacialis Bunge

【标本采集号】5334210127

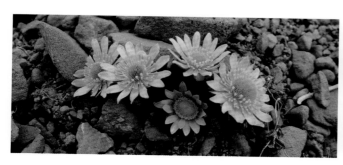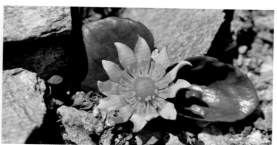

【形态特征】草本。根状茎短。须根细长，簇生。叶基生，卵形至椭圆状长圆形，全缘，有 3 出脉，常有软骨质边缘。花葶 1~3（~5）条；花单生；花瓣橙黄色或表面白色，10~15 枚。聚合果近球形；瘦果楔状菱形，有 4 条纵肋，背肋明显，喙顶生，短而硬，基部两侧有翼。花、果期 6~8 月。

【适宜生境】生于海拔 3600~5100m 的高山草甸或高山灌丛。

【资源状况】分布于香格里拉、德钦、维西、玉龙等地。常见。

【入药部位】花及全草（鸦跖花）。

【功能主治】疏风散寒，清热燥湿，解毒。用于头部外伤，瘀血疼痛，疮疡。

黄牡丹 白牡丹、五花头、狗头赤芍
Paeonia delavayi Franch. var. *lutea* (Delavay ex Franch.) Finet et Gagnep.

【标本采集号】5334210170

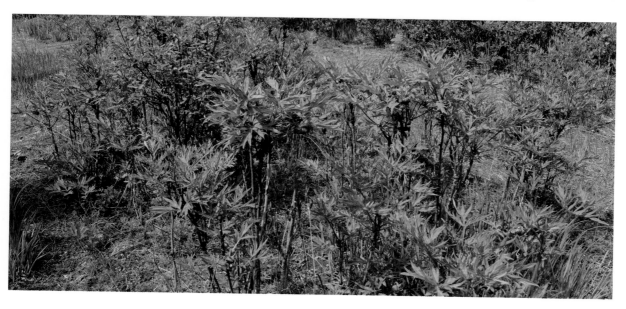

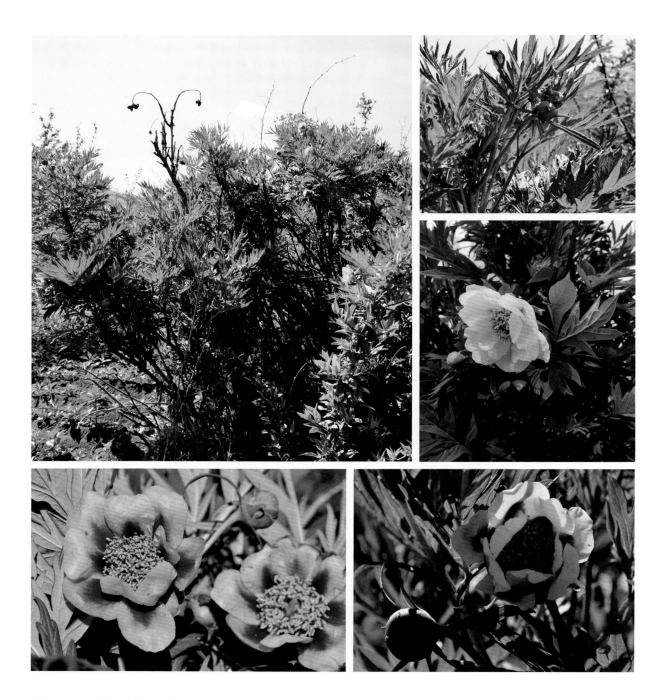

【形态特征】亚灌木，高 1.5m。叶为二回三出复叶；叶片宽卵形或卵形，羽状分裂，裂片披针形至长圆状披针形。花 2~5，生枝顶和叶腋；花瓣为黄色，有时边缘红色或基部有紫色斑块。蓇葖果长 3~3.5cm，直径 1~2cm。花期 4~6 月，果期 6~9 月。

【适宜生境】生于海拔 2500~3500m 的山地林缘。

【资源状况】分布于香格里拉、德钦、维西等地。偶见。

【入药部位】根皮（黄牡丹皮）。

【功能主治】清热凉血，散瘀止痛，通经。用于吐血，衄血，头痛，腰痛，关节痛，烦热，月经不调。

芍 药

查那－其其格、草芍药、川白芍
Paeonia lactiflora Pall.

【标本采集号】5307210024

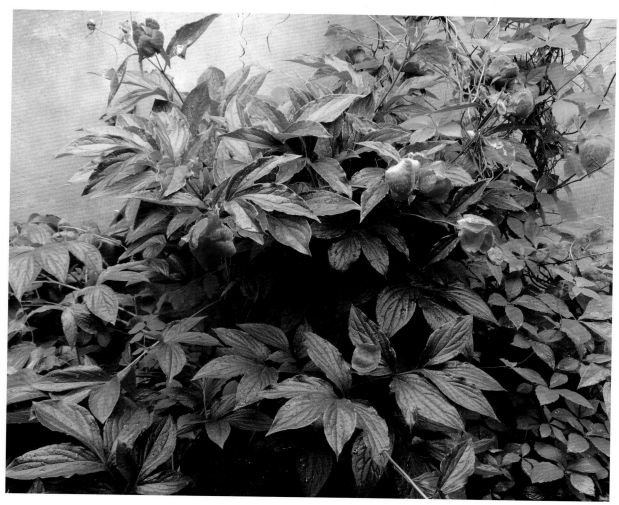

【形态特征】草本。根粗壮，分枝黑褐色。下部茎生叶为二回三出复叶，上部茎生叶为三出复叶；小叶片狭卵形至披针形，边缘具白色骨质细齿。花数朵，生茎顶和叶腋；花瓣 9~13，倒卵形，白色，有时基部具深紫色斑块；花盘浅杯状，仅包裹心皮基部。蓇葖果顶端具喙。花期 5~6 月，果期 8 月。

【适宜生境】生于海拔 1000~2300m 的山坡草地及林下。

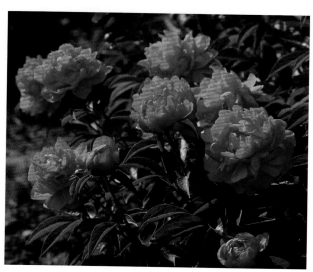

【资源状况】分布于香格里拉、维西等地，玉龙有栽培。偶见。

【入药部位】带皮的根（赤芍）、去皮的根（白芍）。

【功能主治】带皮的根：清热凉血，散瘀止痛。用于温毒发斑，吐血衄血，目赤肿痛，肝郁胁痛，
经闭痛经，癥瘕腹痛，跌打损伤，痈肿疮疡。去皮的根：平肝止痛，养血调经，敛阴
止汗。用于头痛眩晕，胁痛，腹痛，四肢挛痛，血虚萎黄，月经不调，自汗，盗汗。

牡 丹 铁牛角、香丹皮、姚丹
Paeonia suffruticosa Andr.

【标本采集号】5329320104

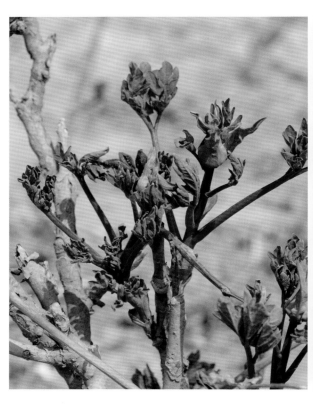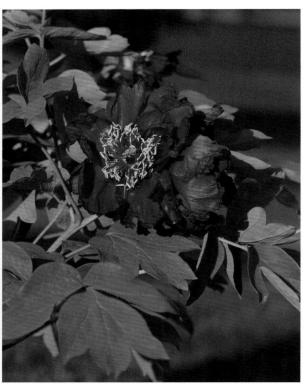

【形态特征】亚灌木，茎高达 2 m。叶常二回三出复叶，偶尔近枝顶的叶为 3 小叶；顶生小叶宽卵
形，3 裂至中部，裂片不裂或 2~3 浅裂。花单生枝顶；花瓣 5，或为重瓣，玫瑰色、红紫色、
粉红色至白色；花盘革质，杯状，紫红色，完全包住心皮。蓇葖果长圆形，密生黄褐
色硬毛。花期 5~6 月，果期 6 月。

【适宜生境】喜温暖湿润气候，较耐寒、耐旱，怕涝、怕高温，忌强光。

【资源状况】分布于玉龙等地，多为栽培。偶见。

【入药部位】根皮（牡丹皮）。

【功能主治】清热凉血，活血散瘀。用于温毒发斑，吐血衄血，夜热早凉，无汗骨蒸，经闭痛经，
疮痈肿毒，跌打损伤。

拟耧斗菜
榆莫得乌锦、益母宁精、假耧斗菜
Paraquilegia microphylla (Royle) Drumm. et Hutch.

【标本采集号】5334210470

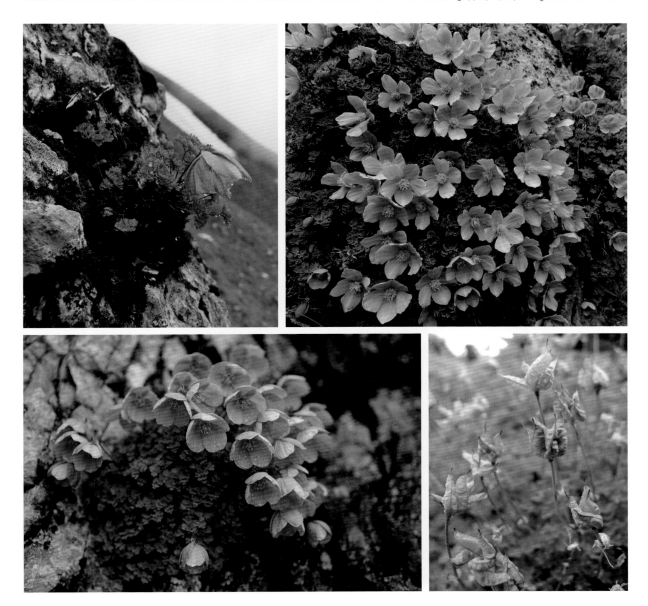

【形态特征】草本。根状茎细圆柱形至近纺锤形。叶多数，常为二回三出复叶；叶片三角状卵形。花葶直立，比叶长；花瓣倒卵形至倒卵状长椭圆形，顶端微凹，下部浅囊状。蓇葖果直立，连同 2mm 长的短喙共长 11~14mm，宽约 4mm。花期 6~8 月，果期 8~9 月。

【适宜生境】生于海拔 2700~4300m 的高山山地石壁或岩石上。

【资源状况】分布于香格里拉、德钦、维西、贡山等地。常见。

【入药部位】叶或地上部分（假耧斗菜）。

【功能主治】活血散瘀，止痛止血。用于跌打损伤，拔除异物，外伤出血，异常子宫出血，下死胎。

鸟足毛茛 吉察
Ranunculus brotherusii Freyn

【标本采集号】LGD-DQ39

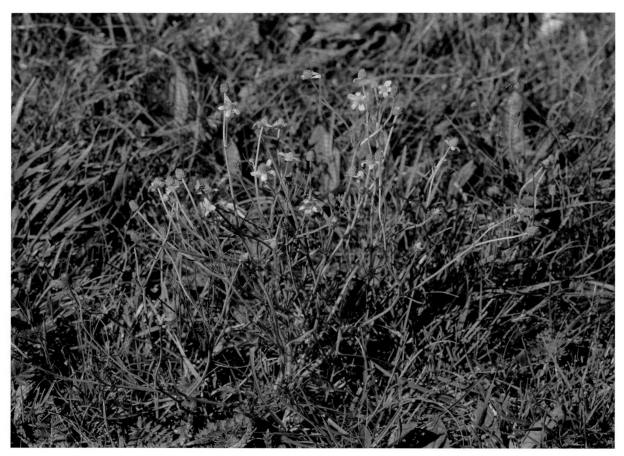

【形态特征】草本。须根簇生。茎直立，有柔毛。基生叶多数，叶片肾圆形，3 深裂或达基部，中裂片长圆状倒卵形或披针形，全缘或有 3 齿。花单生于茎顶，花瓣 5，长卵圆形，基部有细爪，蜜槽点状。聚合果矩圆形，瘦果卵球形，无毛，喙直伸或顶端弯。花、果期 6~8 月。

【适宜生境】生于海拔 2600~3500m 的草地。

【资源状况】分布于香格里拉、德钦等地。常见。

【入药部位】地上部分（鸟足毛茛）。

【功能主治】温中祛寒，通经活络。用于脾胃虚寒，水肿，淋病。

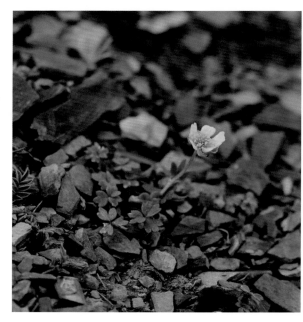

禺毛茛

回回蒜、千里光、疗药

Ranunculus cantoniensis DC.

【标本采集号】5333241904161395LY

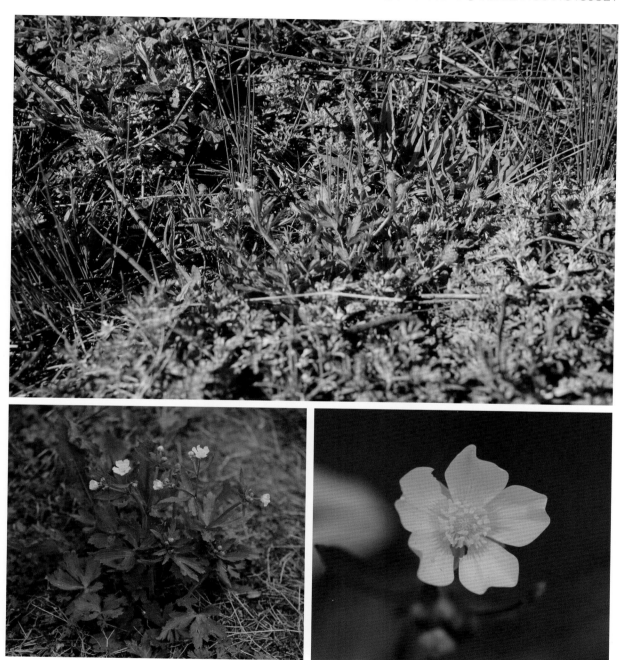

【形态特征】草本。须根伸长簇生。茎直立，茎与叶柄均密生黄白色糙毛。叶为三出复叶，叶片宽卵形至肾圆形。花序有较多花，疏生；花瓣 5，椭圆形，蜜槽上有倒卵形小鳞片。瘦果扁平，无毛，边缘有宽约 0.3mm 的棱翼，喙基部宽扁，顶端弯钩状。花、果期 4~7 月。

【适宜生境】生于海拔 500~2500m 的田边、沟旁水湿地。

【资源状况】分布于贡山等地。常见。

【入药部位】全草（自扣草）。

【功能主治】清肝明目，除湿解毒，截疟。用于眼翳，目赤，黄疸，痈肿，风湿性关节炎，疟疾。

茴茴蒜 鸭脚板、鹅巴掌、山辣椒
Ranunculus chinensis Bunge

【标本采集号】3229010616

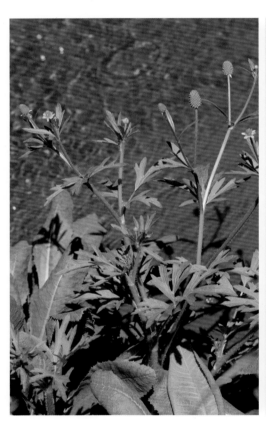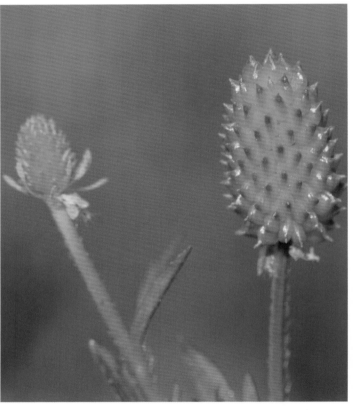

【形态特征】草本。须根多数簇生。茎中空，有纵条纹，与叶柄均密生淡黄色糙毛。基生叶与下部叶有长达 12cm 的叶柄，三出复叶，叶片宽卵形至三角形。花序有较多疏生的花；花瓣5，宽卵圆形，黄色或上面白色，基部有短爪，蜜槽有卵形小鳞片。聚合果长圆形；瘦果扁平。花、果期 5~9 月。

【适宜生境】生于海拔 700~2500m 溪边、田旁的水湿草地。

【资源状况】分布于贡山、泸水等地。常见。

【入药部位】全草（回回蒜）、果（茴茴蒜果）。

【功能主治】全草：解毒退黄，定喘，镇痛。用于肝炎，黄疸，肝硬化腹水，疟疾，哮喘，胃痛，风湿痛，疮痈，牛皮癣，牙痛。果：明目，截疟。用于夜盲，疟疾。

西南毛茛 卵叶毛茛
Ranunculus ficariifolius Levl. et Vaniot

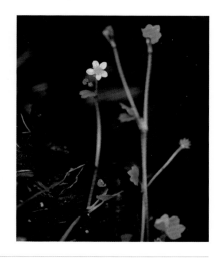

【形态特征】草本。须根细长簇生，茎节多数，有时下部节上生根。基生叶与茎生叶相似，叶片不分裂，宽卵形或近菱形。花梗与叶对生，细而下弯，贴生柔毛；花瓣长圆形。聚合果近球形；瘦果卵球形，两面较扁，有疣状小突起，喙短直或弯。花、果期 4~7 月。

【适宜生境】生于海拔 1000~3200m 的林缘湿地和水沟旁。

【资源状况】分布于维西、兰坪等地。常见。

【入药部位】茎叶（卵叶毛茛）。

【功能主治】利湿消肿，止痛杀虫。用于疟疾。

毛　茛 老虎爪草、老虎须、老虎脚底板
Ranunculus japonicus Thunb.

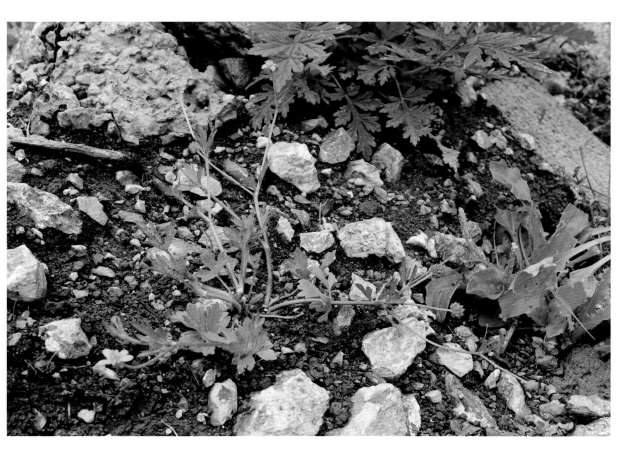

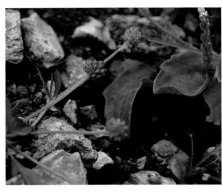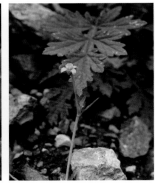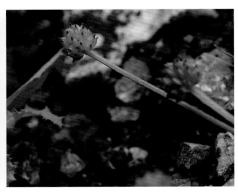

【形态特征】草本。须根多数簇生。茎中空，有槽，具分枝。基生叶多数；叶片圆心形或五角形，通常3深裂，不达基部。聚伞花序有花多数，疏散；花直径1.5~2.2cm；花瓣5，倒卵状圆形，基部有长约0.5mm的爪，蜜槽鳞片长1~2mm。聚合果近球形；瘦果扁平。花、果期4~9月。

【适宜生境】生于海拔200~2500m的田边沟旁和林缘路边湿草地上。

【资源状况】分布于泸水等地。偶见。

【入药部位】带根全草（毛茛）、果（毛茛实）。

【功能主治】带根全草：退黄，定喘，止痛，退翳，截疟，杀虫。用于黄疸，淋巴结结核，翼状胬肉，角膜云翳，灭蛆，杀孑孓。果：祛寒，止血，截疟。用于肚腹冷痛，外伤出血，疟疾。

浅裂毛茛 *Ranunculus lobatus* Wall.

【标本采集号】5334210143

【形态特征】草本。须根簇生。茎多分枝。基生叶多数，叶片卵圆形至圆形，质地较厚，顶端有3~5浅齿裂。花顶生，生白色或黄色柔毛；花瓣5，宽倒卵形至近圆形，有细密脉纹，基部骤窄成长约1mm的爪，蜜槽呈杯状袋穴。瘦果卵球形，无毛，喙直伸。花、果期6~8月。

【适宜生境】生于海拔4300~5100m的湿润草甸。

【资源状况】分布于香格里拉等地。偶见。

【入药部位】全草（浅裂毛茛）。

【功能主治】消炎，止血。用于恶疮，跌打损伤，蛇咬伤。

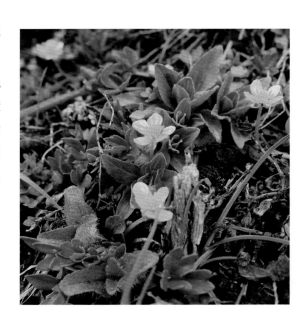

云生毛茛 长茎毛茛

Ranunculus longicaulis C. A. Mey. var. *nephelogenes* (Edgew.) L. Liou

【标本采集号】5334210241

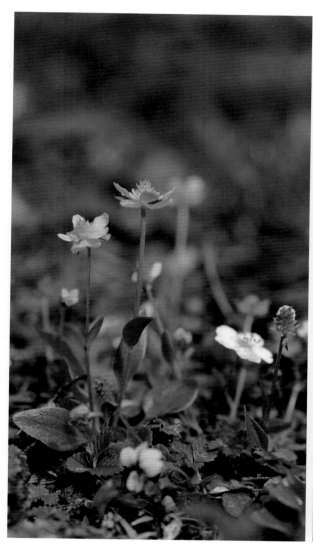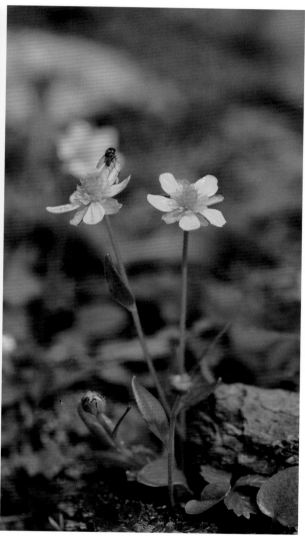

【形态特征】草本。茎直立，单一呈葶状或有 2~3 个腋生短分枝。基生叶多数，叶片呈披针形至线形，全缘，有脉 3~5，近革质。花单生顶生；花瓣 5，倒卵形，有短爪，蜜槽呈杯状袋穴。瘦果卵球形，无毛，有背腹纵肋，喙直伸。花、果期 6~8 月。

【适宜生境】生于海拔 3000~5000m 的高山草甸、河滩湖边及沼泽草地。

【资源状况】分布于香格里拉、德钦、维西等地。常见。

【入药部位】全草（云生毛茛）。

【功能主治】暖脾健胃。用于敛溃烂，消痞积。

石龙芮

野芹菜、无毛野芹菜、猫脚迹
Ranunculus sceleratus L.

【标本采集号】5334210930

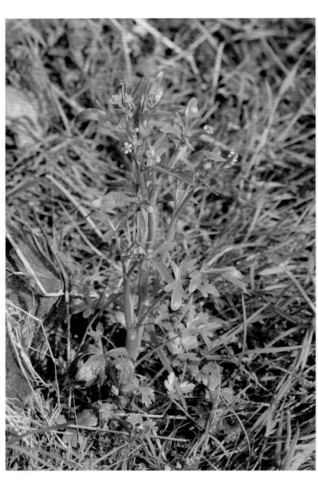
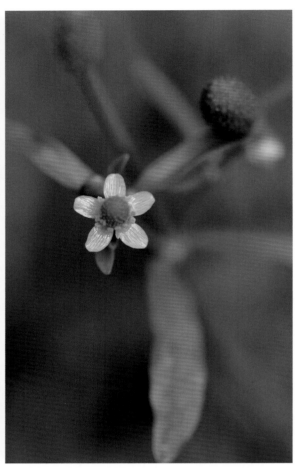

【形态特征】草本。须根簇生。叶片肾状圆形，基部心形，3 深裂不达基部，裂片倒卵状楔形。聚伞花序有多数花；花瓣 5，倒卵形，基部有短爪，蜜槽呈棱状袋穴。聚合果长圆形，瘦果极多数，近百枚，紧密排列，倒卵球形，稍扁，无毛，喙短至近无。花、果期 5~8 月。

【适宜生境】生于河沟边及平原湿地。

【资源状况】分布于香格里拉、玉龙等地。常见。

【入药部位】全草（石龙芮）、果（石龙芮子）。

【功能主治】全草：消肿，拔毒，散结，截疟。用于淋巴结结核，疟疾，痈肿，蛇咬伤，慢性下肢溃疡。果：和胃，益肾，明目，祛风湿。用于心腹烦满，肾虚遗精，阳痿阴冷，不育无子，风寒湿痹。

扬子毛茛
辣子草、地胡椒、老虎须
Ranunculus sieboldii Miq.

【标本采集号】5329320107

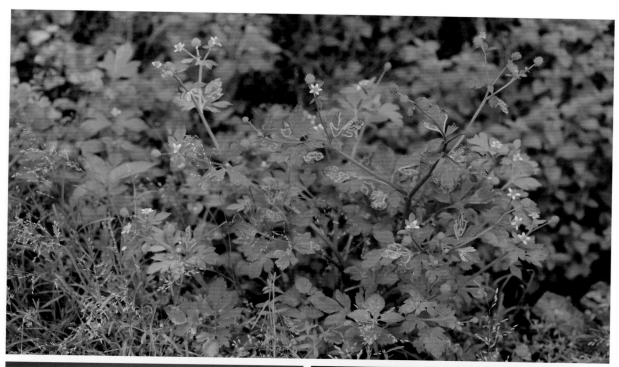

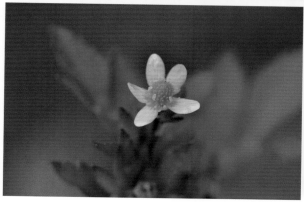

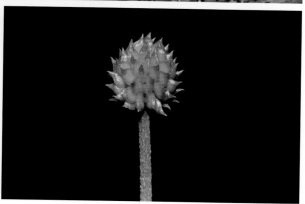

【形态特征】草本。须根簇生。茎铺散，下部节偃地生根，多分枝，密生白色或淡黄色柔毛。基生
　　　　　叶与茎生叶为三出复叶；叶片圆肾形至宽卵形。花瓣5，黄色或上面变白色，有5~9
　　　　　条深色脉纹，下部渐窄成长爪，蜜槽小鳞片位于爪的基部。瘦果扁平。花、果期5~10月。

【适宜生境】生于海拔300~2500m的山坡林边及平原湿地。

【资源状况】分布于泸水、兰坪等地。偶见。

【入药部位】全草。

【功能主治】利湿，消肿，止痛，截疟，杀虫。用于肿毒，疮毒，腹水，水肿。

高原毛茛
旁布连察、色打阿巴、梅朵松巴
Ranunculus tanguticus (Maxim.) Ovcz.

【标本采集号】5334210222

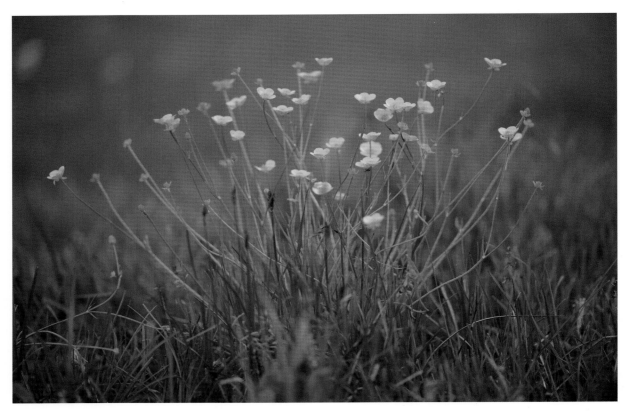

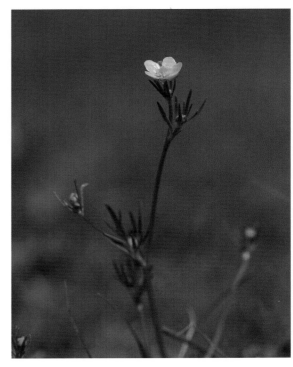

【形态特征】草本。须根基部稍增厚呈纺锤形。茎多分枝，生白柔毛。基生叶多数，其和下部叶均生有柔毛；叶片圆肾形或倒卵形，三出复叶。花较多，单生于茎顶和分枝顶端；花瓣5，倒卵圆形。聚合果长圆形；瘦果小而多，卵球形，较扁，无毛，喙直伸或稍弯。花、果期6~8月。

【适宜生境】生于海拔3000~4500m的山坡或沟边沼泽湿地。

【资源状况】分布于香格里拉、德钦、维西等地。常见。

【入药部位】全草（高原毛茛）。

【功能主治】消炎退肿，平喘，截疟。用于感冒，瘰疬；外用于牛皮癣。

黄三七

太白黄连、土黄连、长果升麻

Souliea vaginata (Maxim.) Franch.

【标本采集号】LGD-YL176

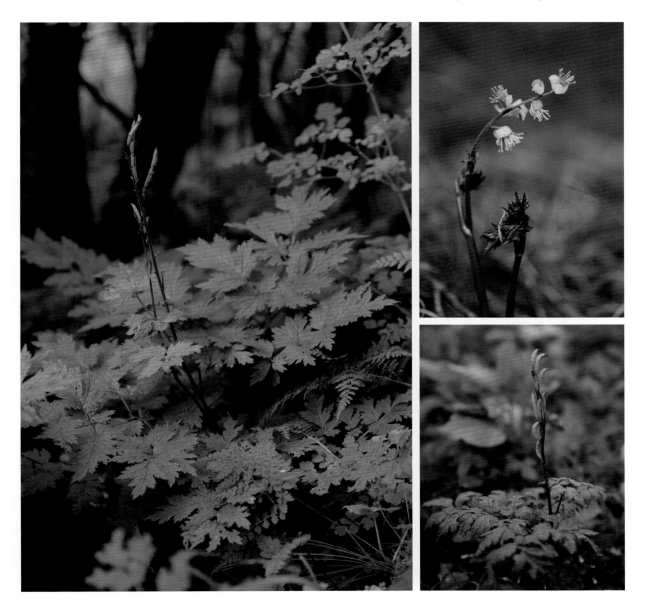

【形态特征】草本。根状茎粗壮，分枝，疏生纤维状根。茎基部生 2~4 片膜质宽鞘，鞘上约生 2 枚叶。叶二至三回三出全裂；叶片三角形，一回裂片具长柄，卵形至卵圆形。总状花序有花 4~6。蓇葖果 1~2（~3）。花期 5~6 月，果期 7~9 月。

【适宜生境】生于海拔 2800~4000m 的山地林中、林缘或草坡。

【资源状况】分布于香格里拉、德钦、维西、贡山、玉龙等地。常见。

【入药部位】根茎（黄三七）。

【功能主治】泻火解毒，清心除烦。用于结膜炎，口腔炎，咽炎，肠炎，痢疾，疮痈肿毒。

高山唐松草 惊风草、马尾黄连
Thalictrum alpinum L.

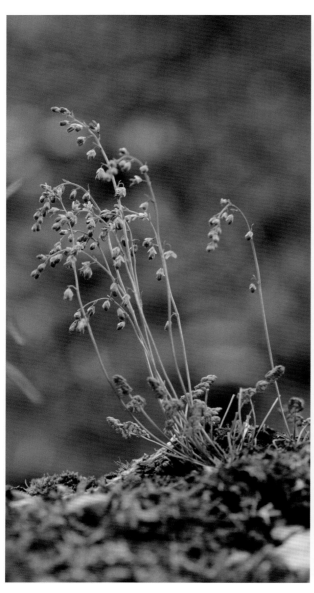
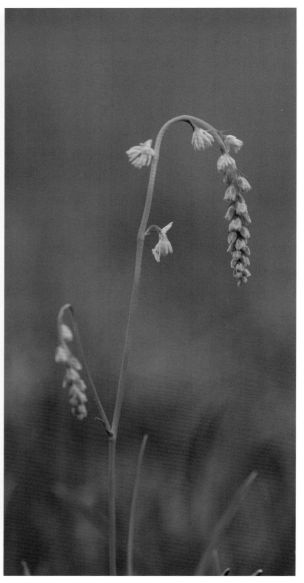

【**形态特征**】草本。叶 4~5 个或更多，均基生，二回羽状三出复叶；小叶片薄革质，有短柄或无柄，圆菱形、菱状宽倒卵形或倒卵形，三浅裂。总状花序。瘦果无柄或有不明显的柄，狭椭圆形，稍扁，有 8 条粗纵肋。花期 6~8 月，果期 7~9 月。

【**适宜生境**】生于海拔 4360~5300m 的高山草地、山谷阴湿处或沼泽地。

【**资源状况**】分布于香格里拉等地。偶见。

【**入药部位**】根和根茎（三叶惊风草）。

【**功能主治**】清热泻火，解毒。用于头痛目赤，泄泻，痢疾，疮疡。

狭序唐松草　水黄连
Thalictrum atriplex Finet et Gagnep.

【标本采集号】530724180615380LY

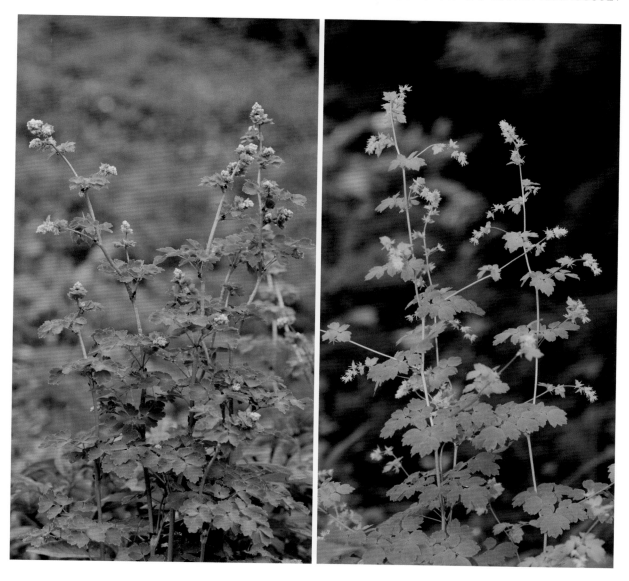

【形态特征】草本。茎有细纵槽，上部分枝。茎下部叶为四回三出复叶；顶生小叶楔状倒卵形、宽菱形或近圆形。花序生茎和分枝顶端，狭长，似总状花序，有稍密的花。瘦果扁卵球形，有（6~）8（~10）条低而钝的纵肋，基部无柄或突缩成极短的柄。花期 6~7 月，果期 8~9 月。

【适宜生境】生于山地草坡、林边或疏林。

【资源状况】分布于香格里拉、德钦等地。常见。

【入药部位】根茎及根（西藏水黄连）。

【功能主治】清热解毒，祛风凉血，消炎，止痢。用于结膜炎，病毒性肝炎，痈肿疔疮，痢疾等。

高原唐松草 马尾黄连、草黄连、蚊子花
Thalictrum cultratum Wall.

【标本采集号】5329320110

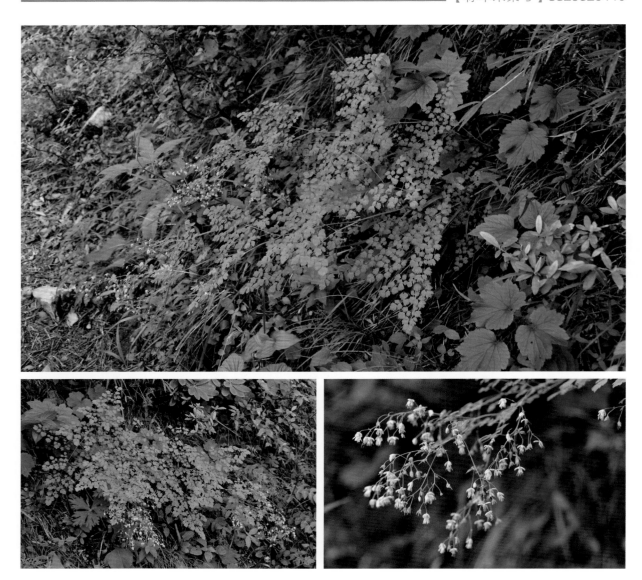

【形态特征】草本。基生叶和茎下部叶在开花时枯萎。茎中部叶有短柄，为三至四回羽状复叶；小叶薄革质，稍肉质，菱状倒卵形、宽菱形或近圆形，表面脉下陷，背面有白粉。圆锥花序长 10~24cm；萼片 4，绿白色。瘦果扁，半倒卵形，每侧有 3 条纵肋。花期 6~7 月，果期 7~8 月。

【适宜生境】生于海拔 1700~3800m 的山地草坡、灌丛、沟边草地或林中。

【资源状况】分布于香格里拉、德钦、维西、贡山等地。常见。

【入药部位】根、根茎（马尾连）。

【功能主治】清热，燥湿，解毒。用于痢疾，肠炎，肝炎，感冒，麻疹，痈肿疮疖，结膜炎。

偏翅唐松草 金丝黄连、水黄连、土黄连
Thalictrum delavayi Franch.

【标本采集号】5334210532

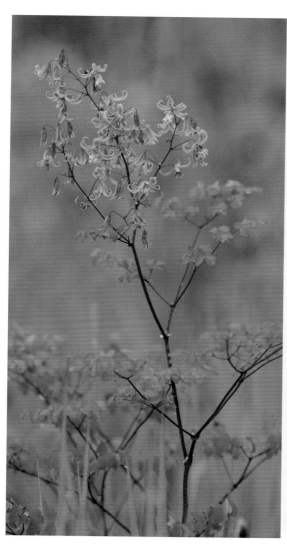 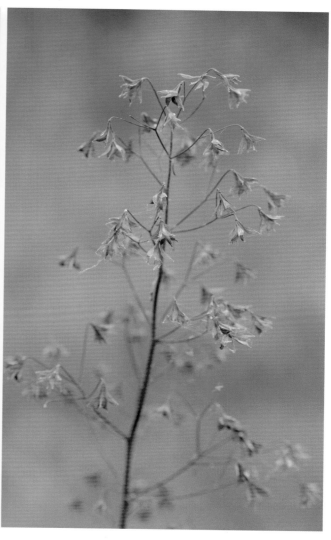

【形态特征】草本。基生叶在开花时枯萎。茎下部和中部叶为三至四回羽状复叶；顶生小叶圆卵形、倒卵形或椭圆形，三浅裂或不分裂，脉平或在背面稍隆起。圆锥花序；萼片 4（~5），淡紫色，卵形或狭卵形。瘦果扁，斜倒卵形，有时呈稍镰刀形弯曲。花期 6~9 月，果期 7~10 月。

【适宜生境】生于海拔 1900~3400m 的山地林边、沟边、灌丛或疏林。

【资源状况】分布于香格里拉、德钦、维西、贡山、兰坪、玉龙等地。常见。

【入药部位】根及根茎。

【功能主治】清热燥湿，泻火解毒。用于痢疾，肠炎，急性黄疸性肝炎，白带异常，牙龈肿痛，急性结膜炎，疮肿等。

西南唐松草 扫帚七
Thalictrum fargesii Franch. ex Finet et Gagnep.

【标本采集号】2353290699

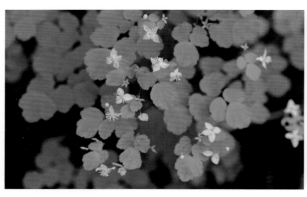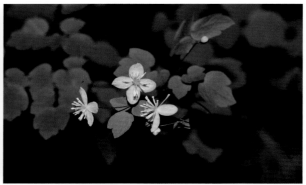

【形态特征】草本。茎纤细，分枝。基生叶在开花时枯萎；茎中部叶有稍长柄，为三至四回三出复叶；小叶草质或纸质，顶生小叶菱状倒卵形、宽倒卵形或近圆形。单歧聚伞花序生分枝顶端。瘦果纺锤形，基部有极短的心皮柄。花期5~6月，果期6~7月。

【适宜生境】生于海拔1300~2400m的山地林中、草地、陡崖旁或沟边。

【资源状况】分布于德钦等地。偶见。

【入药部位】全草（西南唐松草）。

【功能主治】清热解毒，泻火燥湿。用于牙痛，皮炎，湿疹。

滇川唐松草 马尾连、千里马
Thalictrum finetii Boivin

【标本采集号】5334210980

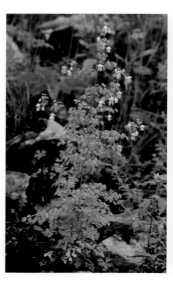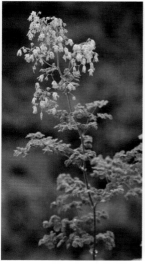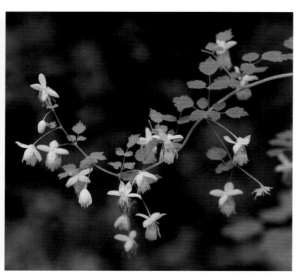

【**形态特征**】草本。茎有浅纵槽。基生叶和茎最下部叶在开花时枯萎；茎中部叶具较短柄，三至四回三出或近羽状复叶。花序圆锥状，有稀疏的花。瘦果扁平，半圆形或半倒卵形，有短毛，两侧各有 1 条弧状弯曲的纵肋，周围有狭翅。花期 7~8 月，果期 8~9 月。

【**适宜生境**】生于海拔 2200~4000m 的山地草坡、林边或林中。

【**资源状况**】分布于香格里拉、德钦、维西、贡山、福贡、兰坪等地。常见。

【**入药部位**】根及根茎。

【**功能主治**】清热，解毒，燥湿。用于湿热痢疾，泄泻，黄疸，目赤肿痛。

金丝马尾连 马尾连

Thalictrum glandulosissimum (Finet et Gagnep.) W. T. Wang et S. H. Wang

【**标本采集号**】3229011000

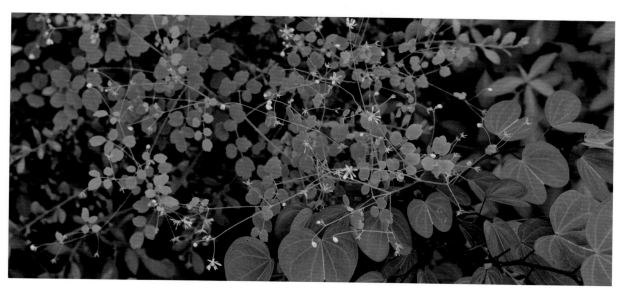

【**形态特征**】草本。根状茎短，有多数粗壮须根；茎有细纵槽，上部有腺毛。三回羽状复叶；顶生小叶宽倒卵形、椭圆形或近圆形，三浅裂，表面密被小腺毛。花序圆锥状，分枝有少数花。瘦果纺锤形或斜狭卵形，密被短毛，稍两侧扁，每侧各有 2~3 条粗纵肋。花期 6~8 月，果期 7~9 月。

【**适宜生境**】生于海拔 2500m 的山坡草地。

【**资源状况**】分布于泸水等地。偶见。

【**入药部位**】根、根茎（马尾连）。

【**功能主治**】清热燥湿。用于热盛心烦，痢疾，泄泻，目赤，咽喉痛，痈肿疮疖。

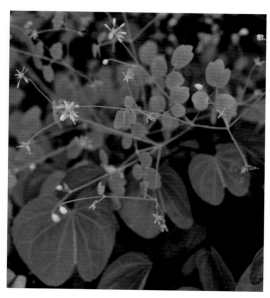

爪哇唐松草 羊不食、千里马、马尾黄连
Thalictrum javanicum Bl.

【标本采集号】5334210531

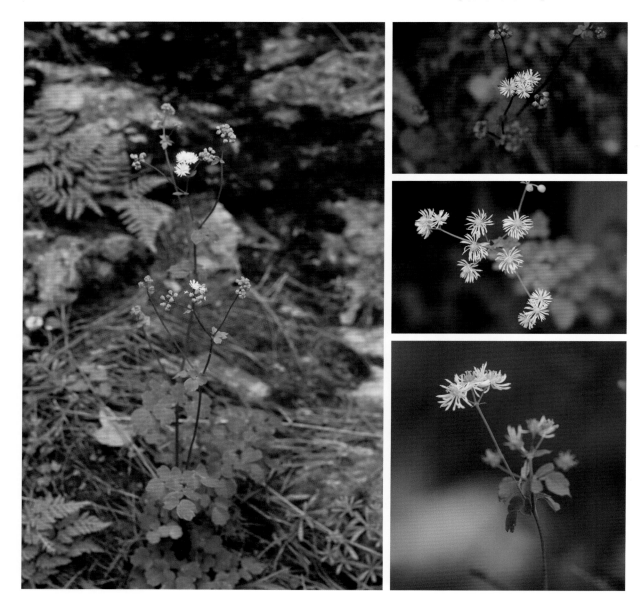

【形态特征】草本。茎中部以上分枝。基生叶在开花时枯萎；茎生叶 4~6，三至四回三出复叶；顶生小叶倒卵形、椭圆形或近圆形。花序近二歧状分枝，伞房状或圆锥状；萼片 4，瘦果狭椭圆形，有 6~8 条纵肋，顶端拳卷。花期 4~7 月，果期 5~8 月。

【适宜生境】生于海拔 1500~3400m 山地林中、沟边或陡崖边较阴湿处。

【资源状况】分布于香格里拉、德钦、维西、贡山等地。常见。

【入药部位】根及根茎（羊不食）。

【功能主治】清热解毒，燥湿。用于痢疾，关节炎，跌打损伤。

微毛爪哇唐松草　羊不食
Thalictrum javanicum var. *puberulum* W. T. Wang

【标本采集号】5329290630

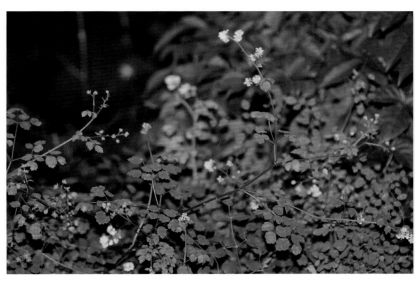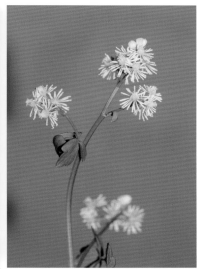

【形态特征】草本，高 50~100cm。茎中部以上分枝。茎生叶 4~6，三至四回三出复叶。花序近二歧状分枝，伞房状，通常有少数花；萼片 4，早落；雄蕊多数，花丝上部倒披针形，下部丝形。瘦果狭椭圆形。花期 4~7 月，果期 5~8 月。

【适宜生境】生于山地林中、草坡、灌丛或沟边。

【资源状况】分布于香格里拉、德钦、维西等地。常见。

【入药部位】全草（微毛爪哇唐松草）。

【功能主治】清热通络。用于风湿病，痹证。

石砾唐松草　札阿中
Thalictrum squamiferum Lecoy.

【标本采集号】5334210578

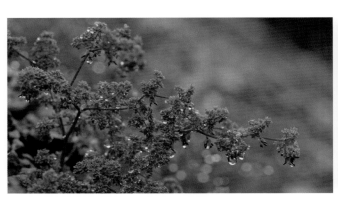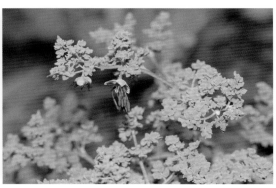

【形态特征】草本。根状茎短；须根长达 15cm。茎节处有鳞片。茎中部叶为三至四回羽状复叶，上部叶渐变小；小叶近无柄，互相多少覆压，薄革质；顶生小叶卵形、三角状宽卵形或心形。花单生叶腋，萼片 4，淡黄绿色；心皮 4~6。瘦果宽椭圆形，稍扁，每侧有 3 条纵肋。花期 7 月，果期 8 月。

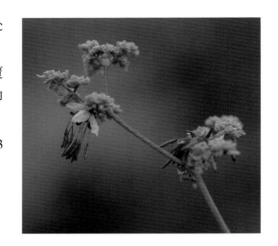

【适宜生境】生于海拔 3600~5000m 的山地多石砾山坡、河岸石砾砂地或林边。

【资源状况】分布于香格里拉、德钦等地。常见。

【入药部位】全草（石砾唐松草）。

【功能主治】清热解毒，健胃燥湿。用于痈肿疮疖，目赤肿痛，头痛头晕，嘈杂泛酸。

毛发唐松草

珍珠莲、马尾黄连、水黄连
Thalictrum trichopus Franch.

【标本采集号】5329320112

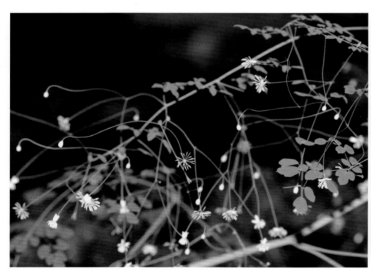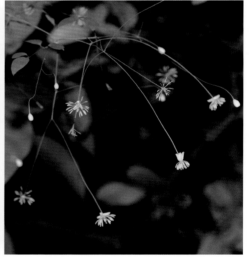

【形态特征】草本。茎上部有长分枝。基生叶在开花时枯萎；顶生小叶菱状卵形、卵形、椭圆形或楔状倒卵形，三浅裂，全缘，脉平，不明显。花序圆锥状；萼片 4，白色。瘦果椭圆球形或稍两侧扁，有 8~9 条纵肋。花期 6~7 月，果期 7~8 月。

【适宜生境】生于海拔 2000~2500m 的山地灌丛。

【资源状况】分布于玉龙等地。偶见。

【入药部位】根（珍珠莲）。

【功能主治】清热解毒，利湿。用于小儿高热，肺炎，百日咳，膀胱炎，肠炎，痢疾。

帚枝唐松草 阴阳和、马尾连、惊风草
Thalictrum virgatum Hook. f. et Thoms.

【标本采集号】5334210676

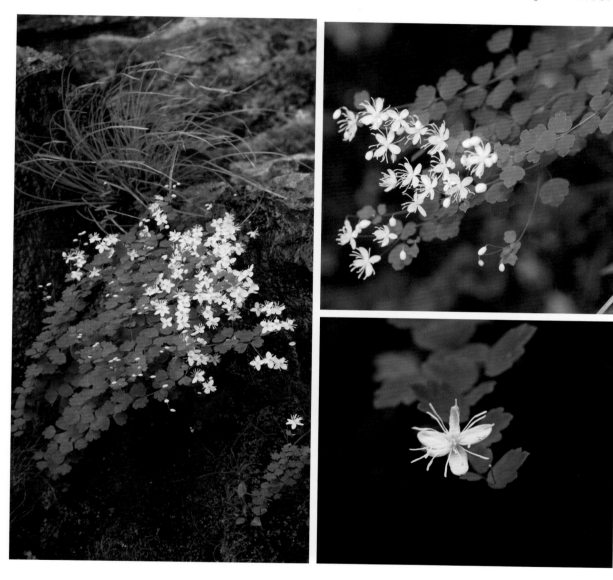

【形态特征】草本。叶均茎生，7~10 个，三出复叶；小叶纸质或薄革质，顶生小叶菱状宽三角形或宽菱形，三浅裂，边缘有少数圆齿，两面脉隆起，脉网明显。单歧聚伞花序生茎或分枝顶端，有少数花；萼片 4~5，白色或带粉红色。瘦果两侧扁，椭圆形，每侧有 2~3 条纵肋。花期 6~8 月，果期 7~9 月。

【适宜生境】生于海拔 2300~3500m 的山地林下或林边岩石上。

【资源状况】分布于香格里拉、兰坪等地。常见。

【入药部位】根（帚枝唐松草）。

【功能主治】止胃痛。用于胃病。

毛茛状金莲花 金莲花、墨妥色尔坚、鸡爪草
Trollius ranunculoides Hemsl.

【标本采集号】5334210236

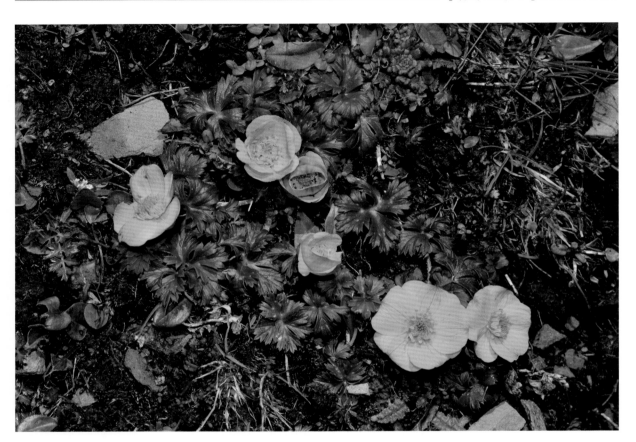

【形态特征】草本。茎 1~3 条，不分枝。基生叶数枚，茎生叶 1~3 枚，较小，常生茎下部或近基部；叶片圆五角形或五角形，三全裂。花单独顶生；花瓣比雄蕊稍短，匙状线形，上部稍变宽，顶端钝或圆形。蓇葖果长约 1cm，喙长约 1mm，直。花期 5~7 月，果期 8 月。

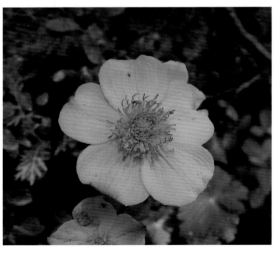

【适宜生境】生于海拔 2900~4100m 的山地草坡、水边草地或林中。

【资源状况】分布于香格里拉、德钦等地。偶见。

【入药部位】全草、花（西藏鸡爪草）。

【功能主治】全草：散寒解表。用于风湿麻木，淋巴结结核，鸡爪风。花：解热，排脓。用于化脓创伤。

云南金莲花 毛红莲

Trollius yunnanensis (Franch.) Ulbr.

【标本采集号】5334210826

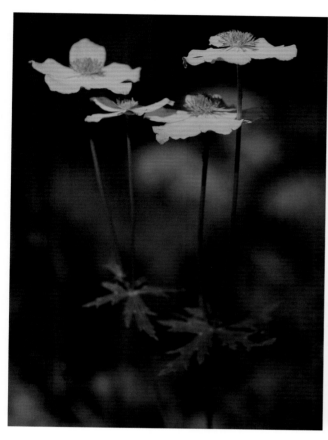 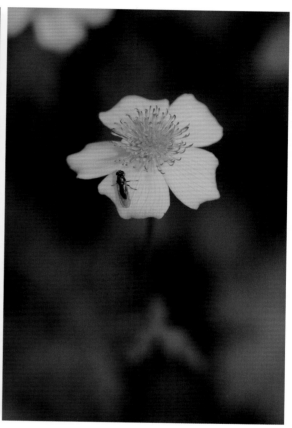

【形态特征】草本。茎疏生 1~2 枚叶；基生叶 2~3，有长柄；叶片五角形，三深裂至距基部约 3mm 处。花单生茎顶端或 2~3 朵组成顶生聚伞花序；花瓣线形，比雄蕊稍短，间或近等长，顶端稍变宽，近匙形。蓇葖果光滑，喙长约 1mm。花期 6~9 月，果期 9~10 月。

【适宜生境】生于海拔 2700~3600m 的山地草坡或溪边草地，偶尔生于林下。

【资源状况】分布于香格里拉、德钦、维西、贡山、兰坪等地。常见。

【入药部位】全草。

【功能主治】祛风散寒，解表，消结。用于外感风寒，风湿痹痛，筋脉拘挛，瘰疬。

小檗科

美丽小檗 *Berberis amoena* Dunn

【标本采集号】5329320113

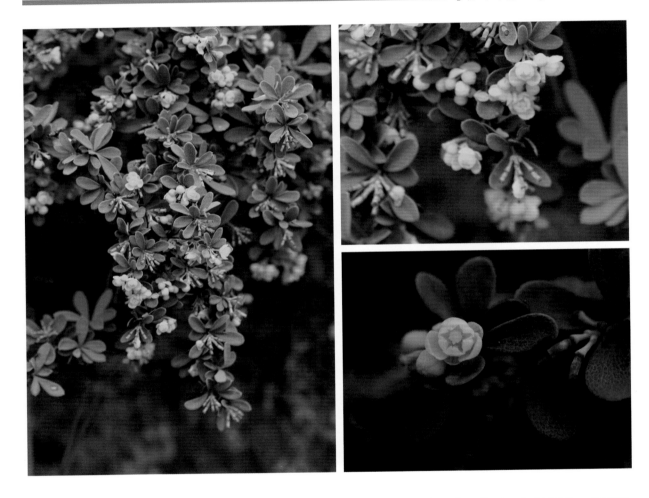

【形态特征】落叶灌木。老枝散生黑色疣点；幼枝暗红色。茎刺单生或三分叉，与枝同色，腹面具槽。叶片革质，狭倒卵状椭圆形或狭椭圆形，中脉显著，背面被白粉。伞形总状花序由4~8朵花组成。浆果长圆形，红色。花期5~6月，果期7~8月。

【适宜生境】生于海拔1600~3100m的石山灌丛、松林下、荒坡或杂木林下。

【资源状况】分布于香格里拉等地。偶见。

【入药部位】根（美丽小檗）。

【功能主治】清热解毒，抗菌消炎。用于痢疾，泄泻，目赤。

贵州小檗 三颗针、刺黄连、鸡脚刺
Berberis cavaleriei Lèvl.

【标本采集号】5329320114

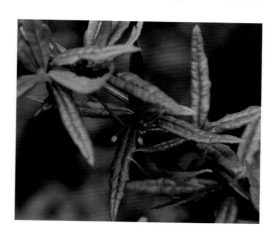

【形态特征】常绿灌木。老枝棕灰色；幼枝棕黄色，具深槽，散生黑色疣点。茎刺三分叉，腹面扁平或具浅槽。叶片革质，椭圆形或长圆状椭圆形。花黄色，5~20朵簇生。浆果长圆形，黑色。花期4~5月，果期7~10月。

【适宜生境】生于海拔900~1800m的山坡灌丛、路边或密林中。

【资源状况】分布于玉龙等地。偶见。

【入药部位】根（贵州小檗）。

【功能主治】清热解毒，止泻。用于痢疾，泄泻，目赤。

刺红珠 吉尔哇、吉儿巴、三颗针
Berberis dictyophylla Franch.

【标本采集号】5334210183

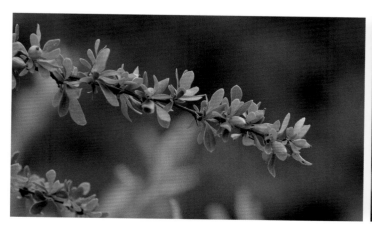 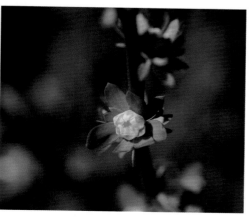

【形态特征】落叶灌木。幼枝暗紫红色，常被白粉。茎刺三分叉，有时单生，淡黄色或灰色。叶厚纸质或近革质，狭倒卵形或长圆形，背面被白粉，叶缘平展，全缘。花单生，花瓣狭倒卵形。浆果卵形或卵球形，红色，被白粉。花期5~6月，果期7~9月。

【适宜生境】生于海拔2500~4000m的山坡灌丛、河滩草地、林下、林缘、草坡。

【资源状况】分布于香格里拉、德钦等地。常见。

【入药部位】根、根皮（刺红珠）。

【功能主治】解毒，敛"黄水"，消炎。用于食物中毒，痢疾，结膜炎，"黄水"病，皮肤病。

川滇小檗 吉儿把
Berberis jamesiana Forrest et W. W. Smith

【标本采集号】5334210217

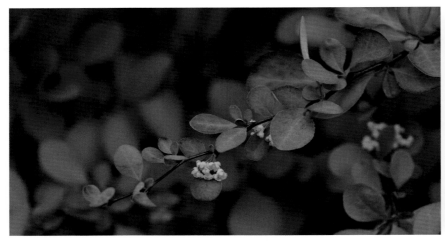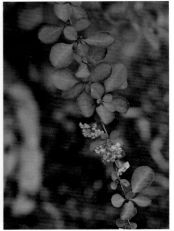

【形态特征】落叶灌木。茎刺单生或三分叉，腹面具浅槽。叶片椭圆形或长圆状倒卵形。总状花序，花序下部花常轮列，光滑无毛；花瓣倒卵形或狭长圆状椭圆形，基部缢缩呈爪，具2枚分离腺体。浆果初时乳白色，后变为亮红色，近卵球形。花期4~5月，果期6~9月。

【适宜生境】生于海拔2100~3600m的山坡、林缘、河边、林中或灌丛。

【资源状况】分布于香格里拉、德钦、维西、贡山等地。常见。

【入药部位】根（川滇小檗）。

【功能主治】清热燥湿，泻火解毒。用于口腔炎，咽喉炎，结膜炎，急性肠炎及痢疾。

豪猪刺 苏格毛、嘎海苏、邵格－札拉
Berberis julianae Schneid.

【标本采集号】5334210010

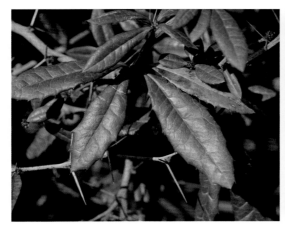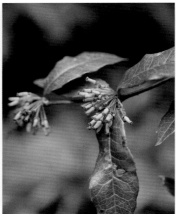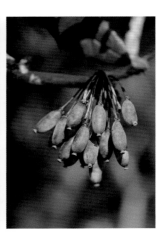

【形态特征】常绿灌木。茎刺粗壮，三分叉，腹面具槽，与枝同色。叶片椭圆形，披针形或倒披针形，叶缘平展，每边具 10~20 刺齿。花黄色，10~25 朵簇生；花瓣长圆状椭圆形，先端缺裂，基部缢缩呈爪，具 2 枚长圆形腺体。浆果长圆形，蓝黑色。花期 3 月，果期 5~11 月。

【适宜生境】生于海拔 1100~2100m 的山坡、沟边、林缘、灌丛或竹林。

【资源状况】分布于香格里拉、维西等地。常见。

【入药部位】根或茎。

【功能主治】清热燥湿，泻火解毒。用于细菌性痢疾，胃肠炎，副伤寒，消化不良，黄疸，肝硬化腹水，泌尿系统感染，急性肾炎，扁桃体炎，口腔炎，支气管炎；外用于中耳炎，目赤肿痛，外伤感染。

木里小檗 *Berberis muliensis* Ahrendt

【标本采集号】5334210223

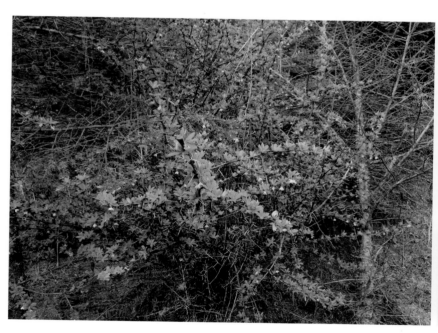
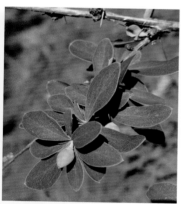
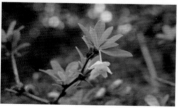

【形态特征】落叶灌木。老枝具槽，不被白粉；幼枝亮红色。茎刺细弱三分叉，棕黄色。叶片薄纸质，狭倒卵形，长圆状倒卵形，背面被灰白粉。花黄色，单生，无白粉。浆果卵形或长圆状卵形，红色，顶端不具宿存花柱，不被白粉。花期 5~6 月，果期 8~9 月。

【适宜生境】生于海拔 2800~4300m 的山坡灌丛、冷杉林下、林缘河滩。

【资源状况】分布于香格里拉、德钦、维西、贡山等地。偶见。

【入药部位】根（大花小檗）。

【功能主治】清热解毒，消炎抗菌。用于痢疾，泄泻，目赤。

粉叶小檗 三颗针、鸡脚黄连、石妹刺
Berberis pruinosa Franch.

【标本采集号】5334210023

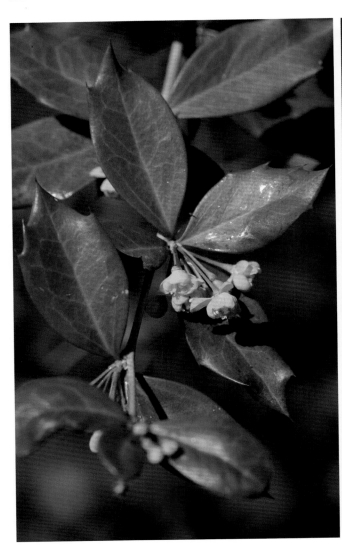
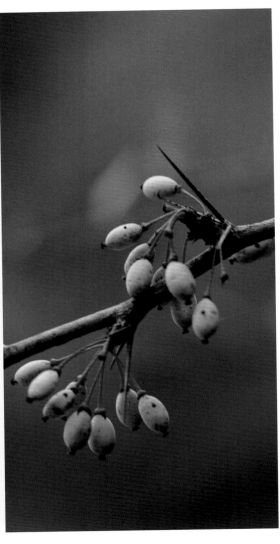

【形态特征】常绿灌木。茎刺粗壮，三分叉，腹面具槽或扁平。叶片硬革质，椭圆形，倒卵形。花（8~）10~20 朵簇生；花瓣倒卵形。浆果椭圆形或近球形，有时具短宿存花柱，密被或微被白粉。花期 3~4 月，果期 6~8 月。

【适宜生境】生于海拔 1800~4000m 的灌丛，高山栎林、云杉林缘、路边或针叶林下。

【资源状况】分布于香格里拉、德钦、维西、贡山、兰坪等地。常见。

【入药部位】根、茎（大黄连刺）、果。

【功能主治】根、茎：清热燥湿，泻火解毒。用于尿赤肿痛，牙龈肿痛，咽喉肿痛，腮腺炎，疮痈肿毒，腮腺炎，乳腺炎，急性黄疸性肝炎，预防感冒。果：消食排气。用于食积腹胀。

西藏小檗 *Berberis thibetica* C. K. Schneid.

【标本采集号】5334210086

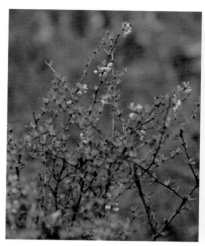
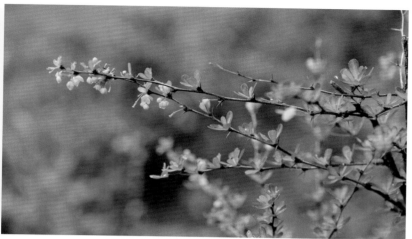

【形态特征】落叶灌木。老枝具槽，不被白粉，幼枝亮红色。茎刺细弱三分叉，棕黄色。叶片薄纸质，狭倒卵形，长圆状倒卵形，背面被灰白粉。花黄色，单生，无白粉。浆果卵形或长圆状卵形，红色。花期 5~6 月，果期 8~9 月。

【适宜生境】生于海拔 1500~2400m 的山坡灌丛。

【资源状况】分布于香格里拉、维西等地。偶见。

【入药部位】根（藏小檗）。

【功能主治】清热解毒，消炎抗菌。用于痢疾，泄泻，目赤。

察瓦龙小檗 *Berberis tsarongensis* Stapf

【标本采集号】5334210090

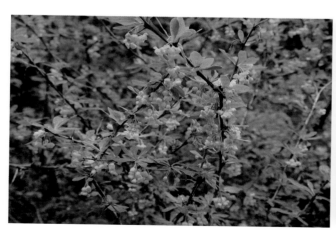
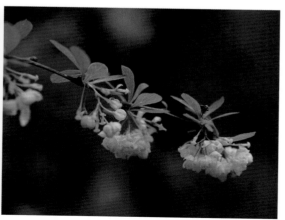

【形态特征】落叶灌木。幼枝紫红色；老枝具条棱，疏生黑色小疣点。茎刺细弱，单生或三分叉。叶片薄纸质，倒卵形或长圆状椭圆形，背面具乳突，不被白粉。伞形总状花序，花4~9朵；花瓣长圆状倒卵形，具2枚卵形腺体。浆果长圆状椭圆形，红色。花期4~5月，果期6~10月。

【适宜生境】生于海拔2900~3880m的山坡、林缘、灌丛草甸或杂木林中。

【资源状况】分布于香格里拉、德钦、维西等地。偶见。

【入药部位】根（察瓦龙小檗）。

【功能主治】清热解毒。用于痢疾，泄泻。

宝兴淫羊藿 三咳草、三枝九芦草、仙灵脾
Epimedium davidii Franch.

【标本采集号】5329290032

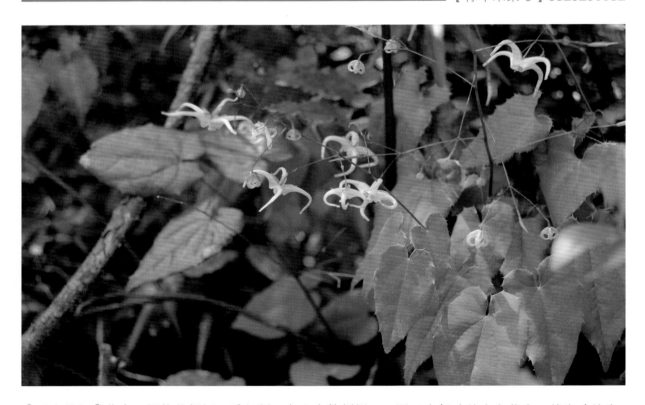

【形态特征】草本。根状茎粗短，质坚硬，密生多数须根。一回三出复叶基生和茎生；基生叶丛生，茎生叶对生；小叶片纸质或革质，卵形或阔卵形。圆锥花序具花20~50；花白色或淡黄色；花瓣距呈圆锥状，瓣片很小。蒴果。花期5~6月，果期6~8月。

【适宜生境】生于海拔650~3500m的林下、沟边灌丛或山坡阴湿处。

【资源状况】分布于维西等地。偶见。

【入药部位】全草。

【功能主治】祛风除湿，补肾壮阳，止咳。用于阳痿，小便失禁，风湿痛，虚劳咳嗽。

长柱十大功劳
狭叶十大功劳、细叶十大功劳、黄天竹
Mahonia duclouxiana Gagrep.

【标本采集号】533324180418014LY

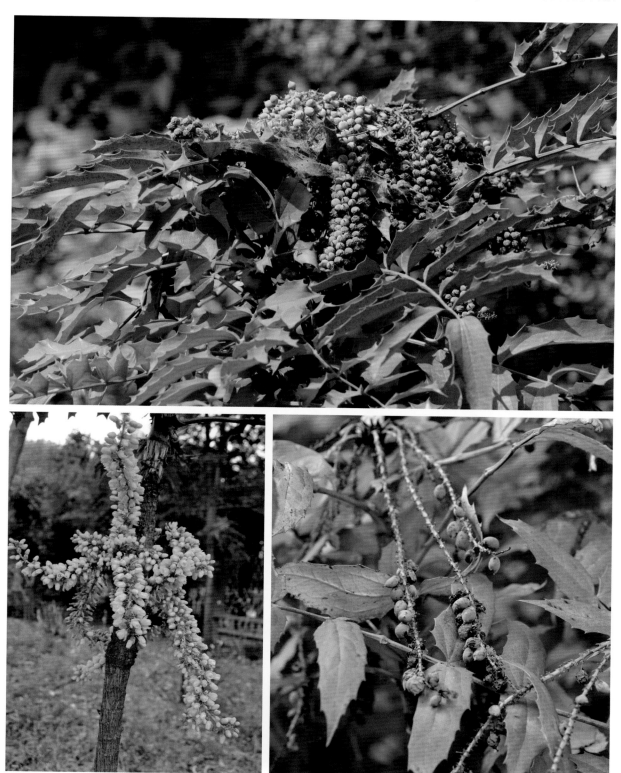

【形态特征】灌木。叶片薄纸质至薄革质，长圆形至长圆状椭圆形，具4~9对无柄小叶，最下一对小叶距叶柄基部约1cm，背面黄绿色，叶脉明显隆起。花黄色。浆果球形或近球形，深紫色，被白粉。花期11月至翌年4月，果期3~6月。

【适宜生境】生于海拔1800~2700m的林中、灌丛、路边、河边或山坡。

【资源状况】分布于贡山等地。偶见。

【入药部位】茎皮（长柱十大功劳）。

【功能主治】清热，解毒，燥湿。用于痢疾，泄泻，目赤。

阿里山十大功劳 海岛十大功劳
Mahonia oiwakensis Hayata

【标本采集号】5329290337

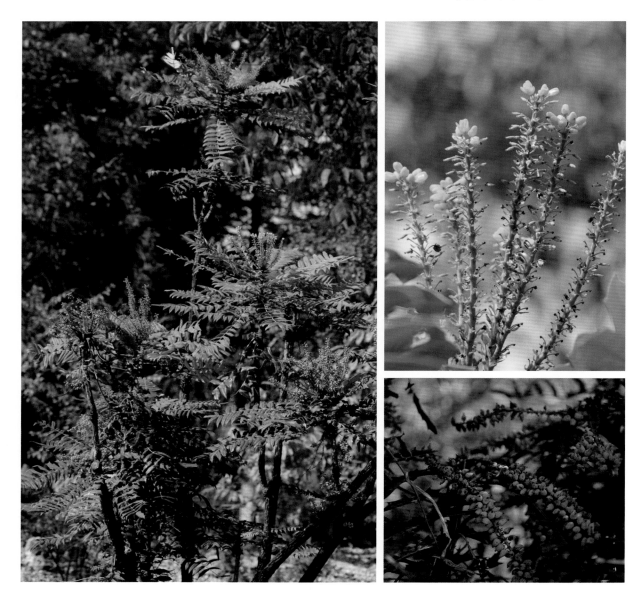

【形态特征】灌木。叶长圆状椭圆形，具 12~20 对无柄小叶，最下一对小叶距叶柄基部 0.5~1cm，其余小叶卵状披针形或披针形。总状花序有时分枝，7~18 个簇生；花瓣长圆形，基部具 2 枚腺体，先端急尖，狭锐裂。浆果卵形，蓝色或蓝黑色，被白粉。花期 8~11 月，果期 11 月至翌年 5 月。

【适宜生境】生于海拔 650~3800m 的阔叶林下、灌丛、林缘或山坡。

【资源状况】分布于德钦、维西等地。常见。

【入药部位】根茎（阿里山十大功劳）。

【功能主治】清热解毒，收敛"黄水"。用于腹泻，眼红肿，热性病，"协日乌素"病，疮疖。

长苞十大功劳 牛肋巴刺、大黄连、小黄柏
Mahonia longibracteata Takeda

【标本采集号】533324180511180LY

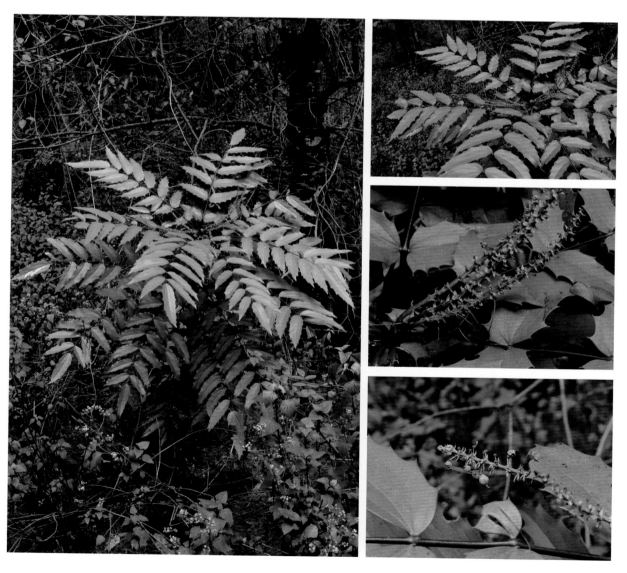

【形态特征】灌木。叶长圆形，具 4~5 对小叶，最下一对小叶距叶柄基部约 1cm，上面黄绿色，有
　　　　　光泽，网脉和中脉显著隆起，背面网脉不显。总状花序 6~9 个簇生；花瓣长圆状椭圆
　　　　　形。浆果长圆形，亮红色，不被白粉。花期 4~5 月，果期 5~10 月。

【适宜生境】生于海拔 1900~3300m 的山坡林下、灌丛、阴坡或铁杉林下。

【资源状况】分布于贡山等地。偶见。

【入药部位】全草、根、茎、树皮。

【功能主治】全草：清热解毒，止咳化痰，补虚。用于痨病，咯血，骨蒸潮热，头晕耳鸣，腰痛腿软，
　　　　　心烦，目赤。根、茎、树皮：清湿热，解毒。用于痢疾，泄泻。

桃儿七　鸡素苔、桃耳七
Sinopodophyllum hexandrum (Royle) Ying

【标本采集号】5334210163

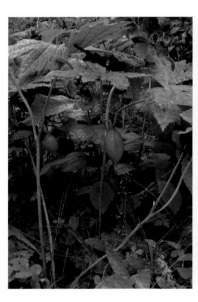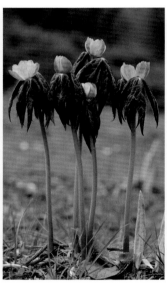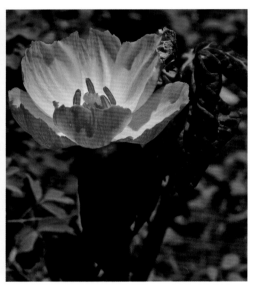

【形态特征】多年生草本。根状茎粗短，节状；茎直立，单生，基部被褐色大鳞片。叶 2 枚，薄纸质，
　　　　　3~5 深裂，几达中部，背面被柔毛。花大，单生，整齐，粉红色；花 5 数。浆果卵圆形，
　　　　　熟时橘红色。花期 5~6 月，果期 7~9 月。

【适宜生境】生于海拔 2200~4300m 的林下、林缘湿地、灌丛或草丛。

【资源状况】分布于香格里拉、德钦、维西、丽江等地。偶见。

【入药部位】根、根茎（桃儿七）、果（桃儿七果）。

【功能主治】根、根茎：祛风湿，止咳止痛，活血解毒。用于风湿关节痛，跌打损伤，心胃痛，风
　　　　　寒咳嗽，月经不调。果：调经活血。用于血瘀经闭，难产，死胎，胎盘不下。

木通科

猫儿屎 矮杞树、猫儿子、猫屎瓜
Decaisnea insignis (Griff.) Hook. f. et Thoms.

【标本采集号】533324180423087LY

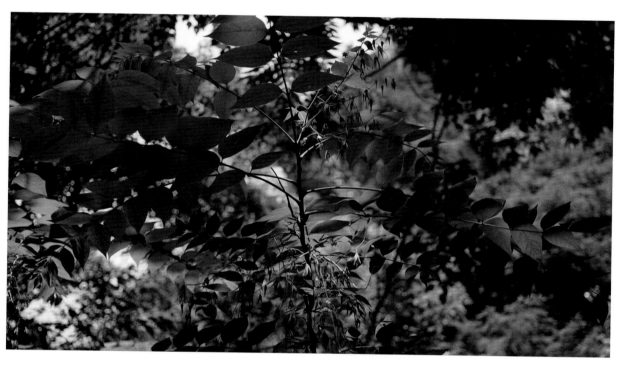

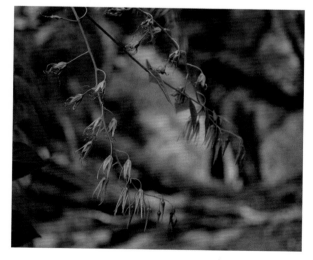

【形态特征】直立灌木。枝粗而脆，易断，渐变黄色，有粗大的髓部。奇数羽状复叶；叶柄基部具关节，小叶膜质，卵形至卵状长圆形。总状花序腋生，或数个再形成复合圆锥花序；花杂性，萼片6，花瓣状，2轮，花瓣不存在。肉质蓇葖果圆柱形，下垂，蓝色，具小疣凸。花期4~6月，果期7~8月。

【适宜生境】生于海拔900~3600m的山坡灌丛或沟谷杂木林下阴湿处。

【资源状况】分布于维西、贡山、泸水、福贡、兰坪、丽江等地。偶见。

【入药部位】根、果（猫屎瓜）。

【功能主治】清热解毒，清肺止咳，祛风除湿。用于咳嗽、风湿、肛门湿疹、阴痒、疝气。

五月瓜藤

五加藤、野人瓜、预知子

Holboellia fargesii Reaub.

【标本采集号】5333241809051424LY

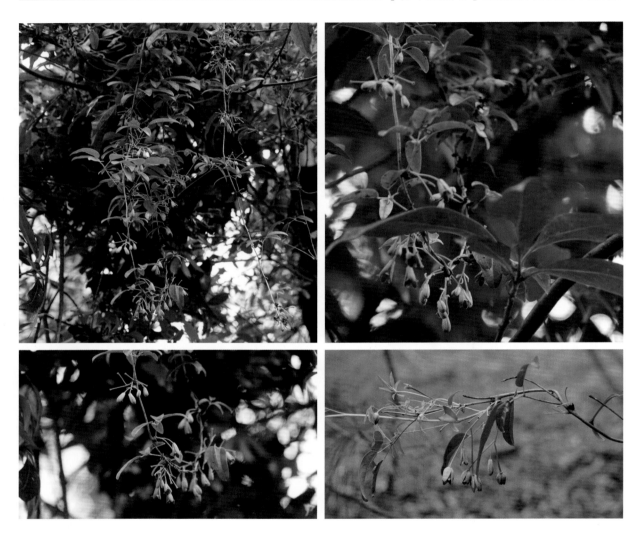

【**形态特征**】常绿木质藤本。茎与枝具线纹。掌状复叶有小叶（3~）5~9 片，小叶近革质或革质，线状长圆形、长圆状披针形至倒披针形，边缘略背卷，下面苍白色，密布极微小的乳凸。雌雄同株，花红色、紫红色、暗紫色、绿白色或淡黄色，数朵组成伞房式的短总状花序，花 6 数，花萼花瓣状，花瓣退化为很小的蜜腺状。肉质蓇葖果，紫色，长圆形，顶端圆而具凸头。花期 4~5 月，果期 7~8 月。

【**适宜生境**】生于海拔 500~3000m 的山坡杂木林及沟谷林中。

【**资源状况**】分布于德钦、维西、贡山、兰坪、玉龙等地。偶见。

【**入药部位**】成熟果（八月瓜）。

【**功能主治**】清热利湿，活血通脉，行气止痛。用于小便短赤，淋浊，水肿，风湿痹痛，跌打损伤，乳汁不通，疝气痛，子宫脱垂，睾丸炎。

八月瓜　三叶莲、兰木香、刺藤果
Holboellia latifolia Wall.

【标本采集号】533324180419020LY

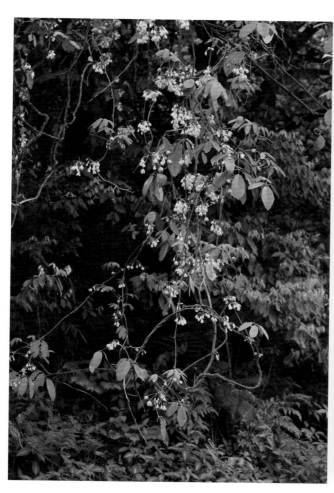
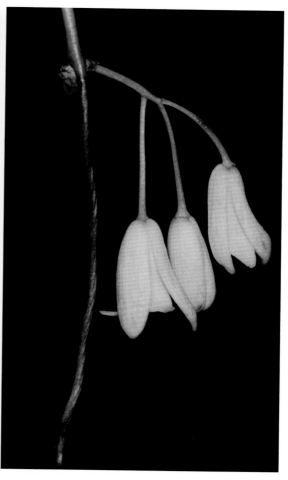

【形态特征】常绿木质藤本。茎与枝具明显的线纹。掌状复叶；小叶近革质，卵形、卵状长圆形、狭披针形。伞房花序式总状花序；雄花绿白色，雌花紫色。果为不规则的长圆形或椭圆形，熟时红紫色，外面密布小疣凸。花期4~5月，果期7~9月。

【适宜生境】生于海拔600~2600m的山坡、山谷密林林缘。

【资源状况】分布于德钦、维西、贡山、泸水、福贡、兰坪、玉龙等地。偶见。

【入药部位】果（八月瓜）。

【功能主治】利湿通乳，解毒，止痛。用于小便淋痛，脚气水肿，乳汁不通，胃痛，风湿痛，跌打损伤。

防己科

木防己 <small>土木香、牛木香、金锁匙</small>
Cocculus orbiculatus (L.) DC.

【标本采集号】5329290326

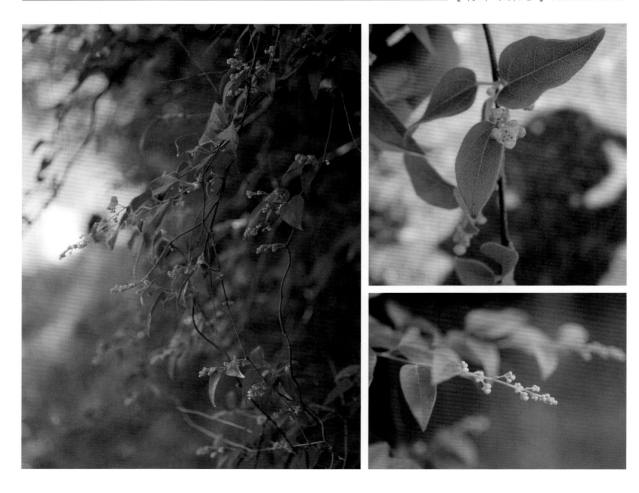

【形态特征】木质藤本。小枝被绒毛至疏柔毛，有条纹。叶片纸质至近革质，形状变异极大，线状披针形至阔卵状近圆形；叶柄被稍密的白色柔毛。聚伞花序少花，腋生，或排成多花，狭窄聚伞圆锥花序，顶生或腋生，花6数。核果近球形，红色至紫红色；果核骨质，背部有小横肋状雕纹。

【适宜生境】生于灌丛、村边、林缘等处。

【资源状况】分布于兰坪等地。偶见。

【入药部位】根状茎（木防己）。

【功能主治】祛风止痛，行水消肿。用于风湿痹痛，神经痛，肾炎水肿，心脏病水肿，虫蛇咬伤，跌打损伤，肿痛，疮疖痈肿，膀胱热病。

一文钱 小寒药、青藤、金钱暗消
Stephania delavayi Diels

【标本采集号】3229010745

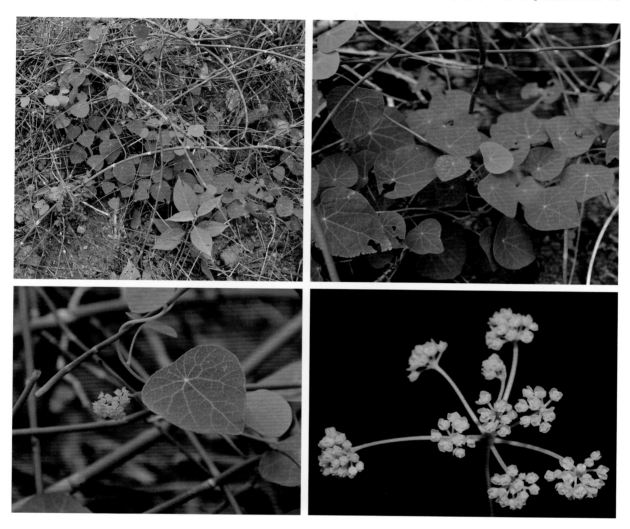

【形态特征】纤细草质藤本。茎、枝细瘦，有条纹。叶薄纸质，三角状近圆形，顶端钝圆，常有小凸
尖，基部近截平，两侧圆，两面无毛，下面粉绿色；掌状脉9~10条，干时褐色，明显可见。
复伞形聚伞花序，雄花萼片6，质地薄，花瓣3~4，稍肉质，聚药雄蕊；雌花萼片和
花瓣均3片。核果红色，无毛。

【适宜生境】生于灌丛、园篱、路边等处。

【资源状况】分布于德钦、贡山、福贡、玉龙等地。偶见。

【入药部位】根或全株（一文钱）。

【功能主治】理气止痛，祛风除湿，清热解毒。用于急、慢性胃肠炎，食滞气胀，风湿性关节炎，
腰膝酸痛等。

地不容
地芙蓉、乌龟梢、金丝荷叶
Stephania epigaea Lo

【标本采集号】533324180910802LY

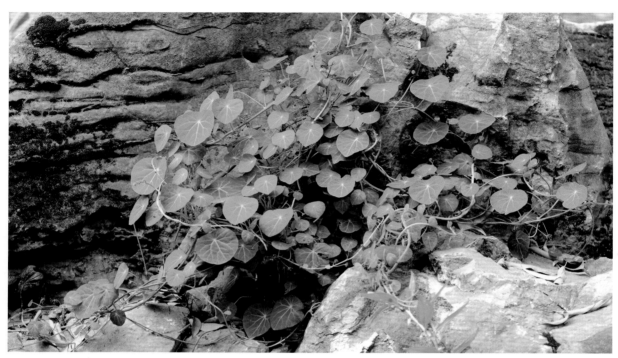

【形态特征】草质、落叶藤本。块根硕大，通常扁球状，暗灰褐色。嫩枝稍肉质，紫红色，有白霜。叶干时膜质，扁圆形，很少近圆形，顶端圆或偶有骤尖，基部通常圆，下面稍粉白。单伞形聚伞花序腋生，稍肉质，常紫红色而有白粉；雄花萼片6，常紫色，花瓣3或偶有5~6，紫色或橙黄，具紫色斑纹，稍肉质；雌花萼片1，倒卵形或楔状倒卵形，长不及1mm，花瓣2或1。核果红色，果核倒卵圆形。花期春季，果期夏季。

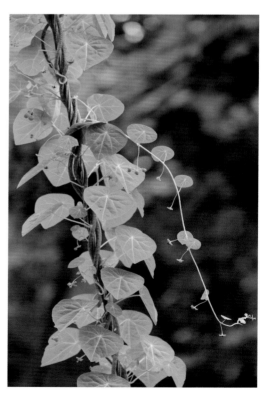

【适宜生境】生于石山。

【资源状况】分布于香格里拉、德钦、贡山、玉龙等地。偶见。

【入药部位】块根（地不容）。

【功能主治】清热解毒，截疟，镇痛。用于痈疽肿毒，喉闭，疟疾，胃痛。

千金藤 粉防己、合钹草、铁膏药
Stephania japonica (Thunb.) Miers

【标本采集号】5329290703

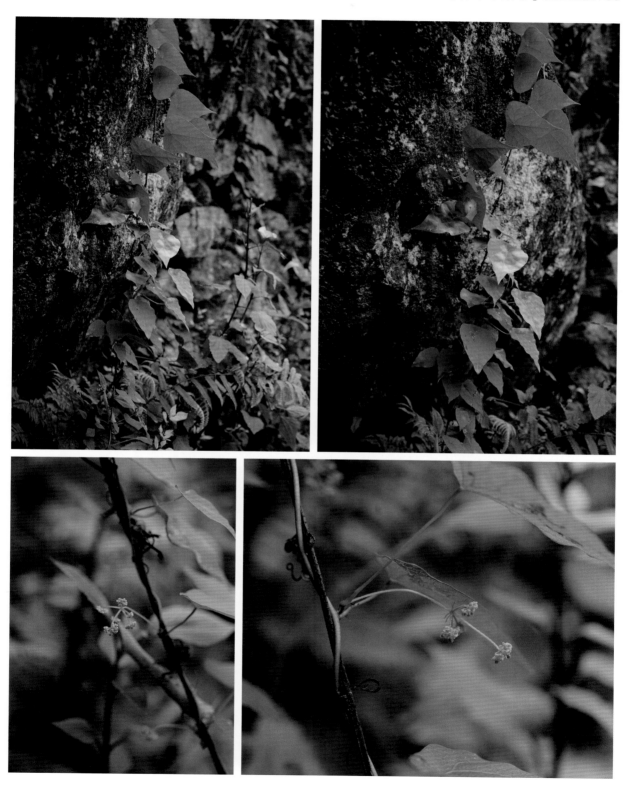

【**形态特征**】木质藤本。根条状，褐黄色。小枝纤细，有直线纹。叶纸质或坚纸质，通常三角状近圆形或三角状阔卵形，顶端有小凸尖，基部通常微圆，下面粉白，掌状脉10~11条。复伞形聚伞花序腋生，小聚伞花序近无柄，密集呈头状；雄花萼片6或8，膜质，花瓣3或4，黄色，稍肉质，聚药雄蕊；雌花萼片和花瓣各3~4片。核果倒卵形至近圆形，成熟时红色。

【**适宜生境**】生于村边或旷野灌丛中。

【**资源状况**】分布于香格里拉、维西、福贡等地。偶见。

【**入药部位**】根或茎叶（千金藤）。

【**功能主治**】清热解毒，利水消肿，祛风止痛。用于咽喉肿痛，牙痛，胃痛，水肿，脚气，尿急尿痛，小便不利，外阴湿疹，风湿关节痛；外用于跌打损伤，毒蛇咬伤，痈肿疮疖。

睡莲科

莲 莲花、芙蕖、芙蓉
Nelumbo nucifera Gaertn.

【标本采集号】ZM-0198

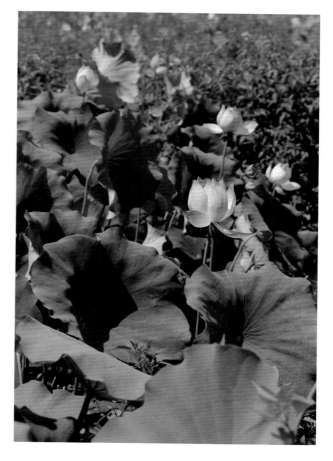

【形态特征】多年生水生草本。根状茎横生，肥厚，节间膨大，内有多数纵行通气孔道，节部缢缩。叶圆形，盾状。花梗和叶柄散生小刺；花大，美丽，伸出水面；萼片4~5；花瓣红色、粉红色或白色；花托海绵质，果期膨大。坚果椭圆形或卵形，果皮革质，坚硬，熟时黑褐色。花期6~8月，果期8~10月。

【适宜生境】池塘或水田内。

【资源状况】分布于玉龙等地。常见。

【入药部位】种子（莲子）、幼叶及胚根（莲子心）、花蕾（莲花）、花托（莲房）、雄蕊（莲须）、叶柄或花柄（荷梗）、叶（荷叶）、叶基部（荷叶蒂）、肥大根茎（藕）、根茎节（藕节）。

【功能主治】种子：补脾止泻，益精涩精，养心安神。用于脾虚久泻，遗精，带下病，心悸失眠。幼叶及胚根：清心安神，交通心肾，涩精，止血。用于热入心包，神昏谵语，心肾不交，失眠遗精，血热吐血。花蕾：清热，散瘀止血。用于崩漏，尿血，痔疮出血，产后瘀阻，恶露不净。花托：散瘀止血。用于崩漏，月经过多，便血，尿血。雄蕊：固肾，涩精。用于遗精滑精，带下病，尿频。叶柄或花柄：解暑清热，理气化湿。用于暑湿胸闷不舒，泄泻，痢疾，淋病，带下病。叶：解暑清热，生发清阳，散瘀止血，凉血。用于暑热烦渴，暑湿泄泻，血热吐衄，便血崩漏。叶基部：清暑祛湿，止血，安胎。用于暑湿泄泻，血痢，崩漏下血，妊娠胎动不安。肥大根茎：热血生津，凉血，散瘀，止血。用于热病烦渴，吐衄，下血。根茎节：止血，散瘀。用于吐血，咯血，尿血，崩漏。

三白草科

蕺 菜 白侧耳根、水折耳
Houttuynia cordata Thunb.

【标本采集号】5333241906121409LY

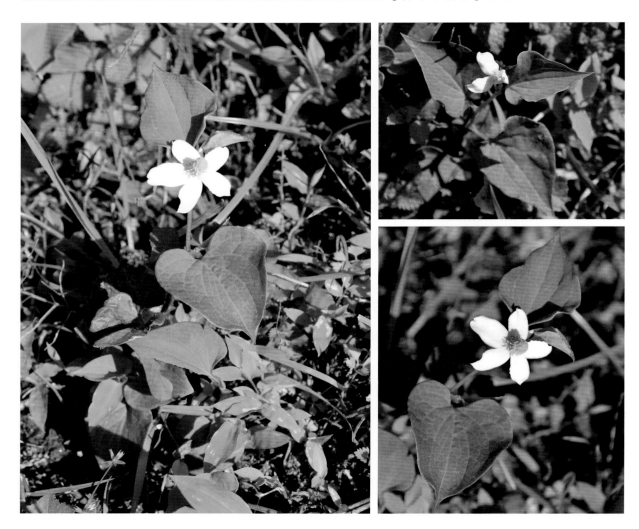

【形态特征】腥臭草本。茎下部伏地，节上轮生小根。叶薄纸质，卵形或阔卵形，顶端短渐尖，基部心形，背面常呈紫红色。花小，聚集成顶生或与叶对生的穗状花序，花序基部有4片白色花瓣状的总苞片。蒴果顶端有宿存的花柱。花期4~7月。

【适宜生境】生于沟边、溪边或林下湿地上。

【资源状况】广泛分布于横断山三江并流区。常见。

【入药部位】全草（鱼腥草）。

【功能主治】清热解毒，利尿消肿。用于肺痈吐脓，痰热喘咳，热痢，热淋，疮痈肿毒。

胡椒科

豆瓣绿
岩豆瓣、圆叶瓜子菜、晒不死
Peperomia tetraphylla (Forst. f.) Hook. et Arn.

【标本采集号】5334210620

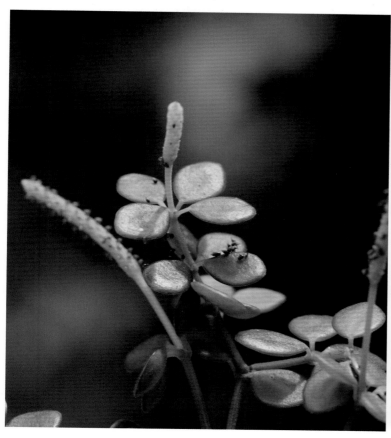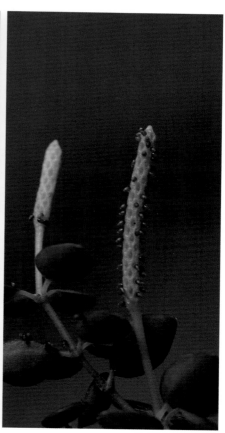

【**形态特征**】肉质、丛生草本。茎匍匐，多分枝。叶密集，4 片或 3 片轮生，带肉质，有透明腺点。穗状花序单生，花序轴密被毛。浆果近卵形，长近 1mm，顶端尖。花期 2~4 月及 9~12 月。

【**适宜生境**】生于潮湿的石上或枯树。

【**资源状况**】分布于德钦、泸水、福贡、玉龙等地。偶见。

【**入药部位**】全草（豆瓣绿）。

【**功能主治**】祛风除湿，止咳祛痰，活血止痛。用于风湿筋骨疼痛，肺结核，支气管炎，哮喘，百日咳，肺脓肿，小儿疳积，痛经；外用于跌打损伤，骨折。

短 蒟 钮子跌打、细芦子藤、细子藤
Piper mullesua D. Don

【标本采集号】533324180912861LY

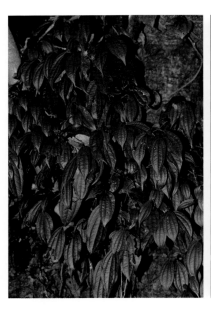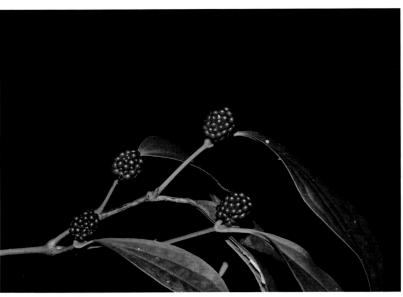

【**形态特征**】木质攀缘藤本，除花序轴和苞片柄外无毛。枝纤细，质硬，下部具疣状凸起。叶纸质至薄革质。花两性；花序短，近球形，苞片圆形，边缘不整齐，苞片柄和花序轴被毛。浆果倒卵形，基部嵌生于花序轴中，顶端具4角。花期5~7月。

【**适宜生境**】生于海拔800~2100m的山坡、山谷林中、溪涧边，或攀缘于树上。

【**资源状况**】分布于贡山、福贡等地。偶见。

【**入药部位**】全株（短蒟）。

【**功能主治**】舒筋活络，散瘀消肿，止血止痛。用于风湿性关节炎，四肢麻木，骨折，跌打损伤。

马兜铃科

葫芦叶马兜铃 *Aristolochia cucurbitoides* C. F. Liang

【标本采集号】5329290093

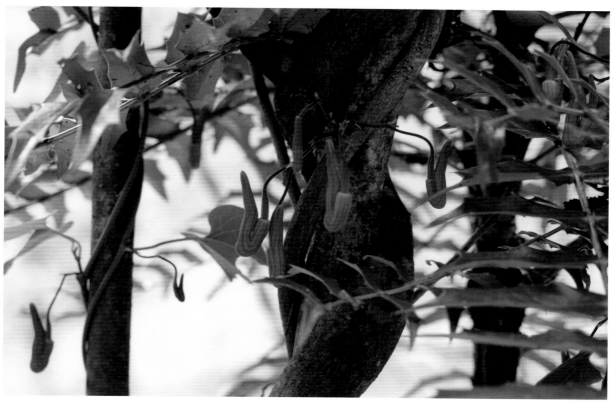

【**形态特征**】草质藤本，具圆柱状肉质根。茎细长，纵棱不明显。叶厚纸质，葫芦状披针形、卵状披针形或披针形。花单生于叶腋；花梗常向下弯垂，檐部圆筒状，上部稍狭，有时稍偏向一侧；子房密被褐色长柔毛，合蕊柱顶端3裂。嫩果长圆形，黄绿色，6棱，棱常紫红色。花期5~6月。

【**适宜生境**】生于海拔800~2400m的疏林中。

【**资源状况**】分布于贡山、福贡等地。偶见。

【**入药部位**】根（葫芦叶马兜铃）。

【**功能主治**】消肿止痛。用于疮痈肿毒。

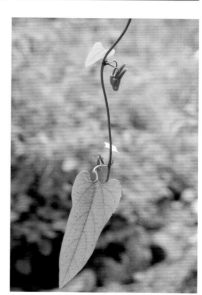

西藏马兜铃 藏木通
Aristolochia griffithii Hook. f. et thoms. ex Duchartre

【标本采集号】533324180519308LY

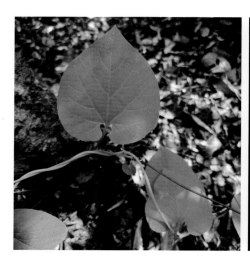
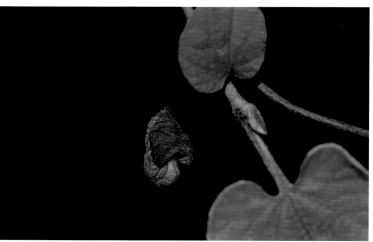

【形态特征】木质大藤本。叶纸质至革质，卵状心形或心形，基部两侧裂片圆耳形，下垂或内弯，下面密被红棕色或白色长柔毛。花单于叶腋，花被管中部急遽弯曲，下部囊状，弯曲处至檐部渐狭成管状，外面密被红棕色长柔毛，檐部盘状，内面暗紫色，有黄白色斑纹和明显的网脉；裂片平展，阔三角形，喉部半圆形。蒴果长圆柱形，6棱，成熟时自顶端向下6瓣开裂。花期3~5月，果期8~10月。

【适宜生境】生于海拔2100~2800m的密林中。

【资源状况】分布于贡山等地。偶见。

【入药部位】根（西藏马兜铃）。

【功能主治】行气活血，利水消肿。

宝兴马兜铃 藤藤黄、淮通、老蛇藤
Aristolochia moupinensis Franch.

【标本采集号】533324180508125LY

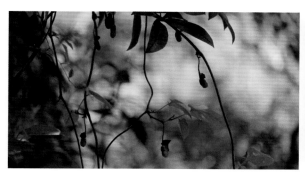
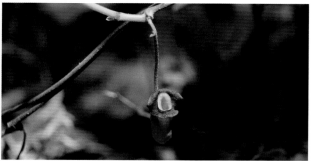

【形态特征】木质藤本。嫩枝和芽密被黄棕色或灰色长柔毛。叶膜质或纸质，卵形或卵状心形，基部深心形，两侧裂片下垂或稍内弯。花单生或二朵聚生于叶腋；檐部盘状，近圆形，内面黄色，有紫红色斑点，具网状脉纹，裂片常稍外翻，顶端具凸尖；喉部圆形。蒴果长圆形，有 6 棱，棱通常波状弯曲。花期 5~6 月，果期 8~10 月。

【适宜生境】生于海拔 2000~3200m 的林中、沟边、灌丛。

【资源状况】分布于德钦、维西、贡山、兰坪、玉龙等地。少见。

【入药部位】藤茎或根（淮通）。

【功能主治】清热利湿，行水下乳，排脓止痛。用于湿热小便不利，水肿，尿路感染，阴道滴虫，风湿关节痛，湿疹，荨麻疹，痈肿。

卵叶马兜铃 大寒药、青木香、木防己

Aristolochia ovatifolia S. M. Hwang

【标本采集号】ZM-388

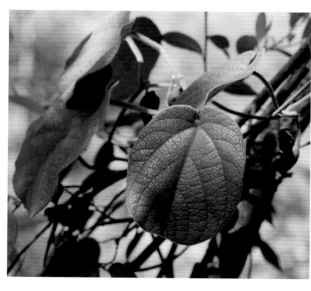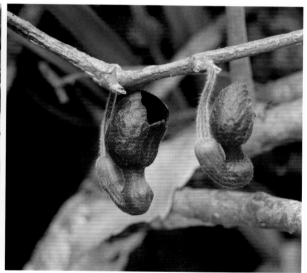

【形态特征】木质藤本。嫩枝密被黄棕色倒生长柔毛。叶纸质至革质，卵形。花单生于叶腋，紫红色；花梗向下弯垂，近中部有一小苞片；花被管中部急遽弯曲，内面有乳头状腺毛；喉部有半圆形突起组成的环。蒴果圆柱形，暗褐色，6 棱，棱常呈波状。花期 4~5 月，果期 6~8 月。

【适宜生境】生于海拔 1000~2500m 的灌木丛中或疏林下。

【资源状况】分布于兰坪、泸水等地。少见。

【入药部位】根（卵叶马兜铃）。

【功能主治】清热解毒，消炎止血。用于无名肿毒，瘰疬，疔疮，疮疡，蛇咬伤。

云南马兜铃
细木香、打鼓藤、追风散
Aristolochia yunnanensis Franch.

【标本采集号】5329320123

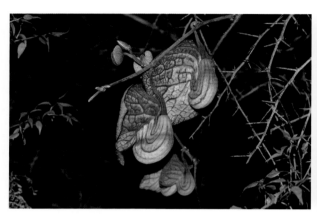 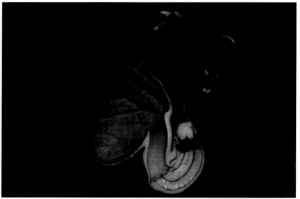

【**形态特征**】木质大藤本。叶近圆形或卵形，边全缘，两面均密被红棕色长柔毛。花单生于叶腋，花被管外面淡红色，有紫色脉纹，密被红棕色长柔毛。蒴果长圆柱形，6棱。花期4~5月，果期8~10月。

【**适宜生境**】生于海拔2000m的林中。

【**资源状况**】分布于贡山等地。偶见。

【**入药部位**】根、藤（小南木香）。

【**功能主治**】理气止痛，祛风活血。用于胃痛，腹胀，腹痛，消化不良，风湿骨痛，跌打损伤。